ALZHEIMER

O DIA DE 36 HORAS

O livro é a porta que se abre para a realização do homem.

Jair Lot Vieira

NANCY L. MACE e Dr. PETER V. RABINS

ALZHEIMER

O DIA DE 36 HORAS

O GUIA COMPLETO DE CUIDADOS

Revisão técnica e notas

Vera Caovilla

Graduada em Administração Hospitalar pelo Instituto de Pesquisas Hospitalares (IPH), com mestrado em Serviços de Saúde pela faculdade de Ciências da Saúde São Camilo e especialização em Gerontologia Social pela FMUSP. Membro fundador da Associação Brasileira de Alzheimer (ABRAz), onde desde 1991 atua voluntariamente, ocupando a presidência nacional em dois mandatos e outros cargos na diretoria nacional. Fundadora da ABRAz Regional São Paulo, da qual foi presidente durante três mandatos. Representou o Brasil nos Congressos Internacionais de Alzheimer promovidos pela ADI Alzheimer's Disease International (1993/2002) e foi eleita representante das Associações de Alzheimer da América Latina entre 1998 e 2000. Coordenadora do livro *Você não está sozinho... Nós continuamos com você*, sobre o Alzheimer, e sócia-diretora da 50mais Ativo, instituição voltada ao envelhecimento ativo.

Tradução

Martha Argel

edipro

Título original: *The 36-Hour Day: A Family Guide to Caring for People Who Have Alzheimer Disease and Other Dementias*. Publicado pela primeira vez nos Estados Unidos em 1981, pela Johns Hopkins University Press. Traduzido com base na 7ª edição.

Johns Hopkins University Press
2715 North Charles Street
Baltimore, Maryland 21218-4363
www.press.jhu.edu

Grafia conforme o novo Acordo Ortográfico da Língua Portuguesa.

2ª edição, 2025.

Editores: Jair Lot Vieira e Maíra Lot Vieira Micales
Coordenação editorial: Fernanda Godoy Tarcinalli e Karine Moreto de Almeida
Produção editorial: Carla Bitelli
Preparação e edição de textos: Marta Almeida de Sá
Preparação da tradução: Kandy Saraiva
Assistente editorial: Thiago Santos
Revisão: Equipe Edipro e Thiago de Christo
Diagramação: Aniele de Macedo Estevo e Estúdio Design do Livro
Composição de índice remissivo: João Macruz e Maria Fernanda de Souza Rodrigues
Capa: Marcela Badolatto
Adaptação de capa: Aniele de Macedo Estevo

Dados Internacionais de Catalogação na Publicação (CIP)
(Câmara Brasileira do Livro, SP, Brasil)

Mace, Nancy L.

Alzheimer : o dia de 36 horas : o guia completo de cuidados : indicado para pessoas com a doença de Alzheimer, outras doenças degenerativas e perda de memória / Nancy L. Mace e Peter V. Rabins ; tradução Martha Argel ; revisão técnica e notas Vera Caovilla. – 2. ed. – São Paulo : Edipro, 2025.

Título original: The 36-hour day

ISBN 978-65-5660-192-2 (impresso)
ISBN 978-65-5660-193-9 (e-pub)

1. Doença de Alzheimer 2. Doença de Alzheimer – Pacientes – Cuidados – Obras de divulgação I. Rabins, Peter V. II. Caovilla, Vera. III. Título.

25-272140 CDD-616.831
NLM-WM 200

Índice para catálogo sistemático:
1. Doença de Alzheimer : Neurologia : Medicina : Obras de divulgação : 616.831

Cibele Maria Dias – Bibliotecária – CRB-8/9427

edipro

São Paulo: (11) 3107-7050 • Bauru: (14) 3234-4121
www.edipro.com.br • edipro@edipro.com.br
@editoraedipro @editoraedipro

Nota ao leitor

Este livro não foi concebido como um substituto dos cuidados médicos para pessoas com doença de Alzheimer e outras demências, e o tratamento dessas pessoas não deve basear-se apenas no conteúdo da obra. Durante o tratamento, é preciso haver um diálogo entre a pessoa, seus familiares e os médicos. Nosso livro foi feito para auxiliar esse diálogo.

A todos os que devotam um "dia de 36 horas" aos cuidados para com uma pessoa que tem uma doença degenerativa.

Sumário

Apresentação

Há duas gerações, este livro vem fornecendo um respaldo consistente, instruções úteis e muito consolo para familiares e amigos de pessoas assoladas pela doença de Alzheimer. Considerada por muitos como o guia mais acessível e completo para o cuidado doméstico de pessoas que têm essa doença progressiva, esta obra ultrapassa outro marco em seu ilustre histórico editorial. Tenho orgulho por recordar que desempenhei um papel modesto no lançamento deste livro, em 1981, testemunhando, com prazer, tudo que ele fez pelos leitores das edições anteriores a esta durante tantos anos.

Devemos reconhecer que o problema central continua na mesma situação em que estava quando surgiu a primeira edição desta obra. Ainda não sabemos como prevenir ou curar esse distúrbio angustiante, embora atualmente talvez possamos identificá-lo com mais certeza e retardar significativamente seu avanço. No entanto, juntos, aprendemos muito como ajudar as pessoas a cuidar de seus entes queridos afetados e protegê-los.

Esta edição, como as anteriores, descreve a forma do uso e a utilidade de medicamentos que tornam mais lenta a progressão da doença e de medicamentos que aliviam alguns dos sintomas mais angustiantes (agora, com a adição de informações sobre os últimos avanços na pesquisa). Contudo o livro ainda aborda o aspecto medicinal dentro do contexto abrangente dos cuidados prestados, o qual reflete os problemas cotidianos. Nesse sentido, o marco referencial permanece o mesmo: como enxergar a pessoa dentro de sua condição e como mantê-la em harmonia com a vida, a despeito do avanço da doença.

Creio que podemos identificar um aspecto ainda mais significativo na história desta obra e no processo de ajuda que ela tem proporcionado. A enfermidade representa um problema pessoal que, como muitos outros aspectos da vida, pode seguir um caminho melhor ou pior, dependendo do contexto e das circunstâncias criadas pelo envolvimento da família e dos amigos. Este livro teve êxito em fortalecer a capacidade de atuação de tais partes interessadas, identificando e resolvendo problemas que surgem em vários pontos de transição durante o desenvolvimento da doença. No processo de trabalhar efetivamente nesse sentido, os autores e leitores puderam demonstrar como ainda há muita vida a ser desfrutada — amizades duradouras, experiências compartilhadas, contatos diários, relações de confiança — pelas pessoas que têm demência e por seus familiares, a despeito da doença e de suas tribulações.

Com esse espírito, autores e leitores contribuíram com ideias e experiências para a presente edição, e consagro esta publicação não apenas por ser o resultado das colaborações passadas, mas também pelo auxílio que esta nova versão revigorada oferece para tornar efetiva a jornada de "36 horas por dia" de novos leitores.

Vemos agora, com mais certeza ainda, que as contribuições atuais feitas aos entes queridos, na forma de cuidados eficientes e adequados, podem levar, em última análise, a um futuro em que a cura e a prevenção poderão surgir. Graças à ação de ativistas devotados que lutam pelas pessoas afetadas, a doença de Alzheimer não abrange uma área de estudos negligenciada, e a pesquisa científica avança com rapidez nesse campo. Assim, não só podemos antever a probabilidade de um progresso significativo na capacidade de tratamento e prevenção antes que uma nova edição seja concebida, como também podemos reconhecer quanto da energia que alavanca tal desenvolvimento vem dos leitores deste livro e de sua dedicação aos pacientes como pessoas valorosas.

Dr. Paul R. McHugh
Diretor do Departamento de
Psiquiatria e Ciências do Comportamento
de 1975 a 2001 na Escola de Medicina
da Johns Hopkins University

Prefácio

Esta edição de *Alzheimer: o dia de 36 horas* nos dá a oportunidade de agradecer às muitas pessoas e organizações que contribuíram para a publicação deste livro desde sua primeira edição, em 1981. Esta obra começou a ser escrita em 1979 com a ajuda de Lucas Blaustein, a pedido dos familiares de pessoas com Alzheimer que fundaram a sucursal de Maryland da Alzheimer's Association.

Muitas das sugestões sobre prestação de cuidados apresentadas em *Alzheimer: o dia de 36 horas* vieram de pessoas que vivenciavam os sintomas de demência, de cuidadores de pessoas com demência, de profissionais de *homecare* e de ativistas como os integrantes da Alzheimer's Association. Agradecemos a eles e continuamos a admirar sua perseverança e sua disposição para o compartilhamento de experiências e ideias.

A noção subjacente a este livro — de que muita coisa pode ser feita para melhorar a vida de pessoas com demência e daqueles que as cuidam — veio diretamente de nossos professores Paul McHugh e Marshal Folstein. A primeira edição não teria vindo à luz sem o apoio deles e sua contribuição intelectual.

Na primeira edição, citamos nossas colegas Jeanne Floyd, Janet Bachur e Jane Blaustein, que colaboraram com ideias e com seu tempo. Desde então, muitos outros colegas nos ensinaram por meio de seu exemplo e de sugestões objetivas, inspirando-nos com sua dedicação. Agradecemos em especial a Martina Lavrisha, Rebecca Rye e Mary Ann Wylie por sua ajuda e contribuição ao longo dos anos.

O auxílio financeiro para a publicação da primeira edição foi proporcionado pela T. Rowe and Eleanor Price Foundation, e esse suporte permitiu-nos transmitir a outras pessoas tudo que aprendemos em anos subsequentes. Mais recentemente, a Cátedra Família Richman de Doença de Alzheimer e Distúrbios Relacionados financiou a pesquisa e os esforços clínicos de Peter V. Rabins e contribuiu para as várias revisões finais.

Karen Rabins leu atentamente todas as edições e ofereceu sua grande experiência em editoração e revisão de texto. Nossos editores na editora da Johns

Hopkins University, Anders Richter, Wendy Harris, Jacqueline Wehmueller e Joe Rusko, contribuíram com sua experiência e seu apoio. Agradecemos a eles pelos conselhos e pelas sugestões.

Como menciona Paul McHugh em sua apresentação, um esforço mundial de médicos, pesquisadores, familiares, organizações de apoio e órgãos governamentais transformou o modo como as pessoas portadoras de demência e suas famílias são cuidadas. A coragem e a dedicação de todos que lutam com essas doenças e de seus cuidadores são os pilares para a busca constante por tratamentos e prevenções.

Até que a prevenção total seja alcançada, o cuidado compassivo continua sendo a base do tratamento da demência.

Peter V. Rabins
Nancy L. Mace

CAPÍTULO 1

A demência

Fazia dois ou três anos que a senhora Mary Windsor sabia que sua memória estava falhando. Primeiro, ela teve dificuldade para lembrar os nomes dos filhos de seus amigos, e houve um ano em que se esqueceu completamente das conservas de morango que havia preparado. Ela contornava os esquecimentos anotando as coisas. Afinal de contas, disse a si mesma, estava ficando velha. Mas então percebeu que não lembrava palavras que sempre soubera, e ficou preocupada com a possibilidade de estar desenvolvendo a doença de Alzheimer.

Recentemente, nas conversas com amigos, a senhora Windsor percebia ter esquecido mais do que um ou outro nome — ela perdia totalmente o fio da meada da conversa. Ela também conseguia contornar isso; sempre dava uma resposta apropriada, mesmo que secretamente estivesse se sentindo confusa. Ninguém notava, exceto talvez sua nora, que disse a sua melhor amiga: "Acho que mamãe está perdendo a memória". A situação preocupava a senhora Windsor, e às vezes a deprimia, mas ela sempre negava que houvesse algo errado. Não havia ninguém a quem pudesse dizer "Estou perdendo a memória. Ela está falhando a olhos vistos...". Além do mais, ela não queria pensar nisso, não queria pensar que estava ficando velha e, o mais importante, não queria ser tratada como se estivesse senil. Ela ainda estava desfrutando a vida e conseguia ir levando.

Então, no inverno, a senhora Windsor adoeceu. No começo, achou que fosse só um resfriado. Foi ao médico, que receitou alguns comprimidos e lhe perguntou o que ela esperava, na idade dela. Isso a aborreceu. Ela rapidamente piorou muito. Foi para a cama com medo, fraca e muito cansada. A nora recebeu um telefonema de uma vizinha da senhora Windsor. Juntas, encontraram-na semi-inconsciente, febril e murmurando coisas incoerentes.

Durante os primeiros dias no hospital, a senhora Windsor tinha apenas uma noção descontínua e nebulosa do que estava acontecendo.

Os médicos disseram à família que ela estava com pneumonia e que seus rins estavam funcionando mal. Todos os recursos de um hospital moderno foram mobilizados para combater a infecção.

A senhora Windsor estava em um lugar estranho, onde nada lhe parecia familiar. Gente que não conhecia entrava e saía. Disseram-lhe onde estava, mas ela se esqueceu. Naquele ambiente estranho, não tinha mais como contornar a perda de memória, e o delírio provocado pela doença aguda agravava sua confusão. Achou que o marido havia ido visitá-la, um jovem elegante vestindo uniforme militar. Quando o filho foi vê-la, ela se surpreendeu por terem ido os dois juntos. O filho repetia "Mas, mamãe, papai morreu faz vinte anos". No entanto ela achava que ele não tinha morrido, porque estivera ali fazia pouco tempo. Então, quando se queixou à nora por ela nunca ir visitá-la, achou que a mulher estava mentindo ao dizer-lhe "Mas, mamãe, estive aqui hoje de manhã". A verdade era que a senhora Windsor não conseguia se lembrar daquela manhã.

As pessoas vinham e cutucavam e empurravam e colocavam e tiravam coisas. Espetaram agulhas e queriam que ela fizesse fisioterapia. Andar na esteira passou a ser parte de seus pesadelos; ela sonhou que estava em uma marcha forçada para algum lugar desconhecido. Não conseguia saber onde estava. Quando precisava ir ao banheiro, diziam-lhe que alguém precisava ir com ela. Envergonhada, ela chorava e urinava nas roupas.

Aos poucos, a senhora Windsor melhorou. A infecção desapareceu e a tontura se foi. Apenas na fase inicial — aguda — da doença ela imaginou coisas. No entanto, depois que a febre e a infecção sumiram, a confusão e o esquecimento pareceram mais severos do que antes. Embora provavelmente não tenha afetado o curso natural da perda de memória, a doença a enfraqueceu muito e a tirou de seu ambiente familiar, no qual ela havia conseguido manter sua capacidade funcional. O mais relevante foi que a doença acabou revelando a gravidade de sua situação. Agora, a família percebia que ela já não podia morar sozinha.

As pessoas ao redor da senhora Windsor falavam e falavam. Sem dúvida, explicavam os planos que tinham, mas ela esquecia. Quando finalmente saiu do hospital, levaram-na para a casa de sua nora. Eles estavam felizes com alguma coisa naquele dia e a levaram para um quarto. Ali, pelo menos, havia algumas de suas coisas, mas não todas. Ela achou que o restante delas tinha sido furtado

enquanto ela estava doente. Viviam lhe dizendo onde as coisas estavam, mas ela não conseguia se lembrar do que diziam.
Disseram que ela agora morava ali, na casa de sua nora, embora muito tempo antes ela houvesse decidido que nunca moraria com os filhos. Queria morar na própria casa. Em sua casa, conseguia encontrar as coisas. Em sua casa, conseguiria se virar, acreditava, como sempre havia feito. Em casa, talvez conseguisse descobrir o que havia acontecido com os pertences de toda uma vida. Aquela não era sua casa! Sua independência se fora, suas coisas se foram, e a senhora Windsor tinha uma imensa sensação de perda. Não conseguia lembrar-se da explicação carinhosa do filho: ela não podia mais viver sozinha e, depois de analisar as alternativas, ele havia decidido que o melhor para ela seria morar ali, na casa dele.
Com frequência, a senhora Windsor sentia medo, um medo indefinível e obscuro. Sua mente comprometida não podia nomear esse medo ou explicá-lo. Pessoas vinham, lembranças vinham e então desapareciam. Ela não conseguia distinguir o que era realidade e o que eram recordações. O banheiro não estava onde estivera no dia anterior. Vestir-se passou a ser um desafio impossível. Suas mãos tinham esquecido como abotoar botões. Os cintos ficavam pendurados nas roupas de forma incompreensível, e ela não conseguia entender o que fazer com eles ou por que estavam ali.
Aos poucos a senhora Windsor foi perdendo a capacidade de entender o que seus olhos e ouvidos lhe diziam. Ruídos e confusões a assustavam. Ela não conseguia entender as coisas, eles não conseguiam explicar, e com frequência o pânico a dominava. Ela se preocupava com seus objetos, como uma cadeira e a porcelana que tinha sido de sua mãe. Eles diziam que tinham lhe contado, de novo e de novo, mas ela não conseguia lembrar para onde suas coisas haviam ido. Talvez tivessem sido furtadas. Ela havia perdido tanta coisa... Escondia os poucos pertences que lhe restaram, mas logo esquecia onde os havia escondido.
"Não consigo fazê-la tomar banho", dizia sua nora, desesperada. "Ela está cheirando mal. Como posso mandá-la para o day care[1]

1. A expressão "day care" (que consta do original) é a forma utilizada em inglês em diversas partes do mundo para denominar o que no Brasil é conhecido como "centro-dia". Passaremos a usar este termo (centro-dia) a partir daqui. (N.E.)

(centro-dia)[2] *se ela não toma banho?" Para a senhora Windsor, o banho virou uma experiência aterrorizante. A banheira era um mistério. Dia após dia, ela era incapaz de lembrar como controlar a água: às vezes, toda a água ia embora; às vezes, continuava subindo e subindo, e ela não conseguia fazê-la parar. O banho exigia se lembrar de tanta coisa... Precisava lembrar como encontrar o banheiro, como tirar a roupa, como lavar-se. Os dedos da senhora Windsor haviam se esquecido de como abrir zíperes; seus pés haviam esquecido como era entrar na banheira. Havia tanta coisa para uma mente afetada pensar que o pânico a dominava.*

Como qualquer um de nós reage aos problemas? Podemos tentar nos afastar da situação por um instante, para pensar em um jeito de resolvê-la. Tem gente que sai para tomar uma cerveja, ou vai cuidar do jardim, ou dá uma volta lá fora. Às vezes, reagimos com raiva. Batemos de frente com as pessoas que causam determinada situação ou ao menos fazem parte dela. Ou ficamos desanimados por algum tempo até que a natureza nos cure ou o problema desapareça.

As formas como a senhora Windsor lidava com os problemas no passado permaneciam as mesmas. Com frequência, quando se sentia nervosa, ela pensava em sair para dar uma volta. Ela parava um instante na porta de entrada, olhava para fora, saía e ia embora — para longe do problema. Porém o problema persistia e agora a situação era pior, pois Mary sentia-se constantemente perdida e nada lhe parecia familiar — a casa havia desaparecido, a rua não era a que ela conhecia... Ou seria uma rua de sua infância ou a rua onde moraram (ela e o marido) quando as crianças eram pequenas? O terror a invadia, apertava seu coração. Ela caminhava mais depressa.

---

2. Breve esclarecimento sobre as diferentes alternativas para o idoso: o **centro-dia** atende pessoas acima de 60 anos, de ambos os sexos, que necessitam de cuidados durante o dia e à noite voltam para suas casas, mantendo, assim, os vínculos sociais e familiares — pode ser privado ou público (por meio de convênios com as prefeituras); as **casas de repouso** (ou clínicas geriátricas) abrigam e dão apoio a pessoas com dificuldade de se manter sozinhas e com graus mais acentuados de comprometimento — a maioria é mantida por iniciativa privada; as **instituições de longa permanência para idosos (ILPIs)** cuidam de pessoas em regime integral em situações previstas como de alta complexidade, idosos em situação de abandono ou negligência ou que tenham perdido o vínculo familiar e/ou comunitário — são mais restritas à área pública. (N.R.T.)

Às vezes, reagia com raiva. Era uma raiva que ela própria não compreendia. Mas suas coisas tinham desaparecido; sua vida parecia ter desaparecido. Os armários de sua mente se abriam e se fechavam ou também desapareciam. Quem não ficaria com raiva? Alguém havia levado suas coisas, os tesouros de toda uma vida. Teria sido sua nora, ou sua própria sogra, ou uma irmã com quem ela se ressentira na infância? Ela acusava a nora, mas logo se esquecia da acusação. A nora, diante de uma situação com a qual era incapaz de lidar, não conseguia se esquecer disso.

Muitos de nós nos recordamos do primeiro dia de aula no Ensino Médio. Passamos a noite anterior em claro, com medo de nos perder e de não encontrar a sala de aula no dia seguinte, em um edifício desconhecido. Todo dia era assim para a senhora Windsor. A família começou a enviá-la para um centro-dia. Todo dia um ônibus vinha buscá-la de manhã, e todo dia sua nora ia pegá-la no fim da tarde, mas dia após dia a senhora Windsor não conseguia se lembrar de que seria levada para casa. Tinha dificuldade para orientar-se no edifício. Às vezes, entrava no banheiro masculino por engano.

Muitas de suas habilidades sociais continuavam as mesmas, de modo que ela era capaz de conversar e rir com outras pessoas no centro-dia. Ela relaxava quando estava lá e gostava do tempo que passava com outras pessoas, embora não conseguisse contar a sua nora o que havia feito porque nunca conseguia se lembrar direito das atividades.

A senhora Windsor adorava música. A música parecia estar entranhada em uma parte de sua mente que ela manteve muito depois de ter perdido todo o resto. Ela adorava cantar músicas antigas e familiares. Ela adorava cantar no centro-dia. Ainda que sua nora não conseguisse cantar bem, a senhora Windsor não se lembrava disso, e as duas descobriram que era divertido cantar juntas.

Finalmente chegou o momento em que o peso físico e emocional de cuidar da senhora Windsor tornou-se excessivo para sua família, e ela foi morar em uma casa de repouso. Transcorridos os primeiros dias de confusão e pânico, a senhora Windsor sentiu-se segura em seu quartinho ensolarado. Não conseguia lembrar-se da programação do dia, mas a rotina confiável a reconfortava. Em alguns dias, parecia que ela ainda estava no centro-dia, e às vezes ela não tinha certeza. Sentia-se aliviada porque o banheiro estava perto, num lugar em que podia vê-lo, e não precisava lembrar onde ficava.

Ela ficava feliz quando a família ia visitá-la. Às vezes, recordava o nome de todos; com mais frequência, não se lembrava. Nunca lembrava que haviam ido visitá-la na semana anterior e regularmente os repreendia por ter sido abandonada. Nunca conseguiam encontrar muito assunto para conversar com ela, mas abraçavam seu corpo frágil, seguravam-lhe a mão ou cantavam músicas antigas. Ela ficava feliz quando não tentavam relembrá-la do que havia acabado de dizer ou de que haviam ido visitá-la na semana anterior nem perguntavam se conseguia lembrar-se desta ou daquela pessoa. Ela preferia quando apenas a abraçavam e a amavam.

Um membro de sua família foi diagnosticado com demência. Pode tratar-se de doença de Alzheimer, demência vascular ou uma entre várias outras doenças (veja o capítulo 17). Talvez você não saiba qual exatamente é o caso. Qualquer que seja o nome da doença, a pessoa próxima a você perdeu parte de sua capacidade intelectual — a capacidade de pensar e de lembrar-se das coisas. Ela pode se tornar cada vez mais esquecida. Pode parecer que sua personalidade tenha mudado ou ela pode tornar-se deprimida, mal-humorada ou retraída.

Muitos dos distúrbios que causam tais sintomas em adultos são crônicos e irreversíveis, embora isso não se aplique a todos. Quando o diagnóstico de uma demência irreversível é dado, tanto a pessoa afetada como a família dela devem encarar a tarefa de aprender a conviver com a doença. Quer decida cuidar da pessoa em casa ou colocá-la sob os cuidados de terceiros, em uma casa de repouso ou em uma clínica geriátrica, você vai ter de enfrentar novos problemas. Também terá de lidar com seus próprios sentimentos, relacionados ao fato de alguém próximo estar desenvolvendo uma enfermidade incapacitante.

Nosso objetivo é ajudar você nessa adaptação e nos cuidados diários com um ente querido que tenha demência. Percebemos que há questões que muitos familiares de pacientes trazem à tona. Talvez este livro ajude você a começar a encontrar respostas, embora ele não substitua a ajuda de seu médico e de outros profissionais de saúde.

O QUE É A DEMÊNCIA?

Você pode ter ouvido termos diferentes para denominar os sintomas de perda de memória e da capacidade de raciocinar e pensar com clareza. Você pode ter sido informado de que a pessoa tem "demência" ou "Alzheimer". Também pode ter ouvido os termos "transtorno (ou distúrbio) neurocognitivo", "*delirium*" ou "síndrome cerebral orgânica".[3] Talvez você tenha ficado na dúvida em relação à diferença entre tais condições e o "envelhecimento normal".

Os médicos usam a palavra *demência* com um significado específico. *Demência* não significa loucura. O termo foi escolhido pela área médica como o menos ofensivo e mais preciso para descrever esse grupo de doenças. *Demência* descreve um grupo de sintomas que podem ser causados por várias doenças; nesse aspecto, é um termo guarda-chuva, que se aplica a muitos distúrbios, e não o nome de uma doença que causa os sintomas. *Transtorno neurocognitivo* é um termo mais recente que alguns médicos e pesquisadores utilizam no lugar de *demência*, e tem o mesmo significado.

> O termo *demência* descreve um grupo de sintomas que podem ser causados por várias doenças.

Há duas condições principais que têm início na idade adulta e causam sintomas como confusão mental, perda de memória, desorientação, comprometimento intelectual ou problemas desse tipo. Essas duas condições podem parecer semelhantes para a pessoa comum e podem ser confundidas entre si. A primeira é a demência. A segunda condição, o *delirium*, é descrita nas páginas 404-405. É importante que você esteja a par dessa condição porque ocasionalmente um *delirium* tratável pode ser confundido com uma demência. Às vezes, pessoas que têm a doença de Alzheimer ou outra demência também desenvolvem *delirium* e apresentam sintomas piores do que aqueles que a demência por si só causaria.

Os sintomas da demência podem ser causados por muitas doenças distintas. No capítulo 17, compilamos algumas dessas doenças neurodegenerativas. Algumas são tratáveis; a maioria não é. Distúrbios da tireoide, por exemplo, podem causar uma demência que pode ser revertida com a correção da anomalia que afetou essa glândula.

A *doença de Alzheimer* é a causa mais frequente da demência irreversível em adultos. O comprometimento intelectual progride gradualmente da perda de memória à total incapacidade. Alterações estruturais e químicas ocorrem no cérebro das pessoas que têm a doença de Alzheimer. Atualmente, os médicos não conhecem nenhum meio de detê-la ou curá-la. Contudo, há muita coisa que pode ser feita para reduzir os sintomas comportamentais e emocionais do paciente e dar à família uma sensação de controle da situação.

3. O termo "síndrome cerebral orgânica" é menos conhecido no Brasil e mais usado nos Estados Unidos. (N.R.T.)

A *demência vascular* é considerada a segunda ou terceira causa mais comum de demência. Em geral resulta de uma série de pequenos acidentes vasculares cerebrais, conhecidos como AVCs ou derrames cerebrais, mas pode decorrer de outras patologias que afetam artérias cerebrais. Os AVCs às vezes são tão pequenos que nem você nem a pessoa afetada percebem qualquer alteração, mas muitos pequenos AVCs juntos podem destruir porções suficientes do tecido cerebral a ponto de afetar a memória e outras funções intelectuais. Essa condição costumava ser chamada de "endurecimento das artérias", ou aterosclerose, mas estudos feitos durante autópsias mostraram que o problema resulta mais do dano causado pelo AVC do que da má circulação para o cérebro. Em alguns casos, o tratamento pode reduzir a possibilidade de danos maiores.

A doença de Alzheimer e a demência vascular às vezes ocorrem juntas. Os médicos acreditam, atualmente, que as anomalias nos vasos sanguíneos cerebrais e pequenos AVCs desencadeiam ou acentuam as alterações cerebrais características da doença de Alzheimer.

A doença de Alzheimer é de ocorrência comum em idosos, mas cerca de um terço das pessoas idosas sofre de demência causada por alguma outra doença. Antes dos 65 anos, cerca de metade dos casos de demência são causados pela doença de Alzheimer e a outra metade se deve a outros tipos de enfermidade. Este livro aborda os princípios gerais para o cuidado de qualquer uma das doenças demenciais.

As pessoas que têm demência podem também ter outras doenças, e a demência pode torná-las mais vulneráveis a outros problemas de saúde. Outras doenças ou reações a medicamentos frequentemente causam *delirium* em pessoas que têm demência. O *delirium* pode piorar a função mental e o comportamento da pessoa. O diagnóstico e o pronto tratamento de outras enfermidades são vitais para a saúde geral da pessoa e para facilitar os cuidados. É importante escolher um médico que disponha de tempo para fazer isso com a pessoa que tem demência.

A perda severa de memória *nunca* é parte normal do processo de envelhecimento.

A depressão é comum em pessoas idosas e pode ser a causa de perda de memória, de confusão ou outras alterações da função mental. A memória da pessoa deprimida às vezes melhora quando a depressão é tratada. A pessoa que também tem uma demência irreversível pode desenvolver depressão, e a depressão sempre deve ser tratada.

Muitas condições incomuns causam demência. Elas são discutidas no capítulo 17.

As doenças demenciais não conhecem barreiras sociais, étnicas ou raciais: pessoas ricas e pobres, cultas ou pouco instruídas são igualmente afetadas. Não há motivo para sentir vergonha porque um membro da família tem demência. Muitas pessoas brilhantes e famosas desenvolvem doenças que causam demência.

A perda severa de memória *nunca* é parte normal do processo de envelhecimento. De acordo com os melhores estudos disponíveis, 10% a 12% das pessoas mais idosas têm um comprometimento intelectual severo, e outros 10% a 15% têm comprometimentos mais leves. As doenças demenciais tornam-se mais prevalentes em pessoas que chegam aos 80 e 90 anos, embora de 50% a 70% das que chegam aos 90 anos nunca apresentam uma perda significativa de memória ou outros sintomas de demência. A dificuldade de recordar nomes ou palavras é comum à medida que envelhecemos, mas em geral não é suficiente para interferir em nossa vida. A maioria de nós conhece pessoas mais velhas que são ativas e têm pleno comando de seu intelecto com 70, 80 e 90 anos. Pablo Picasso, Nancy Reagan, Nelson Mandela, Antonin Scalia e Maya Angelou[4] estavam ainda muito ativos em suas carreiras quando morreram, tendo todos passado dos 75 anos. Picasso tinha 91 anos.

Considerando que cada vez mais pessoas em nossa população têm vivido até idades mais avançadas, torna-se mais importante nos inteirarmos das doenças demenciais. Nos Estados Unidos, foi estimado que mais de 5 milhões de pessoas podem ter desenvolvido algum grau de comprometimento intelectual.[5]

---

4. No Brasil, temos como exemplos: Leônidas da Silva, considerado o melhor jogador da Copa do Mundo em 1938 e que faleceu em 2004 com 90 anos, depois de mais de vinte anos lutando contra a doença de Alzheimer; Carmen Prudente, fundadora da Rede Feminina de Combate ao Câncer, primeira entidade voluntária do país, também portadora da doença de Alzheimer; Niobe Xandó, um dos grandes talentos da pintura brasileira, sofria de Alzheimer. Ele foi autodidata e sempre recusou vínculo com qualquer corrente artística. O resultado em sua obra são trabalhos antenados com seu tempo, mas extremamente originais. Dois espaços da Pinacoteca de São Paulo abrigam 182 obras dele, entre telas e objetos pintados; e Paulo Gracindo, ator com uma biografia que se confunde com a história da comunicação no Brasil, e que não desistiu da arte até o final de sua vida, quando a doença de Alzheimer e uma quase cegueira minavam sua energia. (N.R.T.)

5. De acordo com um relatório apresentado pela epidemiologista Cleusa Ferrari, da Universidade Federal de São Paulo (Unifesp), ao menos 1,77 milhão de brasileiros com mais de 60 anos vivem com alguma forma de demência, e parte significativa dessas pessoas, que pode superar 70% do total, não foram diagnosticadas, o que as impede de receber tratamento adequado. O relatório também prevê que o número de casos continue aumentando, chegando a 2,78 milhões no final desta década e a 5,5 milhões em 2050. Dados brasileiros indicam que 3% dos indivíduos com idade entre 65 e 69 anos desenvolvem demência, frequência que sobe para 9% na faixa de 75 a 79 anos, 21% na dos 85 a 89 anos e chega a 43% depois dos 90 anos. (Fonte: Zorzetto, Ricardo. Ao menos 1,76 milhão de pessoas têm alguma forma de demência no Brasil. *Revista Fapesp*, São Paulo, n. 329, jul. 2023. Disponível em: https://revistapesquisa.fapesp.

De acordo com a Alzheimer's Association, a demência custou aos Estados Unidos 240 bilhões de dólares em 2019. Tal cifra traduz-se em um custo de 53.700 dólares por pessoa ao ano.

A PESSOA COM DEMÊNCIA

Em geral, os efeitos da demência se manifestam de forma gradual. Às vezes, a pessoa afetada é a primeira a perceber que há alguma coisa errada. Quem tem uma demência leve frequentemente é capaz de descrever com clareza seu problema: "As coisas simplesmente somem da minha mente. Começo a explicar e, então, não consigo encontrar as palavras". Os membros da família, no início, podem não notar que algo está errado. A pessoa com demência tem dificuldade de lembrar informações novas, embora possa ter habilidade para ocultar isso. Você pode perceber que sua capacidade de compreensão, raciocínio e discernimento está prejudicada. O surgimento e a evolução da condição dependem da doença que a causou e de outros fatores; alguns dos quais são desconhecidos. Às vezes, o problema surge de súbito. Olhando para trás, você pode dizer: "Depois de tal momento, papai nunca mais foi o mesmo".

As pessoas reagem a seus problemas de diferentes formas. Algumas aprendem a disfarçar muito bem suas dificuldades. Outras mantêm listas para estimular a memória. Algumas negam com veemência que haja algo errado ou atribuem a culpa por seus problemas a outras pessoas. Outras ficam depressivas ou irritadas quando percebem que a memória está falhando. Algumas delas dão a impressão de que continuam felizes. Frequentemente, a pessoa com demência leve a moderada consegue continuar fazendo a maioria das coisas que sempre fez. Como acontece com pessoas que têm qualquer outra doença, ela é capaz de participar do próprio tratamento, das decisões familiares e do planejamento do futuro.

---

br/ao-menos-176-milhao-de-pessoas-tem-alguma-forma-de-demencia-no-brasil/. Acesso em: 30 maio 2025.) O Alzheimer's Disease International (ADI), no Relatório ADI/Bupa, "Demência nas Américas: Custo atual e futuro e prevalência da doença de Alzheimer e outras demências" de outubro de 2013, declarou que em 2010, 1.033.000 brasileiros apresentavam demência e que esses pacientes apresentaram um custo anual de 6.977 dólares *per capita*. A campanha do Dia Mundial da Doença de Alzheimer desse mesmo ano afirmava que um diagnóstico era feito a cada três segundos em todo o mundo. (Fonte: https://www.alzint.org/u/dementia-in-the-americas-BRAZILIAN-PORTUGUESE.pdf. Acesso em: 30 maio 2025.) Um estudo realizado por Ricardo Nitrini, Sonia Brucki e Ceres Ferretti (membros do Grupo de Neurologia Cognitiva e do Comportamento do HC/FMUSP) sobre os custos indiretos relativos às doenças demenciais mostra que o gasto anual fica entre 13.470 dólares e 19.700 dólares, comprometendo muito mais que 50% da renda familiar. (N.E.)

Os primeiros problemas de memória às vezes são confundidos com estresse, depressão ou mesmo distúrbios da saúde mental. Tais diagnósticos equivocados criam um peso adicional para a pessoa e para sua família.

> *Uma mulher relembra o surgimento da demência de seu marido não em termos de perda de memória, mas em termos de seu humor e sua atitude: "Eu não sabia que havia algo errado. Eu não queria enxergar. Charles andava mais calado que o normal; parecia deprimido, mas dizia que era por causa de colegas de trabalho. Então seu chefe lhe disse que ele seria transferido para uma sucursal menor. De fato, ele estava sendo rebaixado. Eles não me contaram coisa alguma. Sugeriram que tirássemos férias, e foi o que fizemos. Fomos para a Escócia. No entanto Charles não melhorou. Estava deprimido e irritado. Depois de assumir o novo cargo, também não conseguiu desempenhá-lo; colocou a culpa nos funcionários mais jovens. Irritava-se tanto que comecei a me perguntar o que havia de errado entre nós, depois de tantos anos. Fomos a um terapeuta de casais, e isso só piorou as coisas. Eu sabia que ele andava esquecido, mas achei que era por causa do estresse".*
>
> *O marido disse: "Eu sabia que havia algo errado. Sentia que me irritava com coisas pequenas. As pessoas achavam que eu sabia de assuntos sobre a fábrica que eu… eu não conseguia lembrar. O terapeuta disse que era estresse. Eu achava que era alguma outra coisa, alguma coisa terrível. Eu estava apavorado".*

Nas doenças em que a demência é progressiva, a capacidade da pessoa de realizar atividades habituais diminui gradualmente e ela não consegue mais esconder suas dificuldades. Ela pode se tornar incapaz de identificar que dia é ou onde está. Pode ficar incapacitada de executar tarefas simples, como vestir-se ou juntar as palavras de forma que faça sentido. À medida que a demência progride, fica claro que o dano cerebral afeta muitas funções, incluindo a capacidade de lembrar, de organizar informações, de planejar, falar e se movimentar (coordenação, escrita, caminhar). A pessoa pode ter dificuldade de encontrar o nome comum para coisas corriqueiras, perder a coordenação ou caminhar arrastando os pés. Suas capacidades podem variar de um dia para outro ou mesmo de uma hora para outra. Isso torna difícil para a família saber o que esperar.

Algumas pessoas apresentam mudanças na personalidade. Muitas conservam as qualidades que sempre tiveram: a pessoa pode ter sido sempre doce e adorável e continuar assim ou pode ter sido sempre uma pessoa de difícil convivência e isso se acentuar. Outras pessoas podem mudar de forma dramática, de agradáveis para exigentes, de enérgicas para apáticas, de rabugentas para bem-humoradas. Podem tornar-se passivas, dependentes e inertes, ou podem ficar inquietas, irascíveis e irritadiças. Às vezes, tornam-se difíceis de lidar, medrosas ou deprimidas.

> *Uma filha conta: "Mamãe sempre foi a pessoa mais alegre e extrovertida da família. Acho que sabíamos que ela estava ficando esquecida, mas a pior coisa é que ela não quer mais fazer nada. Não quer arrumar o cabelo, não mantém a casa arrumada e não quer sair de forma alguma".*

Com frequência, coisas pouco significantes podem contrariar demais a pessoa com demência. Tarefas que antes eram simples agora podem ser difíceis demais para ela, que pode reagir de modo contrariado, com raiva, ou ficar deprimida.

> *Outra família conta: "No caso do papai, a pior coisa é o mau humor. Ele costumava ser calmo. Agora, começa a gritar por qualquer coisinha. Ontem à noite, ele disse a nosso filho de 10 anos que o Alasca não é um estado. Ele berrou muito e saiu da sala pisando duro. Depois, quando lhe pedi que tomasse um banho, brigamos feio. Ele afirmava que já havia tomado banho".*

É importante, para quem convive com a pessoa, lembrar-se de que muitos dos comportamentos dela fogem de seu controle: por exemplo, ela pode não ser capaz de controlar a fúria ou de parar de andar de um lado para outro. As alterações que ocorrem não são o resultado de uma personalidade desagradável que envelheceu; elas resultam de dano cerebral, e em geral escapam do controle da pessoa com demência.

> As alterações que ocorrem são resultados de dano cerebral e em geral fogem do controle da pessoa com demência.

Algumas pessoas com demência têm alucinações (ouvir, ver ou sentir o cheiro de coisas que não são reais). A experiência é real para a pessoa que tem alucinações e pode ser assustadora para os familiares. Algumas pessoas passam a desconfiar dos outros; podem esconder coisas ou acusar os outros de furto. Com frequência, elas mudam objetos de lugar e esquecem onde os colocaram, e em sua confusão acham que alguém as furtou.

> *Um filho declara: "Mamãe está paranoica. Ela esconde sua bolsa. Ela esconde seu dinheiro e esconde suas joias. Então, acusa minha esposa de tê-la furtado. Agora está nos acusando de furtar os talheres. O duro é que ela não parece doente. É difícil acreditar que ela não faz isso de propósito".*

Nos estágios finais de uma demência progressiva, o dano atinge uma parte tão extensa do cérebro que a pessoa pode ficar confinada a uma cama, incapaz de controlar a urinação e de expressar-se. Nos últimos estágios da enfermidade, muitas pessoas necessitam de cuidados especializados de enfermagem.

O curso da doença e o prognóstico variam de acordo com o distúrbio específico e com o indivíduo afetado. Por isso, nem todos os sintomas ocorrem em todas as pessoas afetadas. Seu familiar pode nunca apresentar alguns desses sintomas ou pode apresentar outros que não mencionamos aqui.

E AGORA, O QUE FAZER?

Você sabe ou suspeita que uma pessoa próxima tem demência. E agora, o que fazer? Você deve fazer um balanço de sua situação atual e então identificar o que precisa ser feito para ajudar a pessoa e para tornar suportável o peso sobre si mesmo. Há várias perguntas que devem ser feitas. Neste livro você vai começar a encontrar as respostas.

Primeiro é necessário saber a causa da doença e conhecer seu prognóstico. Cada doença que causa demência é diferente. Talvez você tenha recebido diversos diagnósticos e explicações sobre a doença ou não saiba o que há de errado com a pessoa. Você pode ter sido informado de que a pessoa tem a doença de Alzheimer sem que ela tenha passado por um exame diagnóstico detalhado. No entanto é fundamental um diagnóstico e informações sobre o curso da doença antes que você ou o médico possam lidar de forma adequada com os problemas do dia a dia ou elaborar um plano para o futuro. Em geral é melhor saber de antemão o que esperar. Sua compreensão da doença pode ajudar a dissipar medos e preocupações e planejar a melhor forma de auxiliar a pessoa com demência.

> Podemos continuar a amar uma pessoa mesmo depois de ela ter mudado.

Logo no início de sua busca por ajuda, você pode fazer contato com a Alzheimer's Association (veja www.alz.org), ou com alguma associação local de apoio a pessoas com demência, que pode indicar-lhe recursos e oferecer apoio e informação.[6]

Mesmo quando a doença em si não pode ser contida, *muita coisa pode ser feita para melhorar a qualidade de vida da pessoa com demência e de seus familiares.*

Os distúrbios demenciais variam de acordo com a doença específica e com o indivíduo afetado. Talvez você nunca tenha de enfrentar muitos dos problemas tratados neste livro. Pode ser que prefira pular alguns capítulos e ir direto às seções que se aplicam a seu caso.

O mais importante para conseguir lidar com a situação é ter bom senso e criatividade. Às vezes, uma família está perto demais do problema para enxergar claramente uma linha de ação. Outras vezes, não há ninguém mais criativo do que os próprios familiares para solucionar um problema difícil. Muitas das ideias aqui apresentadas foram sugeridas por familiares que as partilharam conosco. Elas podem constituir um ponto de partida para você.

Cuidar de uma pessoa com demência não é fácil. Esperamos que as informações contidas neste livro possam ajudar você, mas sabemos que soluções simples ainda não estão disponíveis.

Ao escrever este livro, muitas vezes, nos concentramos nos problemas. No entanto é importante lembrar que pessoas confusas e suas famílias ainda podem ter alegria e felicidade.

Por desenvolverem-se aos poucos, frequentemente as demências tolhem a capacidade da pessoa de desfrutar a vida e o contato com os demais. Quando as coisas estiverem difíceis, lembre-se de que, não importa o quão ruim estiver a memória da pessoa, ou o quão estranho for seu comportamento, ela ainda é um ser humano único e especial. Podemos continuar a amar uma pessoa mesmo depois de ela ter sofrido uma mudança drástica e mesmo quando estivermos profundamente consternados com seu atual estado.

6. O *site* da ALZ é estadunidense e, portanto, excelente para quem tem domínio do inglês. Há também o *site* da Alzheimer's Disease (www.alz.co.uk), que é bem informativo e completo e fornece endereços das demais associações em todo o mundo. No Brasil temos a ABRAz (Associação Brasileira de Alzheimer), que pode ser acessada pelo *site* www.abraz.org.br e abrange todo o país, e a Apaz (Associação de Parentes e Amigos de Pessoas com Alzheimer), veja em www.apaz.org.br, com atuação somente no Rio de Janeiro. (N.R.T.)

CAPÍTULO 2

Obtendo ajuda médica para a pessoa com demência

Este livro foi escrito para você, familiar. Ele está baseado na premissa de que você e a pessoa com demência estão recebendo cuidados médicos profissionais. A família e os profissionais médicos são parceiros no cuidado para com a pessoa afetada. Nenhum deles deve prover sozinho os cuidados. Este livro não foi planejado para substituir o tratamento profissional. Muitos profissionais de saúde têm grande conhecimento das doenças demenciais, mas concepções equivocadas sobre a demência ainda ocorrem. Nem todos os médicos ou outros profissionais de saúde têm tempo, interesse ou capacidade para diagnosticar a demência ou cuidar de pessoas afetadas por ela.

O que se deve esperar do médico e de outros profissionais? A primeira coisa é um diagnóstico preciso. Uma vez dado um diagnóstico, o acompanhamento contínuo de um médico e talvez de outros profissionais será necessário para lidar com a demência, tratar patologias concomitantes e ajudar você a encontrar os recursos de que precisa. Este capítulo foi escrito como um guia para ajudá-lo a encontrar o melhor cuidado médico possível.

> Quando for possível, deve haver um médico que coordene os cuidados para com a pessoa e acompanhe todos os exames e procedimentos.

No curso de uma doença que causa demência, pode ser necessária a atuação de especialistas como um médico neurologista, um geriatra ou um psiquiatra geriátrico, além do clínico geral, um neuropsicólogo, um assistente social, um enfermeiro, um gestor de cuidados geriátricos, um fisioterapeuta ou um terapeuta ocupacional.[1] Cada um deles deve ser um profissional alta-

1. Além do médico, há diversos especialistas envolvidos no tratamento da doença de Alzheimer: enfermeiros, psicólogos, terapeutas ocupacionais, fisioterapeutas, fonoaudiólogos, odontogeriatras, por exemplo. O assistente social, no Brasil, tem atuação quase total em instituições públicas, mas dificilmente junto à família na rede privada. O gestor de cuidados geriátricos é o profissional

mente capacitado, cuja atuação complemente a dos outros. Eles podem trabalhar juntos, primeiro para avaliar a pessoa com demência e, depois, para ajudar na prestação de cuidados necessários. No entanto você deve insistir para que um único médico acompanhe todos os exames e procedimentos e coordene os cuidados.

A AVALIAÇÃO DA PESSOA COM SUSPEITA DE DEMÊNCIA

Se uma pessoa tem dificuldade para pensar, lembrar ou aprender, ou apresenta mudanças de personalidade, é importante que passe por uma avaliação detalhada. Uma avaliação completa revela, a você e aos médicos, vários aspectos importantes:

- a natureza exata da doença;
- se a condição pode ser revertida ou tratada;
- a natureza e o grau de comprometimento;
- as áreas em que a pessoa mantém suas plenas capacidades funcionais;
- se a pessoa tem outros problemas de saúde que requerem tratamento e que podem estar agravando os problemas de raciocínio e de comportamento;
- as necessidades e os recursos sociais e psicológicos da pessoa com suspeita de demência e de seus familiares ou cuidadores;
- as mudanças esperadas para o futuro.

Os procedimentos variam de acordo com o médico e o hospital, mas uma boa avaliação inclui um exame médico e neurológico, uma consideração do sistema de suporte social da pessoa e uma análise do restante de suas capacidades.[2] Você talvez não tenha possibilidade de escolher o médico ou outro serviço, mas pode saber o que é importante em uma avaliação e insistir para que a pessoa seja submetida ao procedimento completo.

A avaliação pode começar com um exame médico minucioso. O médico deve traçar uma *história clínica detalhada* com base numa entrevista feita com alguém que conheça bem a pessoa e, se possível, com a própria pessoa. Devem

envolvido com a gestão da instituição, e não com o tratamento do paciente. O atendimento adequado ao paciente é feito pela equipe multidisciplinar, por meio da qual a participação de todos os profissionais é igualitária. (N.R.T.)

2. Em geral, quando o médico faz a anamnese clínica, ele já levanta os dados familiares e sociais, e o exame neuropsicológico também abrange levantamento semelhante. (N.R.T.)

estar incluídos as mudanças apresentadas pela pessoa, os sintomas, a ordem em que tais sintomas se manifestaram e informações sobre outros problemas de saúde. O médico deverá fazer também um *exame físico*, que poderá revelar outros problemas, e um *exame neurológico* (verificando a força física da pessoa e as sensações que ela tem, pedindo-lhe para equilibrar-se de olhos fechados, dando pequenas batidas em seus tornozelos e joelhos com um martelinho de borracha e incluindo outros exames), que pode revelar alterações no funcionamento das células nervosas do cérebro ou da medula espinhal.

O médico deve fazer um também *exame do estado mental*, que consiste em perguntas sobre o dia corrente, a data e o local em que se encontra o paciente. Outras questões testam a capacidade de memória, de concentração, de raciocínio abstrato, de compreensão e uso de palavras, de realizar cálculos básicos e de copiar desenhos simples. Cada pergunta dessas pode revelar problemas de funcionamento de distintas partes do cérebro. A análise do resultado do exame leva em conta a escolaridade da pessoa e se ela está nervosa.

É importante que qualquer pessoa com possíveis problemas de memória ou outros problemas mentais seja minuciosamente avaliada por um médico experiente.

O médico deve solicitar *exames laboratoriais*, incluindo diversos exames de sangue. O *hemograma* pode detectar anemia (baixa contagem de células vermelhas, ou hemácias) e evidenciar indícios de infecções, as quais podem causar ou complicar alguma doença neurodegenerativa. *Exames de bioquímica do sangue* detectam problemas do fígado e dos rins, diabetes e várias outras condições. Um *exame de vitamina B12* detecta se há alguma deficiência vitamínica que possa causar demência. *Exames de tireoide* avaliam a função dessa glândula. Os problemas tireoidianos estão entre as mais comuns causas reversíveis de demência. Testes para HIV e bactérias que causam a doença de Lyme e a sífilis podem ser solicitados se os sintomas e o histórico da pessoa levantarem essas possibilidades. O *VDRL*[3] é um exame que pode indicar uma infecção pela bactéria causadora da sífilis (a sífilis era uma causa comum de demência antes da descoberta da penicilina), embora um resultado positivo não indique necessariamente que a pessoa tem ou teve a doença. Os exames de sangue exigem o uso de agulha, e a coleta de material não causa desconforto maior do que uma espetada de alfinete.

3. Venereal Disease Research Laboratory (em português, exame laboratorial de doenças venéreas), embora, no Brasil, o exame seja conhecido pela sua sigla em inglês. (N.E.)

A *punção lombar*[4] é um procedimento feito para coletar uma amostra de líquido cefalorraquidiano — que envolve a medula espinhal e o cérebro. Este exame ajuda a descartar a possibilidade de infecções no sistema nervoso central (por exemplo, a doença de Lyme, a sífilis ou a tuberculose), calcula a quantidade de proteínas que indicam a presença de doença de Alzheimer ou de demência frontotemporal e pode revelar anormalidades que sugiram outras causas incomuns de demência. É feito após a injeção de um anestésico local nas costas. A punção lombar é feita apenas quando há suspeita de condições que ela possa ajudar a diagnosticar. Embora possa assustar algumas pessoas, é um procedimento seguro. Ocasionalmente podem ocorrer efeitos colaterais como dor de cabeça e vazamento contínuo de líquido cefalorraquidiano.

O *eletroencefalograma* (EEG) registra a atividade elétrica do cérebro. Para este procedimento, fios chamados eletrodos são grudados à cabeça do paciente com gel ou outra substância pastosa. É um exame indolor, mas pode confundir a pessoa afetada pela perda de memória. O EEG auxilia o diagnóstico de *delirium* e de convulsões e pode dar indicações de um funcionamento cerebral anormal. Pode gerar resultado normal nas fases iniciais de algumas demências.

Tomografia computadorizada, ressonância magnética, PET (tomografia por emissão de pósitrons) e SPECT (tomografia computadorizada por emissão de fóton único)[5] são exames de imagem que auxiliam o médico na identificação de alterações cerebrais indicativas de AVCs, doença de Alzheimer e muitas outras condições que podem causar demência. A ressonância magnética e a tomografia computadorizada devem constar do conjunto de exames iniciais de qualquer pessoa com possível diagnóstico de demência. Pelo fato

---

4. Não é usual solicitar punção lombar para o diagnóstico de demência, principalmente para a doença de Alzheimer. (N.R.T.)

5. O PET (da sigla em inglês que significa Positron Emission Tomography, ou tomografia por emissão de pósitrons) ou a tomografia computadorizada por emissão de pósitrons (conhecida como PET-TC) são exames de imagem que avaliam o metabolismo das estruturas analisadas, mais especialmente osso, músculo, cérebro, pulmão e fígado, entre outros órgãos. A tomografia computadorizada por emissão de fóton único, mais conhecida pelo acrônimo SPECT (em inglês, Single Photon Emission Computed Tomography), é uma técnica tomográfica de imagem da medicina nuclear que utiliza a radiação ionizante de raios gama. É muito semelhante à imagem "planar" da medicina nuclear convencional pelo fato de usar uma câmera gama. Contudo ela é capaz de fornecer um verdadeiro dado biotopológico em 3D. O SPECT é um exame muito usado na medicina por possibilitar a visualização da funcionalidade de todos os sistemas do corpo. O procedimento-padrão é simples: aplicar um radiofármaco no paciente, aguardar alguns minutos e realizar o exame. (N.E.)

de os exames PET e SPECT serem caros e nem sempre mostrarem resultados úteis ao diagnóstico pretendido, o médico pode se valer deles apenas quando precisar de informação crucial para um diagnóstico mais preciso. Esses exames são descritos com mais detalhes na páginas 423.

Esses exames requerem que o paciente se deite em uma mesa e posicione a cabeça junto a um objeto que lembra um secador de cabelos gigante, ou dentro de um grande cilindro metálico aberto. São procedimentos indolores, mas podem ser muito barulhentos e gerar transtornos e confusão mental em pessoas cujo entendimento já esteja comprometido. Nesses casos, um sedativo leve pode ser receitado para ajudar a pessoa a relaxar. Se for necessária alguma injeção para a realização desses exames, ela pode ocasionar um pouco de dor no local da picada.

Alguns procedimentos, como a punção lombar, e exames por imagem, requerem a assinatura de um termo de consentimento. Esse documento informa todos os possíveis efeitos colaterais do procedimento. Sua descrição pode fazer a técnica parecer assustadora e perigosa, mas na verdade esses exames são relativamente seguros. A exposição à radiação na tomografia computadorizada, na PET e na SPECT é significativa, mas está dentro dos limites aceitáveis. Se você tem alguma preocupação relacionada a possíveis efeitos colaterais, peça explicações a um médico.

A história clínica, os exames físicos e neurológicos e os exames de laboratório possibilitam identificar ou descartar causas conhecidas de demência. Outras avaliações, além da verificação médica, podem ser feitas com o objetivo de detectar quais são as capacidades da pessoa e auxiliar o cuidador em um planejamento para o futuro.

Uma *avaliação psiquiátrica e psicológica* deve ser baseada em entrevistas com a pessoa e sua família. Isso fornece a base para o desenvolvimento de um plano específico de cuidados com a pessoa a ser diagnosticada. Essa avaliação pode ser feita por um médico, por um enfermeiro ou um assistente social, e entre seus objetivos inclui ajudar os membros da família a analisar seus recursos emocionais, físicos e financeiros, a casa onde a pessoa vive, os recursos comunitários disponíveis e a capacidade da pessoa de aceitar um planejamento para o futuro ou de participar do processo.[6]

---

6. No Brasil, é feito o exame neuropsicológico, e quem o faz é um psicólogo com formação específica. Outros profissionais envolvidos no tratamento que conheçam o paciente podem, em conjunto com a família, estabelecer um plano de cuidados e de ações que envolva toda a família. (N.R.T.)

O médico precisa verificar se o paciente está deprimido. A depressão pode gerar sintomas semelhantes aos da demência e pode agravar uma eventual demência. Sempre que houver suspeita de depressão, um psiquiatra[7] deve examinar o paciente. A depressão é bastante comum e muitas vezes melhora com o tratamento.

Uma *avaliação de terapia ocupacional* ajuda a determinar o que a pessoa é capaz de fazer sozinha e o que pode ser feito para compensar suas limitações. Essa avaliação pode ser feita por um fisioterapeuta ou um terapeuta ocupacional. Esses profissionais são membros importantes da equipe de assistência médica. Sua atuação, muitas vezes, é ignorada porque no passado eles eram consultados apenas em casos com potencial para reabilitação física. No entanto eles conseguem identificar as atividades que a pessoa ainda está apta a fazer e podem sugerir formas de manter a pessoa o mais independente possível. Parte da verificação feita por esses profissionais é a avaliação das *atividades da vida diária* (AVD). A pessoa é observada em uma situação controlada para que se verifique se ela é capaz de lidar com dinheiro, providenciar uma refeição simples, vestir-se e desempenhar outras tarefas de rotina, por exemplo. Observa-se a pessoa com o objetivo de avaliar se ela consegue desempenhar essas atividades ao menos parcialmente. Os terapeutas estão familiarizados com diversos dispositivos que podem ajudar em determinados casos.

Um *exame neuropsicológico* pode ser realizado para determinar quais áreas do funcionamento cerebral apresentam algum grau de comprometimento e quais ainda estão funcionando bem. Esse exame leva várias horas e avalia capacidades como memória, raciocínio, coordenação, escrita, discernimento e também a capacidade de expressar-se e compreender instruções. O psicólogo que fizer o exame deve fazer a pessoa sentir-se à vontade e levar em consideração diferenças de escolaridade e de interesses.

A parte final da avaliação é uma *conversa* entre você e o médico, e talvez outros membros da equipe avaliadora. O médico irá explicar os resultados obtidos a você e também à pessoa com demência, caso ela seja capaz de compreender ao menos parte do que está acontecendo.

---

7. É mais comum o neurologista agir nos casos de depressão, porém um geriatra também pode atender esses casos, assim como o psiquiatra. Não é necessário que o psiquiatra tenha experiência geriátrica, porque a depressão não atinge somente o idoso. O que importa é que tenha experiência no trato da doença de Alzheimer, já que a depressão é um dos sintomas que podem ser apresentados. (N.R.T.)

O médico deve fornecer um diagnóstico específico (ou explicar por que um diagnóstico preciso ainda não seja possível nessa fase). Ele também deve dar uma ideia geral do prognóstico da pessoa (novamente, talvez não seja possível prever com exatidão o que esperar). Você também receberá a explicação dos resultados de outros procedimentos, como a avaliação das AVDs, os exames psicológicos e a história social. Você terá oportunidade de fazer perguntas e compreender os resultados da avaliação. O médico poderá recomendar medicamentos ou indicar a você alguns serviços públicos ou assistenciais (ou quem possa dar informações sobre atendimentos comunitários). Em conjunto, você, o médico e a própria pessoa avaliada podem identificar problemas específicos e planejar como lidar com eles.

Uma avaliação completa pode levar mais do que um dia. Talvez você prefira realizar os procedimentos ao longo de vários dias, para evitar que a pessoa com suspeita de demência se canse demais. Em geral, os laboratórios demoram alguns dias para dar os resultados dos exames, e o médico também pode precisar de alguns dias para compilar as informações em um relatório.

Às avaliações são quase sempre feitas sem necessidade de internação. Às vezes, os familiares, e ocasionalmente os profissionais, opõem-se a "submeter uma pessoa confusa ao 'sofrimento' de uma avaliação". Acreditamos que toda pessoa com problemas de memória e raciocínio deve ser avaliada de forma adequada. Uma avaliação não é uma provação desagradável. Os profissionais acostumados a trabalhar com pessoas que têm demência geralmente são gentis e atenciosos. Deixar a pessoa o mais confortável possível garante à equipe a possibilidade de obter resultados mais precisos.

Como já dissemos, há muitas possíveis causas para o surgimento dos sintomas de demência. Algumas são tratáveis, mas poucas delas são totalmente reversíveis. Se um problema tratável não é detectado em consequência da falta de avaliação, a pessoa afetada e sua família podem sofrer sem necessidade durante anos. Certas causas de demência podem ser tratadas quando identificadas cedo, mas, se negligenciadas, podem proporcionar danos irreversíveis.

Uma avaliação completa pode levar mais do que um dia. Talvez você prefira realizar os procedimentos ao longo de vários dias, para evitar que a pessoa com suspeita de demência se canse demais.

Mesmo quando a avaliação conclui que a pessoa tem uma demência irreversível, fornece informações sobre a melhor forma de cuidar dela e de lidar com seus sintomas. Ela possibilita um ponto de partida para um planejamento do futuro. Enfim, fazendo uma avaliação, você saberá que fez todo o possível pela pessoa, e esse também é um aspecto importante.

COMO ENCONTRAR ALGUÉM PARA FAZER UMA AVALIAÇÃO

É possível encontrar um profissional para fazer uma avaliação completa de uma pessoa com suspeita de demência. Essa avaliação pode ser feita por um clínico geral ou pelo médico da família, ou este pode indicar um especialista. O hospital de sua cidade pode lhe fornecer os nomes dos médicos que avaliam pessoas com doenças neurodegenerativas.[8] Profissionais que atuam em hospitais universitários ou escolas de medicina em sua região talvez conheçam especialistas com particular interesse nessa área. Centros de tratamento de doenças neurodegenerativas, doença de Alzheimer e outros transtornos mentais em idosos têm sido criados em várias cidades; é conveniente pedir referências a seu médico sobre tais instituições.[9] Espera-se que pacientes em tratamento recebam avaliação completa e orientação em relação aos resultados.

Ao marcar uma avaliação, pergunte ao médico responsável quais procedimentos ele utiliza e por quê. Se nessa conversa preliminar, você sentir que ele não tem conhecimento profundo sobre demência, talvez seja melhor procurar outro profissional.

Como saber se o diagnóstico feito para seu familiar foi acurado? Em última instância, você deve escolher um médico que lhe transmita confiança, que você sinta ter feito tudo o que era possível, e então confiar no discernimento dele. Isso é muito mais fácil quando você está familiarizado com a terminologia, com os procedimentos diagnósticos e com o que se sabe sobre as doenças demenciais. Se você recebeu diagnósticos diferentes, tente esclarecer tudo com o médico de forma franca. É importante que você tenha certeza

---

8. No Brasil, não acontece dessa forma; aqui é mais indicado buscar esse tipo de informação no Conselho Regional de Medicina ou na Sociedade Brasileira de Geriatria e Gerontologia. (N.R.T.)

9. Em 2002, por intervenção da ABRAz, foi assinada portaria que estabelecia o atendimento e o tratamento da pessoa com demência na rede pública, e na ocasião foram criados vários Centros de Referência, porém não se sabia se os médicos que neles atendiam tinham de fato conhecimento da doença de Alzheimer e se esses Centros tinham estrutura para atender pacientes. Vários deles acabaram desativados, e hoje há diversos serviços oferecidos pelos departamentos de geriatria e neurologia dos hospitais universitários. Na rede pública, o paciente precisa, primeiro, passar por uma triagem básica, e pode ter de fazer alguns exames rotineiros e muito simples. Se a história clínica do paciente indicar algo que o clínico geral considere requerer uma análise mais profunda, este fará o encaminhamento para o especialista. (N.R.T.)

de ter em mãos um diagnóstico correto. Pode acontecer de um médico fazer um diagnóstico de doença de Alzheimer sem realizar antes uma avaliação completa. Não é possível fazer um diagnóstico acurado sem essa avaliação e exames que eliminem outras condições. Se isso acontecer, sugerimos que procure uma segunda opinião.

Talvez você ouça histórias sobre pessoas com sintomas semelhantes que foram curadas "milagrosamente" ou lhe digam que "a perda de memória pode ser curada". É preciso cautela, pois existem algumas causas de demência que são reversíveis, e também pode haver confusão entre a demência e o *delirium* (veja o capítulo 17). Há, ainda, indivíduos inescrupulosos que prometem "curas" falsas para essas doenças tão sérias. No capítulo 18, discutem-se alguns "tratamentos" promovidos na mídia para o declínio cognitivo cujos supostos benefícios não foram constatados. Um diagnóstico preciso e um médico de confiança podem assegurar-lhe de que está sendo feito tudo o que é possível. Se você tem domínio do inglês, também pode manter-se informado sobre os avanços de pesquisas sérias e confiáveis por meio dos *sites* da Alzheimer's Association, (www.alz.org.br), do Instituto Nacional do Envelhecimento dos Institutos Nacionais de Saúde dos Estados Unidos, (www.alzheimers.gov) e das principais instituições de pesquisa.[10]

TRATAMENTO MÉDICO E ACOMPANHAMENTO DA DEMÊNCIA

As doenças neurodegenerativas exigem atenção médica contínua. A disponibilidade de serviços profissionais varia.[11] Você, como cuidador, estará no controle de boa parte dos cuidados. No entanto haverá momentos em que vai precisar da ajuda de profissionais de saúde.

O médico

Você precisará de um médico que possa receitar e ajustar a medicação, responder a suas perguntas e cuidar de doenças concomitantes, isto é, que ocorram ao mesmo tempo que a demência. O médico responsável pelo acompanhamento

10. No Brasil, temos a ABRAz e a Apaz como entidades privadas; algumas universidades, principalmente as públicas, oferecem palestras, cursos e encontros, porém voltados sempre para o âmbito familiar. (N.R.T.)

11. No Brasil, o tratamento é feito por intermédio de uma equipe multidisciplinar que envolve médico, enfermeiro, psicólogo, terapeuta ocupacional, fisioterapeuta, odontogeriatra, fonoaudiólogo, gerontólogo, nutricionista e até advogados. (N.R.T.)

contínuo não será necessariamente o especialista que fez a avaliação inicial da pessoa. Pode ser seu médico de família, um integrante de uma equipe geriátrica ou outro médico com especial interesse em medicina geriátrica. Não precisa ser um especialista, mas deve ser capaz de trabalhar com um neurologista ou um psiquiatra, se necessário. O médico escolhido para o acompanhamento contínuo deve ter as seguintes características:

- estar disposto e ter condições de dedicar a você e à pessoa afetada o tempo que for necessário;
- ter conhecimento sobre doenças demenciais e sobre a suscetibilidade de pessoas com demência a outras doenças, sobre medicamentos e *delirium*;
- ser acessível;
- ser capaz de encaminhá-lo a a fisioterapeutas, assistentes sociais e outros profissionais.

Nem todos os médicos preenchem esses requisitos. Alguns mantêm consultórios grandes e não têm tempo de concentrar-se nos problemas de um paciente específico. É impossível para qualquer pessoa se manter a par de todos os avanços da medicina, de modo que alguns médicos podem conhecer muito bem determinadas áreas, mas não ter experiência com a atenção especializada a pessoas com demência. Por fim, alguns médicos não se sentem à vontade cuidando de pessoas com doenças crônicas e incuráveis. No entanto, médico algum deve dar um diagnóstico sem indicar outros profissionais que possam oferecer a assistência de que você necessita. Talvez você tenha de conversar com mais de um médico antes de encontrar um adequado para seu caso. Exponha claramente suas necessidades e expectativas, definindo com ele a melhor forma de trabalho.[12] Os médicos devem manter em sigilo as informações de saúde dos pacientes e, por conta disso, alguns deles relutam em conversar com outros membros da família ou solicitam à pessoa com demência o consentimento por escrito. Pode haver bons motivos pelos quais você precise ter informações sobre as condições de saúde da pessoa afetada. Muitos médicos que atendem famílias de pessoas com demência consideram importante conversar com todos os familiares. Discuta essa questão de forma franca com os médicos e peça que sejam o mais abertos possível com toda a família.

12. No Brasil, a doença de Alzheimer é tratada pelo neurologista, ou pelo geriatra, ou pelo psiquiatra, isso tanto na rede privada como na pública, e são esses profissionais que dão indicações para tratamentos complementares, solicitam exames e assinam receitas. (N.R.T.)

O enfermeiro

Além do acesso ao conhecimento e à experiência de um médico, você pode precisar de um enfermeiro[13] que atue em conjunto com o médico. Talvez o enfermeiro seja o profissional com mais disponibilidade para atendê-lo e possa ajudar a coordenar o trabalho conjunto entre você, o médico e outros profissionais, de modo a propiciar o melhor cuidado possível à pessoa com demência.

Os enfermeiros estão familiarizados com as dificuldades do cuidado doméstico de uma pessoa com demência. O enfermeiro pode observar a pessoa, notando qualquer alteração em sua saúde que deva ser relatada ao médico, e pode lhe dar suporte e orientação. Depois de conversar com você, o enfermeiro pode identificar e ajudar a resolver muitos dos problemas que você enfrenta, e pode dar instruções práticas sobre os cuidados com a pessoa (por exemplo, como agir diante de reações catastróficas, como dar banho, lidar com problemas de alimentação, manejar uma cadeira de rodas). Pode, ainda, dar orientações sobre quando e como administrar medicamentos e ensinar como detectar se esses medicamentos estão tendo o efeito esperado. Um enfermeiro pode ter disponibilidade para atender em domicílio, monitorar a pessoa e dar sugestões para simplificar o ambiente e reduzir seu esforço. Enfermeiros podem desempenhar muitas das funções de um médico, incluindo a prescrição de alguns medicamentos. Com frequência, trabalham junto a um médico de família.

Um auxiliar de enfermagem, um enfermeiro experiente no assunto ou algum assistente do médico também podem lhe ser úteis. Seu médico talvez possa recomendar-lhe um profissional, ou você pode conseguir recomendações consultando seu departamento de saúde ou uma empresa de cuidados domiciliares. Os seguros de saúde cobrem serviços de enfermagem em situações específicas se forem requisitados por um médico (veja as páginas 342-344).[14]

Dependendo de onde você mora, pode haver fisioterapeutas e terapeutas ocupacionais disponíveis para prestação de serviços.

---

13. O enfermeiro, graduado em curso universitário, para exercer sua função, precisa se registrar no orgão da classe — no caso, o Conselho Regional de Enfermagem —, e, assim como na medicina, temos tambem várias especialidades na área de enfermagem. O enfermeiro com especialização na área de neurologia atua junto ao médico neurologista ou geriatra ou psiquiatra, principalmente em hospitais e universidades. Nos consultórios, é mais comum encontrarmos técnicos de enfermagem com especialização em gerontologia. (N.R.T.)

14. No Brasil, alguns convênios ou planos de saúde cobrem serviços de enfermagem e outros mediante solicitação médica, juntamente com relatório que embase os motivos da solicitação. (N.R.T.)

O assistente social[15]

Os assistentes sociais reúnem um conjunto único de capacitações; eles conhecem os recursos e serviços disponíveis em uma região e são capazes de avaliar a situação e as necessidades específicas de uma pessoa, indicando-lhe onde podem ser encontradas instituições que oferecem os serviços mais adequados. Algumas pessoas podem não estar familiarizadas com a ajuda que os assistentes sociais podem oferecer. A capacidade que esses profissionais têm de localizar recursos pode ser inestimável para você. Eles podem fornecer orientações práticas e ajudar a fazer um planejamento. Podem, ainda, ajudar os familiares a resolver questões relacionadas aos cuidados a serem prestados.

Seu médico talvez possa indicar-lhe um assistente social; se a pessoa com demência estiver hospitalizada, o assistente social do hospital talvez possa ajudar. O serviço local de atenção ao idoso pode ter na equipe um assistente social disponível para ajudar pessoas com mais de 60 anos. A maioria das cidades tem órgãos de atendimento à família onde atuam assistentes sociais.

Os assistentes sociais atuam em diversos tipos de instituição, incluindo serviços públicos de assistência social, casas de repouso, centros de idosos, conjuntos habitacionais de baixa renda e postos de saúde.[16] Às vezes tais instituições têm unidades especiais que atendem idosos. Há também assistentes sociais que prestam serviços particulares, que podem providenciar serviços de suporte a algum familiar que more em outra cidade. O assistente social tem formação profissional específica. Em alguns estados, esse profissional deve ter um registro para poder atuar.[17] Você deve verificar as qualificações e a formação da pessoa que escolher.

É importante que você escolha um assistente social que tenha familiaridade com as doenças demenciais.

O gestor de cuidados geriátricos

O gestor de cuidados geriátricos ajuda as pessoas a coordenar os complexos serviços necessários para a atenção a pacientes idosos. Muitos gestores

---

15. No Brasil, o assistente social tem atuação maior na rede pública, desenvolvendo o que se descreve neste tópico. É muito difícil encontrar esse tipo de profissional na rede privada. (N.R.T.)

16. No Brasil no Brasil temos o ambulatório de especialidades e as Unidades Básicas de Saúde (UBSs), que comportam o Programa de Saúde da Família, e os Centros de Referência de Assistência Social. (N.R.T.)

17. No Brasil, o assistente social deve ter seu registro no Conselho Regional de Assistência Social. (N.R.T.)

de cuidados geriátricos, embora não sejam todos, são familiarizados com as demências, e é importante que você verifique se já atuaram com outros pacientes. Pergunte diretamente ao profissional sobre seu nível de conhecimento e experiência em organizar os cuidados para com as pessoas com demência e peça-lhe de antemão um orçamento.

O farmacêutico

Os medicamentos receitados para demência e para outras doenças que afetam as pessoas com demência são cada vez mais potentes e eficazes. Certifique-se de que seu farmacêutico está a par de todos os medicamentos que a pessoa está tomando, tanto os que precisam de receita quanto os que não precisam, para identificar interações medicamentosas potenciais e se inteirar de eventuais efeitos colaterais, sobretudo quando as receitas forem passadas por médicos diferentes.[18]

---

18. Nos Estados Unidos, os pacientes têm uma relação mais formal com o farmacêutico, que é uma extensão do médico. Este arquiva as receitas e, dessa forma, tem um controle do histórico do paciente. No Brasil, é comum encontrarmos farmacêuticos atendendo pacientes apenas em hospitais. Aqui não existe esse vínculo entre família e farmacêutico e farmácia. Pode acontecer de a família buscar sempre a mesma farmácia e, nesse caso, ter alguma proximidade com o farmacêutico, que poderá orientar a família no que se refira a efeitos dos medicamentos ou até mesmo a uma nova droga. (N.R.T.)

CAPÍTULO 3

Sintomas comportamentais característicos da pessoa com demência

Do capítulo 3 até o 9, discutiremos muitos dos problemas que podem ocorrer enquanto cuidamos de uma pessoa com demência. É fato que, até o momento, nada pode ser feito para curar algumas doenças demenciais, mas *muita coisa pode ser feita para facilitar sua vida e a vida da pessoa afetada.* As sugestões que oferecemos têm base em nossa experiência clínica e na experiência que familiares compartilharam conosco.

Cada indivíduo, cada família e cada cuidador são diferentes. Você pode jamais ter de enfrentar muitos desses problemas. Os problemas que encontrará são decorrentes da natureza da doença específica causadora da demência, de sua personalidade, da personalidade da pessoa com demência e, muitas vezes, de outros fatores, como o local onde você vive, por exemplo. Não queremos que você leia esses capítulos como se fossem uma lista dos problemas que estão por vir. O que apresentamos é uma lista abrangente de situações potencialmente problemáticas que você poderá usar como referência quando um problema específico surgir.

CÉREBRO, COMPORTAMENTO E PERSONALIDADE: POR QUE AS PESSOAS COM DEMÊNCIA AGEM COMO AGEM

O cérebro é um órgão complexo e misterioso. É a fonte de nossos pensamentos, nossas emoções e nossa personalidade. Um dano ao cérebro pode gerar mudanças nas emoções, na personalidade e na capacidade de raciocinar. As doenças que causam demência são biológicas: muitas das funções mentais e das alterações comportamentais observadas na demência decorrem de alterações estruturais e químicas no cérebro da pessoa. A maior parte dessas síndromes demenciais causa dano aos poucos, e seus efeitos não aparecem de repente, diferentemente do que acontece quando alguém sofre um AVC ou um traumatismo craniano. Por causa disso, o comportamento de uma pessoa com demência, muitas vezes, parece não ter explicação. Nem sempre fica claro que sintomas muito marcantes (por exemplo, alterações de personalidade) são decorrentes de uma doença, pois a pessoa às vezes parece bem. Em contraste, em uma doença neurológica de início súbito, costuma ser muito mais fácil atribuir a ela os problemas comportamentais observados.

Talvez você se pergunte quais comportamentos são causados pela doença e quais são intencionais. Às vezes, os familiares discordam entre si ou até discutem isso. Nos capítulos seguintes, abordaremos sintomas comportamentais com os quais você talvez se depare, e sugeriremos como responder a eles. É mais fácil lidar com os sintomas comportamentais quando compreendemos que frequentemente são causados pelos danos cerebrais e por um ambiente que não está adaptado às necessidades da pessoa.

O cérebro é composto de bilhões de células nervosas microscópicas chamadas neurônios. Um dos motivos pelos quais o cérebro é um órgão tão complexo é que cada uma dessas células tem múltiplas conexões com muitos outros neurônios. Todas as tarefas desempenhadas pelo cérebro — pensar, falar, sonhar, caminhar, ouvir música e centenas de outras — são o resultado do modo como essas células se comunicam entre si.

> Pessoas com dano cerebral fazem coisas que para nós não têm sentido.

Diferentes partes do cérebro executam diversas tarefas. Quando uma pessoa sofre um AVC e não consegue mais falar, sabemos que o AVC ocorreu na área da fala e destruiu células que são necessárias para que a pessoa se expresse. Um AVC pode causar um dano extenso, mas, muitas vezes, esse dano fica limitado a determinada área do cérebro. Em muitas doenças neurodegenerativas, o dano ocorre em áreas múltiplas e, portanto, afeta muitos aspectos da função mental. Enquanto o AVC causa todo o dano de uma só vez, a doença de Alzheimer causa gradualmente mais e mais danos. Isso significa que muitas capacidades cognitivas são prejudicadas, mas de forma desigual. Como resultado, a pessoa é capaz de fazer algumas coisas, mas não outras. Por exemplo, ela pode ser capaz de lembrar de eventos de muito tempo atrás, mas não do dia anterior.

Nosso cérebro executa milhares de tarefas sem que tenhamos consciência da maioria delas. Costumamos achar que o cérebro de outras pessoas, assim como o nosso, sempre funciona como deveria, mas não é possível fazer essa suposição no caso de uma pessoa com demência. Quando a pessoa faz algo estranho ou inexplicável, em geral é porque alguma parte do cérebro deixou de fazer seu trabalho. Além de controlar a memória e a fala, o cérebro nos permite mover as diversas partes do corpo, ajuda a filtrar coisas às quais não precisamos estar atentos, nos dá informações (*feedback*) sobre as ações que realizamos, permite-nos reconhecer objetos familiares e coordena todas as atividades que está executando. Quando o dano cerebral é desigual, as pessoas fazem coisas que para nós não têm sentido.

> *John Barstow consegue lembrar que estava bravo com sua esposa, mas não se lembra da explicação que ela deu para o comportamento ofensivo que teve. Na verdade, ele talvez não consiga nem lembrar o que ela fez que o deixou bravo.*

Se o dano cerebral interfere na capacidade de uma pessoa de executar qualquer etapa de uma tarefa, ela não consegue concluir o restante dessa tarefa.

Pesquisadores descobriram que nosso cérebro armazena e processa de forma diferente a lembrança de emoções e a lembrança de fatos. É possível que a demência danifique uma lembrança sem danificar a outra na mesma intensidade. Habilidades sociais antigas e a capacidade de fazer comentários sociais costumeiros com frequência são conservadas por mais tempo do que a compreensão e a capacidade de discernimento. Assim, os outros podem achar que a pessoa está bem, com base nas coisas que ela diz, quando na verdade ela é incapaz de cuidar de si mesma de modo responsável.

Pode ocorrer de as células nervosas danificadas às vezes se conectarem e, em outras vezes, falharem, como uma lâmpada que está frouxa no soquete. Talvez seja por isso que uma pessoa consiga realizar uma atividade em um dia, mas não no dia seguinte. Mesmo quando fazemos algo que parece simples, o cérebro executa muitas tarefas. *Se a doença que causa a demência impedir o cérebro de executar qualquer etapa de uma tarefa, essa tarefa não será completada.*

> *"Pedi à minha irmã que fizesse chá para nós duas, mas ela me ignorou. Então, meia hora depois, ela foi até a cozinha e fez chá só para ela."*

Obviamente, a irmã dessa pessoa ainda era capaz de executar essa tarefa, mas não conseguia compreender ou responder com palavras, mesmo tendo ouvido o pedido.

Sintomas comportamentais e psiquiátricos frequentemente são causados por dano cerebral, *e a pessoa não pode controlá-los ou evitá-los.* O comportamento que deixa você perturbado raramente é proposital e quase nunca tem a intenção de irritar. Como o próprio cérebro foi danificado, a pessoa apresenta uma limitação severa da capacidade de aprender novas coisas ou de compreender explicações. É inútil esperar que se lembre ou aprenda, e é frustrante para ambos a tentativa de fazê-la reaprender algo que ela não consegue mais fazer. A pessoa *não quer* agir daquela forma, *e está tentando fazer o melhor que pode.*

> *A senhora Robinson ajudava sua filha mais velha na cozinha, mas, quando visitava a filha mais nova, só ficava sentada criticando. A mais nova sentia que a mãe sempre havia preferido a irmã mais velha, e que sua recusa em ajudar era um lembrete nada sutil dessa preferência. Na verdade, a mãe havia se acostumado com a cozinha da filha mais velha antes de ser afetada pela perda de memória, e conseguia fazer as coisas muito bem ali, mas não conseguia reter novas informações, mesmo que fossem tão simples como o lugar onde ficavam guardados os pratos na cozinha da filha mais nova, que para ela era um lugar desconhecido.*

Os sentimentos de uma pessoa também afetam seu comportamento. A pessoa com demência provavelmente sente-se perdida, preocupada, ansiosa, vulnerável ou desamparada na maior parte do tempo. Pode também ter consciência de que não consegue fazer as coisas e sentir que está passando vergonha. Imagine o que deve sentir se quer falar algo agradável a seu cuidador e só consegue dizer grosserias. Pense como deve ser assustador o fato de a casa e as pessoas que eram familiares agora parecerem estranhas e desconhecidas. Talvez seja possível atenuar os sintomas comportamentais se encontrarmos maneiras de fazer a pessoa com demência sentir-se mais segura e confortável.

Outros fatores também interferem no comportamento. Quando uma pessoa não está se sentindo bem, sua capacidade de pensar é afetada. No capítulo 6, discutiremos como a doença, a dor e a medicação podem piorar o raciocínio e o comportamento de uma pessoa.

Quando você fala com uma pessoa com demência, ela deve ouvi-lo; este é o primeiro passo nos processos de comunicação. A capacidade de repetir logo a seguir o que foi ouvido pode permanecer intacta, mas o passo seguinte, recordar e processar o que foi dito, ao menos temporariamente, com frequência se perde em pessoas com Alzheimer. Se ela não consegue recordar temporariamente o que você disse, não consegue responder. Frequentemente a pessoa consegue entender ou se lembrar apenas de uma parte do que foi dito, e age com base nessa parte. Se você disser "Os netos vão vir jantar conosco, por isso tome um banho", a pessoa pode compreender ou reter apenas "tome um banho" e reagir somente a essa parte. Se não retiver nada do que você disse, poderá ficar brava quando você a levar para o banheiro, pois terá esquecido de que haverá visitas.

Além de reter o que foi ouvido, a pessoa deve compreender o significado das palavras e avaliar o que foi dito. Muita coisa pode dar errado nesse processo, resultando em uma resposta que a você parecerá inapropriada. A pessoa agirá de acordo com o que ela *acha* que ouviu. No entanto ela só pode agir com base naquilo que seus ouvidos ouviram, seu cérebro registrou, seu vocabulário mental entendeu e sua mente processou. Se o cérebro embaralha a mensagem, a pessoa responde de forma apropriada àquilo que compreendeu, e se, em seu estado confuso, achar que você é um desconhecido, ou que ela é jovem e você é a mãe dela, a resposta que ela der será baseada na compreensão equivocada da situação. Uma pessoa que em geral é tranquila pode responder calmamente; uma pessoa que é irritadiça pode responder com raiva; porém, qualquer que seja a resposta, ela será apropriada à mensagem *recebida* e não necessariamente à mensagem que você emitiu.

O passo final nessa comunicação é a resposta da pessoa. Nessa etapa as coisas também podem dar errado. O que a pessoa com demência diz pode não ser o que ela pretendia dizer. Pode soar como uma mudança intencional de assunto, um insulto ou uma resposta sem sentido, mas quase sempre é resultado de uma deficiência na capacidade de se expressar.

> A pessoa de que você cuida pode estar infeliz mas está fazendo o melhor que consegue.

Há muita coisa que não sabemos sobre tal processo. Os neuropsicólogos ou fonoaudiólogo estudam a mente e tentam compreender esses complexos processos cognitivos. Com frequência um neuropsicólogo ou fonoaudiólogo consegue descobrir por que determinada pessoa age como age, e, às vezes, consegue elaborar um modo de contornar a incapacidade. Ainda há uma imensidão de coisas a serem aprendidas sobre o funcionamento desse processo; no entanto, quando a pessoa com demência diz ou faz coisas sem sentido, ou que pareçam desagradáveis ou propositais, isso é quase sempre obra do dano cerebral. *A pessoa de que você cuida pode também estar infeliz, e está fazendo o melhor que consegue.* No restante deste livro, vamos apresentar muitas maneiras de você ajudá-la.

Talvez você não consiga descobrir o que a pessoa com demência entendeu ou pretendia dizer. Sendo o cérebro tão complexo, frequentemente até os melhores especialistas ficam perdidos. Além disso, muitas famílias não têm acesso a um neuropsicólogo ou fonoaudiólogo. Faça o melhor que puder; encare os problemas como resultado do dano cerebral, não como algo que você provocou ou que a pessoa com demência fez de propósito. Afeto, reconforto e calma são as melhores opções, mesmo quando as coisas não fazem sentido.

ALGUMAS SUGESTÕES GERAIS AOS CUIDADORES

Informe-se. Quanto mais você conhecer a natureza das doenças neurológicas, mais será capaz de criar estratégias eficientes para lidar com os sintomas comportamentais. Estes variam de acordo com a doença específica apresentada pela pessoa, por isso é importante obter um diagnóstico acurado.

Compartilhe suas preocupações com a pessoa que tem demência. Quando a debilidade do cérebro de uma pessoa é apenas leve ou moderada, ela pode ajudar a lidar com o próprio problema. É possível que ambos possam partilhar sua tristeza e suas preocupações. Juntos, podem tentar criar paliativos externos à memória, que poderão ajudar a pessoa a manter-se independente. Se a debilidade for leve, pode ser benéfico para a pessoa um acompanhamento psicológico, que poderá ajudá-la a aceitar as próprias limitações e adaptar-se a elas. Caso ela não admita o problema, respeite seu ponto de vista. Discutir com ela não vai ajudar.

Tente resolver os problemas mais frustrantes um de cada vez. Os familiares nos relatam que os problemas cotidianos com frequência parecem ser os mais intransponíveis. Convencer mamãe a tomar banho, preparar a comida, alimentar-se e manter a cozinha em ordem podem se transformar em tormentos diários. *Se você está chegando ao seu limite, escolha uma única atitude que possa mudar para tornar sua vida mais fácil e mude-a.* Às vezes, pequenas mudanças podem fazer uma grande diferença.

Descanse o suficiente. Um dos dilemas que muitas famílias enfrentam é que os cuidadores não conseguem descansar ou não têm oportunidade de afastar-se da tarefa de prestar cuidados. Isso os leva a ser menos pacientes e menos capazes de tolerar sintomas comportamentais irritantes. Se as coisas estão saindo do controle, pergunte-se se você não está conseguindo descansar o suficiente. Em caso afirmativo, é conveniente que você procure encontrar modos de descansar mais ou de tirar folgas mais frequentes de suas responsabilidades de cuidador. Sabemos que é difícil conseguir isso e discutiremos o assunto no capítulo 10.

> Se você está chegando ao seu limite, escolha uma única atitude que possa mudar para tornar sua vida mais fácil e mude-a.

Use o bom senso e a imaginação. Essas são suas melhores ferramentas. A adaptação é o segredo para o sucesso. Se algo não puder ser feito de determinado modo, pergunte a si mesmo se deve realmente ser feito dessa maneira. Por exemplo, se uma pessoa consegue comer perfeitamente bem com os dedos, mas não consegue usar garfo e colher, não lute contra isso; sirva o maior número possível de pratos que ela possa comer com a mão. Aceite as mudanças. Se a pessoa insiste em dormir de chapéu, isso não causa mal algum; permita que o faça. As perdas cognitivas não são iguais, variam de pessoa para pessoa; aceite o que não parece lógico.

Mantenha o senso de humor. Isso permitirá que você supere muitas crises. A pessoa com demência ainda é uma pessoa. Ela também precisa rir, e diverte-se com isso. Vocês dois talvez possam rir quando alguma coisa der errado. Partilhar experiências com outras famílias ajudará você. É surpreendente, mas grupos de apoio que reúnem as famílias de pessoas com demência, muitas vezes, acham engraçadas as experiências partilhadas, apesar de tristes.

Tente criar um ambiente que permita a maior liberdade possível, mas que também ofereça a estrutura de que pessoas com demência necessitam. Estabeleça uma rotina regular, previsível e simples para refeições, medicamentos, exercícios, hora de dormir e outras atividades. Faça as coisas do mesmo jeito e na mesma hora todos os dias. Se você estabelecer uma rotina regular, a pessoa pode compreender aos poucos o que deve esperar. Mude a rotina somente quando algo não estiver funcionando. Mantenha o ambiente da pessoa inalterado e simples. Deixe os móveis no mesmo lugar. Remova tudo o que estiver atravancando o espaço.

> Evite falar *sobre* a pessoa com demência quando ela estiver por perto e recomende aos demais para também evitarem isso.

Lembre-se de falar diretamente com a pessoa. Fale com tranquilidade e afeto. Sempre lhe diga o que você está fazendo e por quê. Permita que a pessoa participe o máximo possível das decisões. Evite falar *sobre* a pessoa quando ela estiver por perto e recomende aos demais para também evitarem isso.

Mande fazer uma pulseira ou uma plaqueta de identificação para a pessoa com demência e avalie a necessidade do uso de um rastreador para idosos. Entre as informações, inclua o tipo de doença que a pessoa apresenta (por exemplo, "memória comprometida") e seu número de telefone. Essa é uma das medidas mais importantes que você pode tomar. Muitas pessoas com demência vez ou outra se perdem ou saem perambulando sem rumo, e uma identificação e um rastreador podem poupar à família horas de grande preocupação.

Você pode procurar na internet páginas que vendem pulseiras de identificação e plaquetas para pendurar no pescoço. Outra opção é verificar com artesãos e ourives de sua cidade se é possível criar peças que atendam à sua necessidade.

Ainda, você pode usar dispositivos e aplicativos de rastreamento em celulares ou mesmo rastreadores específicos para idosos. Procure informações *on-line*, fazendo uma busca pelos termos "rastreador de celular", "rastreamento de idosos" e expressões semelhantes. Para mais informações, veja "Lidando com a perambulação", no capítulo 7.

> Uma pulseira ou uma plaqueta de identificação e dispositivos de rastreamento podem lhe proporcionar paz de espírito e evitar horas de preocupação.

Mantenha a pessoa ativa, mas não contrariada. Os familiares frequentemente perguntam se programas de computador, a terapia de orientação para a realidade ou a manutenção de atividades físicas podem retardar ou deter o desenvolvimento da doença, ou, ainda, se não fazer nada pode acelerá-lo. Algumas pessoas com demência caem em depressão, ficam apáticas e tornam-se inexpressivas. Os familiares frequentemente querem saber se encorajar a pessoa a fazer algo pode ajudá-la a ser mais funcional no dia a dia.

A atividade ajuda a manter o bem-estar físico e pode contribuir para evitar outras doenças e infecções. Manter-se ativa ajuda a pessoa com demência a sentir que pertence à família e que sua vida tem sentido.

Quase todas as pessoas que têm doenças neurológicas não são capazes de aprender tão bem quanto antes, uma vez que os neurônios foram danificados ou destruídos. Seria irreal esperar que desenvolvessem habilidades novas e complexas. No entanto, alguns indivíduos conseguem compreender fatos ou

Mantenha a pessoa ativa e envolvida, mas evite atividades que ela já não consegue fazer.

aprender a executar tarefas simples se essas ações forem repetidas com frequência suficiente. Muitas pessoas que se sentem perdidas em um ambiente novo acabam "aprendendo" a se orientar.

Por outro lado, um excesso de estímulo, atividade ou pressão para que aprenda algo pode aborrecer tanto a pessoa com demência quanto você, e pode não ter nenhum resultado positivo. A solução para essa situação é o equilíbrio:

- Aceite que as capacidades perdidas se foram para sempre (a pessoa que perdeu a habilidade de cozinhar não vai aprender a preparar uma refeição). Lembre-se, porém, de que você pode ajudá-la a desempenhar de forma mais confortável as tarefas do dia a dia se lhe der, repetida e afetuosamente, informações que estejam dentro de sua capacidade de entendimento (por exemplo, uma pessoa que comece a frequentar uma instituição que faça atendimentos durante o dia [centro-dia] pode ser lembrada, de tempos em tempos, de onde está).
- Lembre-se de que até pequenas doses de agitação — visitantes, risos, alterações — podem perturbar a pessoa com demência, mas planeje coisas interessantes e estimulantes dentro das capacidades dela (uma caminhada, uma visita a algum velho amigo, por exemplo).
- Procure formas de simplificar as atividades, de modo que a pessoa possa continuar envolvida, dentro dos limites de suas capacidades (a pessoa que não consegue mais preparar uma refeição inteira pode ainda ser capaz de descascar as batatas).
- Descubra quais são as atividades que a pessoa ainda é capaz de fazer e concentre-se nelas. As capacidades intelectuais não são todas perdidas de uma vez. É conveniente avaliar o que ela ainda pode fazer e permitir que ela use da melhor forma possível suas capacidades. Por exemplo:

  A senhora Baldwin, muitas vezes, não consegue se lembrar das palavras certas para expressar-se, mas consegue fazer-se entender por meio de gestos. Sua filha a ajuda dizendo "Aponte o que você quer".

- Você pode contratar alguém especializado em atendimento domiciliar a pessoas com demência ou participar de um programa em grupo, como um programa de atendimento voltado para pessoas com demência (veja o capítulo 10). Os programas de atendimento/dia, conhecidos aqui como centro-dia, muitas vezes, oferecem o nível adequado de estímulo, além de proporcionarem tempo livre a você.

- Priorize manter tranquila e à vontade a pessoa que tem demência. No capítulo 16, discutiremos algumas das coisas que você pode ter ouvido dizer que evitam ou retardam o avanço de uma doença neurodegenerativa. Caso tenha interesse em testar alguma sugestão, lembre-se de que, se uma atividade ou um programa deixa a pessoa incomodada, você deve parar de fazê-los.

PROBLEMAS DE MEMÓRIA

As pessoas com demência se esquecem das coisas muito depressa. A vida, para a pessoa que tem a memória comprometida, pode ser como estar o tempo todo começando a assistir a um filme na metade: ela não faz ideia do que ocorreu um pouco antes do que está acontecendo no momento. Pessoas com doenças demenciais podem se esquecer do que você acabou de lhes dizer; podem começar a preparar a comida e então se esquecer de desligar o fogão ou podem se esquecer de que horas são ou onde estão. Esse esquecimento de eventos recentes pode causar estranheza quando a pessoa parece capaz de se lembrar com clareza de acontecimentos de um passado distante. Ao longo deste livro, apresentamos algumas sugestões específicas de auxiliares de memória, e você talvez encontre outras que ajudem em seu caso.

Pessoas com perda de memória podem recordar eventos antigos com mais clareza do que eventos recentes, ou podem lembrar-se de certas coisas, mas não de outras. Esse fenômeno tem a ver com a forma como o cérebro armazena e recebe informações; *não é algo que a pessoa faça intencionalmente.*

A eficiência das ajudas externas para a memória vai depender do grau de severidade da demência. Pessoas com demência leve podem imaginar formas de criar lembretes para si, enquanto alguém com demência mais severa apenas vai se frustrar mais com a própria incapacidade de usar auxiliares de memória. Notas escritas e lembretes podem auxiliar pessoas com demência leve.

É útil fazer uma lista simples das atividades do dia em uma folha de papel ou em um quadro branco e colocá-la num lugar em que a pessoa possa vê-la com facilidade. Uma rotina diária regular traz muito menos confusão à pessoa do que alterações frequentes de horário.

Mantenha objetos familiares (fotos, revistas, televisão, controle remoto, livros) em seus lugares costumeiros, onde a pessoa possa vê-los. Uma casa arrumada e organizada confundirá menos a pessoa com demência e a ajudará a localizar objetos extraviados. Etiquetar as coisas pode ser útil; por exemplo, gavetas podem ser identificadas com etiquetas como "meias da Raquel" ou "camisolas da Raquel".

Lembre-se, porém, de que a pessoa com uma doença que acarreta demência progressiva em algum momento perderá a capacidade de ler ou de compreender o que leu. Ela pode ser capaz de ler as palavras, mas ser incapaz de agir com base nelas. Algumas famílias usam imagens em vez de mensagens escritas.

À medida que a doença avança, a pessoa já não consegue recordar *sequer por um minuto* o que você lhe disse. Você precisará repetir o que disse, fazer a pessoa relembrar e tranquilizá-la, de novo e de novo.

REAÇÕES EXAGERADAS OU CATASTRÓFICAS

Embora a senhorita Ramirez já tivesse dito inúmeras vezes que aquele era o dia da visita ao médico, sua irmã recusou-se a entrar no carro e só o fez à força e aos berros, arrastada por dois vizinhos. Ela gritou por socorro durante todo o trajeto até o consultório e, chegando lá, tentou fugir.

O senhor Lewis de repente começou a chorar enquanto tentava amarrar os sapatos. Jogou os sapatos na lata de lixo e trancou-se no banheiro, chorando.

A senhora Coleman descreveu vários incidentes como este, em que seu marido perdeu os óculos.
— Você jogou fora meus óculos — disse ele.
— Não toquei em seus óculos — ela respondeu.
— Você sempre diz a mesma coisa — continuou ele. — Como explica que tenham sumido?
— Você faz isso comigo toda vez que perde os óculos.
— Não perdi. Você jogou os óculos fora.
Refletindo sobre isso, a senhora Coleman percebeu que seu marido havia mudado. No passado, ele teria simplesmente lhe perguntado se ela sabia onde estavam os óculos em vez de acusá-la e dar início a uma discussão.

Pessoas afetadas por doenças neurológicas frequentemente tornam-se irritadiças demais e passam por mudanças súbitas de humor. Essas reações podem ser desencadeadas por situações desconhecidas, algazarras feitas por grupos de pessoas, aglomerações de gente, ruídos, muitas perguntas feitas ao mesmo tempo ou cobrança de uma tarefa com a qual elas tenham dificuldade de lidar. A pessoa pode chorar, sentir vergonha ou ficar agitada, sentir raiva ou demonstrar teimosia. Ela pode agredir quem está tentando ajudá-la. Pode disfarçar sua aflição negando o que está fazendo ou acusando outras pessoas.

A reação emocional exagerada é comum quando uma situação ultrapassa a capacidade limitada de raciocínio de uma pessoa com demência. Muitos de nós reagimos assim quando somos bombardeados com mais do que conseguimos lidar. Pessoas com demência apresentam a mesma reação a eventos mais simples e do dia a dia. Por exemplo:

> *Todas as noites, a senhora Hamilton fica irritada e se recusa a tomar banho. Quando sua filha insiste, ela começa a discutir e a gritar. Isso deixa toda a família tensa, e todos têm horror a essa rotina.*

Tomar banho significa que a senhora Hamilton deve pensar em várias coisas ao mesmo tempo: desabotoar a roupa, despir-se, encontrar o banheiro, entrar no boxe e abrir o registro do chuveiro. Ao mesmo tempo, ela se sente insegura sem roupas, e sente ter perdido sua privacidade e sua independência. Tudo isso é assustador para uma pessoa que não consegue se lembrar de já ter passado por essa experiência antes, que não consegue se lembrar de como executar tais tarefas e cuja mente não consegue processar todas essas atividades de uma vez só. Uma forma de reagir é recusar-se a tomar banho.

Usamos a expressão *reação catastrófica* para descrever esse comportamento (a palavra *catastrófica* é usada em um sentido especial; ela não implica que tais situações são necessariamente muito dramáticas ou violentas, apenas que a pessoa *age como se* uma catástrofe tivesse acontecido). *Com frequência, a reação catastrófica não dá a impressão de ser um comportamento causado por uma doença neurodegenerativa. O comportamento pode dar a impressão de que a pessoa apenas está sendo teimosa, briguenta ou sensível demais.* Pode parecer descabido ficar tão irritado com tão pouca coisa.

Reações catastróficas são perturbadoras e exaustivas para o cuidador e para a pessoa que tem demência. É especialmente difícil quando a pessoa que você tenta ajudar parece estar teimando ou criando caso. A pessoa pode ficar tão perturbada a ponto de recusar os cuidados necessários. O melhor jeito de lidar com as reações catastróficas é aprender a evitá-las e atenuá-las.

As reações catastróficas e a perda de memória podem ser os primeiros sinais evidentes que levam a família a perceber que há algo errado. A pessoa com um comprometimento leve pode sentir-se melhor se você lhe garantir que o pânico que sente não é incomum e que você compreende tal sensação.

Os elementos que podem ajudar a evitar ou reduzir as reações catastróficas dependem de você, do indivíduo com demência e da extensão das limitações dele. Aos poucos você aprenderá como evitar ou limitar essas reações. *Primeiro, você deve aceitar que tais comportamentos não constituem pura teimosia ou maldade, mas que são uma reação que a pessoa com demência não consegue evitar.* A pessoa não está simplesmente negando a realidade ou tentando manipular você. Você talvez tenha mais controle sobre a reação da pessoa do que ela mesma, por mais estranho que isso pareça.

A melhor forma de lidar com as reações catastróficas é impedir que aconteçam. Os gatilhos que desencadeiam esses acessos variam de uma pessoa a outra e conforme o evento, mas, quando você descobrir o que perturba seu familiar, poderá reduzir a gravidade e a frequência dos acessos. Estes são alguns gatilhos que culminam em reações catastróficas:

- ter de pensar em várias coisas ao mesmo tempo (por exemplo, todas as tarefas executadas para tomar banho);
- tentar fazer algo que já não é mais capaz de fazer;
- ser cuidado por alguém que esteja com pressa ou irritado;
- não querer parecer incapaz de fazer as coisas (por exemplo, se o médico faz muitas perguntas que a pessoa não consegue responder, ela pode ficar nervosa);
- sentir-se pressionado a apressar-se (quando a pessoa pensa e se movimenta com mais lentidão do que costumava fazer);
- não compreender o que lhe pediram que fizesse;
- não compreender o que viu ou ouviu;
- estar cansado (nenhum de nós está em plena forma quando está cansado);
- não se sentir disposto;
- não ser capaz de se fazer entender (veja também a seção "Problemas com a fala e com a comunicação");
- sentir-se frustrado;
- ser tratado como criança;
- sentir-se mal e não saber o porquê.

Qualquer coisa que ajude a pessoa com demência a compreender o que está acontecendo pode contribuir para reduzir as reações catastróficas, como manter rotinas com as quais a pessoa esteja familiarizada, deixar as coisas nos lugares de sempre e passar instruções por escrito (para pessoas que conseguem utilizá-las). A reação catastrófica é desencadeada quando a pessoa precisa pensar em várias coisas ao mesmo tempo, por isso você deve simplificar tudo. Concentre-se em uma coisa de cada vez e dê instruções ou informações uma por uma. Por exemplo, ao ajudar a pessoa a tomar banho, diga uma coisa de cada vez. Diga "Vou desabotoar sua camisa..." e então tranquilize a pessoa: "Está tudo bem!". Diga: "Agora vou tirar sua camisa. Muito bem. Agora entre no boxe do chuveiro, eu seguro seu braço".

Dê à pessoa com demência tempo para responder. As reações dela podem ser lentas, e ela pode ficar irritada se você a pressionar. Espere. Se uma pessoa está tendo reações catastróficas muito frequentes, tente reduzir a confusão em volta dela. É possível, por exemplo, manter menos gente no quarto, diminuir o nível de ruído, desligar a televisão, remover móveis e objetos do cômodo e deixá-lo mais desimpedido. O principal é simplificar, reduzir o número de sinais que o cérebro comprometido e desorientado deve processar.

> Se uma pessoa tem reações catastróficas frequentes, tente reduzir a confusão em volta dela.

Descubra as coisas que a pessoa com demência pode efetivamente fazer. Se lugares desconhecidos a perturbam, pode ser melhor não levá-la em viagens. Se ela se cansa ou fica irritada com facilidade, combine com os amigos dela visitas mais curtas.

Programe-se para que as tarefas complexas sejam feitas durante os períodos do dia em que a pessoa se sinta melhor. Evite pedir-lhe que faça coisas quando estiver cansada. Saiba quais são os limites dela e tente não forçá-la a ultrapassá-los.

Os familiares do senhor Lewis compreenderam que havia se tornado difícil para ele amarrar os cadarços dos sapatos, mas ele precisava continuar o mais independente possível. Eles resolveram o problema comprando para ele calçados sem cadarços, como mocassins, por exemplo.

O marido da senhora Coleman perdia as coisas com frequência porque esquecia onde as havia colocado. Para ela, o melhor foi passar a ignorar as acusações dele e ajudá-lo a encontrar os óculos. Saber que acusá-la era o modo como ele reagia à sua perda de memória tornou mais fácil para ela aceitar o insulto.

> Reduza o número de tarefas que a pessoa com demência tem de fazer ou estimule-a a fazer uma de cada vez.

Faça você mesmo as etapas de uma tarefa que sejam difíceis para a pessoa com demência. Os familiares às vezes acham que, se fizerem coisas demais pela pessoa, isso poderá torná-la mais dependente. Uma boa regra é permitir às pessoas fazer as coisas sozinhas até mostrarem os *primeiros sinais* de frustração, e então ajudá-las *antes* que fiquem mais contrariadas. Insistir para que continuem geralmente só vai irritá-las ainda mais.

Se uma pessoa parecer mais irritada do que o normal, procure com atenção algum sinal de doença ou dor. *Mesmo as doenças de menor gravidade ou um desconforto podem prejudicar o raciocínio de alguém.* Reações a medicamentos podem às vezes causar esses acessos. A medicação da pessoa sofreu alterações no último mês?

> Medicamentos, dor e doenças recentes são causas comuns de declínio repentino.

Reconsidere sua forma de ação. Você está apressando a pessoa sem perceber? Você a interpretou mal? Ignorou suas reclamações? Seu comportamento e sua voz estão transmitindo a ela sua frustração? Embora seja muito fácil tratar como criança uma pessoa que é tão dependente, isso pode irritá-la e deixá-la descontrolada.

Com frequência, múltiplos pequenos fatores que provocam estresse na pessoa com demência vão-se acumulando: tentar entender as coisas, o cansaço, o barulho da televisão, um atraso no almoço, sentir que está sendo pressionada, tudo isso pode somar-se, de modo que, quando você sugerir um banho, a pessoa já pode estar tão estressada que acabará se descontrolando e tendo uma reação agressiva. A pessoa pode estar estressada e à beira de uma explosão emocional durante a maior parte do tempo. A redução do nível geral de estresse pode tornar mais fácil uma tarefa necessária, como, por exemplo, o banho.

Ao interagir com a pessoa, fique atento aos sinais de um aumento de estresse, como irritabilidade, teimosia, timidez e a recusa a fazer algumas atividades. Se notar qualquer um desses sinais, pare o que você estiver fazendo e tente acalmá-la.

Se a pessoa ficar irritada ou se negar a fazer as coisas, permaneça calmo e afaste-a da situação com tranquilidade, sem pressa. Frequentemente a tempestade emocional termina com a mesma rapidez com que começou, e a pessoa fica aliviada com o fim da contrariedade. A memória curta pode agir a favor, pois o problema talvez seja rapidamente esquecido.

Quando a pessoa com demência fica irritada, sua capacidade de pensar e de raciocinar declina ainda mais, de modo temporário. Se ela estiver apresentando uma reação catastrófica, será inútil discutir com ela, explicar-lhe as coisas ou mesmo pedir que conclua alguma tarefa. Discutir, explicar ou detê-la pode piorar as coisas. Ajude-a a acalmar-se e relaxar para que possa raciocinar o melhor possível. Se der, afaste-a daquilo que a está irritando.

Talvez você perca a calma com uma pessoa que esteja apresentando reações catastróficas e que seja incapaz de realizar tarefas aparentemente simples. Em geral, isso vai tornar pior o comportamento dela. Não é uma calamidade você perder a paciência uma vez ou outra; respire fundo e tente lidar com o problema de forma tranquila. A pessoa provavelmente vai se esquecer de sua irritação muito mais depressa do que você.

> Dê um passo de cada vez. Mova-se devagar e sem agitação. Lembre-se de que a pessoa *não* está sendo teimosa ou fazendo o que faz de propósito.

Tente não expressar sua frustração ou raiva diante da pessoa com demência. Sua frustração vai perturbá-la ainda mais, principalmente se ela não conseguir compreender a sua reação. Fale com calma. Faça as coisas devagar. Mova-se lentamente e sem agitação. Lembre-se de que a pessoa *não* está sendo teimosa nem fazendo isso de propósito.

Pegar na mão da pessoa ou afagá-la são gestos que podem ajudar a acalmá-la, mas ela pode achar que você está tentando detê-la e ficar ainda mais contrariada. Com frequência, a contenção física aumenta o pânico da pessoa. Apenas contenha alguém fisicamente se for absolutamente necessário por motivos de segurança e nada mais tiver funcionado.

Se as reações catastróficas acontecem com frequência, fazer anotações pode ajudar você a identificar os gatilhos. Depois que a manifestação desse comportamento terminar, anote o que aconteceu, quando, quem estava por perto e o que ocorreu antes de a crise começar. Tente identificar algum padrão. Existem eventos, horários ou pessoas que podem estar desencadeando a irritação? Em caso positivo, seria possível evitá-los?

Essas reações exageradas são estressantes tanto para a pessoa com demência quanto para você. Depois que ela se acalmar, tranquilize-a. Diga-lhe que você entende a preocupação dela e que ainda gosta dela.

Se perceber que as reações catastróficas estão ocorrendo com frequência e que você está reagindo com raiva e frustração, este é um aviso de que você está exausto e sobrecarregado. Você está preso em um círculo vicioso que é ruim para você e para a pessoa que tem demência, e precisa passar algum tempo longe dela. Leia o capítulo 10 — intitulado "Obtendo ajuda externa" — e faça o possível para reservar algum tempo para você, mesmo que esteja se sentindo cansado e sobrecarregado demais para isso.

> Depois de uma crise, tente lembrar-se de outros eventos e tente encontrar um padrão.

Talvez você sinta que nenhuma dessas sugestões vai funcionar, e que você está preso em uma batalha interminável. As sugestões que oferecemos podem não funcionar, mas, se está sentindo que nada pode ajudá-lo, isso pode ser um indício de que você está com depressão (veja a página 310). A verdade é que, para a maioria das pessoas com demência, fatores que reduzem as reações catastróficas podem, sim, ser identificados.

Identificar os gatilhos e reduzir as causas de estresse pode ser um desafio. Trocar ideias com outros familiares em grupos de apoio é especialmente útil (veja as páginas 334-336).

AGITAÇÃO E AGRESSIVIDADE

A senhora Frank havia ido ao salão de beleza para fazer o cabelo. A cabeleireira estava mexendo na parte de trás da cabeça dela, e a senhora Frank ficava tentando se virar. Quando isso acontecia, a cabeleireira virava a cabeça da senhora Frank de volta para a frente do espelho. Então a senhora Frank começou a bater nas mãos da cabeleireira. Parecia estar a ponto de chorar. Por fim, a senhora Frank levantou-se da cadeira e bateu na cabeleireira.

O senhor Williams estava parado perto de um grupo de enfermeiras que conversavam. Ele começou a erguer-se e abaixar na ponta dos pés. As enfermeiras o ignoravam, embora ele fizesse isso mais e mais rápido. Quando ele começou a gritar, uma das enfermeiras pegou-o pelo braço para levá-lo embora. Ele tentou se soltar, mas ela o deteve. Como ela não o soltou, ele bateu nela.

Quando um indivíduo com demência bate em outra pessoa (ou morde, belisca ou chuta), é perturbador para todo mundo. Às vezes isso acontece com frequência, e o cuidador, seja ele da família ou um funcionário de uma instituição, sente que não vai poder continuar a cuidar da pessoa.

> Quando a pessoa com demência ficar agitada, interrompa o que quer que a esteja perturbando e tente acalmá-la.

A agressividade é quase sempre uma reação catastrófica extrema. Quase sempre é possível evitá-la prestando atenção nos sinais que a pessoa dá quando seu estresse está aumentando. Talvez, se a cabeleireira dissesse continuamente à senhora Frank o que estava fazendo e usasse um espelho para mostrar como o penteado estava ficando, a senhora Frank tivesse entendido o que estava acontecendo e ficado menos perturbada. Virar-se e bater na cabeleireira foram sinais de que ela estava ficando angustiada.

Talvez o senhor Williams quisesse ser incluído na conversa. Caso as enfermeiras mantivessem um registro dos episódios, poderiam ter notado que erguer-se e abaixar-se na ponta dos pés era um sinal de agitação crescente. Se o tivessem incluído na conversa ou sugerido alguma outra coisa que ele gostasse de fazer, quem sabe o senhor Williams não tivesse ficado contrariado. Segurar ou puxar a pessoa é interpretado por ela como um ataque e pode levar a uma reação de fúria.

Quando a pessoa ficar agitada, interrompa imediatamente o que quer que a esteja perturbando e tente acalmá-la. Não continue a pressioná-la. Releia as informações sobre reações catastróficas nesta seção e em outras fontes (livros e *on-line*). Procure ideias para prevenir as reações agressivas ou interrompê-las logo que comecem. Como último recurso, uma leve medicação pode ajudar, no caso de pessoas que passam a maior parte do tempo irritadas. No entanto, a medicação não exclui a necessidade de alteração na forma como as coisas estão acontecendo à volta da pessoa ou modificações no modo como os cuidadores reagem a ela. Veja a seção "Medicamentos" no capítulo 6.

PROBLEMAS COM A FALA E COM A COMUNICAÇÃO

Você pode ter problemas para entender a pessoa que tem demência ou para comunicar-se verbalmente com ela. Há dois tipos de problemas de comunicação: as dificuldades que as pessoas com demência têm para expressar-se para os outros e as dificuldades que elas têm para entender o que os outros lhes dizem. Elas podem entender mais do que conseguem expressar. Não faça suposições sobre o quanto alguém é capaz de entender.

Problemas que pessoas com demência enfrentam para fazer-se entender

A natureza dos problemas de comunicação e a probabilidade de eles se agravarem ou não dependem da doença específica. Não parta do princípio de que as coisas vão piorar.

Algumas pessoas têm apenas uma dificuldade ocasional em lembrar-se de palavras. Podem ter dificuldade para recordar o nome de objetos familiares ou de pessoas, como "casamento" por "documento" ou "música" por "piano". Podem substituir uma palavra por outra com som semelhante, como "ouro" por "couro" ou "céu" por "anel". Podem substituir uma palavra por outra com significado relacionado, como "casamento" por "documento" ou "música" por "piano". Podem descrever o objeto cujo nome não conseguem dizer; por exemplo, "a coisa que fica ao redor", em vez de "anel", ou "é para ficar arrumado", em vez de "gravata". Tais problemas geralmente não interferem no entendimento do que a pessoa quer dizer. Algumas pessoas têm dificuldade para comunicar o que estão pensando.

> *O senhor Zuckerman estava tentando dizer que nunca havia feito um exame neurológico. Ele disse: "Na verdade eu nunca, na verdade não, nunca fiz, eu nunca...".*

Algumas pessoas com distúrbios da fala não conseguem comunicar todo o pensamento, mas conseguem expressar algumas das palavras que estão pensando.

> *O senhor Mason queria dizer que estava com medo de perder o transporte para casa. Ele conseguia dizer apenas "ônibus, casa".*

Às vezes, as pessoas são capazes de divagar longamente e com fluência, dando a impressão de que estão falando muito. Com frequência, encadeiam frases de uso comum, e no começo o que estão dizendo parece fazer sentido, mas, se prestar atenção, o ouvinte pode não ter certeza de haver entendido o pensamento que está sendo expresso.

> *A senhora Simmons disse: "Quando eu lhe conto algo, posso parar no meio e... vou ter certeza absoluta sobre o que fiz... disse... às vezes eu paro bem no meio e não consigo continuar com... a partir... daquilo.*

Das vezes passadas... consigo ter muito mais certeza do... Depois que me oriento, consigo continuar como se nada tivesse acontecido. A gente achou que já era hora de começar a lembrar. Eu simplesmente adoro... preciso... falar".

Nesses exemplos, é possível compreender o que a pessoa está dizendo se conhecemos o contexto.

Quando as limitações na capacidade de comunicação frustram tanto a pessoa quanto você, podem levar a repetidas reações catastróficas. Por exemplo, quando ninguém a entende, a pessoa com comprometimento cerebral pode começar a chorar ou sair furiosa da sala.

Às vezes a pessoa é capaz de ocultar distúrbios da fala. Quando um médico pergunta a alguém se sabe a palavra para o objeto relógio (uma pergunta comum, usada para avaliar problemas da fala), se a pessoa não consegue pensar na palavra, pode responder "É claro que sei. Por que está perguntando?", ou "Não quero falar disso. Por que você está me incomodando?".

Algumas pessoas podem começar a dizer palavrões mesmo que nunca tenham usado linguagem grosseira antes. Esse comportamento parece ser uma estranha particularidade de doenças que suprimem importantes aptidões de linguagem. É comum observá-lo após um AVC que tenha afetado a área da fala no cérebro. Deve ser como abrir um "dicionário mental" para dizer algo e só saírem palavrões. Uma pessoa a quem perguntaram por que xingava os profissionais do centro-dia respondeu: "Essas são as únicas palavras que tenho!". Esse tipo de comportamento raramente é intencional, e às vezes incomoda tanto a pessoa afetada quanto você.

No caso de distúrbios severos da fala, as pessoas podem se lembrar apenas de algumas palavras-chave — como "não" —, utilizando-as mesmo quando não forem aquelas que pretendiam dizer. Com o tempo, podem se tornar incapazes de falar. Podem repetir uma frase, gritar de forma intermitente ou resmungar frases incompreensíveis. Em alguns distúrbios da fala, as palavras que a pessoa resmunga parecem não fazer sentido algum. Familiares e cuidadores com frequência lamentam quando isso acontece, e deixa de ser possível comunicar-se verbalmente com o ente querido. Temos a sensação de que a fala é a mais humana das faculdades mentais. Em algumas famílias, a pessoa com demência — mesmo aquela com a memória mais comprometida — ainda continua sendo amiga e companheira por um longo tempo, mas, quando se torna incapaz de comunicar-se, seus familiares sentem ter perdido esse companheirismo. Uma das preocupações é que a pessoa se sinta mal ou esteja com dores e não consiga expressar isso.

O modo como você ajuda alguém a comunicar-se depende do tipo de dificuldade que essa pessoa enfrenta. Se ela tiver sofrido um AVC que tenha interferido na função da fala, deverá ser encaminhada para um fonoaudiólogo o mais rápido possível depois do diagnóstico. Muita coisa pode ser feita para reabilitar pessoas que tenham sofrido AVCs.

Se a pessoa estiver com dificuldade para encontrar a palavra certa, poderá ser menos frustrante para ela se você lhe sugerir a palavra do que deixar que ela se esforce para se lembrar. Quando a pessoa usa uma palavra errada e você sabe o que ela quis dizer, pode ser útil dizer-lhe a palavra correta. No entanto, se isso a incomoda, o melhor é ignorar. Se você não souber o que ela está querendo dizer, peça-lhe para descrever ou apontar para a coisa. Por exemplo, a enfermeira não sabia a que a senhora Kealey se referia quando disse "Gosto do seu céu". Se a enfermeira dissesse "O quê?", a senhora Kealey poderia ter ficado frustrada ao tentar expressar-se. Em vez disso, a enfermeira lhe disse "descreva um céu". A senhora Kealey respondeu "É uma coisa que fica ao redor". "Aponte para ela!", disse a enfermeira. A senhora Kealey o fez, e a enfermeira disse "Ah, sim, meu anel!". Se a pessoa ficar perdida no meio do que estava dizendo, repita algumas das palavras que ela disse no começo, pois isso talvez a ajude a começar de novo.

Quando uma pessoa está tendo dificuldade para expressar uma ideia, talvez seja possível imaginar o que ela está tentando dizer. Pergunte-lhe se você está imaginando corretamente. Se estiver errado, se agir com base em um palpite equivocado, estará aumentando a frustração da pessoa. Diga "Sua preocupação é com o ônibus que vai pegar para voltar para casa?" ou "Você está dizendo que nunca fez um exame como este antes?".

As pessoas com demência comunicam-se melhor quando estão descontraídas. Tente aparentar que você próprio está descontraído (mesmo que tenha de fingir) e crie um ambiente tranquilo. Nunca apresse a pessoa que está tentando se fazer entender.

> Quando uma pessoa não consegue se comunicar verbalmente, crie o hábito de verificar se ela está se sentindo confortável.

Quando você não consegue se comunicar de outros modos, pode procurar adivinhar o que a pessoa está tentando dizer. Lembre-se de que o que ela sente é sempre algo exato (embora possa ser exagerado ou inapropriado à situação), mas a explicação do motivo que a faz se sentir assim pode ser confusa. Se o senhor Mason diz "Ônibus, casa" e você responde "Você não vai pegar o ônibus!", você não terá respondido ao que ele sente. Se você imagina que certamente ele está preocupado com a volta para casa, pode tranquilizá-lo dizendo "Sua filha vem buscá-lo às três da tarde".

Se a pessoa ainda consegue dizer algumas palavras, ou fazer que sim e que não com a cabeça, você precisa fazer-lhe perguntas simples a respeito de suas necessidades. "Dói alguma coisa?" ou "Dói aqui?". Aponte para a parte do corpo em vez de mencioná-la.

Quando uma pessoa não consegue se comunicar, você deve criar o hábito de verificar se ela está se sentindo confortável. Certifique-se de que as roupas dela são confortáveis, que o quarto tem ventilação ou aquecimento adequado, que não há feridas ou assaduras em sua pele, que ela esteja sendo levada com regularidade ao banheiro e não esteja com fome, sede ou sono.

Se a pessoa repetir a mesma coisa constantemente, tente distraí-la. Mude de assunto, peça-lhe para cantar uma música familiar ou fale sobre os sentimentos por trás de suas afirmações. Por exemplo, se a pessoa perguntar pela mãe dela, tente dizer "Você deve sentir falta de sua mãe" ou "Conte-me como era sua mãe".

Problemas que pessoas com demência enfrentam para entender os outros

Quase sempre a pessoa com demência sente dificuldade para entender o que você e outras pessoas lhe dizem. Muitas famílias interpretam esse problema de forma equivocada, como uma falta de cooperação por parte da pessoa. Por exemplo, você pode dizer "Mãe, estou indo ao mercado. Volto daqui a meia hora. Você entendeu?". Sua mãe pode responder "Ah, sim, entendi", quando na verdade não entendeu nada e vai ficar perturbada assim que você sumir de vista.

Pessoas com demência também esquecem depressa o que entenderam. Quando você dá uma explicação detalhada, elas podem esquecer o começo antes que você diga o resto.

> Não é seguro supor que a pessoa consegue entender as mensagens que ouve ou lê e agir de acordo com elas.

A pessoa com demência pode ter dificuldade para entender a informação escrita, mesmo quando ainda consegue ler as letras ou as palavras. Por exemplo, para determinar exatamente o que a pessoa ainda consegue compreender, podemos entregar-lhe um jornal e pedir que leia a manchete, coisa que ela talvez faça corretamente. A seguir, se ela receber uma instrução escrita de "feche os olhos", talvez ela não o faça, embora leia as palavras corretamente em voz alta. Isso indica que não consegue entender o que está lendo.

> *Jan disse a sua mãe que o almoço estava na geladeira e deixou um bilhete na porta da geladeira para lembrá-la. A mãe conseguiu ler o bilhete em voz alta, mas não conseguiu entender o que estava escrito, por isso, não se alimentou. Em vez disso, ela reclamou de que estava com fome.*

Isso pode ser irritante, até que você leve em conta que ler e compreender são duas habilidades diferentes; uma pode ser perdida sem que haja perda da outra. Não é seguro supor que a pessoa consegue entender as mensagens que ouve ou lê e agir de acordo com elas. Você precisa observá-la para saber se ela de fato age de acordo com elas. Se não o faz, considere que ela apresenta dificuldades na compreensão da fala e da linguagem.

A pessoa pode compreender o que é dito pessoalmente, mas não ser capaz de compreender o que é dito pelo telefone. Quando uma pessoa com demência não entende o que você lhe diz, o problema não é falta de atenção ou de vontade, mas a incapacidade do cérebro danificado de encontrar sentido nas palavras que recebe.

Há vários modos de melhorar sua comunicação verbal com a pessoa que tem demência:

- Certifique-se de que ela o ouviu. A capacidade de audição diminui com a idade avançada, e muitas pessoas idosas têm um déficit auditivo.
- Baixe o tom de sua voz. Um tom mais agudo é um sinal não verbal de que a pessoa que fala está irritada. Um tom de voz mais grave também é ouvido com mais facilidade pela pessoa que tem comprometimento auditivo.
- Elimine ruídos ou atividades que distraem. A pessoa pode ser incapaz de entender você devido à própria incapacidade de ignorar estímulos externos se outros ruídos ou distrações estiverem presentes.
- Use palavras curtas e frases curtas e simples. Evite frases complexas. Em vez de dizer "Acho que vou levar o carro para a garagem esta noite porque, se for amanhã de manhã, vou ficar preso no trânsito", diga apenas "Vou levar o carro para a garagem agora".
- Faça apenas *uma* pergunta simples por vez. Evite perguntas do tipo "Você quer uma maçã ou um pedaço de torta de sobremesa, ou prefere

comer a sobremesa mais tarde?". Escolhas complexas podem sobrecarregar a capacidade de tomada de decisão da pessoa.

- Se a pessoa precisa realizar várias tarefas, peça-lhe uma de cada vez, e não várias ao mesmo tempo. Ela pode não ser capaz de se lembrar de todas ou pode não conseguir entender seu pedido. A maioria das coisas que pedimos à pessoa que faça — tomar banho, aprontar-se para ir dormir, colocar um casaco para sair — envolve várias tarefas. A pessoa com demência pode não ser capaz de distingui-las. Podemos ajudá-la dividindo uma tarefa em etapas individuais e pedindo que execute uma de cada vez.
- Fale devagar e espere que a pessoa com demência responda. A resposta dela pode ser muito mais lenta do que nos parece natural. Espere.

Você também pode melhorar a comunicação com a pessoa, e sua própria compreensão das necessidades dela, empregando aspectos não verbais da comunicação. Nós nos comunicamos não só por meio do que dizemos, mas também pela forma como movemos a face, os olhos, as mãos e o corpo. Todos nós usamos esse sistema não verbal de comunicação sem nos darmos conta Por exemplo, dizemos "Ele parece louco", "Dá para ver pelo jeito como se olham que estão apaixonados", "Dá para ver quem é o chefe pela forma de andar", "Eu sei que você não está me ouvindo", e assim por diante. São todas ideias comunicadas sem o uso de palavras. Pessoas com demência podem continuar sensíveis em relação a essas mensagens não verbais, mesmo que não consigam entender bem a fala, e com frequência permanecem capazes de expressar-se não verbalmente.

Por exemplo, se você está cansado, pode emitir mensagens não verbais que perturbem a pessoa. Ela então pode ficar agitada, e isso vai perturbar você. Suas mãos, sua face e seus olhos vão revelar sua tensão, e isso a deixará ainda mais agitada. Se você não estiver ciente do significado da linguagem corporal, pode ficar em dúvida quanto ao que a perturbou. Na verdade, fazemos isso o tempo todo. Por exemplo, você diz a seu cônjuge "Não, não estou irritado(a)", e essa pessoa responde: "Mas eu sei que está". Ela percebe a irritação pela posição de seus ombros.

Se você convive com alguém que tem demência, já aprendeu a identificar muitas das pistas não verbais que ele ou ela emite para informar o que necessita. Aqui estão alguns outros meios de comunicar-se de forma não verbal:

- *Seja agradável, calmo e prestativo.* Mesmo que você esteja irritado, sua linguagem corporal vai ajudar a manter a pessoa calma.

- *Expresse afeto, se você achar que isso ajuda.* Sorria, pegue a pessoa pela mão, coloque o braço em volta da cintura dela ou demonstre afeição fisicamente de alguma outra forma.
- *Olhe diretamente para a pessoa.* Veja se ela está prestando atenção. Se a linguagem corporal dela sinalizar que não está prestando atenção, tente de novo em alguns minutos.
- *Use outros sinais além das palavras.* Aponte, toque, entregue coisas para a pessoa. Demonstre uma ação ou descreva-a com as mãos (por exemplo, escovar os dentes). Às vezes, se você conseguir fazer a pessoa iniciar uma tarefa, ela poderá ser capaz de prosseguir em sua execução.
- *Evite atribuir causas complexas para o comportamento da pessoa.* O cérebro dela não consegue mais processar informações corretamente, e ela vivencia o mundo de um jeito diferente do seu. Pelo fato de a comunicação não verbal depender de todo um conjunto de habilidades diferentes das requeridas pela comunicação verbal, talvez seja possível entender melhor a pessoa se você levar em conta o que você *sente* que ela está dizendo, e não aquilo que você *acha* que ela está dizendo, seja por meio de gestos ou de palavras.

Mesmo quando uma pessoa é incapaz de se comunicar, ela ainda precisa de afeto e gosta de recebê-lo. Ficar de mãos dadas, abraçar ou apenas fazer-lhe companhia de modo agradável são formas importantes de continuar se comunicando. O cuidado físico que você proporciona a uma pessoa com demência severa comunica a ela o carinho que você tem e lhe transmite a sensação de estar protegida.

PERDA DE COORDENAÇÃO

Uma vez que as doenças demenciais afetam diversas partes do cérebro, a pessoa com demência pode perder a habilidade de controlar as mãos e os dedos e executar certas tarefas rotineiras. Ela pode entender o que quer fazer e, embora mãos e dedos não estejam duros ou fracos, a mensagem enviada pelo cérebro simplesmente não chega aos dedos. Os médicos utilizam o termo *apraxia* para descrever a falha de comunicação entre cérebro e músculos. Um primeiro sinal é a mudança na caligrafia da pessoa. Um indício posterior é a mudança na forma como ela caminha. As apraxias podem progredir gradualmente ou pode haver uma alteração abrupta, dependendo da doença. Por exemplo, no começo, a pessoa pode parecer apenas um pouco instável ao andar, e aos poucos passar para um caminhar lento, arrastando os pés.

Para uma pessoa sem experiência na avaliação de doenças demenciais, pode ser difícil distinguir problemas de memória (a pessoa consegue se lembrar do que deveria fazer?) de problemas de apraxia (a pessoa consegue fazer seus músculos atuarem como deveriam?). Ambos os tipos de problemas ocorrem quando o cérebro sofre danos decorrentes de alguma patologia. Nem sempre tal distinção é necessária para ajudar a pessoa a viver da forma mais independente possível.

Quando a apraxia começa a afetar o modo de caminhar, a pessoa pode ficar levemente instável. Você deve ficar atento e providenciar um corrimão ou algo em que ela possa se apoiar quando usar as escadas e subir em calçadas ou descer delas. Se a pessoa estiver se apoiando em você, certifique-se de que você está pisando com segurança.

Perdas de coordenação e de habilidades manuais podem criar dificuldades para executar tarefas diárias como tomar banho, lidar com botões e zíperes, vestir-se, colocar água no copo e comer. O uso do telefone requer boa coordenação, e uma pessoa que parece não ter nenhum comprometimento motor pode, na verdade, ser incapaz de usar um telefone para pedir ajuda.

Talvez seja necessário abrir mão de algumas das coisas com as quais a pessoa com demência demonstra dificuldade. Outras podem ser modificadas, de modo que ela possa permanecer parcialmente independente. Quando você modifica uma tarefa, deve simplificá-la, e não alterá-la. Devido ao comprometimento intelectual, a pessoa com demência pode ser incapaz de aprender até mesmo uma tarefa mais simples, quando esta é *nova*. Leve em conta a natureza de cada tarefa. Pergunte a si mesmo se ela pode ser feita de modo mais simples. Por exemplo, calçados sem cadarços são mais fáceis de calçar do que sapatos de amarrar. É mais fácil tomar sopa com uma caneca do que com prato fundo e colher. É mais fácil consumir alimentos que podem ser comidos com as mãos do que alimentos que devem ser cortados com garfo e faca. A pessoa consegue executar a tarefa se você faz a parte difícil? Você pode já ter descoberto que a pessoa consegue vestir-se sozinha se você ajudar com botões e fechos.

A pessoa pode sentir-se tensa, envergonhada ou preocupada por causa de sua inabilidade. Pode tentar disfarçar a incapacidade crescente recusando-se a participar das atividades diárias. Por exemplo:

> *A senhora Fisher sempre gostou de tricotar. Quando ela abandonou esse* hobby *de repente, sua filha não conseguiu entender o que havia*

acontecido. A senhora Fisher disse apenas que não gostava mais de tricô. Na verdade, sua crescente apraxia estava tornando impossível tricotar, e ela sentia vergonha de sua falta de jeito.

Um ambiente tranquilo às vezes ajuda a tornar a inabilidade da pessoa menos evidente. Não é incomum que uma pessoa tenha mais dificuldade com uma tarefa quando está se sentindo tensa.

Muitas vezes, a pessoa consegue fazer algo em um momento e não consegue em outro. Esta pode ser uma característica do comprometimento cerebral, e não preguiça. Assim como pode acontecer com qualquer um de nós, a capacidade de fazer as coisas pode ficar prejudicada se a pessoa estiver sendo pressionada ou observada, e se estiver irritada ou cansada. Uma doença cerebral torna mais dramáticas tais oscilações naturais. Em algumas ocasiões a pessoa pode executar sem nenhum problema uma tarefa, como fechar o zíper da calça, mas ser incapaz de realizar outra tarefa semelhante, como fechar o zíper de uma jaqueta. Talvez dê a impressão de que a pessoa esteja sendo difícil, mas o motivo pode ser que uma das tarefas seja impossível por ter algum aspecto diferente da outra.

Às vezes, a pessoa pode conseguir executar uma tarefa se você fragmentá-la em uma série de tarefas menores e avançar um passo de cada vez. Por exemplo, escovar os dentes envolve pegar a escova de dentes, colocar a pasta de dentes, pôr a escova na boca, escovar, enxaguar e assim por diante. Recorde a pessoa, com calma, de cada passo. Demonstrar pode ajudar. Você pode ter de repetir várias vezes cada passo. Você talvez consiga ajudar a pessoa colocando-lhe na mão um objeto familiar, como uma colher ou uma escova de cabelo, e iniciando o movimento do braço dela na direção certa, com suavidade. Dar início ao movimento parece ajudar o cérebro a recordar-se da tarefa.

O terapeuta ocupacional está capacitado para avaliar quais habilidades motoras a pessoa conservou e a melhor forma de utilizá-las. Sendo possível obter uma avaliação por parte de tal profissional, ele poderá ajudar você a prestar o auxílio de que a pessoa com demência necessita sem privá-la de sua independência.

Nos estágios mais avançados de algumas doenças demenciais ocorre perda extensiva do controle muscular, e a pessoa pode chocar-se com obstáculos e cair. Discutimos esse aspecto no capítulo 5.

Nas pessoas com demência, outras questões físicas também podem interferir na capacidade de executar tarefas do dia a dia. Parte do problema pode se encontrar nos músculos e nas articulações, e outra parte pode estar no cérebro comprometido. Tais condições complicadoras incluem tremores, fraqueza muscular e doenças nos ossos e nas articulações, como artrite e rigidez causadas por medicação ou pela doença de Parkinson.

Algumas pessoas têm tremores nas mãos ou no corpo. Tais tremores podem dificultar muitas atividades, mas um fisioterapeuta ou um terapeuta ocupacional talvez possa ensinar-lhe como minimizar os efeitos deles. Medicações também pode ajudar.

Pessoas com problemas neurológicos, em especial a doença de Parkinson, podem ter dificuldades para começar um movimento ou ficar "travadas" no meio de uma atividade. Isso pode ser frustrante tanto para a pessoa afetada quanto para você. Se isso constitui um problema, eis algumas dicas úteis:

- Caso a pessoa fique "grudada no chão" enquanto está caminhando, peça-lhe para andar na direção de algum alvo, ou para olhar alguma mancha ou linha no chão, alguns metros adiante dela. Isso talvez a ajude a seguir em frente.
- Pode ser mais fácil levantar-se de uma cadeira que tem braços. Ainda assim, tente erguer o centro de gravidade da pessoa sentada, tornando o assento da cadeira uns cinco ou dez centímetros mais alto. O assento precisa ser firme. Use uma almofada firme ou uma cadeira mais alta, como uma cadeira da sala de jantar ou uma "cadeira de diretor". Evite cadeiras e poltronas baixas com almofadas macias. Oriente a pessoa a mover o corpo para a frente, até a borda da cadeira, e afastar os pés cerca de trinta centímetros, para dar uma base mais ampla sobre a qual ficar em pé. Peça que a pessoa apoie as mãos nos braços da cadeira e então balance o corpo para a frente e para trás para ganhar impulso. Ao contar até "três", faça com que ela se levante rapidamente. Certifique-se de que ela fique equilibrada antes de começar a andar.
- Sentar-se em uma cadeira pode ser mais fácil quando a pessoa apoia ambas as mãos nos braços da cadeira, inclina-se para a frente o mais que pode e, então, senta-se devagar.

Pode ocorrer fraqueza ou rigidez muscular quando a pessoa não caminha muito. Permanecer em atividade é importante para a pessoa com a memória comprometida.

Ocasionalmente, uma pessoa que esteja tomando um fármaco antipsicótico ou neuroléptico pode apresentar rigidez ou tornar-se inquieta. Estes podem ser efeitos colaterais da medicação e podem ser bastante desconfortáveis. Caso ocorram, informe o médico. Se essa medicação é realmente necessária, a dosagem pode ser modificada ou uma outra medicação pode ser prescrita para controlar esse efeito colateral.

As articulações artríticas podem doer muito com os movimentos. Se a pessoa resiste ou se debate quando você a ajuda a vestir-se, talvez ela esteja sentindo dor quando você move os membros dela. A consulta a um fisioterapeuta pode ajudar a solucionar esse problema.

Diversas técnicas e variados dispositivos podem ajudar as pessoas com limitações físicas a manter-se independente. Quando estiver analisando tais recursos, lembre-se de que a maioria deles requer a capacidade de aprender a fazer as coisas de um novo modo ou a usar um novo aparelho. Pessoas com demência podem não conseguir aprender as novas habilidades necessárias.

PERDA DA NOÇÃO DO TEMPO

A pessoa com demência perde a capacidade que os indivíduos normais têm de estimar a passagem do tempo. Ela pode perguntar-lhe as horas repetidas vezes, ou pode sentir que foi deixada sozinha durante horas quando você ficou apenas alguns minutos fora da vista dela, ou pode querer ir embora de algum lugar assim que tiver chegado. Não é difícil compreender tais comportamentos se levarmos em conta que, para saber quanto tempo se passou, é necessário recordar o que foi feito no passado imediato. A pessoa que esquece tudo rapidamente não tem meios de medir a passagem do tempo.

Além desse defeito da memória, parece que doenças demenciais podem afetar o relógio interno segundo o qual mantemos horários razoavelmente regulares de sono, vigília e alimentação. É importante que você saiba que, embora possa ser irritante, esse comportamento não é proposital. Ele resulta da perda de uma função cerebral.

A capacidade de ver as horas em um relógio pode ser perdida logo no início do curso da doença. Mesmo que a pessoa consiga olhar para o relógio e dizer "São três horas e quinze minutos", ela talvez não consiga encontrar sentido nessa informação.

A incapacidade de manter um registro da passagem do tempo pode causar preocupação à pessoa afetada pela perda de memória. Muitos de nós, ao longo de nossa vida, somos dependentes de um cronograma regular. Se a pessoa não sabe que horas são, pode ficar preocupada quanto a atrasar-se, ser esquecida, perder o ônibus, ficar tempo demais e incomodar os anfitriões, perder o almoço ou perder o transporte de volta para casa. A pessoa com demência talvez nem sequer saiba por que está preocupada, mas uma sensação geral de ansiedade pode fazê-la perguntar sem parar que horas são. E, é claro, assim que você lhe responde, ela esquece toda a conversa e pergunta de novo.

Às vezes a pessoa sente que você a abandonou quando você se afastou dela apenas brevemente, porque ela não tem noção de quanto tempo se passou desde que você a deixou. Deixar um *timer* ou uma ampulheta para marcar o tempo, ou escrever um bilhete — por exemplo, "Estou cuidando das plantas no quintal e volto para dentro às três da tarde" —, pode ajudar a pessoa a esperar o seu retorno com mais paciência. Escolha um recurso (*timer*, bilhete) que ela ainda consiga compreender. Talvez você consiga pensar em outras formas de atenuar esse comportamento. Por exemplo:

A pessoa que esquece tudo rapidamente não tem meios de medir a passagem do tempo.

> *Quando os Jenkins iam jantar na casa do filho, o senhor Jenkins quase de imediato voltava a colocar o casaco, punha o chapéu e insistia em dizer que já era hora de voltar para casa logo que chegavam. Quando podia ser convencido a ficar para a refeição, ele insistia em ir embora logo depois de comer. O filho achava que ele estava apenas sendo mal-educado.*

As coisas ficaram mais tranquilas quando a família entendeu que a causa de seu comportamento era a perturbação que ele sentia por não estar familiarizado com a casa, pelo tumulto de ter tantas pessoas juntas e pela perda da noção do tempo. Rememorando a vida passada do senhor Jenkins, a família lembrou-se de um antigo hábito que acabou ajudando. Anos antes, ele gostava muito de assistir ao jogo de futebol americano depois do jantar de domingo. Então, o filho passou a ligar a televisão assim que o senhor Jenkins terminava de comer. Pelo fato de esse ser um hábito antigo, a visita do senhor Jenkins estendia-se por cerca de uma hora mais, dando a sua esposa tempo para conversar, antes que ele começasse a querer ir embora.

SINTOMAS QUE ÀS VEZES MELHORAM E ÀS VEZES PIORAM

Às vezes os familiares notam que a pessoa consegue fazer algo em um momento e não consegue em outro.

"De manhã, minha mãe não precisa de tanta ajuda quanto precisa no fim da tarde."

"Minha esposa consegue usar o banheiro sozinha em casa, mas insiste que precisa de ajuda na casa de nossa filha."

"Meu marido não fica tão bravo e irritado no centro-dia como fica em casa. Será que ele está bravo comigo?"

"Bill disse uma frase inteira ontem, mas hoje não consigo entender uma palavra do que ele diz. Será que estava se esforçando mais ontem?"

Oscilações nas capacidades são comuns em pessoas com doenças demenciais. Embora todos nós tenhamos oscilações em determinadas habilidades, isso é mais perceptível em pessoas com demência. Elas têm dias bons e dias ruins. Algumas ficam melhores de manhã, quando estão descansadas; outras têm mais problemas em ambientes com os quais não estão familiarizadas; algumas se sentem melhor quando estão mais relaxadas. Certas oscilações não têm explicação. Qualquer que seja a causa mais provável, as oscilações são normais e não indicam uma alteração no curso da doença.

> Oscilações na capacidade são normais e não indicam uma alteração no curso da doença.

As pessoas com demência são mais vulneráveis a pequenas alterações de saúde (veja o capítulo 6). Uma mudança abrupta na capacidade de fazer alguma coisa ou na capacidade funcional como um todo pode indicar uma reação à medicação ou uma nova doença. Se você desconfia desse tipo de alteração, é importante relatar ao médico da pessoa.

Parte da causa das oscilações é o dano cerebral em si. É possível que as células nervosas danificadas que falham na maior parte do tempo ocasionalmente funcionem. Também é possível que áreas menos danificadas ou intactas possam gradativamente dominar e temporariamente "consertar" um sistema defeituoso.

Modificações ambientais que passam despercebidas também podem levar a oscilações na capacidade funcional da pessoa. Uma análise minuciosa do ambiente em que a pessoa vive, em busca de eventuais alterações, talvez revele aspectos que possam ser mudados, a fim de proporcionar mais conforto à pessoa.

Todas as causas para variação na capacidade estão além do controle voluntário da pessoa. As pessoas com demência geralmente estão se esforçando o máximo que conseguem. A melhor forma de ajudá-las é identificar quais elementos em seu ambiente de vida otimizam seu comportamento e quais acentuam sua incapacidade.

CAPÍTULO 4

Problemas que afetam a independência

COMPROMETIMENTO COGNITIVO LEVE

A maioria das doenças demenciais começa de forma imperceptível e avança aos poucos, de forma que a identificação precoce é importante quando existem tratamentos eficientes disponíveis. Por isso, as pesquisas voltam-se cada vez mais para a identificação da demência em seus estágios iniciais. Essa tarefa tem se mostrado árdua, pois na doença de Alzheimer as alterações cerebrais têm início entre dez e vinte anos antes da manifestação de sintomas reconhecíveis, e as alterações sutis que ocorrem com o envelhecimento normal assemelham-se aos sintomas iniciais da demência. Tais aspectos desafiadores são objeto de estudos intensos, e uma detecção precoce, inclusive das primeiras alterações cerebrais, talvez venha a ser possível no futuro.

A dificuldade atual da tarefa é pontuada pela falta de consenso em relação à forma de definir os primeiros sintomas. Os médicos utilizam a expressão *comprometimento cognitivo leve* (CCL) para definir a situação em que as pessoas apresentam os primeiros sintomas detectáveis (veja o capítulo 17, páginas 391-392). Cerca de metade das pessoas com CCL irão desenvolver demência, nos cinco anos seguintes ao diagnóstico, mas a outra metade não.

> A incerteza em relação ao futuro é um desafio mediante um diagnóstico de comprometimento cognitivo leve.

Quando é realizado um diagnóstico de comprometimento cognitivo leve, a incerteza em relação ao futuro é um desafio. Por esse motivo, sugerimos que as pessoas com CCL permaneçam o mais ativas e ocupadas possível. O acompanhamento feito pelo médico ou pela clínica responsável pelo diagnóstico é essencial para determinar se os sintomas avançaram, permaneceram estáveis ou regrediram.

Se a pessoa tiver sido diagnosticada com CCL, certifique-se de que ela tenha um testamento e uma diretiva antecipada de vontade (veja o capítulo 14). Conversem sobre quais são as preferências dela em termos de cuidados futuros no caso de os sintomas de fato se agravarem. A maioria dos indivíduos com CCL está ciente de suas dificuldades. Muitos acham benéfico expressar suas frustrações, mas uma preocupação constante com os problemas de memória pode dificultar mais ainda a recordação dos acontecimentos e de outras coisas. Algumas providências podem ajudar a pessoa a sair-se melhor, como usar um bloco de notas ou evitar situações em que haja muita pressão para que ela se lembre das coisas. Estimule-a a elaborar listas de "atividades a fazer" e uma lista com lembretes.[1] Manter arrumado o local em que ela mora ajuda a evitar que perca coisas. Uma rotina estabelecida ajuda certas pessoas. A Alzheimer's Association dispõe de grupos para pessoas com CCL e mantém "salas de bate-papo *on-line*" para pessoas com CCL.[2]

Qualquer problema de saúde que a pessoa apresente deve ser tratado da melhor forma possível, e medicamentos que prejudicam a memória precisam ser eliminados ou reduzidos ao mínimo. O risco de esquecer de tomar os medicamentos ou de tomá-los duas vezes pode ser reduzido por meio do uso de caixinhas de comprimidos com compartimentos para cada dia da semana. Depressão e ansiedade, caso ocorram, devem ser tratadas.

É importante lembrar que a convivência com um comprometimento cognitivo leve é semelhante à convivência com qualquer outro problema de saúde que surge com a idade. Não entre em pânico, pois a condição pode não piorar. Continue a desfrutar a vida.

Lidando com as fases iniciais da demência

À medida que a pessoa começa a desenvolver uma doença neurodegenerativa, pode passar a ter dificuldades para viver de forma autônoma. Você talvez desconfie de que seu familiar esteja administrando mal o dinheiro, ou

---

1. Em 1999, foi aprovada no Brasil a Lei nº 10.241 (Lei Covas), que, entre outros direitos, assegurou o direito do paciente de consentir ou recusar tratamentos que prolonguem sua vida e optar pelo local de sua morte. O Conselho Federal de Medicina aprovou a Resolução nº 1995, de 30 de agosto de 2012, que permite ao paciente registrar seu testamento vital no prontuário. O testamento vital e a Procuração para Cuidados de Saúde (diretivas antecipadas de vontade) não são documentos legais, mas podem ser atendidos desde que cuidados sejam tomados em sua elaboração. Veja mais orientações no *site* www.testamentovital.com.br. Acesso em: 30 maio 2025. (N.R.T.)

2. No Brasil, as associações têm o trabalho mais voltado ao familiar, e não ao paciente. Infelizmente, não é comum o diagnóstico precoce, por isso o paciente não tem tanta atuação em seu próprio tratamento. (N.R.T.)

fique preocupado por ele estar dirigindo, ou questione a respeito de ele estar morando sozinho. Supreendentemente, 20% das pessoas com demência vivem sozinhas.

A pessoa com demência em estágio inicial frequentemente parece estar se saindo bem, e geralmente afirma que está tudo certo e que você está interferindo na vida dela. Pode ser difícil saber quando (e o quanto) você deve assumir o controle. Ainda, pode ser doloroso tirar de uma pessoa seus símbolos externos de independência, sobretudo se ela se recusa terminantemente a mudar-se de casa, a parar de dirigir ou a transferir suas responsabilidades financeiras.

Um motivo pelo qual tais alterações são tão difíceis é que elas refletem a perda da independência e da responsabilidade. Isso sempre é perturbador não apenas para a pessoa com os sintomas iniciais, mas para os membros da família e amigos (discutimos essas mudanças de papéis no capítulo 11). Fazer as modificações necessárias pode se tornar mais fácil quando as pessoas compreendem os sentimentos envolvidos.

O primeiro passo para decidir se é o momento de realizar mudanças em relação à independência da pessoa é fazer uma avaliação. Com isso, você poderá saber o que a pessoa ainda consegue fazer e o que já não consegue. A avaliação também lhe dará autoridade para insistir nas mudanças necessárias. Quando não for possível obter uma avaliação profissional, você e sua família devem analisar cada tarefa da forma mais minuciosa e objetiva possível e decidir se a pessoa ainda pode desempenhar atividades específicas de forma *completa*, *segura* e *sem se irritar.*

As doenças demenciais acarretam muitos tipos de perda, como perda da independência, de habilidades, do controle da pessoa sobre as próprias atividades diárias, e da capacidade de fazer coisas que dão a sensação de sermos úteis ou importantes. As doenças demenciais limitam as possibilidades que o futuro pode reservar. Enquanto outras pessoas podem ter a esperança de que as coisas melhorem, a pessoa que está desenvolvendo demência percebe, aos poucos, que seu futuro está limitado. Talvez a perda mais terrível seja a perda de memória. Quando uma pessoa perde a memória, perde a conexão diária com outras pessoas e com o passado. O passado distante pode se confundir com o presente. Sem a lembrança do hoje ou a compreensão de que o passado é passado, o futuro deixa de ter sentido.

Um motivo pelo qual as mudanças são tão difíceis para quem tem demência é que elas refletem a perda da independência e da responsabilidade.

À medida que as perdas vão se acumulando na vida de uma pessoa, é natural que ela se apegue ainda mais ao que resta. Ela pode responder a tais mudanças com resistência, negação ou fúria. A necessidade que a pessoa tem de um ambiente familiar e o desejo da maioria das pessoas de não ser um peso para ninguém tornam compreensível que uma pessoa com demência não queira abrir mão de suas coisas e de sua rotina. Aceitar a necessidade de fazê-lo significa encarar toda a extensão da doença e seu caráter definitivo, e essa aceitação é difícil para muita gente.

Além do mais, a pessoa com demência pode ser incapaz de entender totalmente o que está acontecendo. Mesmo no início da doença, ela pode esquecer-se completamente dos eventos recentes. Sem a lembrança de ter deixado o forno ligado ou de ter sofrido um acidente de carro, ela pode insistir em afirmar que consegue tomar conta de si ou que ainda dirige muito bem. Ela não está "negando" a realidade de sua situação; ela não consegue lembrar-se dos erros que são a evidência de seu comprometimento. Sendo incapaz de conseguir aferir suas próprias limitações, ela pode achar que as coisas estão-lhe sendo tiradas injustamente, e que a família está tentando controlá-la. Se você imaginar o que ela pode estar sentindo, será capaz de encontrar meios de ajudá-la a fazer as modificações necessárias, e fazê-la sentir que ainda está no controle de sua vida.

QUANDO A PESSOA DEVE PARAR DE TRABALHAR

O momento em que uma pessoa deve deixar de trabalhar depende do tipo de trabalho que faz e de a atividade exigir que ela dirija ou não. Às vezes o empregador comunica a você ou à própria pessoa que ela deve se aposentar. Alguns empregadores podem estar dispostos a manter a pessoa em algum cargo que exija bem menos dela. Às vezes é a família que deve tomar a decisão. Talvez você perceba que esse momento chegou.

Se a pessoa deve parar de trabalhar, há dois aspectos a levar em conta: as adaptações emocionais e psicológicas envolvidas em uma mudança tão grande e as consequências financeiras dessa mudança. Para a maioria das pessoas, o trabalho é parte fundamental da definição de quem elas são. Essa é uma razão pela qual a pessoa com demência pode se negar a abrir mão de seu trabalho ou pode insistir em afirmar que não há nada errado. A adaptação à aposentadoria pode ser dolorosa e tensa. A ajuda de um psicólogo pode ser inestimável para quem estiver passando por esse problema.

É importante que você considere o futuro financeiro da pessoa com demência, um assunto que é discutido no capítulo 14. A aposentadoria pode criar problemas especiais. Indivíduos que são forçados a aposentar-se cedo em consequência de uma doença neurodegenerativa devem ter direito à mesma aposentadoria e aos mesmos benefícios por invalidez que as pessoas com outras doenças incapacitantes. Em alguns casos, os benefícios são negados com a premissa equivocada de que o declínio do desempenho no trabalho não é doença; tal decisão pode reduzir de forma substancial os rendimentos da pessoa. Caso isso ocorra, é importante esclarecer que a demência é a causa do declínio do desempenho. Se essa abordagem for malsucedida, você deve buscar ajuda legal.[3]

É recomendável que, para proteger a pessoa com Alzheimer, o cuidador principal obtenha uma procuração de plenos poderes (assinada e registrada em cartório) ou, melhor ainda, a interdição do paciente, que servirá como medida de proteção, evitando que este seja manipulado por terceiros. A interdição declara a incapacidade do paciente, que não poderá praticar ou exercer determinados atos da vida civil, o que passará a ser feito pelo curador, pessoa definida pelo juiz para representar o paciente em todos os atos da vida civil.

Esse processo de interdição, na grande maioria dos casos, é demorado, pois requer um laudo do médico, avaliação de médico perito e de um juiz que entenda, de fato, o que é a doença de Alzheimer.

QUANDO A PESSOA JÁ NÃO CONSEGUE CONTROLAR O DINHEIRO

A pessoa com demência pode ser incapaz de administrar sua conta-corrente, perder a capacidade de lidar com troco, tornar-se irresponsável com o próprio dinheiro ou não conseguir pagar contas. Às vezes, quando a pessoa já não consegue gerir seu dinheiro, ela pode acusar outras pessoas de estarem furtando-o.

> *O senhor Fried conta: "Minha esposa manteve os livros contábeis de nossa empresa familiar durante anos. Eu soube que alguma coisa*

3. No Brasil, quando o indivíduo ainda não se aposentou e recebe o diagnóstico de Alzheimer, ainda que não tenha o tempo necessário para aposentadoria, pode requerê-la com base na Lei nº 8.231/91, sendo necessário o mínimo de dez meses de contribuição – é a aposentadoria por invalidez, já que a doença traz a incapacidade total e permanente para o trabalho ou as atividades habituais. Esse processo é bastante difícil, e é necessário laudo médico contundente no que diz respeito a ele. Se o indivíduo já estiver aposentado e for afetado pela doença de Alzheimer, poderá receber o auxílio de 25% do salário no caso de necessitar de outra pessoa para auxiliá-lo, porém é preciso apoio legal para obter direito a esse auxílio, isto é, mandado de segurança para ser aprovado. (N.R.T.)

estava errada quando nosso contador me procurou para dizer que os livros estavam terrivelmente bagunçados".

O senhor Rogers disse: "Minha esposa dava dinheiro para os vizinhos, escondia-o no cesto de lixo e perdia a bolsa. Por isso, tirei dela a bolsa e o dinheiro. Ela então passou a dizer que eu tinha furtado o dinheiro dela".

Muitas vezes, o dinheiro representa independência, por isso algumas pessoas ficam psicologicamente relutantes em abrir mão do controle de suas finanças. Você pode assumir as contas da casa simplesmente corrigindo depois o que foi feito pela pessoa com demência. Se você precisar tirar o cartão de crédito ou de débito contra a vontade dela, pode ser útil reavivar a memória dela com um lembrete mais ou menos assim: "Meu filho John agora cuida das minhas finanças", deixando esse lembrete em um lugar à vista da pessoa.

> O dinheiro representa independência, por isso as pessoas com demência relutam em abrir mão de controlar as próprias finanças.

É perturbador quando uma pessoa acusa os outros de furto, porém é mais fácil compreender esse comportamento se pensarmos na natureza humana. Fomos ensinados, durante toda a nossa vida, a ser cuidadosos com o dinheiro; quando o dinheiro desaparece, achamos que fomos furtados. Se o cérebro de uma pessoa se torna menos capaz de entender o que de fato está acontecendo, não é de surpreender que ela fique ansiosa e desconfiada de que o dinheiro está sendo furtado. Evite entrar em discussões sobre isso, pois a pessoa pode ficar ainda mais nervosa.

Algumas famílias entregam uma pequena quantia de dinheiro (trocados, várias notas de baixo valor) à pessoa afetada pela perda de memória. Se esse dinheiro for perdido ou dado a alguém, o prejuízo será mínimo. Esse é um modo de evitar conflitos relativos ao dinheiro, pois muitas pessoas sentem-se seguras se têm algum dinheiro à mão. Uma peculiaridade das doenças demenciais é que uma pessoa pode perder a capacidade de lidar com o troco antes de perder a noção de que precisa de dinheiro.

A senhora Hutchinson sempre foi muito independente em relação a seu dinheiro, por isso o senhor Hutchinson deu a ela uma bolsa com alguns trocados dentro. Ele colocou o nome dela e o endereço na bolsa, para o caso de ela perdê-la. Ela insistia em pagar a cabeleireira com cheque muito tempo depois de o marido ter combinado de pagar com cartão de débito. Assim, o senhor Hutchinson deu a ela alguns cheques carimbados com ANULADO pelo banco. Toda semana ela entregava um cheque à cabeleireira. O senhor Hutchinson combinou com a cabeleireira que ela aceitasse os cheques e que ele pagaria adiantado via débito.

Essa pode parecer uma medida extrema. Também pode parecer desleal enganar a própria esposa dessa maneira. De fato, esse procedimento permite que ela continue se sentindo independente e permite ao marido, exausto e sobrecarregado, controlar as finanças e manter a paz.

Questões de dinheiro podem causar problemas sérios, sobretudo quando a pessoa com demência também é desconfiada ou quando outros membros da família discordam (nesse ponto, pode ser útil ler "Desconfiança", no capítulo 8, e "Lidando com a mudança de papéis e os conflitos familiares", no capítulo 11). A criatividade pode ajudar você a tornar as questões financeiras muito menos estressantes.

QUANDO A PESSOA JÁ NÃO CONSEGUE DIRIGIR COM SEGURANÇA

Talvez chegue um momento em que você perceba que seu familiar já não consegue dirigir de modo seguro. Algumas pessoas reconhecem seus limites, mas muitas não estão dispostas a parar de dirigir. Comparativamente, as pessoas com demência que continuam dirigindo têm muito mais probabilidade de sofrer acidentes do que as demais pessoas da mesma idade.

Para a maioria dos motoristas experientes, dirigir é uma habilidade tão bem assimilada que é quase "automática". Uma pessoa consegue ir e vir entre a casa e o trabalho todos os dias enquanto a mente está ocupada com outras coisas — talvez atendendo a telefonemas ou ouvindo música. Não é necessária muita concentração para dirigir, mas, quando o padrão de trânsito muda de repente, nossa mente tem de se concentrar na estrada de imediato e responder com rapidez à situação. Pode *parecer* que a pessoa com demência está dirigindo bem quando na verdade ela está assumindo uma direção de risco. Dirigir requer uma interação altamente complexa entre olhos, cérebro e músculos e a capacidade de solucionar rapidamente problemas complicados. Uma pessoa que aparentemente ainda consegue dirigir com segurança pode ter perdido a capacidade de reagir de forma adequada a algum problema inesperado na estrada. Ela pode estar confiando inteiramente na forma automática de dirigir e ser incapaz de mudar com rapidez de uma reação habitual para uma reação diferente quando a situação assim o exigir.

Frequentemente as pessoas tomam por conta própria a decisão de parar de dirigir quando sentem que já não são tão boas ao volante quanto costumavam ser. No entanto, se o seu familiar não tomar essa decisão, será sua a responsabilidade, para com ele e para com os outros, de avaliar cuidadosamente se é perigoso ou não ele continuar dirigindo e de intervir quando for necessário. Essa pode ser uma das primeiras situações em que você deve tomar uma decisão no lugar da pessoa com demência. Talvez você hesite em fazê-lo, mas provavelmente sentirá alívio depois de impedir que a pessoa com problema de memória dirija. Não incentive alguém que hesita em dirigir a continuar dirigindo.

Há controvérsias a respeito de uma pessoa com demência poder ou não continuar a dirigir nas fases iniciais da doença. Não existe um teste que possa embasar uma decisão relativa a isso, mas um terapeuta ocupacional pode avaliar a habilidade de alguém ao volante. Para decidir se chegou o momento de a pessoa parar de dirigir, veja a seguir as habilidades necessárias para uma direção segura e analise se a pessoa ainda as tem — tanto ao volante quanto em outras situações:

- *Boa visão.* A pessoa deve ter boa visão, ou a visão corrigida por lentes, e ser capaz de enxergar claramente, tanto à frente quanto pelas laterais dos olhos (visão periférica), para que possa ver coisas que venham em sua direção pelos lados.
- *Boa percepção.* O cérebro combina as informações sensoriais recebidas de forma a torná-las compreensíveis. Por exemplo, ele integra toda a informação visual que recebe enquanto uma pessoa está dirigindo para que seja possível rapidamente identificar algo fora do comum, como uma criança pequena parada na calçada — isso deve deixar o motorista alerta, pois a criança pode correr para a rua. Doenças demenciais comprometem a capacidade do cérebro de reunir a informação de forma correta, portanto podem afetar um aspecto básico da capacidade de dirigir.
- *Boa audição.* A pessoa deve ser capaz de ouvir bem, ou ter a audição corrigida por aparelhos, de modo que possa ficar alerta para os sons de carros que se aproximam, buzinas etc.

- *Reação rápida.* O motorista deve ser capaz de reagir rapidamente — virar, frear e evitar acidentes. O tempo de reação de pessoas idosas, quando formalmente testado, é um pouco mais lento do que o de pessoas mais jovens, mas, em idosos saudáveis isso não chega a interferir na capacidade de dirigir. No entanto, se você perceber que uma pessoa parece estar mais lenta, ou que ela reage devagar ou de forma inapropriada a modificações repentinas no ambiente domiciliar, fique atento para a possibilidade de essas mesmas limitações se manifestarem quando ela estiver dirigindo.
- *Capacidade de tomar decisões.* Um motorista deve ser capaz de tomar decisões *adequadas* com rapidez e *com calma*. Tomar a decisão correta quando uma criança passa correndo na frente do carro, quando um motorista buzina e um caminhão se aproxima, tudo ao mesmo tempo, exige que o motorista seja capaz de resolver problemas complicados e inusitados rapidamente e sem entrar em pânico. É comum que pessoas com demência confiem em suas reações habituais, mas a reação habitual pode não ser a correta em determinada situação ao volante. Algumas pessoas, ainda, ficam confusas e nervosas quando várias coisas acontecem ao mesmo tempo. Você perceberá tais problemas, se estiverem ocorrendo, tanto em situações domésticas quanto no trânsito.
- *Boa coordenação.* Olhos, mãos e pés devem trabalhar juntos e de forma correta para a condução segura de um carro. Se a pessoa está perdendo a coordenação ou se o seu modo de andar mudou, fique alerta, pois ela também pode ter dificuldades para usar o pedal de freio.
- *Atenção no que acontece ao redor.* O motorista deve estar atento a tudo que ocorre sem ficar nervoso ou confuso. Se a pessoa "não percebe" coisas que acontecem a sua volta, ela pode não estar mais dirigindo com segurança.

Às vezes, os comportamentos ao volante servem de alerta para problemas. Pessoas afetadas pela perda de memória podem ficar perdidas em trajetos nos quais não se confundiam antes. Estar perdido pode distrair o motorista e interferir ainda mais em sua capacidade de reagir rapidamente. Às vezes, dirigir devagar demais é uma indicação de que o motorista está inseguro em relação a suas habilidades, embora isso não signifique que todo motorista cauteloso seja um motorista com algum problema. Motoristas com demência podem pisar no acelerador quando pretendem pisar no freio.

As pessoas com demência podem ficar com raiva ou agressivas ao dirigir, ou podem acreditar que os outros motoristas "querem atingi-las". Isso é perigoso. Ocasionalmente, pode ocorrer de a pessoa com demência estar bebendo demais. Mesmo pequenas doses de álcool comprometem a habilidade de condução de pessoas com demência. Caso essa perigosa combinação afete seu familiar, você deve intervir.

O "teste do neto" é um modo de decidir se uma pessoa deve continuar dirigindo. Pergunte a si mesmo se você permitiria que ela dirigisse com seu filho ou seu neto no carro; se a resposta for "não", então ela não deveria estar dirigindo.

Caso esteja preocupado com a habilidade de uma pessoa com demência ao volante, você deve começar a abordar o problema por meio de uma conversa franca com ela. Mesmo tendo um comprometimento cognitivo, a pessoa ainda é capaz de tomar parte nas decisões que a envolvem. A maneira como você inicia a conversa pode afetar a reação dela. Pessoas com comprometimento cerebral às vezes tornam-se menos capazes de aceitar críticas do que quando estavam bem, de modo que você deve abordar com tato a questão. Se você disser "Você está dirigindo muito mal. Você se perde e é um perigo ao volante!", a pessoa pode sentir que precisa se defender e confronte você. Em vez disso, diga gentilmente algo como "Você está ficando meio distraído com os semáforos", dando à pessoa uma "saída honrosa". Desistir de dirigir significa ter de admitir que as próprias limitações estão cada vez maiores. Procure meios de ajudar a pessoa a manter sua dignidade e sua autoestima, ao mesmo tempo que você atende à necessidade de segurança. Tente oferecer alternativas, como "Hoje vou dirigir e você pode olhar a paisagem". Como último recurso, algumas famílias vendem o carro e dizem à pessoa com demência que não foi possível consertá-lo.

> Algumas pessoas deixam de dirigir voluntariamente. Outras precisam que o departamento de trânsito intervenha, não renovando-lhes a habilitação.

Às vezes, os familiares têm uma boa surpresa.

> *O senhor Solomon era um homem de personalidade forte, independente. Seus familiares sabiam que ele estava dirigindo mal, mas achavam que ele ficaria arrasado se perdesse sua autonomia. Previam uma discussão terrível sobre o assunto. No entanto, um vizinho notificou o departamento de trânsito. Quando o senhor Solomon voltou do teste de direção, ele jogou a carta de motorista na mesa e disse que não podia mais dirigir. A despeito dos temores da família, a partir de então*

ele nunca demonstrou aborrecimento ou incômodo em relação a isso. Durante o teste, provavelmente suavizaram a situação lhe dizendo que era uma verificação rotineira de pessoas da idade dele.

Em alguns casos, a pessoa pode se recusar terminantemente a parar de dirigir, por mais tato que você tenha. Talvez funcione pedir o apoio de um médico ou de um advogado. Alguns médicos escrevem no receituário "Não dirigir". Familiares relatam que pedir ao médico para agir como "vilão" alivia a pressão sobre o cuidador. Muitas vezes, a pessoa considera os conselhos de familiares como uma intromissão, mas coopera quando a mesma coisa é dita por uma autoridade. Como último recurso, você pode tomar-lhe as chaves do carro ou pedir a um mecânico que desmonte o mecanismo de partida.

É recomendável impedir que a pessoa continue dirigindo mesmo que o comprometimento cognitivo seja leve. Os lapsos de memória e as reações negativas acontecem de repente, e consequentemente podem ocorrer acidentes. Se o cuidador estiver ciente da doença e permitir que o paciente continue a dirigir e um acidente acontecer, este será responsabilizado pelo fato no âmbito civil e criminal. Na renovação da carteira de habilitação para motoristas, só é solicitado o exame de vista, que é bem superficial, e, caso o paciente responda corretamente às perguntas que lhe forem feitas, a carteira de motorista será renovada normalmente. Cabe sempre à família ou ao cuidador principal descobrir argumentos que façam a pessoa desistir de dirigir.

Uma mulher que não dirigia vendeu o carro do marido e guardou o dinheiro em um lugar seguro. Toda semana, ela acrescentava o valor que costumavam gastar com gasolina ao dinheiro economizado com a venda do carro, a manutenção e o seguro. Ela disse que era mais fácil gastar o dinheiro com táxi sabendo o que teria sido gasto com o carro.

QUANDO A PESSOA NÃO PODE MAIS MORAR SOZINHA

Quando a pessoa estava acostumada a morar sozinha e já não pode mais fazê-lo, passar a morar com outras pessoas pode ser difícil para todos. Alguns apreciam a sensação de segurança proporcionada pela companhia. Outros resistem fortemente a abrir mão de sua independência.

Frequentemente as pessoas com demência passam por vários estágios entre a independência completa e voltar a morar na companhia de alguém. Se uma transição gradual for possível, poderá ser mais fácil para a pessoa adaptar-se, e talvez a necessidade de morar com alguém possa ser revista. Por exemplo, no início, a ajuda de vizinhos ou de um programa de visita domiciliar talvez seja adequada.[4] Mais tarde, um membro da família ou um cuidador contratado pode passar parte do dia com a pessoa. Há casos em que só é necessário que alguém vá para dar os medicamentos ou ajudar a preparar a comida.

Quando você desconfia que uma pessoa que mora sozinha está desenvolvendo demência

A capacidade funcional da pessoa pode sofrer uma alteração súbita, e você deve ficar atento; um evento estressante não muito relevante, ou mesmo um resfriado leve, pode levar a uma piora. Talvez você não perceba o declínio gradual e insidioso até que algo aconteça. As famílias, muitas vezes, demoram demais para agir.

Quando as coisas dão errado, a pessoa pode reagir tentando "disfarçar". Algumas pessoas com demência não percebem que têm problemas; outras podem culpar a família ou se retrair. Parentes próximos podem também negar que haja problemas. Dessa forma, pode ser difícil saber com certeza o que está acontecendo. Veja a seguir algumas questões que devem ser consideradas quando precisamos decidir se a pessoa que mora sozinha necessita de ajuda.

Mudança na personalidade ou nos hábitos

A pessoa está mais retraída, apática, negativista, pessimista ou desconfiada que o normal, ou sente um medo incomum de crimes?

Ela insiste em afirmar que tudo está bem ou não admite que há problemas, quando você sabe que estes ocorreram?

A pessoa consegue cuidar da própria higiene pessoal? Está usando roupas sujas, esquecendo-se de tomar banho ou escovar os dentes, ou negligenciando-se de alguma outra forma?

---

4. Aqui no Brasil, a rede pública de alguns municípios oferece programas direcionados à saúde e ao bem-estar dos idosos, como o Programa Acompanhante de Idosos (PAI), de São Paulo, que oferece cuidado domiciliar realizado por profissionais e acompanhantes de idosos no que diz respeito ao apoio e ao suporte nas chamadas atividades de vida diária. Porém esse programa não consegue atender toda a população idosa, e para receber esse atendimento é necessário estar cadastrado em uma Unidade Básica de Saúde que conte com esse serviço. O paciente será visitado e, conforme o resultado da visita, poderá ser atendido pelo programa. Consulte seu município para saber se há programa semelhante. (N.R.T.)

Ela se isolou dos demais? Costuma dizer que vai sair quando na verdade não o faz?

Telefonemas

As conversas dela estão se tornando cada vez mais vagas? (Os detalhes exigem uma boa memória.)

Ela muda de assunto repentinamente ou parece esquecer-se do que estava dizendo?

Ela repete as coisas?

Ela está mais irritadiça que o normal quando fala ao telefone? Está menos tolerante à frustração?

Ela lhe telefona com menos frequência, ou telefona demais, ou telefona tarde da noite?

Ela repete a mesma história a cada conversa, como se fosse novidade?

Escrita e e-mails

Ela parou de mandar *e-mails*, usar as redes sociais, escrever cartas ou mandar cartões, ou escreve coisas sem sentido? A letra dela mudou? Tornou-se difícil entender o que ela está tentando dizer?

Refeições e medicamentos

A pessoa está fazendo as refeições e tomando os medicamentos de forma correta? A pessoa com demência pode não comer, ou pode comer só doces, mesmo quando você lhe serve uma refeição quente. A pessoa pode tomar medicamentos além do indicado ou esquecer-se de tomá-los. Isso pode agravar o comprometimento do raciocínio e colocar em risco sua saúde física. Se a pessoa não corre outros riscos, ela pode conseguir viver sozinha, desde que alguém ajude diariamente com a alimentação e a medicação, mas, conforme nossa experiência, pessoas que se esquecem de comer de forma correta provavelmente já apresentam um comprometimento cognitivo que não permite que morem sozinhas de forma segura.

A pessoa está esquecendo de desligar o fogão ou queima a comida? Muitas vezes, pessoas que parecem estar fazendo tudo corretamente se esquecem de apagar o fogo. Ela parou de cozinhar? As panelas estão queimadas? A pessoa usa velas ou fósforos? É difícil acreditar que uma pessoa seja de fato um perigo para si mesma quando parece tão bem, mas o fogo é um risco real e muito sério. Casos de queimaduras severas e até fatais não são incomuns. Você deve intervir se desconfiar que a pessoa está esquecendo de desligar o fogão.

Outros problemas

A pessoa saiu de casa sem rumo ao menos uma vez? Se o fez, ela correu um risco real de perder-se, ser assaltada ou agredida. Ela sai de casa à noite? Esse comportamento é perigoso. Amigos ou vizinhos entraram em contato com você preocupados com o comportamento ou a segurança dela? Ela tem faltado a compromissos ou não comparecido a reuniões de família? Fez relatos confusos de contratempos, como, por exemplo, de um acidente de carro? Ela saiu do trabalho mais cedo ou de forma abrupta?

> Se você desconfia que a pessoa está esquecendo algo que a coloca em perigo, como desligar o fogo, você precisa intervir, para a segurança de todos.

A pessoa está mantendo a casa arrumada, razoavelmente limpa e livre de riscos? A pessoa pode deixar cair água no piso da cozinha ou do banheiro e esquecer de secá-lo, criando um risco de queda para si mesma. Às vezes ela se esquece de lavar a louça ou de dar a descarga no banheiro, ou cria outras condições insalubres. Se a casa está muito atravancada, ela pode tropeçar em algo e cair. Uma pessoa com demência pode acumular jornais e panos velhos, que se tornam um risco de incêndio. A casa cheira a urina? Esses são sinais de que a pessoa não consegue cuidar de si ou de que está doente.

A pessoa está usando roupas adequadas para o calor ou para o frio? Ela pode estar pouco agasalhada quando faz frio. Nessa circunstância, sua temperatura corporal pode cair e deixar a pessoa em uma situação de perigo. No calor, ela pode estar vestida com roupas quentes demais ou ter medo de abrir a casa para que seja ventilada de forma adequada. Isso pode levar a uma insolação.

A pessoa está agindo em resposta a ideias "paranoicas" ou suspeitas irreais? Esse tipo de comportamento pode criar problemas com os outros. Às vezes, as pessoas chamam a polícia por causa de seus medos e incomodam os vizinhos. Às vezes, ainda, idosos ou pessoas com demência tornam-se alvo de adolescentes ou adultos mal-intencionados. Esses problemas podem acontecer em qualquer vizinhança.

A pessoa demonstra ter bom discernimento? Ela tem novos "amigos" de caráter duvidoso? Está doando dinheiro a causas questionáveis? Está enviando dinheiro a qualquer instituição filantrópica ou religiosa que entre em contato pedindo doações, mesmo que não tenha interesse em seu trabalho? Ela envia várias doações à mesma instituição por ter esquecido que já doou? Algumas pessoas com demência têm pouco discernimento no que diz respeito a quem deixam entrar em casa, e podem ser furtadas por quem elas mesmas convidaram ou entregar-lhes dinheiro ou fazer outras coisas inapropriadas.

Quem está pagando as contas? Com frequência, a primeira indicação que os familiares têm de que algo está errado é quando a água ou a luz é cortada porque a conta não foi paga ou porque o morador não permitiu que fosse feita a leitura do relógio. A pessoa pode parar de controlar as finanças ou mudar seus hábitos de compras. Ela parou de declarar o imposto de renda, embora antes fosse cuidadosa quanto a essa questão?

Pistas como essas indicam que *algo* pode estar errado — mas não necessariamente que a pessoa tem uma doença neurodegenerativa. Uma vez que você se dê conta de que pode haver um problema, é essencial conseguir uma avaliação completa da pessoa. Tais alterações podem indicar outras condições tratáveis.

O que você pode fazer

Procure organizações que disponibilizem grupos de apoio. Muitas delas oferecem soluções para ajudar famílias que vivem longe do parente afetado e podem fornecer informações valiosas. Converse com outros familiares e com os amigos da pessoa, vizinhos, pessoas que frequentam a mesma instituição religiosa que ela para saber o máximo possível. Se ela morar em um apartamento, converse com o síndico ou com o porteiro. Se morar em uma área rural, converse com algum carteiro ou com o gerente de alguma loja que ela frequenta. Eles talvez estejam cientes dos problemas que ela enfrenta. Forneça a essas pessoas seu número de telefone e peça que entrem em contato se notarem algo que considerem que você deveria saber.

Visite a pessoa para avaliar sua situação e tome providências para que seja feito um diagnóstico dela. Consulte um serviço de atenção ao idoso na cidade de seu familiar. Os atendentes poderão fornecer informações relativas aos recursos disponíveis no local.[5]

5. No Brasil, há associações como a ABRAz e a Apaz, bem como órgãos públicos especializados na proteção à pessoa idosa, como as Delegacias do Idoso, os Conselhos Municipais do Idoso, a Promotoria de Justiça do Idoso e o Centro de Referência da Cidadania do Idoso. (N.R.T.)

Pode ser que a pessoa continue vivendo de forma independente por algum tempo enquanto você providencia uma supervisão. Talvez o médico dela possa dar a você uma ideia do quão capaz ela é de continuar a se cuidar sozinha. Você deve verificar as referências de qualquer um que se ofereça para prestar esse tipo de serviço. Contate as fontes das referências e questione a respeito da honestidade e da confiabilidade do prestador de serviços, e verifique que tipo de serviço esse profissional prestou para elas. Diga a seu familiar que sofre os sintomas de confusão que você está preocupado com ele e que estará se comunicando com ele constantemente.

A mudança para uma nova residência

Se você perceber que seu familiar já não pode morar sozinho, deve pensar em alguma alternativa. Pode ser a presença de acompanhantes em tempo integral, ou a mudança para a casa de alguém, ou para alguma casa de repouso ou clínica geriátrica, ou ainda uma instituição de longa permanência (antigos asilos).

> *O senhor Sawyer conta: "Mamãe simplesmente não pode mais viver sozinha. Contratamos uma governanta, e mamãe a despediu, e quando ligamos para a agência, disseram-nos que não poderiam mandar mais ninguém. Por isso, falamos com mamãe e dissemos que queremos que ela venha morar conosco. Ela se recusa totalmente. Diz que não há nada de errado com ela e que estou tentando furtar seu dinheiro. Ela não admite que não está se alimentando. Ela diz que trocou de roupa, e sabemos que não trocou. Não sei o que fazer".*

Quando uma pessoa que está confusa recusa-se a abrir mão de sua independência e mudar-se para um local mais seguro, compreender o que ela pode estar pensando e sentindo pode tornar mais fácil a mudança. A transição entre uma vida autônoma e morar com mais alguém pode significar abrir mão da independência e admitir a própria incapacidade. Mudar-se significa mais perdas. Significa abrir mão de um lugar que conhece bem e de pertences com os quais a pessoa está familiarizada. Esse lugar e esses pertences são os símbolos concretos do passado da pessoa e servem como recordações quando sua memória falha.

Se você perceber que seu familiar já não pode morar sozinho, deve pensar em alguma alternativa.

A pessoa que está desenvolvendo demência depende do ambiente familiar para fornecer-lhe pistas que lhe permitam viver de forma independente. Aprender a orientar-se em um novo lugar é difícil; algumas vezes, impossível. A pessoa se sente dependente do entorno familiar para sobreviver. A pessoa com demência pode esquecer os planos que foram discutidos ou talvez seja incapaz de compreendê-los. Embora você garanta a sua mãe que ela virá morar em sua casa, que para ela é bem familiar, tudo que a mente danificada percebe é que muitas coisas serão perdidas. Ela pode não entender a necessidade de uma mudança pelo fato de não se lembrar dos problemas que está tendo.

Quando você faz planos para que a pessoa more com alguém, vários aspectos devem ser levados em conta:

1. *Analise com cuidado as alterações que a mudança pode trazer para sua própria vida. Antes da mudança, planeje os recursos financeiros e os apoios emocionais de que você vai precisar.* Verifique se pode incluir a pessoa como dependente em sua declaração de imposto de renda.

> Se sua relação com a pessoa que agora tem demência sempre foi ruim, isso pode dificultar as coisas para você.

Caso a pessoa vá morar com você, procure saber o que pensa o restante de sua família. Se há crianças ou adolescentes em sua casa, as atividades deles vão incomodar a pessoa ou o comportamento "estranho" da pessoa vai perturbá-los? Como se sente seu cônjuge a respeito disso? Seu casamento já enfrenta alguma dificuldade? Ter em casa uma pessoa com demência pode criar problemas e tensões mesmo em lares harmoniosos. Se tanto a pessoa com demência quanto o cônjuge dela estiverem se mudando para sua casa, você também deverá levar em conta como o cônjuge vai interagir com o restante da família. Todas as pessoas impactadas por essa mudança devem ser envolvidas na decisão e precisam de uma oportunidade para expressar suas preocupações.

Assumir os cuidados para com uma pessoa com problemas de memória pode acarretar alterações em outros setores da sua vida, como: tempo livre para lazer (talvez você não possa sair, por não ter ninguém que fique com a pessoa de quem você cuida), sossego (você pode não conseguir ler as notícias ou conversar com seu cônjuge porque a pessoa que veio morar com você está andando de um lado para outro), finanças (você pode ter despesas médicas maiores ou ter de gastar dinheiro adaptando um banheiro), repouso (a pessoa com demência pode ficar acordada à noite, andando pela casa), e visitas (as pessoas podem parar de visitá-lo porque o comportamento dela é constrangedor).

Esses são aspectos que dão significado à vida e ajudam a reduzir seu estresse. É importante planejar estratégias para que você e sua família descansem e se afastem dos problemas decorrentes da atividade de tomar conta de uma pessoa com demência. Lembre, ainda, que os outros problemas não vão desaparecer; você ainda pode ter de preocupar-se com seus filhos, voltar exausto do trabalho ou ter problemas com o carro.

A pessoa que você está trazendo para sua casa é alguém com quem você consegue conviver? Se você nunca conseguiu se dar bem com seu pai, sua mãe ou com algum irmão ou irmã, e se a doença piorou o comportamento dessa pessoa, a mudança dela para sua casa pode ser desastrosa. Se sua relação com a pessoa que agora tem demência sempre foi ruim, a dificuldade de relacionamento é uma realidade que pode complicar a situação.

2. *Envolva a pessoa ao máximo nos planos para a mudança, mesmo que ela se recuse a mudar.* O indivíduo com demência ainda é uma pessoa, e sua participação em planos e decisões que o envolvam é importante, a menos que o comprometimento seja tão severo que ele esteja impedido de compreender o que está ocorrendo. Pessoas que são enganadas no momento de se mudar de casa podem ficar ainda mais furiosas e desconfiadas, e sua adaptação a um novo ambiente pode ser extremamente difícil. É claro que o grau e a natureza da participação da pessoa dependem do grau de sua doença e de sua atitude diante da mudança.

Saiba que existe uma diferença fundamental entre tomar uma decisão, papel que talvez caiba a você, e participar do planejamento, algo que a pessoa com demência pode ser encorajada a fazer. Parece que a história do senhor Sawyer continuou da seguinte forma:

> Se a pessoa que tem demência mudar-se antes de sua doença se tornar severa, talvez ela se adapte melhor ao novo ambiente.

> *"Depois de conversarmos com a mamãe, ela continuou recusando a ideia de se mudar. Mesmo assim, fomos em frente com os preparativos. Eu disse a ela, de um jeito gentil, que ela precisava se mudar porque estava ficando esquecida. Eu sabia que decisões demais, de uma só vez, iriam incomodá-la, portanto, fizemos poucas perguntas de cada vez: 'Mãe, você gostaria de levar todas as suas fotos?'. 'Mãe, vamos levar sua cama e essa colcha linda para seu novo quarto.' Claro, tivemos de tomar várias decisões por ela — por exemplo, quanto ao fogão e à lavadora, e a toda a tralha que estava no sótão.*

E, óbvio, ela continuou dizendo que não ia se mudar e que eu a estava furtando. Mas acho que ela assimilou alguma coisa, por isso passou a nos 'ajudar' na mudança. Uma vez ela pegou um vaso e disse 'Eu quero que Carol fique com isto'. Tentávamos sempre fazer a vontade dela. Então, depois da mudança, pudemos honestamente dizer-lhe que o vaso não tinha sido furtado; ela mesma o havia dado a Carol."

Quando uma pessoa tem um comprometimento cognitivo num nível muito elevado, talvez tenha mais dificuldade para entender o que está acontecendo à volta dela; nesse caso, pode ser melhor fazer a mudança sem o estresse adicional de tentar envolvê-la no processo.

3. *Esteja preparado para um período de adaptação.* As mudanças frequentemente são perturbadoras para pessoas com demência. Não importa o quão cuidadoso e afetuoso tenha sido o planejamento, a mudança é um evento de grande magnitude, e a pessoa pode ficar aborrecida durante algum tempo. É fácil entender que superar as perdas que a mudança implica pode ser um processo demorado. A pessoa com demência também precisa de um tempo extra para orientar-se em um novo lugar.

Se a pessoa com demência se mudar antes de sua doença se tornar severa, talvez se sinta mais capaz de ajustar-se ao novo ambiente. Ela terá mais capacidade de aprender novas coisas e de adaptar-se. Esperar até que alguém esteja incapacitado demais para se opor pode significar que a pessoa não conseguirá aprender a orientar-se ou a reconhecer que está em um novo ambiente.

Depois de um período de adaptação, a maioria das pessoas se acostuma ao novo ambiente. Placas indicativas nas portas podem ajudar as pessoas a orientar-se em uma casa com a qual não estejam familiarizadas. Tente adiar outras atividades ou alterações da rotina até que todos tenham se ajustado à mudança.

Tenha em mente que, depois de um período de adaptação, a maioria das pessoas se acostuma ao novo ambiente.

Algumas pessoas com demência nunca se adaptam à mudança. Se isso acontecer, não se culpe. Você fez o melhor que pôde e agiu em prol do bem-estar da pessoa. Terá de aceitar a incapacidade dela de adaptar-se como uma decorrência da doença.

CAPÍTULO 5

Problemas enfrentados nos cuidados diários

RISCOS QUE MERECEM ATENÇÃO

Pessoas com demência podem não ser capazes de assumir a responsabilidade pela própria segurança. Elas não têm mais condições de avaliar as consequências como nós temos, por causa da rapidez com que se esquecem das coisas, por isso correm o risco de sofrer algum acidente grave. Podem tentar executar atividades já conhecidas sem perceber que não conseguem mais dar conta delas. Por exemplo, a doença pode afetar porções do cérebro que coordenam como fazer coisas simples, como usar o micro-ondas ou fatiar uma carne. Muitas vezes, essa incapacidade para tarefas manuais não é percebida e pode levar a incidentes sérios. Como a pessoa tampouco consegue aprender, pequenas alterações na rotina podem criar situações perigosas. Talvez a pessoa aparente estar se saindo bem e, por isso, você não perceba que ela perdeu o discernimento necessário para evitar acidentes. A família precisa assumir a responsabilidade pela segurança da pessoa com demência, mesmo quando esta tiver apenas um leve comprometimento cognitivo.

Os acidentes ocorrem com mais frequência quando as pessoas estão contrariadas ou cansadas, quando estão com pressa, quando acontece uma discussão ou quando alguém na casa está doente. Nessas ocasiões, você fica menos alerta à possibilidade de um acidente, e a pessoa com demência pode entender mal ou ter uma reação catastrófica ao menor contratempo.

Faça tudo o que puder para reduzir qualquer confusão ou tensão que surgir. Isso é difícil quando você está se esforçando para cuidar de uma pessoa que tem demência. Se você a estiver apressando, porque precisa chegar a tempo para um compromisso ou terminar um trabalho, por exemplo, e ela começar a ficar agitada, *pare*, mesmo que por isso você se atrase ou não termine o que deveria ser feito. Respire fundo, descanse um instante e espere até que ela se acalme.

Mesmo pequenos contratempos podem ser sinais de alerta para um acidente iminente: você bateu a canela na cama ou deixou cair e quebrou uma xícara, e a pessoa com demência está ficando agitada. Esse é o momento em que deve haver uma mudança de ritmo, antes que ocorra um acidente sério. Ensine as demais pessoas que moram na casa a identificar a relação entre aumento de tensão e maior probabilidade de acidentes. Nesses momentos, todos podem ficar de olho na pessoa com demência.

Conheça os limites das capacidades da pessoa. Não confie quando ela afirmar que pode esquentar a janta ou entrar sozinha na banheira. Um terapeuta ocupacional pode lhe dar uma avaliação confiável do que ela pode fazer com segurança. Caso não possa contar com esse recurso, observe a pessoa com atenção enquanto ela realiza várias tarefas.

Tenha um plano de emergência para o caso de acontecer algo ruim. Quem você vai chamar caso alguém — incluindo você — se machucar? Se houver um incêndio, como você vai tirar de casa a pessoa que tem demência, caso ela esteja contrariada? Lembre-se de que ela pode não entender o que está acontecendo e resistir a seu esforço para ajudá-la.

> Tornar o ambiente mais seguro é uma das melhores formas de reduzir o risco de acidentes.

Organize o ambiente para torná-lo mais seguro. Essa é uma das formas mais importantes de evitar acidentes. Em hospitais e outras instituições há inspeções regulares de segurança. Você pode — e deve — fazer a mesma coisa.

Escolha um momento em que a pessoa com demência não esteja com você e analise com atenção a casa dela, o quintal, a vizinhança e o carro em busca de coisas que ela possa usar de forma errada ou interpretar mal, provocando um acidente. Leve em conta que a pessoa pode ficar confusa se houver muita coisa atravancando a casa, pode tentar executar atividades que já não são seguras (como usar o fogão) e pode aos poucos perder a coordenação a ponto de tropeçar em móveis baixos ou em tapetes soltos. Avalie o nível atual de comprometimento cognitivo dela, mas também considere uma elevação gradativa desse comprometimento. A pessoa pode piorar sem que você se dê conta do aumento do risco. À medida que a doença avançar, repita sua inspeção. O National Institute on Aging [Instituto Nacional de Envelhecimento] tem recursos valiosos para ajudá-lo.[1]

1. Os grupos de apoio formados pela ABRAz e pela Apaz chamam atenção para esses comportamentos e oferecem alternativas. No Brasil, ainda são incipientes as iniciativas, públicas ou privadas, de estruturação de órgãos voltados à questão do envelhecimento e da longevidade da população. Podem

Faça imediatamente as alterações mais importantes e prepare uma lista de outras coisas que você vai querer mudar com o tempo, ou que vai pedir a outras pessoas que o ajudem a mudar. Pense também em si mesmo. O que você pode fazer para tornar sua vida mais fácil, evitar quedas e prevenir incêndios? Talvez você ache difícil fazer essas alterações. Isso significa admitir que a pessoa com demência está mudando. Também pode indicar que você deve fazer as coisas de um jeito diferente do que sempre fez.

Em casa

Conserve em local seguro itens como medicamentos, facas de cozinha, fósforos, ferramentas elétricas e aparelhos (como secadores de cabelos), que, se usados de forma equivocada, podem causar um incêndio, um acidente ou ferir a pessoa que tem demência. Tranque com chave ou cadeado substâncias como inseticidas, gasolina e outros combustíveis, tintas, solventes, materiais de limpeza, detergentes e coisas assim. Ou, melhor ainda, livre-se delas. Mesmo as pessoas com um comprometimento cognitivo leve podem fazer mau uso de tais produtos. Se houver substâncias às quais você precise ter acesso rápido, procure em lojas de construção travas de proteção infantil para gavetas e armários. Existem vários modelos, e são fáceis de instalar. Você provavelmente vai precisar trancar ou instalar travas em mais de um armário para guardar materiais e produtos. Se tiver em casa detectores de fumaça, certifique-se de que estão funcionando e que as baterias são novas.

Simplifique, simplifique, simplifique. Em um ambiente atravancado a pessoa com demência terá mais coisas com as quais lidar, e isso poderá causar acidentes. Livre-se do excesso de coisas, principalmente nas escadas, na cozinha e no banheiro. Dê atenção aos trajetos que a pessoa percorre dentro de casa. Remova objetos e móveis dos quais ela tenha de desviar-se. Remova móveis baixos, tapetes, capachos e fiações nos quais ela possa tropeçar. Uma casa organizada e menos atulhada de coisas também torna mais fácil encontrar objetos extraviados ou escondidos pela pessoa com comprometimento cognitivo.

> Simplifique, simplifique, simplifique.

À medida que envelhecemos, nossos olhos precisam de mais luz, mas frequentemente as pessoas se acostu-

---

ser consultados, por exemplo, o Instituto Paraibano de Envelhecimento, vinculado à Universidade Federal da Paraíba, e o Instituto do Envelhecer, integrado à Universidade Federal do Rio Grande do Norte. Se você entender bem outro idioma, poderá recorrer às associações internacionais e consultar o *site* do National Institute on Aging. (N.R.T.)

mam com pouca iluminação nas casas. Um aumento da iluminação e o uso de luzes noturnas reduzirão acidentes e ajudarão a pessoa com demência a permanecer tão funcional quanto possível. Você pode melhorar a iluminação deixando as cortinas abertas durante o dia e usando lâmpadas de maior potência. Em aposentos com pouca luz natural, deixe as luzes acesas durante o dia. Há lâmpadas econômicas, que gastam menos eletricidade. A iluminação extra reduz a confusão da pessoa e pode evitar que ela tropece nas coisas ou se choque com os móveis.

O banheiro costuma ser o cômodo mais perigoso da casa. Os riscos incluem quedas, venenos, cortes e queimaduras. Mantenha os medicamentos escondidos e guarde itens que a pessoa possa ingerir, como xampus e outras substâncias, em um armário com uma tranca de proteção infantil. Substitua copos de vidro por copos de plástico que não quebrem.

Reduza o gás do chuveiro para evitar queimaduras com água quente demais. Impeça o acesso da pessoa a aquecedores de ambiente.

A pessoa com demência pode tentar cozinhar ou "esquentar algo", sobretudo à noite, quando você estiver dormindo. Ela pode colocar uma panela vazia no fogo. *Este é um risco muito sério.* Também pode tentar esconder coisas sob os queimadores do fogão, os quais podem pegar fogo. Várias providências podem ser tomadas para reduzir riscos. Feche as válvulas de gás do botijão ou da mangueira que alimenta o fogão. Você também pode remover os botões do fogão quando este não estiver em uso. Ainda, pode mandar instalar *timers* no fogão e em outros aparelhos, como no micro-ondas, para que desliguem depois de certo tempo. É possível instalar um interruptor no fogão, ou em qualquer outro aparelho elétrico, que permita desligá-lo quando não estiver em uso; é prudente que o interruptor esteja fora de vista, em um armário, onde a pessoa afetada não o encontre.

Não deixe medicamentos expostos. Habitue-se a guardá-los em algum lugar onde você tenha a certeza de que a pessoa com demência não vai ter acesso a eles. Caso ela se esqueça de que já tomou a medicação, pode tomar de novo ao ver a caixa, correndo o risco de passar mal com a dose excessiva.

Examine as áreas por onde a pessoa circula. No capítulo 7 (páginas 195-196), apresentamos maneiras de trancar as portas. Tranque as portas de locais onde não quer que a pessoa vá. Instale, em portas e armários, placas indicativas bem visíveis que ajudem a pessoa a encontrar o que quer e a ir para o aposento que quiser. Use tapetes antiderrapantes ou aplique fitas ou produtos antiderrapantes na superfície que fica em contato com o piso. Remova os móveis de corredores. Fique atento a objetos ou móveis nos quais a pessoa possa tropeçar.

Existe a possibilidade de a pessoa se trancar em algum cômodo e você não conseguir entrar? Retire e esconda as chaves. Remova a fechadura, tire o miolo e recoloque a maçaneta ou passe uma fita adesiva para segurar o trinco e impedir que a porta seja trancada.

Escadas são perigosas. A demência torna as pessoas instáveis, fazendo-as prestar menos atenção nos degraus. Elas podem facilmente "dar uma guinada" e cair escada abaixo, sobretudo à noite. Verifique os corrimãos das escadas e assegure-se de que são firmes e fortes. Devem estar bem presos à balaustrada ou à parede; caso contrário, não conseguirão suportar o peso de uma pessoa.

Se possível, acomode a pessoa em um quarto no andar térreo logo no início da doença, para que ela não precise subir e descer as escadas. Instale portões tanto no alto quanto ao pé da escada, para bloqueá-la. Certifique-se de que a pessoa não pode passar por cima do portão e cair pela escada.

A maioria das pessoas com demência, em algum momento, entra em áreas com algum risco ou saem perambulando pela rua sem rumo. Comece de antemão a tornar segura a casa da pessoa. No capítulo 7, falamos sobre pessoas que saem de casa sem rumo.

Assim como você vai encontrar maneiras de deixar a casa mais segura, encontre maneiras de deixá-la mais confortável.

A pessoa com demência pode facilmente inclinar-se demais em uma janela ou sobre o parapeito de uma varanda e cair — e essa possibilidade é particularmente perigosa em apartamentos. Instale travas de segurança em janelas e em portas de varandas e também telas de proteção. Saiba que as pessoas podem passar por cima de muretas. Quando alguém tem uma reação catastrófica e entra em pânico, pode ficar tão confuso a ponto de pular a mureta de uma varanda, uma cerca ou uma janela para escapar do que percebe como um perigo. Prepare-se para essa possibilidade, para que nunca haja necessidade de conter fisicamente a pessoa.

Além de tornar a casa segura, procure também torná-la confortável para a pessoa com demência. Placas indicativas fáceis de entender podem ajudar a pessoa a se manter independente. Use cadeiras estáveis, nas quais seja fácil se sentar e se levantar (veja a página 77). Coloque uma cadeira confortável perto de onde você costuma ficar, por exemplo, perto da cozinha, de modo que a pessoa possa ver você. Se você tiver quintal, providencie uma área segura e confortável nele para a pessoa se sentar, com uma cadeira perto da janela, de modo que você possa ficar de olho na pessoa.

Mantenha pouca coisa no quarto da pessoa, que deve ser acolhedor, e deixe algumas gavetas cujo conteúdo ela possa ver. É preferível que a cama não seja muito alta para que, em caso de queda, o risco de ferimentos seja menor. Grades de proteção para camas estão disponíveis no mercado, mas elas podem ser perigosas, porque é comum pessoas com demência tentarem passar por cima delas, correndo o risco de cair.

Se você mora em prédio ou em um condomínio com porteiros e seguranças, informe-os de que seu familiar tem perda de memória e de que pode ter dificuldade para encontrar o lugar onde mora. Esses funcionários talvez se prontifiquem a alertar você caso a pessoa tente sair sozinha.

Fora de casa

Tanto adultos quanto crianças podem chocar-se contra portas de vidro e ferir-se caso o vidro se quebre; cole adesivos bem visíveis que possibilitem perceber o vidro.

Alpendres e deques sem paredes ou muretas podem gerar um grande risco de quedas. Certifique-se de que as muretas são resistentes. Se houver escadas externas, cole fitas antiderrapantes na borda dos degraus e instale corrimãos.

Certifique-se de que a garagem, as áreas de oficina e os galpões são inacessíveis para a pessoa com demência. Esses locais são perigosos. Em um caso conhecido, um homem com demência leve consertava uma torradeira sem tê-la tirado da tomada. Equívocos como esse são comuns e graves.

Verifique se há irregularidades no terreno, rachaduras no calçamento, buracos no gramado, galhos caídos, plantas espinhosas ou montículos de terra que possam causar quedas. Remova o varal para que a pessoa não se choque com ele.

Se você tem churrasqueira, não a deixe sem ninguém por perto quando em uso ou com o carvão ainda quente. Se a churrasqueira for a gás, certifique-se de que a pessoa com demência não consiga ligá-la.

Verifique se os móveis do jardim estão firmes, se não há risco de que virem ou desmontem e se não têm farpas nem pintura descascada.

Tranque com chave as ferramentas de jardim. Instale uma cerca ao redor de plantas venenosas ou desfaça-se delas.

Cortadores de grama são perigosos. A pessoa com comprometimento cognitivo pode tentar remover objetos presos a eles enquanto as lâminas ainda estão virando. Uma pessoa que já não consegue dirigir um carro com segurança pode tentar sair em um cortador de grama dirigível. Os cortadores são especialmente perigosos em terrenos acidentados, pois podem virar.

Uma cerca pode confinar ao quintal uma pessoa que costuma sair sem rumo, mas todas as cercas podem ser escaladas, e há o risco de que a pessoa caia enquanto tenta fazê-lo. Uma cerca mais alta é mais segura que uma cerca baixa. No entanto, ainda será necessário vigiar a pessoa que tende a perambular.

Piscinas são muito perigosas. Certifique-se de que sua piscina, e qualquer outra a que a pessoa com demência tenha acesso, esteja devidamente cercada e trancada, para que a pessoa não possa aproximar-se. Você talvez precise explicar ao dono da piscina o tipo de comprometimento que a pessoa tem; reitere que jamais deve-se supor que ela possa cuidar de si mesma quando estiver perto da piscina. Ainda que tenham sido boas nadadoras, pessoas com demência podem perder o discernimento ou sua habilidade na água.

Gelo e neve constituem um sério risco para vocês dois. A pessoa com demência não consegue ter atenção suficiente para pisar com segurança e, mesmo que você a lembre, a dificuldade que ela tem para caminhar piora as coisas. Você também pode perder o equilíbrio ao tentar ajudá-la e distrair-se enquanto presta atenção nela. As quedas têm consequências sérias para a pessoa que não compreende o que é um ferimento, e, se você se machucar, não poderá cuidar dela. Contrate alguém para manter o acesso à casa livre de neve ou de gelo ou poças d'água. Não saia com a pessoa quando houver neve ou gelo, exceto em emergências — e mesmo assim leve mais alguém para ajudá-lo.

No carro

Os problemas à direção já foram discutidos no capítulo 4. Nunca deixe uma pessoa com demência sozinha em um veículo. Ela pode sair e perambular pelas ruas sem rumo, ou mexer na ignição, soltar o freio de mão, entrar em pânico por não conseguir baixar o vidro da janela, ser importunada por desconhecidos ou deixar as luzes acesas, descarregando a bateria. Alguns vidros elétricos são perigosos tanto para pessoas com demência quanto para crianças, pois eles podem prender a cabeça ou um braço ao serem fechados. Certifique-se de que os vidros elétricos possam ser acionados apenas pelo motorista.

> Nunca deixe uma pessoa com demência sozinha em um carro.

Ocasionalmente, uma pessoa pode abrir a porta do carro e tentar sair enquanto o veículo está em movimento. Pode ser útil travar as portas. A maioria dos carros tem travas de segurança nas portas traseiras. Com isso, a pessoa não consegue sair do banco de trás até que o motorista destranque as portas. Se a tentativa de sair do veículo em movimento constitui um risco potencial, pode ser necessária uma terceira pessoa para dirigir enquanto você mantém calma a pessoa com demência.

Uma almofada giratória para carros deixa o assento do carro levemente mais elevado e facilita a rotação da pessoa e a movimentação de suas pernas para dentro e para fora do carro no embarque e no desembarque.

Outro produto útil é uma alça de suporte multifuncional de apoio para porta de carro, que é presa ao batente da fechadura do carro e suporta o peso da pessoa que entra ou sai dele, evitando que você tenha de fazer força.

Rodovias e estacionamentos

Rodovias são perigosas. Se você acredita que a pessoa com demência pode estar caminhando ao longo de uma rodovia, notifique a polícia imediatamente. Não se preocupe com a possibilidade de estar incomodando a polícia sem necessidade. Notificá-la e depois descobrir que não era necessário é muito melhor do que não fazê-lo e permitir que aconteça uma tragédia.

Ao manobrar em um estacionamento, os motoristas sempre supõem que os pedestres vão sair da frente. Pessoas com demência não prestam atenção nos carros que se aproximam ou podem mover-se devagar. Fique alerta sobretudo nas entradas e saídas de garagens, diante das quais os pedestres são obrigados a passar.

Fumo

Se a pessoa fuma, corre o risco de deixar um cigarro aceso em algum lugar e esquecer-se dele. *Este é um risco muito sério.* Você deve interferir se perceber que a pessoa correrá perigo caso continue fumando. Tente desestimular nela o hábito de fumar. Fale com o médico sobre a possibilidade de usar algum medicamento que reduza a vontade de fumar. Muitas famílias conseguem tirar o cigarro por completo de pessoas com demência. Pode ser difícil durante alguns dias ou mesmo nas primeiras semanas, mas em longo prazo é muito melhor. Algumas pessoas se esquecem de que fumavam e não reclamam quando lhes tiram os cigarros. Outras famílias só permitem que a pessoa fume sob supervisão. Todos os itens relacionados, bem como fósforos e isqueiros, devem ser mantidos fora do alcance da pessoa afetada pela perda de memória. A pessoa que tem cigarros, mas não fósforos, pode tentar usar a chama do fogão para acender o cigarro e esquecer-se de desligá-la. (Veja as sugestões para impedir o uso de fogões apresentadas neste capítulo.)

Armas de fogo

O uso de armas de fogo exige habilidades mentais complexas que em geral são perdidas logo no início da demência. As armas e munições devem ser colocadas em um lugar seguro e trancadas com chave. Se necessário, peça ao médico ou a um representante de uma religião que a pessoa siga para explicar a eventuais parceiros de tiro ou de caça da pessoa que o porte de arma agora é perigoso demais para ela. Caso não saiba como se desfazer da arma, procure informações com a polícia. Se você tiver arma de fogo em casa, certifique-se de deixá-la trancada em algum lugar com cadeado e de que a pessoa com demência não tenha acesso à chave.

NUTRIÇÃO E REFEIÇÕES

Uma boa nutrição é importante tanto para você quanto para a pessoa que tem demência. Quando você não se alimenta bem, fica mais tenso e irrita-se com mais facilidade. Não se sabe até que ponto uma dieta inadequada afeta a progressão da demência, mas sabemos que as pessoas afetadas pela falta de memória com frequência deixam de se alimentar de forma correta e podem desenvolver deficiências nutricionais. A má nutrição acarreta inúmeros problemas dentários e de saúde que podem piorar os problemas comportamentais.

Busque a recomendação profissional de uma dieta que seja saudável para vocês dois. Alguns estudos provam que uma dieta boa para o coração também é boa para o cérebro. Peça a um médico que recomende uma dieta saudável para o coração. Caso a pessoa esteja em situação de risco de sofrer um AVC, seu médico pode receitar suplementos ou medicamentos para reduzir esse risco. Se o médico tiver recomendado uma dieta especial para o controle de outras patologias, como diabetes ou doenças cardíacas, é importante que você lhe peça orientação referente aos alimentos que devem ser consumidos para manter uma alimentação balanceada.

Procure um nutricionista que possa lhe ajudar a planejar refeições que sejam boas tanto para você quanto para a pessoa que tem demência, as quais você saiba que ela irá comer e que sejam fáceis de preparar.

Se a pessoa é ativa, se fica perambulando e tem dificuldade para ficar quieta durante o tempo necessário para comer, tente preparar sanduíches. Corte-os em quatro e dê-lhe um pedaço de cada vez, para que coma enquanto caminha.

Preparo das refeições

Quando, além de todas as responsabilidades, o cuidador precisa preparar as refeições, ele algumas vezes acaba elaborando opções mais simples, como café com pão, tanto para si quanto para a pessoa que tem demência. Se você nunca foi para a cozinha antes de seu familiar adoecer, é possível que não saiba como preparar uma refeição nutritiva de forma rápida e fácil, e talvez não queira aprender a cozinhar. Há alternativas, e sugerimos que você planeje diversas maneiras de obter boas refeições com o mínimo de esforço.

Muitos supermercados já disponibilizam alimentos pré-cozidos. Algumas empresas vendem assinaturas de entrega de refeições parcialmente preparadas. Elas podem ser encontradas pesquisando *on-line* por "serviços de entrega/assinatura de refeições". Há também a oferta de refeições prontas, que só precisam ser aquecidas no forno ou no micro-ondas. Por fim, também há empresas que montam cardápios semanais e enviam os ingredientes, com as instruções de preparo, para o cozimento das refeições. Escolha um serviço que atenda às suas necessidades. Não tente fazer mais do que seu tempo ou suas habilidades culinárias permitem.

Muitos restaurantes fazem entregas em domicílio. Isso ajuda quando uma pessoa já não pode comer em público.

Existem muitos livros acessíveis de culinária, assim como *sites* de receitas, que explicam os passos básicos para a preparação de pratos fáceis. Alguns têm versões com letras grandes. Amigos que gostam de cozinhar podem ensinar você a preparar refeições rápidas e fáceis. Algumas unidades básicas de saúde dispõem de nutricionistas que podem orientá-lo; também as associações de Alzheimer e atualmente alguns convênios de assistência médica oferecem palestras com nutricionistas.

Há refeições congeladas que proporcionam uma alimentação balanceada, mas em geral são caras. Muitas são pobres em vitaminas e contêm sal em excesso, e além do mais carecem das fibras de que as pessoas idosas necessitam para evitar constipações.

Durante as refeições

Acomode a pessoa de modo que ela fique sentada confortavelmente, o mais próximo possível de uma posição correta para comer. Elimine possíveis fontes de distração, como a televisão ligada ou a necessidade de ir ao banheiro. Para algumas pessoas é melhor ter alguém mais à mesa, enquanto para outras isso representa uma distração em potencial.

O local de refeições deve ser bem iluminado para que a pessoa possa ver a comida com facilidade. Use um prato que contraste com a toalha e com a comida (por exemplo, é mais fácil ver um prato branco se estiver sobre uma toalha azul-escura). Evite peças de vidro se a pessoa tiver dificuldade para enxergá-las. Se ela ficar confusa com a presença de condimentos (sal, pimenta, açúcar etc.) sobre a mesa, remova-os. Caso fique confusa com muitos talheres, dê-lhe apenas um. Algumas pessoas saem-se melhor quando comem na sala de jantar ou na cozinha, onde há muitas pistas sutis que as fazem lembrar-se de comer, como os aromas da comida. Permita ao máximo que a pessoa se alimente sozinha.

Há pessoas que não conseguem decidir o que comer quando têm em seu prato vários alimentos diferentes. Se isso acontecer com seu familiar, limite gradativamente o número de alimentos que você coloca diante dele. Por exemplo, sirva apenas a salada e, depois, apenas a carne. A necessidade de fazer uma escolha é quase sempre o que leva a brincar com a comida. Não coloque sal, *ketchup* ou outros temperos onde a pessoa que tem demência possa alcançá-los, de modo a misturá-los na comida de forma inadequada. Tempere-a para ela. A comida deve estar cortada em pedaços pequenos e macios o suficiente para ser ingerida com segurança; pessoas com demência podem se esquecer de mastigar ou ser incapazes de cortar de modo correto a carne, pois mãos e cérebro já não atuam em conjunto.

Sujeira

À medida que desenvolvem problemas de coordenação, as pessoas podem começar a fazer sujeira durante as refeições e passar a comer com a mão em vez de usar talheres. Quase sempre é mais fácil adaptar-se à situação do que reprimi-la. De modo geral, isso significa que elas não são mais capazes de utilizar utensílios. Use uma toalha ou um jogo americano de plástico. Sirva as refeições em um aposento cujo piso seja de fácil limpeza. Não dê bronca na pessoa que você cuida por ela comer usando as mãos. Comer com as mãos adia o momento em que ela vai precisar de mais ajuda sua para se alimentar. Sirva alimentos que sejam fáceis de pegar, em pedaços do tamanho de uma mordida.

Pessoas capazes de usar garfo ou colher vão se sair melhor se o prato tiver laterais. Você pode adquirir um prato com bordas elevadas ou bordas removíveis que se prendam ao prato (também chamadas de aparador de comida) com fornecedores especiais que podem ser encontrados pela internet. Use pratos antiderrapantes ou pesados, que escorregam menos. Jogos americanos antiderrapantes (disponíveis em lojas de utilidades domésticas e *on-line*) podem ser colocados sob os pratos, evitando que estes deslizem. Também existem pratos com ventosas.

Utensílios com cabo mais grosso facilitam o uso por pessoas com artrite ou problemas de coordenação. Você pode comprá-los (procure *on-line* por "talheres adaptados") ou pode tornar os cabos de colheres e garfos mais grossos envolvendo-os com espuma (faça isso com sua própria caneta e veja como a escrita se torna muito menos cansativa).

> Conforme as pessoas desenvolvem problemas de coordenação, fazem mais sujeira ao comer e começam a usar as mãos em vez de talheres.

Algumas pessoas com demência aceitam usar algo por cima das roupas para protegê-las. Outras ficam confusas ou ofendidas com isso. Se quiser tentar, prefira um avental com peitoral em vez de um babador.

Há pessoas que perdem a capacidade de estimar quanto líquido pode encher um determinado recipiente, e por isso deixam os copos transbordarem. Elas precisam de ajuda. Para evitar o derramamento de líquidos, não encha totalmente copos ou xícaras.

Líquidos

Faça com que a pessoa consuma a quantidade de líquido necessária diariamente. Até mesmo as pessoas com comprometimento cognitivo leve podem esquecer-se de ingerir líquidos, e o consumo insuficiente de líquido pode levar a outros problemas físicos (veja as páginas 156-157). Determine com um profissional de saúde a quantidade apropriada de líquido que a pessoa de quem você cuida precisa tomar todos os dias.

Sempre verifique a temperatura de líquidos quentes. A pessoa pode perder a capacidade de estimar a temperatura e, consequentemente, queimar-se.

> Certifique-se de que a pessoa sob seus cuidados beba bastante líquido todos os dias.

Se a pessoa não bebe muita água, ofereça-lhe sucos naturais (descarte sempre que possível os industrializados), chás (evite o chá preto), e lembre-a com frequência de tomar alguns goles, mas é importante ressaltar a necessidade de ingerir cerca de dois litros de água por dia. Se possível, não permita que ela tome mais do que uma xícara de café, chá preto ou refrigerante cafeinado (do tipo cola) por dia. A cafeína é um diurético, por isso aumenta o volume e a frequência da urinação, o que resulta na perda de líquido pelo corpo.

Dieta pastosa

Se a pessoa ingere apenas alimentos pastosos, use um liquidificador ou um multiprocessador. Você pode transformar em pasta os alimentos preparados de forma normal. Isso economiza tempo e dinheiro. Alimentos feitos em casa serão mais atraentes para a pessoa do que papinhas para bebês.

Alimentação com colher

Se você precisa dar comida na boca de uma pessoa com demência usando uma colher, dê-lhe uma pequena quantidade de cada vez. Espere até a pessoa engolir antes de dar-lhe a próxima porção. Mais adiante, durante o desenvolvimento da doença, talvez você precise lembrá-la de engolir.

Dificuldades na hora da alimentação

Pessoas afetadas pela perda de memória que ainda consomem sozinhas algumas refeições podem esquecer-se de comer, mesmo que você deixe a comida à vista delas. Podem esconder a comida, jogá-la fora ou comê-la depois de estragada. Esses são sinais de que a pessoa já não pode viver sozinha e de que você deve tomar providências quanto a isso. Você pode administrar a situação, por algum tempo, telefonando na hora do almoço para lembrar a pessoa de que ela deve comer, mas essa é uma solução de curto prazo. Pessoas que moram sozinhas e têm comprometimento cognitivo leve ou demência frequentemente ficam desnutridas. Mesmo que aparentem estar acima do peso, podem não estar se alimentando de modo correto. Uma dieta ruim pode piorar sua capacidade de pensar.

Muitos dos problemas que ocorrem durante a hora das refeições envolvem reações catastróficas. Faça com que a hora da refeição seja rotineira e constante, com o mínimo possível de confusão. Isso ajudará a evitar as reações catastróficas. Pessoas com demência que costumam ficar agitadas ou fazer sujeira enquanto comem alimentam-se melhor quando as coisas estão calmas.

> Faça com que a hora da refeição seja rotineira e constante, com o mínimo possível de confusão.

Verifique se dentaduras se ajustam com firmeza. Se estiverem soltas, pode ser mais seguro que não sejam usadas até ser possível ajustá-las.

Muitas vezes, falta às pessoas com demência discernimento suficiente para que evitem queimar-se. Verifique a temperatura dos alimentos. Alimentos aquecidos no micro-ondas podem ficar quentes demais em alguns pontos. Misture-os bem.

A pessoa com demência pode tornar-se intolerante por causa dos gostos e das aversões desenvolvidos no decorrer da doença e por isso passar a se recusar a comer certos alimentos. Ela pode estar mais disposta a comer alimentos que já conhece preparados da forma como está acostumada. Se a pessoa nunca gostou de um alimento em particular, ela não vai gostar dele agora. Novos pratos podem confundi-la. Se a pessoa insistir em comer apenas uma ou duas coisas, e todos os esforços para convencê-la ou disfarçar os alimentos falharem, você precisará conversar com o médico sobre vitaminas e suplementos alimentares.

Esconder comida

Algumas pessoas escondem no quarto os alimentos que não comeram. Isso pode ser um problema se atrair insetos ou ratos. Em alguns casos, as pessoas abandonam esse hábito quando são avisadas com frequência de que a qualquer momento podem fazer um lanche. Deixe um recipiente com biscoitos em um lugar em que a pessoa possa ver e lembre-a de que ele está ali. Algumas famílias entregam à pessoa um recipiente cuja tampa fecha bem para guardar seus lanchinhos. Talvez você precise lembrar a ela que deve guardá-los no recipiente. Outras famílias convencem a pessoa com demência a trocar o alimento velho ou estragado por um alimento novo.

Se a pessoa tem outra doença que requer dieta especial, como diabetes, pode ser necessário manter fora de seu alcance os alimentos que ela não deve consumir e permitir acesso apenas aos alimentos recomendados. Lembre-se: muitas pessoas com demência perdem a capacidade de julgar responsavelmente entre a vontade de comer e o bem-estar. Uma vez que uma dieta correta é importante para a saúde, você talvez precise assumir a responsabilidade de impedir que ela consuma alimentos inadequados, mesmo que ela reclame. Você pode mandar instalar uma trava na porta da geladeira, caso necessário. Travas de segurança infantil podem ser usadas em armários.

Petiscos

Algumas pessoas com demência parecem esquecer que já comeram e pedem comida imediatamente depois da refeição. Pode ser que queiram comer o tempo todo. Tente preparar um prato com petisquinhos saudáveis, como biscoitinhos (tipo *croutons*) ou cubinhos de queijo. Talvez a pessoa fique satisfeita pegando um de cada vez. Se o ganho de peso for um problema, ofereça cenoura ou aipo.

Comer o que não deve

As pessoas com demência podem ser incapazes de reconhecer que não é bom comer algumas coisas ou que não se deve comê-las em demasia. Talvez seja necessário tirar da frente do seu familiar temperos como sal, vinagre, óleo ou molhos, como molho inglês ou pimenta, cujo excesso pode fazer-lhe mal. Algumas pessoas comem coisas que não são comestíveis, como sabão, terra de vasos, cápsulas de sabão para máquinas de lavar ou esponjas. Isso provavelmente é consequência de danos à percepção e à memória. Nesse caso, você deverá manter fora de vista esses itens. Recomendamos só tomar tais providências se o problema de fato for constatado, pois muita gente não desenvolve esse tipo de comportamento.

Não comer ou cuspir a comida

Alguns medicamentos administrados a pessoas com demência deixam a boca e a garganta secas, por isso muitos alimentos ficam sem gosto ou difíceis de engolir. Isso pode levar a pessoa a não comer ou a cuspir a comida. Veja com o médico ou verifique nas bulas quais remédios têm esse efeito. Sirva a comida com suco ou água e ofereça um gole de água a cada colherada.

Às vezes, a boca e a garganta podem ficar doloridas por causa da secura, e isso pode deixar a pessoa irritada. Ofereça-lhe líquidos com frequência.

Não engolir

Às vezes, pessoas com demência ficam com a comida na boca e não engolem, por terem esquecido como mastigar ou engolir. Essa é uma apraxia (veja as páginas 74-78), e a melhor forma de lidar com isso é servir à pessoa alimentos moles, que não exijam muita mastigação, como carne moída, gelatina e líquidos espessos.

Se a pessoa não engole comprimidos, triture-os e misture à comida. Mas, primeiro, consulte um médico ou leia a bula, já que alguns medicamentos não devem ser triturados.

Desnutrição

Pessoas com demência podem facilmente ficar desnutridas, mesmo quando seus cuidadores fazem o melhor que podem. A desnutrição e a desidratação contribuem para a deterioração da saúde da pessoa como um todo, o aumento de seu sofrimento e a redução de seu tempo de vida. A desnutrição afeta o funcionamento do corpo todo, incluindo a rapidez da recuperação após uma doença e da cicatrização de ferimentos. É possível estar acima do peso e ainda assim não obter a quantidade necessária de proteínas, minerais e vitaminas. Pessoas que têm dificuldade para engolir ou que sofreram um AVC correm mais risco de ficar desnutridas.

A desnutrição afeta o funcionamento do corpo todo, incluindo a rapidez da recuperação após uma doença e da cicatrização de ferimentos.

Caso seu familiar esteja em uma instituição, veja com a equipe o estado nutricional dele. Durante a visita, veja como está a pele; se estiver muito seca ou com escamas, provavelmente ele está com desidratação.

Perda de peso

As pessoas com demência perdem peso pelas mesmas razões que outras pessoas perdem. Se alguém está perdendo peso sem estar fazendo dieta, o primeiro passo é consultar o médico. A perda de peso, muitas vezes, indica um problema tratável ou uma doença não relacionada com a demência. Não suponha que é um sinal de piora. É importante que o médico investigue com cuidado se há algum problema que contribua para a perda de peso. A pessoa está constipada? Tem câncer, insuficiência cardíaca ou outra condição de saúde que cause perda de peso? Está deprimida? A depressão é uma causa para perda de peso mesmo em pessoas que têm demência. Dentaduras que não encaixam bem, dor de dente e gengivas doloridas podem contribuir para a pessoa perder peso. A perda de peso que ocorre quando a demência já está avançada pode ser parte do processo da doença em si. Certamente, todas as outras causas possíveis devem ser analisadas.

Quando uma pessoa ainda está se alimentando e mesmo assim perde peso, é possível que esteja agitada demais, caminhando sem parar ou tão ativa que acaba queimando mais calorias do que está ingerindo. Ofereça-lhe lanches nutritivos entre as refeições e antes de dormir. Alguns profissionais de saúde acreditam que várias refeições pequenas e lanches frequentes ajudam a evitar esse tipo de perda de peso.

Às vezes, um ambiente calmo e acolhedor é tudo de que a pessoa necessita para comer melhor. Você deve testar várias situações até encontrar uma que mais encoraje a pessoa a comer. Certifique-se de que a comida esteja saborosa. Ofereça à pessoa seus pratos favoritos. Ofereça uma coisa de cada vez e não a apresse. Pessoas com demência frequentemente comem devagar. Ofereça lanches. Lembre-a de forma gentil que deve comer.

Dificuldade para comer é comum em casas de repouso. A maioria das pessoas come melhor em pequenos grupos ou em uma mesa com mais uma pessoa, em um aposento tranquilo. Caso a instituição tenha um refeitório ou um salão de refeições grande e barulhento, pode ser conveniente haver um espaço para a alimentação de pessoas com demência. Os funcionários da casa de repouso podem estar atarefados demais para tentar convencer uma pessoa a comer, e um familiar que ela conheça bem pode ter mais êxito. Comida feita em casa pode ser mais apetitosa que a comida da instituição. Houve um caso em que a pessoa com demência comia melhor quando suas costas eram massageadas com carinho enquanto ela era alimentada; outra respondia bem a uma dose reduzida de medicação tranquilizante, administrada uma hora antes das refeições.

Você pode dar à pessoa que não se alimenta bem um suplemento líquido de alto valor calórico que pode ser adquirido em farmácias e mercados. Esse tipo de suplemento contém as vitaminas, os minerais e as calorias e proteínas de que a pessoa necessita e é encontrado em diferentes sabores; a pessoa pode ter preferência por algum sabor. Sirva-o como bebida junto à refeição ou como um *milk-shake* entre uma refeição e outra. Consulte o médico antes de usar esses produtos.

Risco de engasgo

Em alguns casos, a pessoa com demência tem dificuldade para coordenar a deglutição e engasga com a comida. Se a pessoa tem dificuldade para mudar a expressão facial, ou se teve um AVC, pode também ter dificuldade para mastigar ou engolir. Quando isso ocorre, é importante estar atento para o risco de engasgar. Não dê à pessoa alimentos que ela possa se esquecer de mastigar até o fim, como balas duras, gomas de mascar, nozes, coco, cenoura ou pipoca. Não lhe dê chicletes. Alimentos moles e espessos são menos passíveis de provocar engasgos. Alguns alimentos de ingestão mais fácil são carne moída, ovo cozido, frutas em calda e iogurte gelado. Os alimentos podem ser batidos no liquidificador. O uso de temperos pode torná-los mais saborosos. Você pode misturar um líquido e um sólido (por exemplo, caldo e purê de batatas) para facilitar a deglutição.

Se a pessoa tem dificuldade para engolir, certifique-se de que, ao comer, ela esteja sentada com as costas retas e a cabeça levemente inclinada para a frente, e nunca inclinada para trás. Ela deve ficar na mesma posição em que as pessoas costumam se sentar à mesa. É conveniente que fique sentada por quinze minutos depois de comer.

> Aprenda a manobra de Heimlich; ela pode salvar a vida de uma pessoa engasgada.

Não alimente uma pessoa que esteja agitada ou sonolenta.

Alimentos como cereais com leite podem provocar engasgos. As duas texturas combinadas, sólida e líquida, tornam difícil para a pessoa saber se deve mastigar ou engolir.

Alguns líquidos são mais fáceis de engolir do que outros. Se uma pessoa tende a engasgar com líquidos como a água, tente um líquido mais espesso, como suco de pêssego ou de tomate. Um enfermeiro pode ajudar você a lidar com esse problema.

Primeiros socorros para o caso de engasgos

Um enfermeiro pode ensinar a você uma técnica simples que pode salvar a vida de uma pessoa engasgada. Ela pode ser aprendida em poucos minutos. Todo mundo deveria saber executá-la.

Se a pessoa está engasgada, mas consegue falar, tossir ou respirar, *não interfira*. Estimule-a a continuar tossindo. Se a pessoa não consegue falar, tossir ou respirar (e se ela apontar para a garganta e ficar azulada), *você deve ajudar*. Se ela estiver em uma cadeira ou em pé, fique por trás dela, envolva-a com os braços e segure uma das mãos com a outra ou coloque uma sobre a outra, no meio do abdome (barriga) da pessoa, abaixo das costelas. Empurre com força e rapidamente, para trás e para cima (na sua direção). Se a pessoa estiver deitada, coloque-a virada de barriga para cima, ponha suas duas mãos no meio da barriga dela e pressione. Essa é a manobra de Heimlich, que força o ar para cima, através da garganta, e faz a comida pular para fora, como a rolha de uma garrafa (você pode praticar para aprender onde deve posicionar as mãos, mas não deve pressionar com força o abdome de uma pessoa que esteja respirando).

Alimentação por sonda

Pessoas com demência param de comer por diversos motivos. Podem ter dificuldade para engolir, por causa da apraxia, úlceras no esôfago, um estreitamento do esôfago ou a causa pode ser o excesso de medicamentos. Elas podem não gostar da comida oferecida, não reconhecê-la como comida, perder a sensação de fome ou de sede ou estar sentadas numa posição desconfortável. Talvez tenham câncer ou depressão, que fazem a pessoa parar de comer e que podem ocorrer até em quem tem demência avançada. A pessoa com demência pode parar de comer quando enfrenta alguma doença concomitante; *talvez* ela volte a comer após recuperar-se. No entanto algumas pessoas com demência chegam a um ponto na doença em que perdem a capacidade de comer ou de engolir.

> Embora as circunstâncias sejam diferentes para cada pessoa, não há evidências de que tubos de gastrostomia prolonguem a vida de pessoas com demência, diminuam o risco de aspiração ou previnam pneumonia.

Sempre que uma pessoa com demência tem uma perda significativa de peso, é necessário que um médico examine com atenção o estado médico dela, mesmo que a demência já esteja bem avançada. Então, se não for possível deter a perda de peso, você e os médicos terão de enfrentar um dilema ético. Você deve permitir a colocação de uma sonda de alimentação direto no estômago (tubo de gastrostomia ou sonda PEG)? Ou deve permitir que a pessoa com demência morra? Essa decisão é diferente para cada pessoa e cada família.

Ajuda muito se a família já tiver conversado sobre a questão antes de ela surgir, ou assim que a pessoa tiver começado a perder peso ou apresentar dificuldade para engolir. É importante que todos os aspectos relativos à decisão de colocar a sonda sejam discutidos com um médico que conheça bem a pessoa. Não há indicações de que as sondas de gastrostomia prolonguem a vida das pessoas com demência. Tampouco há indicações de que reduzam o risco de aspiração do conteúdo do estômago para os pulmões ou previna pneumonia quando ocorrer a aspiração.

Muitos médicos acreditam que a sonda de gastrostomia (um tubo que atravessa a parede abdominal e abre-se diretamente no estômago) é mais confortável para a pessoa com demência do que a sonda nasogástrica (tubo que é introduzido pela narina, desce pelo esôfago e chega ao estômago). É menos provável que os pacientes removam a sonda de gastrostomia, que precisa ser trocada com menos frequência. Ela é colocada de dentro para fora — a pessoa passa por uma endoscopia, na qual um gastroenterologista introduz pela boca um tubo flexível com uma câmera na extremidade, que desce pelo esôfago até o estômago; então ele empurra o tubo de alimentação por meio da parede do estômago e da parede abdominal até o exterior. Pelo fato de haver uma abertura através do abdome, há um pequeno risco de resultado adverso, como uma infecção. Se a pessoa com demência não puder assinar o formulário de autorização para esse procedimento, um responsável deverá assiná-lo. A alimentação através de uma gastrostomia ou de uma sonda PEG, em geral, leva várias horas. Há equipamentos que regulam a velocidade do fluxo, embora muitas vezes a força da gravidade por si só já seja suficiente. Um enfermeiro ou enfermeira podem mostrar a você como manusear o tubo em casa.

As pessoas com demência às vezes tentam arrancar as sondas PEG, e às vezes conseguem. Não sabemos se fazem isso porque sentem algum desconforto com a presença da sonda ou se apenas acham que ela não deveria estar ali. Às vezes, isso acontece porque estão inquietas. Pode ser necessário conter as mãos de pessoas que arrancam a sonda, mas com frequência o risco pode ser reduzido cobrindo-se a sonda quando ela não está em uso.

Sabemos muito pouco a respeito da experiência psicológica da pessoa com demência que deixa de comer e não é alimentada por sonda, mas nossa experiência clínica sugere que o desconforto é raro. A maioria dos especialistas concorda que a própria desidratação reduz ou elimina as sensações de sede ou fome, mas não podemos ter certeza disso. Embora o conhecimento obtido com base no número de pessoas que morrem por outras causas possa não ser aplicável a pessoas com demência, podemos afirmar que pessoas cognitivamente normais que se recuperam de desidratação não relatam sensações desconfortáveis de sede. No fim, você e sua família devem tomar a decisão que lhes deixar mais confortáveis. Se a pessoa tiver manifestado antes sua preferência, por escrito ou verbalmente, esta deve orientar a decisão, mas em última instância é o familiar ou o guardião com poder de tomada de decisões médicas quem vai decidir, a não ser que exista um documento, assinado pela pessoa com demência, relacionado a ordens médicas para tratamento de manutenção da vida (este assunto é detalhado nas páginas 347-350).

EXERCÍCIOS

Permanecer fisicamente apto é uma parte importante da boa saúde. Não conhecemos todos os benefícios da atividade física para a saúde, mas sabemos que é importante, tanto para você quanto para a pessoa com demência, exercitar-se. Também não sabemos qual é a relação entre a tensão e a prática de exercícios, mas muitas pessoas que levam vidas intensas e desgastantes estão convictas de que o exercício físico lhes permite lidar de forma mais eficiente com a pressão.

Talvez a atividade física revigore você depois do peso diário de cuidar de uma pessoa com doença crônica.

Vários estudos revelaram que pessoas com demência que se exercitam regularmente são mais calmas e menos agitadas. Alguns estudos observaram que as habilidades motoras parecem ser conservadas por mais tempo quando são usadas regularmente. A prática de exercícios é uma boa maneira de fazer com que a pessoa continue envolvida com suas atividades, pois para quem tem demência pode ser mais fácil usar o corpo do que ter de pensar e usar a memória. Talvez o mais importante seja o fato de que exercitar-se o suficiente ajuda a pessoa a dormir de noite e ajuda a regularizar os movimentos intestinais.

Você pode precisar exercitar-se junto com a pessoa que tem demência. O tipo de atividade física vai depender do que você e ela gostam. Não faz sentido introduzir em sua vida um programa desagradável de exercícios. Leve em conta o que a pessoa fazia antes de desenvolver a demência e procure uma maneira de modificar a atividade para que ela possa continuar praticando-a. A atividade física pode também ser uma boa oportunidade para você e a pessoa com demência desfrutarem da companhia mútua e do afeto sem ter de conversar.

Quanto exercício um idoso pode fazer de forma segura? Se você ou a pessoa com demência têm pressão alta ou problemas cardíacos, verifique com o médico antes de fazer qualquer coisa. Se vocês dois conseguem caminhar normalmente pela casa, subir escadas e fazer as compras no mercado, podem seguir um programa de exercícios moderados. Sempre comece aos poucos uma nova atividade e vá intensificando-a devagar. Se algum exercício causa rigidez, dor ou inchaço em algum de vocês, diminua sua prática ou troque por uma atividade mais suave. Se começarem a caminhar, verifique se não há bolhas ou ferimentos nos pés da pessoa.

As caminhadas são exercícios excelentes. Tente sair com a pessoa para caminhadas curtas sempre que possível, salvo quando o tempo estiver ruim. O movimento e o ar puro podem ajudá-la a sentir-se melhor e ter um sono melhor. Se estiver chovendo muito, ou fazendo frio ou calor excessivo, vá de carro até um shopping center. Faça um jogo de "olhar as vitrines". Usem sapatos baixos e confortáveis e meias de algodão macias e absorventes. Você pode aumentar aos poucos a distância percorrida, mas evite ladeiras íngremes. Pode ser mais fácil para a pessoa afetada pela falta de memória percorrer a mesma rota todos os dias. Enquanto caminharem, mostre a ela a paisagem, as pessoas, a estimule a sentir os cheiros e assim por diante. Não se preocupe se tiver de repetir a mesma conversa e o mesmo caminho dia após dia.

> Um programa de exercícios pode ser uma boa oportunidade para você e a pessoa com demência desfrutarem da companhia mútua sem ter de conversar.

Dançar é um bom exercício. Se a pessoa gostava de dançar antes de ficar doente, estimule-a a fazer movimentos acompanhando a música.

Se a pessoa jogava tênis ou golfe, talvez continue gostando de bater na bola com a raquete ou o taco muito depois de tornar-se incapaz de jogar de verdade.

Pessoas com demência frequentemente apreciam fazer ginástica em grupo, por exemplo, em uma instituição do tipo centro-dia. Se você estiver fazendo exercícios com um grupo ou em casa, tente fazer com que a pessoa imite o que você está fazendo. Tente ajudá-la com cuidado a fazer os movimentos com os quais ela possa ter dificuldade.

Se a pessoa consegue manter o equilíbrio, é melhor fazer os exercícios em pé do que sentada em uma cadeira. Em caso de problemas de equilíbrio, ela deve fazer os mesmos exercícios sentada.

Caso a pessoa fique acamada em consequência de uma doença aguda, peça ajuda ao médico ou ao fisioterapeuta para que ela possa voltar a se exercitar assim que possível. Talvez isso possa adiar o momento em que ela ficará acamada permanentemente.

Até pessoas que estão presas ao leito podem exercitar-se. No entanto os exercícios para pessoas com doenças crônicas graves devem ser planejados por um fisioterapeuta, para que não se agravem outras doenças e para que não sejam perigosos para uma pessoa com falta de coordenação, ou de equilíbrio, ou com rigidez muscular.

Os exercícios devem ser feitos à mesma hora todos os dias, de forma tranquila e ordenada, para não criar confusões que aumentem a agitação da pessoa. Siga a mesma sequência de exercícios. Torne divertidos os exercícios e incentive a pessoa a relembrá-los. Se a pessoa tiver uma reação catastrófica, pare e tente de novo mais tarde.

Quando as pessoas passam algum tempo doentes ou inativas, podem ter ficado fracas e cansar-se com mais facilidade. As articulações podem ter enrijecido. Exercícios regulares e suaves podem ajudar a manter saudáveis as articulações e os músculos. Quando a rigidez e a fraqueza são causadas por doenças como artrite ou por lesões, um fisioterapeuta ou um terapeuta ocupacional pode planejar um programa de exercícios que talvez ajude a evitar o agravamento de tais situações.

Se a pessoa tem algum outro problema de saúde, ou se você está planejando um programa de exercícios vigorosos, converse sobre isso com seu médico antes de começar. Você deve comunicar a ele qualquer problema físico que surja e qualquer mudança acentuada em algum problema físico preexistente.

RECREAÇÃO

Lazer, diversão e aproveitar a vida são importantes para todo mundo. O fato de uma pessoa ter uma doença neurodegenerativa não a impede de aproveitar a vida. Talvez você precise apenas se esforçar um pouco mais para encontrar coisas prazerosas para a pessoa com demência.

À medida que a doença avança, a pessoa pode ter mais dificuldade para encontrar coisas que ainda aprecia. Na verdade, você talvez já esteja fazendo tudo o que pode. Acrescentar um programa de "atividades" pode cansá-lo ainda mais e aumentar o estresse na casa. Em vez disso, procure encontrar atividades que você ainda consiga fazer e das quais vocês dois gostem.

Avalie a possibilidade de um programa de centro-dia para idosos. O ambiente social organizado de uma instituição assim pode fornecer o equilíbrio exato de estímulo e segurança. Quando conseguem adaptar-se ao novo ambiente, as pessoas com demência podem apreciar a companhia de outras pessoas que também têm problemas de memória. Alguns programas oferecem serviços de terapia ocupacional e recreação. Esses profissionais podem ajudar você a planejar exercícios ou atividades que sejam do agrado da pessoa. Tanto as visitas em domicílio quanto o centro-dia oferecem atividades e oportunidades para lazer e diversão. Se possível, inscreva a pessoa em um programa desses.

Pessoas com demência frequentemente perdem a capacidade de divertir-se sozinhas. Para algumas delas, a ociosidade leva à perambulação e a outros comportamentos repetitivos. A pessoa pode resistir a suas sugestões de coisas a fazer. Muitas vezes, isso ocorre porque ela não compreende o que você está sugerindo. Tente dar início a uma atividade e então convidá-la para juntar-se a você. Escolha atividades simples e adultas em vez de jogos infantis. Escolha uma atividade que seja divertida em vez de uma atividade com fins "terapêuticos". Busque coisas de que a pessoa vá gostar e as quais consiga fazer (como montar um quebra-cabeça, brincar com uma criança, jogar dominó, fotografar, visitar um museu etc.).

> Até pessoas com comprometimento cognitivo severo apreciam músicas familiares.

O volume de atividade que uma pessoa com demência é capaz de tolerar varia muito. Planeje as atividades para quando a pessoa estiver descansada; ajude-a sempre que ficar ansiosa ou irritada e divida a atividade em etapas simples.

Os exercícios devem ser feitos à mesma hora todos os dias, de forma tranquila e ordenada.

Atividades de que a pessoa gostava antes podem continuar sendo importantes e prazerosas, mesmo para quem tem comprometimento cognitivo severo. No entanto, coisas das quais a pessoa gostava, como *hobbies*, receber visitas, ir a concertos ou comer fora, podem tornar-se complicadas demais para proporcionar prazer a uma pessoa que se confunde com facilidade. Devem ser substituídas por outras menos complexas, embora seja difícil para os familiares entender que, para a pessoa, atividades simples podem ser igualmente agradáveis.

A música é um recurso excelente para muitas pessoas. Mesmo os indivíduos com comprometimento cognitivo severo costumam conservar a capacidade de apreciar músicas antigas e já conhecidas. Algumas pessoas cantam apenas quando alguém se senta a seu lado e as encoraja. Outras podem ser capazes de usar um aparelho de som com botões grandes. Há pessoas que ainda podem ser capazes de tocar piano ou de cantar se no passado tiverem aprendido a fazê-lo.

Para muitas pessoas, a música é uma fonte de prazer.

Algumas pessoas com problemas de memória gostam de ver televisão. Outras ficam incomodadas por não entender a história. A televisão desencadeia reações catastróficas em certas pessoas. Algumas gostam de assistir a vídeos ou canais de TV a cabo especializados em filmes antigos.

Muitas pessoas com demência gostam de ver velhos amigos, embora às vezes possam ficar perturbadas. Se isso acontecer, tente organizar a visita de uma ou duas pessoas de cada vez, e não de grupos. Normalmente, o que causa a perturbação é a confusão consequente de receber a visita de muita gente ao mesmo tempo. Peça às visitas para ficar menos tempo e explique a elas antecipadamente o motivo da falta de memória da pessoa e de outros comportamentos.

Algumas famílias gostam de sair para comer fora, e muitas pessoas acometidas por demência conservam a maior parte de suas habilidades sociais. Outras causam constrangimento à família por causa da maneira como comem. É melhor fazer o pedido para a pessoa e escolher alimentos simples que possam ser comidos sem fazer muita sujeira. Remova copos e talheres desnecessários. Algumas famílias relatam que pode ser conveniente explicar aos garçons, de forma discreta, que a pessoa tem demência e que não pode pedir a comida sozinha.

Procure saber quais eram os *hobbies* e os interesses que a pessoa cultivava antes de ficar doente e tente buscar recursos para que ela continue a desfrutá-los. Por exemplo, pessoas que gostavam de ler podem continuar apreciando folhear jornais, revistas e livros depois de ter perdido a capacidade de compreender o texto. Às vezes, a pessoa abandona seu *hobby* ou seus interesses e se recusa a retomá-los. Isso costuma acontecer quando a pessoa era boa em algo que, agora, tem dificuldade de fazer. Pode parecer humilhante incentivar a pessoa a dedicar-se a uma versão simplificada de algo que no passado ela executava com habilidade, a menos que ela de fato aprecie fazê-lo. Pode ser mais conveniente encontrar novas formas de recreação.

Todo mundo aprecia experiências que envolvam o uso dos sentidos. Você provavelmente gosta de ver um belo pôr do sol, de sentir o perfume de uma flor ou de degustar seu prato favorito. As pessoas com demência frequentemente estão mais isoladas e podem não ser capazes de buscar ativamente experiências que estimulem seus sentidos. Tente chamar atenção da pessoa para alguma foto bonita, o canto de uma ave, um cheiro ou um sabor familiar. Assim como você, a pessoa vai gostar mais de certas sensações e menos de outras.

Muitas famílias relatam que seus entes queridos que têm demência gostam de passear de carro.

Quem sempre gostou de animais pode reagir com alegria a animais de estimação. Alguns gatos e cães parecem ter uma sensibilidade especial com quem tem problemas cognitivos.

> O toque pode ser um meio eficaz de comunicação quando a pessoa há muito já deixou de entender o que está sendo dito.

Há pessoas que gostam de um bicho de pelúcia ou uma boneca. Um bicho de pelúcia pode ser infantil e humilhante ou pode ser reconfortante. Isso vai depender muito da atitude das pessoas que convivem com a pessoa que tem demência. Nossa opinião é de que se deve deixar que a pessoa tenha um bicho de pelúcia se ela demonstrar gostar dele.

À medida que a demência avança, e a pessoa começa a ter dificuldades de coordenação e de fala, é muito fácil para ela esquecer sua necessidade de desfrutar de coisas agradáveis e de sentir-se bem. Tenha sempre em mente a importância de pegar na mão, tocar, abraçar e amar. Muitas vezes, quando não há outra maneira de nos comunicarmos com uma pessoa, um simples toque ou abraço provoca uma resposta positiva. Tocar é uma parte importante da comunicação humana. Uma massagem nas costas, no pé ou na mão pode ser tranquilizadora. Você talvez aprecie simplesmente ficar sentado de mãos dadas com a pessoa. É uma boa forma de passar algum tempo junto quando conversar já se tornou difícil ou impossível.

Atividades significativas

Boa parte do que fazemos durante o dia tem um objetivo que dá significado e importância à vida. Trabalhamos para ganhar dinheiro, para servir aos demais, para sentir-nos importantes. Podemos tricotar um suéter para um neto ou fazer um bolo para um amigo. Lavamos o cabelo e as roupas para termos boa aparência e manter-nos limpos. Tais atividades com um propósito são importantes para nós e fazem com que nos sintamos úteis e necessários.

Quando a pessoa que tem demência torna-se incapaz de continuar com suas atividades costumeiras, é necessário que você a ajude a encontrar ocupações que sejam importantes para ela e ainda estejam dentro de suas capacidades. Tais tarefas devem ser significativas e proporcionar satisfação a ela, independentemente do que representem para você. Por exemplo, dobrar toalhas repetidamente pode fazer sentido para algumas pessoas, mas não para outras. Verem a si mesmas como "voluntárias", e não como "pacientes", é importante para algumas pessoas. Isso proporciona tanto uma sensação de valor quanto os benefícios da participação. A pessoa pode ser capaz de descascar os legumes ou arrumar a mesa quando já não consegue preparar uma refeição completa. Ela pode enrolar um novelo de lã, tirar o pó ou empilhar revistas enquanto você trabalha. Incentive-a a fazer o máximo que pode sozinha, embora você possa simplificar as tarefas para ela, dividindo-as em etapas ou fazendo você mesmo uma parte delas.

A maior parte dos especialistas encoraja as pessoas com demência a exercitar-se ou a fazer atividades que mantenham a mente ativa. Há indicações de que manter-se ativo física e mentalmente pode adiar o surgimento da demência em *pessoas que não têm comprometimento intelectual.* Além disso, se uma doença neurodegenerativa já tiver se instalado, manter a atividade mental e física pode retardar sua progressão. Talvez mais importante seja o fato de que isso pode melhorar a qualidade de vida da pessoa com demência.

> Forçar a pessoa a fazer o que a incomoda não é indicado.

É importante levar em conta o efeito que uma atividade em particular pode ter sobre a pessoa. As atividades devem ser agradáveis, ainda que sejam simples, como brincar com o cachorro, conversar com outras pessoas, fazer uma caminhada ou sentar-se ao ar livre. Se a pessoa demonstrar com frequência que está incomodada, irritada, se demonstrar teimosia, chorar ou se recusar a fazer alguma atividade, é sinal de que algo se tornou uma fonte de estresse mais do que de prazer. Forçar a pessoa a fazer o que a incomoda não é indicado.

HIGIENE PESSOAL

Para a pessoa com uma doença neurodegenerativa, as necessidades em termos de cuidados pessoais vão depender do tipo do dano causado no cérebro e de sua extensão. A pessoa conseguirá cuidar de si mesma nos estágios iniciais da doença, mas aos poucos começará a negligenciar o asseio e, por fim, precisará de ajuda integral.

É comum haver dificuldades para fazer a pessoa trocar de roupa ou tomar banho. A pessoa pode lhe dizer "Já me troquei" ou pode inverter a situação e fazer parecer que você está errado ao sugerir esse tipo de coisa.

> *Uma mulher conta: "Não consigo fazer a minha mãe trocar de roupa. Ela fica com as mesmas roupas durante uma semana e dorme com elas. Quando lhe peço para trocar de roupa, ela diz que já fez isso, ou então grita 'Quem você acha que é, me dizendo para trocar a roupa?'".*

> *Um homem relata: "Minha mulher grita pedindo ajuda o tempo todo enquanto estou dando banho nela. Ela abre as janelas e berra 'Socorro, estou sendo assaltada!'".*

Uma pessoa que tem uma doença neurodegenerativa pode ficar deprimida ou apática e perder o desejo de manter o corpo limpo. Ela pode perder a capacidade de lembrar quanto tempo se passou; para ela, não *parece* que *faz uma semana que ela trocou de roupa*. Ela pode ficar constrangida se alguém lhe disser que ela deve trocar as roupas (como você se sentiria se alguém viesse lhe dizer que você deveria trocar suas roupas?).

Vestir-se e tomar banho são atividades extremamente pessoais. Cada um de nós tem seu próprio jeito de fazer as coisas. Podemos tomar banho de chuveiro ou de banheira, tomar banho de manhã ou à noite. Alguns de nós trocam de roupa duas vezes por dia; outros, a cada dois dias. No entanto, cada um de nós está acostumado com o próprio jeito de fazer as coisas. Às vezes, quando um familiar começa a ajudar a pessoa que está confusa, sem querer ele ignora tais hábitos já estabelecidos. A mudança na rotina pode ser perturbadora. Uma ou duas gerações atrás, muita gente não se lavava nem trocava de roupa com tanta frequência quanto fazemos hoje em dia.

Começamos a tomar banho e nos vestir sozinhos quando somos pequenos. É um indicador básico de nossa independência. Além disso, tomar banho e colocar uma roupa são atividades privadas. Há muita gente que, depois de adulta, nunca tomou banho e vestiu-se completamente diante de outra pessoa. Ter as mãos e os olhos de outra pessoa em seu corpo nu, envelhecido e não mais tão bonito pode ser uma experiência extremamente desconfortável para alguns. Quando nós nos oferecemos para ajudar em algo que uma pessoa sempre fez sozinha — e algo que todo mundo faz sozinho e de forma privada —, há uma declaração poderosa de que ela já não é mais capaz de fazer as coisas sozinha. Que ela, de fato, tornou-se dependente como uma criança, que precisa que lhe digam quando se vestir e que a ajudem.

Quando se tornar difícil para a pessoa tomar banho e vestir-se, procure formas de simplificar as decisões que ela deve tomar.

Trocar de roupa e tomar banho envolvem optar entre variadas decisões. A pessoa deve escolher uma entre muitas meias, camisas ou blusas, e entre calças ou saias. Pode ser mais fácil para ela não trocar de roupa quando ela começa a perceber que não consegue fazer isso, e quando uma gaveta cheia de meias azuis, verdes e pretas representa uma confusão difícil de enfrentar.

Fatores como esses muitas vezes precipitam reações catastróficas relacionadas ao banho e à troca de roupas. Além do mais, você deve encarar o desafio de manter a pessoa limpa. Comece tentando compreender os sentimentos da pessoa e sua necessidade de privacidade e independência. Saiba que esse comportamento é produto do dano cerebral e não é propositalmente ofensivo. Procure formas de simplificar o número de decisões envolvidas nas ações de tomar banho e vestir-se sem tirar a liberdade da pessoa.

Banho

Talvez uma pessoa se recuse a tomar banho porque as atividades associadas ao banho tenham se tornado confusas e complicadas demais para ela. Para algumas pessoas, podem somar-se a ansiedade ou o fato de o cuidador invadir o espaço pessoal delas. Tente descobrir maneiras de amenizar isso. Aja com calma e tranquilidade e simplifique a tarefa. Envolva a pessoa em um roupão ou uma toalha e ajude-a a lavar-se por baixo deles. Procure seguir o máximo das antigas rotinas da pessoa enquanto a incentiva a tomar banho e ao mesmo tempo simplifique essa tarefa para ela. Prepare as roupas e as toalhas para ela e comece o banho. Se um homem estava acostumado a primeiro fazer a barba, depois tomar banho e em seguida tomar o café da manhã, provavelmente irá cooperar se você programar o banho dele para antes do café da manhã.

Mantenha a calma e seja gentil enquanto estiver ajudando uma pessoa a tomar banho. Evite discutir sobre a necessidade do banho. Em vez disso, diga à pessoa, *passo a passo*, o que ela deve fazer a fim de preparar-se para o banho.

- Evite dizer: "Papai, quero que você tome um banho logo depois do café da manhã!" ("logo depois do café da manhã" significa que ele precisa lembrar-se de algo).
- Evite responder a "Eu não preciso tomar banho" dizendo "Ah, precisa, sim. Faz uma semana que você não toma banho!" (você não gostaria que ele dissesse isso a você, sobretudo se você não pudesse lembrar-se de quando foi que tomou banho pela última vez).
- Em vez disso, tente: "Papai, está tudo pronto para seu banho". "Não preciso de banho", ele pode responder. "Olha aqui a sua toalha. Agora, desabotoe a camisa." (A mente dele pode focar-se nos botões e não na discussão. Você pode com delicadeza ajudá-lo caso ele esteja tendo alguma dificuldade.) "Agora, fique em pé. Tire as calças, papai." "Não preciso de banho", ele pode dizer mais uma vez. "Agora, entre no chuveiro."

> *Uma mulher encheu a banheira para seu pai, deixou tudo pronto e, então, quando ele perambulou pelo corredor, ela disse "Ah, veja que delícia essa água... Já que ela está aí, que tal tomar um banho? Seria terrível desperdiçar tudo!". O pai, que sempre pensou em economizar dinheiro e detestava desperdícios, concordou.*

> *Uma mulher disse ao marido: "Assim que você sair do banho, vamos comer aqueles biscoitos deliciosos que Janie trouxe!".*

Algumas famílias contam que a pessoa com demência permite que um ajudante uniformizado ou outro membro da família lhe deem banho.

Leve em conta como a pessoa costumava tomar banho. No chuveiro ou na banheira? De manhã ou à noite?

Se nada der certo, dê banhos parciais ou banhos de esponja. Observe a pele da pessoa para ver se há irritações ou áreas vermelhas.

O banho deve ser uma atividade rotineira e regular, feita sempre do mesmo modo e no mesmo horário. Assim a pessoa sabe o que vai acontecer e talvez apresente menos resistência. Se o banho continuar sendo difícil, não é necessário que ela se banhe todos os dias.

Muitos acidentes ocorrem durante o banho. Organize antes tudo o que for necessário e *nunca se afaste ou deixe a pessoa sozinha*. Sempre verifique a temperatura do chuveiro ou da água da banheira, mesmo que a pessoa venha fazendo isso bem. A capacidade de estimar as temperaturas seguras pode ser perdida de repente.

Nunca deixe a pessoa sozinha no banho (boxe ou banheira). Se for na banheira, use sempre pouca água, assim a pessoa se sente mais segura — e de fato é mais seguro. Evite os banhos de espuma ou óleos de banho, que podem deixar a banheira ou o boxe escorregadios; em mulheres, eles também podem contribuir para infecções vaginais.

> Nunca se afaste nem deixe a pessoa sozinha no banho.

Pode ser difícil para a pessoa entrar e sair do chuveiro ou da banheira, especialmente se ela estiver com problemas de coordenação ou se for pesada. Uma pessoa com dificuldade para se equilibrar pode escorregar enquanto estiver em pé embaixo do chuveiro ou ao passar por cima da borda da banheira. Instale barras de apoio que a pessoa possa usar ao entrar e sair do chuveiro ou da banheira e nas quais ela possa segurar-se durante o banho. Barras de apoio são essenciais para garantir a segurança. Use um assento para banho tanto no chuveiro quanto na banheira. Um banco de transferência pode ser instalado por cima da borda da banheira, de través. A pessoa se senta na parte que fica para fora da banheira, você a ajuda a passar as pernas por cima da borda e então ela desliza pelo banco de forma a ficar sentada na parte que está dentro da banheira (veja a próxima seção, sobre artigos para o banho). Muitas famílias nos relataram que um assento para banho e um chuveirinho reduzem muito as crises do banho. O chuveirinho dá a você controle da água (e da molhadeira). Assentos de banho reduzem a ansiedade das pessoas porque elas se sentem mais seguras, o que, consequentemente, reduz a necessidade de o cuidador curvar-se e esticar-se. O chuveirinho torna muito mais fácil enxaguar a pessoa e lavar seu cabelo.

Às vezes a pessoa pode até continuar a lavar-se sozinha se você for dizendo a ela com gentileza a área que deve ser lavada, uma de cada vez. Pode ser constrangedor para um familiar verificar se a área genital está bem lavada, mas há risco de surgir irritações e até infecções, portanto isso deve ser feito. Você ou a pessoa que tem demência deve lavar bem todas as dobras e debaixo dos seios.

Use um tapetinho de banheiro que não escorregue (há alguns antiderrapantes, inclusive, bem fáceis de achar) para a pessoa sair do boxe ou da banheira, e verifique se não há poças no piso. Pode ser conveniente trocar os tapetinhos de banheiro por um mais grosso, encorpado, que não escorregue, seja absorvente e lavável. Para aqueles que ainda se secam sozinhos, verifique se a pessoa não se esqueceu de nenhuma parte do corpo. Se é você quem a enxuga, esteja seguro de que ela está totalmente seca. Use algo como maisena (amido de milho) ou polvilho sob os seios das mulheres e em rugas e dobras da pele. O amido é um substituto barato, inodoro e não alérgico para o talco. O bicarbonato de sódio pode ser um substituto eficiente caso a pessoa resista ao uso de desodorante.

Quando a pessoa estiver despida, verifique se há na pele vermelhidões, irritações ou feridas. Caso apareçam áreas vermelhas ou feridas, pergunte ao médico o que fazer. Úlceras por pressão, também chamadas de úlceras de decúbito ou escaras, desenvolvem-se rapidamente em pessoas que passam a maior parte do tempo sentadas ou deitadas. Use um hidratante se a pele estiver seca; há hidratantes sem perfume.

Produtos úteis

Em alguns *sites*, em grandes redes de drogarias, em lojas de equipamentos médicos e outras é fácil encontrar os produtos que recomendamos aqui, incluindo artigos para o banho, barras de apoio para o vaso sanitário, cadeira higiênica, barras de apoio para fixar na parede, artigos para incontinência, bengalas, cadeiras de rodas e artefatos para adaptar o cabo de talheres e escovas de dente. Verifique se seu plano de saúde cobre algum desses itens.[2] O fisioterapeuta ou o terapeuta ocupacional podem ajudar a escolher os produtos mais adequados a suas necessidades.

Existem algumas barras de apoio para o vaso sanitário que se adaptam ao redor do vaso e ajudam a pessoa a se sentar e a se levantar. Elas também impedem que a pessoa caia para os lados.

Assentos sanitários elevados tornam mais fácil se sentar e se levantar e também facilitam a transferência da pessoa de uma cadeira de rodas para o vaso. O assento deve estar preso com firmeza ao vaso para não escorregar quando a pessoa sentar. Assentos sanitários acolchoados são mais confortáveis

2. No Brasil, os planos de saúde não cobrem a maioria dos itens. Em alguns casos muito específicos, talvez seja possível a compra ou a locação de uma cadeira de rodas ou de uma cama hospitalar. O governo federal tem um programa, o Plano Viver sem Limite, que visa promover a cidadania e incentiva a participação da pessoa com deficiência na sociedade, bem como sua autonomia e mobilidade. Porém essas cadeiras de rodas suprem o deficiente físico, mas não há registros de que pacientes com demência tenham recebido cadeira de rodas ou cama hospitalar. Há empresas que fazem a locação de equipamentos, o que em alguns casos pode ser mais recomendável, pois esses equipamentos são muito caros. (N.R.T.)

se a pessoa precisar ficar sentada durante algum tempo. Isso é especialmente importante para quem facilmente desenvolve úlceras por pressão.

Você pode alugar cadeiras higiênicas, que podem ser colocadas junto à cama da pessoa ou no térreo da casa, para que a pessoa não precise subir escadas. Também há diversos modelos disponíveis de comadres e papagaios.

Verifique se porta-toalhas, porta-escova de dentes e saboneteiras estão fixados com segurança à parede, pois, caso contrário, podem soltar-se se a pessoa se segurar neles ao perder o equilíbrio ou para levantar-se. Verifique se são resistentes.

Vestuário

Prepare uma combinação simples de roupas para a pessoa que tem dificuldade para fazer escolhas. Também ajuda se as roupas forem colocadas na ordem em que serão vestidas. Remova e guarde as roupas inadequadas para a atual estação e peças raramente usadas, para diminuir a quantidade de decisões que a pessoa deve tomar. Se todas as meias da pessoa combinam com todas as suas calças, ela não precisa decidir qual deve usar.

Se a pessoa se recusar a trocar de roupa, evite criar uma discussão. Volte a fazer a sugestão mais tarde.

Pendure lenços, gravatas ou acessórios com a camisa ou o vestido que devem ser usados. Elimine cintos, lenços, suéteres, gravatas e outros acessórios que possam ser usados de forma errada.

À medida que a doença avança, torna-se difícil para a pessoa com demência vestir as roupas do lado certo e na sequência correta. Botões, zíperes, cadarços e fivelas de cintos tornam-se impossíveis de manejar. Se a pessoa já não consegue lidar com botões, substitua-os por velcro, que você pode comprar em lojas de armarinhos. Geralmente as pessoas ainda conseguem lidar com o velcro quando os dedos e o cérebro já não conseguem mais se entender com os botões. Uma mulher, comovida com a necessidade do marido de continuar a vestir-se sozinho, comprou-lhe camisetas bonitas, sem botões, que não ficavam estranhas quando eram usadas do avesso, e também calças com elástico na cintura. Sapatos e tênis sem cadarço são mais fáceis de ser calçados. As mulheres podem ficar bem-vestidas com roupas que podem ser usadas de trás para a frente, como blusas de vestir pela cabeça e saias ou calças com cintura de elástico. Roupas soltas são mais fáceis de lidar.

Na internet, você pode encontrar roupas projetadas especialmente para facilitar vestir pessoas com demência e/ou cadeirantes (procure por "moda inclusiva", "roupas adaptadas para Alzheimer", por exemplo).

Escolha roupas fáceis de lavar e que não precisem ser passadas; não há motivo para aumentar sua carga de trabalho. Evite roupas muito estampadas e difíceis de combinar.

Pessoas com demência têm dificuldades de lidar com roupas íntimas. Compre roupas íntimas macias e folgadas, de preferência, de algodão. Não vai fazer diferença se forem colocadas de trás para a frente ou do avesso. Se você precisar colocar um sutiã em uma mulher, peça a ela que se incline para a frente para acomodar os seios nos bojos. Meias-calças são difíceis de colocar, e meias três quartos são ruins para pessoas com problemas de circulação. Meias curtas de algodão são as melhores para usar em casa.

Diga à pessoa, enquanto a estiver vestindo, o que ela deve fazer ou o que você está fazendo. Adapte-se ao que funciona. Se a pessoa estiver vestida de forma estranha, deixe-a como estiver.

Cuidados pessoais

Providencie para que o cabelo da pessoa tenha um corte fácil de lavar e de cuidar. Evite estilos que requeiram modelagem com secador. Pessoas que sempre foram ao cabeleireiro ou à barbearia podem ainda gostar de fazer isso. Se essa for uma experiência muito perturbadora, porém, pode ser possível encontrar uma cabeleireira ou um barbeiro que atenda em domicílio.

Você deverá cortar as unhas das mãos e dos pés ou checar se a pessoa ainda consegue fazer isso. Unhas dos pés muito longas podem curvar-se e encravar-se nos dedos, causando dor.

Incentive a pessoa a vestir-se bem e a sentir-se orgulhosa da própria aparência. Andar pela casa de roupão não vai elevar a moral dela. Se uma mulher sempre usou maquiagem, pode ser bom para ela usar uma maquiagem simples. Não é difícil para um cuidador passar *blush* ou batom em uma mulher. Dê preferência aos tons pastel e à maquiagem suave. Não use nada nos olhos.

Depois que a pessoa tiver tomado banho e se vestido, encoraje-a a olhar-se no espelho e ver como está arrumada (mesmo que você esteja cansado e exausto). Peça ao restante da família para elogiá-la também. Elogios e estímulos são importantes para o bem-estar e a autoestima dela, mesmo que uma tarefa que ela sempre foi capaz de fazer, como vestir-se, tenha se tornado difícil.

Higiene oral

Com todas as outras obrigações de cuidar de um doente crônico, é fácil esquecer-se do que não se pode ver, mas uma boa higiene oral é importante para o conforto da pessoa e para a saúde. Alguém que parece ser capaz de cuidar de si em outros aspectos pode, na verdade, estar esquecendo de cuidar dos dentes ou da dentadura.

Faça a higiene oral ser parte de uma rotina regular e previsível e conduza-a com calma, pois, assim, a pessoa apresentará menos resistência. Escolha uma hora do dia em que ela esteja mais cooperativa. Se ela ficar irritada, pare e tente de novo mais tarde.

É importante que a pessoa ser o mais independente possível; você pode assumir a responsabilidade de lembrar-se, mas deve deixar o máximo possível dos cuidados a cargo dela. Um dos motivos pelos quais a pessoa deixa de cuidar dos dentes ou da dentadura é que esses são processos complicados, com muitas etapas, e a pessoa fica confusa sobre o que fazer a seguir. No início da doença, você precisa lembrar a pessoa de escovar os dentes. Mais tarde, precisará orientá-la passo a passo. À medida que ela se tornar mais confusa, simplifique as instruções, dividindo a atividade em passos distintos: em vez de dizer "Escove os dentes!", diga "Segure a escova de dentes...", então "...vou colocar a pasta de dentes", depois diga "Coloque a escova na boca", e assim por diante. Pode pedir para a pessoa imitar você. Lembre-a de enxaguar a boca e cuspir. Se você precisar escovar os dentes dela, teste escovas com diferentes formatos e tente ficar em pé atrás dela.

As dentaduras são particularmente problemáticas. Se não se ajustam muito bem, ou se a pessoa não está aplicando de forma correta o fixador, elas interferem na mastigação. A resposta natural é parar de comer o que é difícil de mastigar. Isso pode levar a uma nutrição inadequada ou a uma constipação. A dentadura deve estar no lugar certo quando a pessoa estiver comendo. Se a dentadura não se ajustar bem ou estiver desconfortável, insista com o dentista para que cuide disso. Se a pessoa esquece de tirar a dentadura e limpá-la, ou se ela se recusa a deixar que você faça isso, pode desenvolver feridas dolorosas nas gengivas, que poderão interferir ainda mais na alimentação.

> Para ajudar a pessoa a continuar o mais independente possível, você deve assumir a responsabilidade de lembrá-la, e, ao mesmo tempo, deixá-la cuidar de si mesma o máximo possível.

Se você cuida da dentadura da pessoa, deve removê-la diariamente, limpá-la e examinar se as gengivas têm alguma irritação. Um dentista pode mostrar como fazer isso.

Examine a boca da pessoa para verificar se não há feridas e fique atento para alterações na mastigação ou na alimentação que possam indicar problemas dentários. Procure um dentista que tenha experiência com pessoas que apresentam problemas de memória. Há muitos dentistas gentis e pacientes, capazes de prosseguir cuidando dos dentes da pessoa com comprometimento cognitivo.

Dentes saudáveis ou dentaduras que se fixam bem são fatores muito importantes para a saúde geral. Pessoas com demência tendem a não mastigar bem e engasgam-se facilmente. Problemas dentários tornam isso ainda pior. Até mesmo alguns pequenos problemas nutricionais decorrentes de dor de dente podem aumentar o estado de confusão da pessoa e causar-lhe constipação. Feridas na boca podem levar a outros problemas e aumentar o comprometimento da pessoa (veja as páginas 163-164).

INCONTINÊNCIAS

Pessoas com doenças demenciais podem começar a urinar ou evacuar na roupa. São as chamadas incontinência urinária e incontinência fecal, respectivamente. Constituem dois problemas distintos, e com frequência uma ocorre independentemente da outra. Há diversas causas para a incontinência, muitas das quais podem ser tratadas, de modo que é importante começar buscando uma avaliação médica do problema.

Urinar e evacuar são funções naturais do ser humano. No entanto, desde a infância, fomos ensinados que são atividades íntimas e privadas. Muitos de nós também foram ensinados que são atividades desagradáveis, sujas ou socialmente inaceitáveis. Além disso, a execução de tais funções corporais de forma privada está associada, para nós, aos sentimentos de independência e de dignidade pessoal. Quando outra pessoa precisa nos auxiliar, é angustiante tanto para a pessoa que ajuda quanto para quem é ajudado. É comum, também, que as pessoas tenham nojo dos dejetos alheios e tenham ânsia ou vomitem ao higienizar outra pessoa. É importante que tanto os familiares quanto os cuidadores profissionais estejam cientes dos próprios sentimentos quanto a esse aspecto.

Incontinência urinária

A incontinência urinária tem muitas causas; algumas das quais respondem bem a tratamento. Verifique os aspectos descritos a seguir.

Caso a pessoa seja mulher, o que se observa é um "vazamento" quando ela ri, tosse, ergue alguma coisa ou faz algum outro esforço repentino, e não o esvaziamento completo da bexiga? O uso de um absorvente fino, próprio para incontinência urinária, aderente à calcinha, de uso diário, é imperceptível e proporciona à pessoa confiança para continuar saindo em público. Homens podem "pingar". Também existem absorventes próprios para homens. Os acidentes ocorrem apenas em determinadas horas — por exemplo, durante a noite? (É conveniente manter, ao longo de vários dias, um diário sobre a hora de ocorrência dos acidentes, as horas em que a pessoa usa o banheiro com êxito e as horas em que ela come ou bebe.) Com que frequência a pessoa urina? A urinação é dolorosa? A incontinência começou de repente? Houve mudança na medicação no último mês? O estado de confusão da pessoa subitamente ficou pior? A incontinência ocorre raramente ou de vez em quando? A pessoa está morando em um novo local? A pessoa está urinando em locais inapropriados, como, por exemplo, em armários ou vasos de plantas? (É uma situação diferente da pessoa que "molha" as roupas onde quer que esteja.) Os acidentes acontecem quando a pessoa não consegue chegar ao banheiro a tempo? Estão acontecendo no caminho para o banheiro?

Quando a incontinência ocorre antes dos estágios mais avançados da doença de Alzheimer (cada estágio da doença é diferente), em geral, não é consequência direta da doença. Você pode ser capaz de resolver o problema.

Você deve conversar com um médico sempre que uma incontinência tiver início. Você pode ajudá-lo a diagnosticar o problema se tiver as respostas para as perguntas listadas acima. Se a pessoa tiver febre, entre em contato com um médico imediatamente. Certifique-se de que o médico examine todas as causas potencialmente tratáveis de incontinência.

A incontinência urinária pode decorrer de infecções crônicas ou agudas da bexiga, diabetes não controlada, aumento na próstata, pode ser causada por desidratação, pode ocorrer por causa de alguma medicação e por conta de muitos outros problemas médicos (veja o capítulo 6). "Vazamentos" podem ocorrer por causa de uma bexiga inflexível,[3] do enfraquecimento da musculatura do esfíncter ou de outras condições que são potencialmente tratáveis.

Talvez pareça que dar à pessoa menos líquido reduza a incontinência, mas isso é perigoso, pois pode levar à desidratação. Ao lidar com a incontinência, a primeira coisa que deve ser feita é verificar se a pessoa está ingerindo líquido suficiente para estimular a bexiga a funcionar. Tanto ingerir líquidos demais quanto ingerir pouca quantidade de líquidos podem ter consequências ruins. Se você não sabe qual é a quantidade ideal de líquido que a pessoa

---

3. Com o envelhecimento, é normal urinar com mais frequência porque a bexiga perde um pouco de sua capacidade de se conter. Ela passa a ser inflexível e se contrai, tornando mais difícil conter o mesmo volume que normalmente continha ao longo da vida da pessoa. (N.R.T.)

deve ingerir, pergunte a um médico ou a um enfermeiro. Eles também podem verificar se a pessoa está desidratada.

À medida que a doença avança, a pessoa pode passar a não sentir vontade de urinar ou tornar-se incapaz de reagir de forma adequada quando sente vontade, ou não conseguir levantar-se e chegar a tempo ao vaso sanitário. Você pode resolver esse problema perguntando à pessoa, de vez em quando, se ela quer ir ao banheiro.

Se o problema se deve ao fato de a pessoa se movimentar devagar ou usar um andador, ou de ter perdido o controle da coordenação, pergunte a ela: "Quer ir ao banheiro antes de sentar-se?". Se ela precisa percorrer alguma distância para ir ao banheiro, tente alugar uma cadeira higiênica, que traz o vaso para perto da pessoa. Você também pode simplificar as roupas dela para que ela possa manipulá-las com mais facilidade e rapidez. Tente substituir zíperes e botões por velcro. A pessoa consegue levantar-se com facilidade de sua cadeira ou poltrona? Se estiver sentada em uma poltrona funda, talvez não seja capaz de levantar-se a tempo. Lembre-a de ir ao banheiro antes que seja tarde.

> Mudanças de medicação no mês anterior são a principal causa de novas ocorrências de incontinência urinária.

Às vezes, a pessoa não consegue achar o banheiro. Isso acontece muito em ambientes novos. Uma placa bem visível ou uma porta pintada com uma cor forte talvez ajude. Pessoas que urinam em cestos de lixo, armários e vasos de plantas podem não estar conseguindo encontrar o banheiro ou lembrar-se de onde ele fica. Algumas famílias relatam que colocar uma tampa no cesto de lixo, trancar as portas de armários e levar a pessoa ao banheiro com regularidade pode ajudar.

Forre almofadas de poltronas e assentos de cadeira com sacos plásticos (por exemplo, sacos de lixo), revestindo-os depois com capas laváveis. Se você tem alguma poltrona ou um tapete de estimação e receia que sejam danificados, faça a coisa mais fácil: coloque-os num lugar em que a pessoa não possa usá-los.

Às vezes, a pessoa precisa de ajuda, mas não consegue pedi-la ou fica com vergonha. Inquietação ou irritação podem ser indicativos de que a pessoa precisa ser levada ao banheiro. Aprenda o que significam os sinais que a pessoa dá e assegure-se de que acompanhantes e outros cuidadores também saibam.

Se a pessoa tiver incontinência durante a noite, limite a ingestão de líquidos depois do jantar, a menos que haja algum motivo médico pelo qual ela necessite mais líquido (no resto do dia, ela deve ingerir líquido suficiente). Acorde-a uma vez durante a noite. Pode ser conveniente ter junto à cama uma cadeira higiênica que a pessoa possa usar com facilidade, principalmente se ela tiver dificuldades de locomoção. Luzes noturnas no banheiro e no quarto, ou uma luz acesa no corredor, também ajudam. Antes de esses acidentes começarem a ocorrer, passe a usar protetores impermeáveis de colchão e/ou um colchão impermeável (veja, mais adiante, artigos para incontinência).

Quedas podem ser comuns no trajeto até o banheiro durante a noite. Providencie uma iluminação adequada, elimine tapetes soltos no caminho, facilite para que a pessoa consiga sair da cama e não permita que ela use chinelos que estejam escorregando ou frouxos no pé.

Crie uma rotina regular para a pessoa que já não consegue usar o banheiro sozinha. Isso vai minimizar a frequência de acidentes, reduzir irritações de pele e tornar a vida mais fácil para vocês dois. Um intervalo de duas horas entre uma ida e outra é o mais recomendável para evitar a incontinência. Você talvez consiga administrar o problema dessa forma até em estágios mais avançados da doença, desde que a pessoa possa ainda caminhar.

Manter um diário pode ser útil para registrar as informações necessárias a fim de se evitar acidentes. Se você sabe o horário em que a pessoa costuma urinar (por exemplo, logo depois de acordar, ou por volta das dez da manhã, ou uma hora depois de tomar seu suco), pode levá-la ao banheiro antes que um acidente ocorra. Você deve se preparar para seguir o ritmo natural da pessoa. Muitas famílias descobrem que conseguem saber quando a pessoa precisa ir ao banheiro. Ela pode ficar inquieta ou começar a puxar as roupas. Se a pessoa não der nenhum sinal, leve-a ao banheiro a cada duas horas. Embora possa ser embaraçoso pedir à pessoa que vá ao banheiro, esse procedimento poupa-a da humilhação de molhar-se.

Certos sinais não verbais que nos dizem se é ou não a hora certa de urinar podem influenciar algumas pessoas que têm comprometimento cognitivo. Remover as roupas de baixo, ou abrir o zíper da calça, ou sentar-se no assento da privada podem ser indicações para "fazer". Roupas secas e estar na cama ou em público podem ser sinais para "não fazer" (algumas pessoas são incapazes de urinar quando há sinais de "não fazer", como a presença de outra pessoa ou quando usam uma comadre). Abaixar a calcinha ao tirar a roupa de uma mulher pode fazer com que ela urine. Você talvez possa utilizar tais sinais não verbais para ajudar uma pessoa a fazer as necessidades no momento certo.

Um homem urinava toda manhã assim que colocava os pés no chão. Se isso acontecer, você talvez possa estar preparado e usar um urinol para coletar a urina. A pessoa pode ficar inibida e sentir-se incapaz de fazer enquanto você estiver no banheiro junto com ela ou se você pedir que use a cadeira higiênica em um cômodo que não seja o banheiro. Com frequência, é essa resposta involuntária de "não fazer" que leva os familiares a dizer "Ele não quer fazer quando eu o levo e então molha as calças. Acho que ele só está sendo difícil". Deixe a pessoa confortável e então saia do cômodo.

Às vezes, quando uma pessoa tem dificuldade para urinar, entregar-lhe um copo de água com um canudo e pedir-lhe que sopre e faça bolhas pode ser útil. Isso pode facilitar a urinação. Peça a um enfermeiro para mostrar-lhe como pressionar com suavidade a bexiga a fim de dar início ao fluxo de urina.

Pode acontecer de a pessoa pedir para ir ao banheiro diversas vezes. Se isso for um problema, peça ao médico para examiná-la e verificar se existe algum distúrbio que a faça sentir necessidade de urinar com tanta frequência. Uma infecção do trato urinário ou alguns tipos de medicamentos podem dar a sensação de precisar ir ao banheiro ou podem impedir que a bexiga seja esvaziada completamente (se a bexiga não estiver completamente vazia, a pessoa logo sentirá vontade de urinar novamente).

> Muitas das causas da incontinência podem ser controladas.

Alguns médicos e enfermeiros encaram a incontinência como inevitável. Com certeza, algumas pessoas com demência terminam perdendo o controle independente de suas funções urinárias e excretoras, mas muitas não passam por isso, e várias das causas de incontinência podem ser controladas. Mesmo que a pessoa tenha perdido a independência quanto às funções, há muita coisa que você pode fazer para amenizar sua carga de obrigações e reduzir o constrangimento dela. Se você está tendo problemas, peça um encaminhamento para um enfermeiro ou médico que tenham experiência com a incontinência urinária em pessoas com demência.

Incontinência fecal

Assim como ocorre com a incontinência urinária, a incontinência fecal deve ser discutida com um médico. Seu surgimento abrupto ou uma incontinência temporária podem resultar de infecção, diarreia, síndrome do intestino irritável, alguma medicação, da ingestão de alimentos que estimulam a evacuação, de constipação ou impactação fecal (veja o capítulo 6).

Verifique se o banheiro é confortável e se a pessoa pode sentar-se com segurança e estabilidade durante o tempo necessário para a defecação. Os pés da pessoa devem estar apoiados no piso e ela precisa ter um apoio no qual possa se segurar. Uma barra de apoio para o vaso sanitário é o acessório ideal para ela segurar-se e incentivará alguém que esteja inquieto a permanecer no lugar. Tente dar à pessoa algo para fazer ou coloque uma música para ela ouvir.

Atente para os horários em que a pessoa costuma defecar e leve-a ao banheiro nessas horas.

Evite repreender a pessoa quando houver um acidente. Fale com o médico caso ela esteja constipada ou tenha uma impactação (veja também as páginas 158-160).

Tenha sempre à mão lenços umedecidos descartáveis para adultos, para o caso de algum acidente. Produtos de limpeza da pele que liquefazem as fezes e reduzem os odores tornam a limpeza suave muito mais fácil.

Limpeza

Uma pessoa que fica com as roupas sujas ou molhadas por causa de incontinência pode rapidamente desenvolver irritações e feridas na pele. Fique atento. Manter a pele limpa e seca é a melhor proteção contra esses problemas. A pele deve ser lavada depois de cada ocorrência de incontinência. Existem cremes que protegem a pele contra a umidade e que aliviam as irritações. Utilize apenas cremes destinados ao uso no períneo (a área entre o ânus e os genitais).

A higiene íntima de uma pessoa com incontinência pode parecer humilhante para ela e desagradável ou repulsiva para você. Por isso, algumas famílias fazem um esforço deliberado para usar a hora da limpeza como um momento para expressar afeto. Isso pode ajudar a tornar menos desagradável uma tarefa necessária.

Existem produtos disponíveis para pessoas com incontinência. Eles devem ser usados? Os profissionais discordam a respeito do uso de fraldas geriátricas e assemelhados. Alguns acham que são humilhantes e encorajam um comportamento infantilizado. Outros acham que estabelecer uma rotina de idas periódicas ao banheiro é mais fácil do que prover os cuidados exigidos pelo uso das fraldas. A resposta está em seus próprios sentimentos sobre isso e na reação da pessoa com incontinência. Fraldas e artigos para incontinência tornam as coisas mais fáceis para você e mais confortáveis para a pessoa com demência. Talvez você prefira usá-los só à noite. Casas de repouso e outras instituições não devem usar fraldas no dia a dia para diminuir custos

Algumas famílias usam a limpeza como um momento para expressar afeto. Isso pode ajudar a tornar menos desagradável uma tarefa necessária.

sem considerar o impacto da prática sobre cada indivíduo. Acreditamos que uma rotina de idas ao banheiro é o ideal, quando funciona, mas reconhecemos que algumas pessoas com demência resistem a isso e outras apresentam incontinência mesmo quando se tenta seguir essa rotina. O médico ou um enfermeiro ajudarão a decidir o que é melhor para você.[4]

Fraldas geriátricas descartáveis e roupas de baixo (como cuecas e calçolas) plásticas para adultos são vendidas *on-line*, em mercados e farmácias. Algumas são mais confortáveis e permanecem melhor no lugar se forem usadas roupas de baixo normais sobre elas. Por causa do sentimento negativo que cerca a palavra *fralda*, algumas são comercializadas como "roupas íntimas para incontinência". Há muitas opções. Algumas vêm em tamanho único e outras marcas dispõem de vários tamanhos; há modelos femininos e modelos masculinos. Algumas são para pessoas acamadas. Há fraldas totalmente descartáveis, outras têm apenas o forro descartável. Existem lenços umedecidos (e toalhas umedecidas) descartáveis para adultos, usados para a limpeza, que são muito mais convenientes do que ter de lavar os panos usados.

Os produtos são identificados pela quantidade de urina que conseguem reter. Você precisará fases testes até encontrar o estilo e a capacidade de absorção que mais lhe convém. Peças que não se ajustam bem ou que estão saturadas demais podem vazar. Uma peça não retém mais do que uma urinação.

Vários produtos consistem em uma peça íntima lavável, que mantém no lugar um absorvente descartável. O ideal é que sejam de um material macio e frio, no qual o absorvente tenda a afastar a urina da virilha, para que a pele tenha a sensação de estar seca. É conveniente que o modelo da peça permita que o absorvente seja trocado sem que seja necessário abaixá-la e que a peça possa ser baixada para a pessoa ir ao banheiro. Há roupas íntimas para incontinência leve, totalmente laváveis.

As pernas dessas roupas de baixo devem ficar bem ajustadas, para evitar vazamentos, mas não devem apertar. As peças para adultos podem vazar ao redor das pernas se a pessoa for muito magra. Algumas famílias relatam que pode ser usada uma fralda infantil de tamanho maior junto com a porção absorvente de uma peça para adultos.

---

4. O uso de fraldas sempre é recomendado porque facilita a vida do cuidador e deixa a pessoa mais confortável. Em casas de repouso, clínicas geriátricas ou instituições de longa permanência, o uso de fraldas faz parte da rotina e, na grande maioria dos casos, é a família quem custeia essas fraldas. Nas farmácias populares (mantidas por prefeituras ou pelo governo de cada região), é possível pegar até três pacotes de fraldas por vez gratuitamente desde que o médico prescreva o uso e, se possível, a quantidade necessária de fraldas por dia. (N.R.T.)

Um alfinete de segurança pode ser usado para prender a fralda geriátrica à camiseta de uma pessoa acamada, ajudando a conter uma incontinência fecal. Algumas fraldas têm maior absorção na frente (para homens), enquanto outras são mais absorventes na parte de trás. Faça testes para descobrir qual funciona melhor.

É importante lavar bem suas mãos com sabão cada vez que você cuidar da pessoa, pois você pode infectar-se, transmitir alguma infecção a ela ou a outras pessoas. Use lenços umedecidos descartáveis em casos de emergência. Mantenha frascos de álcool em gel no banheiro, na cozinha e nas demais áreas onde a pessoa estiver sendo cuidada.

Há almofadas descartáveis disponíveis para proteger a roupa de cama, e você também pode comprar lençóis absorventes laváveis. Eles são muito menos desagradáveis do que os lençóis emborrachados usados antigamente.

Roupas de baixo plásticas ou lençóis emborrachados ou plastificados precisam ter uma camada de tecido que fique em contato com a pele da pessoa. Sem essa proteção, o plástico faz com que a umidade fique em contato com a pele, resultando em irritações e assaduras.

QUEDAS, PROBLEMAS DE LOCOMOÇÃO E EQUILÍBRIO

À medida que a doença avança, a pessoa pode ficar com a musculatura enrijecida, passar a andar de forma desajeitada e ter dificuldade para levantar da cadeira ou sair da cama. Pode passar a ter uma postura encurvada ou começar a caminhar arrastando os pés. Ela precisará ser vigiada o tempo todo quando houver risco aumentado de queda.

> *Uma pessoa escreveu a respeito de seu familiar: "Seus passos agora são muito lentos. Quando caminha, com frequência, ele ergue bem os pés, pois tem pouca noção de espaço. Ele se segura nos batentes de portas ou nas cadeiras. Às vezes, ele tenta segurar o ar. Seu olhar é desfocado, como o de um cego. Ele fica na frente de espelhos e fala e ri com as imagens que vê".*

> *Uma mulher conta a respeito de seu marido: "Ele às vezes cai. Ele tropeça nos próprios pés ou simplesmente desaba. Mas, quando tento erguê-lo — ele é um homem grande —, ele grita e se debate".*

Qualquer um desses sintomas *pode* ser causado por alguma medicação. Discuta com o médico sobre alterações na forma de andar ou na postura, rigidez, em movimentos repetitivos ou quedas. O médico deve verificar se há alguma causa tratável que tenha provocado essa mudança, como o uso de alguma medicação ou um *delirium*. Os mesmos sintomas ocorrem quando a demência danifica as áreas do cérebro que controlam o movimento muscular. Mas não suponha que essa seja a causa até que o médico tenha eliminado outras possibilidades, incluindo acidente vascular cerebral (AVC), artrite e doença muscular. Se a pessoa teve um pequeno AVC ou tem sintomas de parkinsonismo[5] ou fraqueza devido à inatividade, a fisioterapia pode ajudar.

Fique atento para o momento em que a pessoa começa a tropeçar, já não consegue subir escadas com segurança ou ter outras dificuldades ao caminhar. Se ela se desequilibra ao caminhar, e se ela concorda em ser ajudada, peça para ela segurar seu braço, em vez de você segurar o braço dela. Mantenha o braço junto ao corpo. Isso aumenta a sua capacidade de manter o equilíbrio. Você também pode mantê-la equilibrada caminhando atrás dela e segurando-a pela cintura.

> É mais seguro solicitar um serviço público de atendimento para pedir ajuda depois de uma queda do que arriscar causar ferimentos à pessoa de que você cuida ou à pessoa que caiu.

Remova tapetes soltos, porque podem escorregar quando a pessoa pisar neles. Instale corrimãos e barras de apoio, principalmente no banheiro. Caso a pessoa escorregue em degraus que não são acarpetados, coloque fita antiderrapante adesiva neles ou forre-os com recortes de tapete, fixando-os bem. Prenda bordas de tapetes ao piso com fita antiderrapante adesiva. Verifique se as cadeiras ou outros móveis nos quais a pessoa costuma apoiar-se são firmes e resistentes. Você pode instalar protetores de espuma em quinas de mesas ou em outros móveis; compre-os *on-line* ou faça-os você mesmo.

Algumas pessoas perdem o equilíbrio e caem assim que saem da cama. Faça a pessoa ficar sentada na beira da cama por alguns minutos antes de ficar em pé e sair andando. Muitos chinelos e sapatos têm solas lisas que podem provocar quedas. Algumas pessoas tropeçam mais com sapatos de sola rústica. Outras se beneficiam da aderência proporcionada por esse tipo de sola. Algumas pessoas aprendem

5. "Parkinsonismo" é um termo genérico utilizado para designar diversas doenças com causas diferentes, mas que, em comum, apresentam sintomas semelhantes aos da doença de Parkinson (tremor, movimentos lentos e rigidez). É utilizado em estágios iniciais de distúrbios de movimento. Por isso, a doença de Parkinson também pode ser chamada de parkinsonismo primário. (N.T.)

a usar bengalas ou andadores, mas outras não conseguem desenvolver essa nova habilidade. Se a pessoa não conseguir aprender a usar corretamente um acessório, é mais seguro que não o use.

Ao ajudar uma pessoa, é importante que você não se machuque e nem perca o equilíbrio. Um fisioterapeuta ou um enfermeiro podem ensinar-lhe formas seguras de auxiliar a pessoa. Evite inclinar-se para a frente ou dobrar o corpo ao erguer peso. Se precisar erguer algo ou alguém, dobre os joelhos, e não a cintura. Tenha paciência; os acidentes acontecem quando você tem pressa ou apressa a pessoa com demência. Se for erguer uma pessoa, erga-a pelas axilas. Evite puxá-la da cama pelos braços. Evite tentar colocar uma pessoa com problemas de coordenação motora ou pesada demais no banco traseiro de um carro de duas portas.

Se a pessoa cair, faça o seguinte:

- fique calmo(a);
- verifique se ela tem algum ferimento visível ou se sente dor;
- evite desencadear uma reação catastrófica;
- observe se ela emite sinais de dor, se apresenta inchaço, hematomas, agitação, sonolência ou nervosismo crescente;
- chame um serviço de atendimento móvel de urgência[6] ou ligue para o médico se aparecer algum desses sintomas ou se você achar que há alguma possibilidade de que ela tenha batido a cabeça ou sofrido qualquer outro ferimento.

Em vez de tentar erguer o marido quando ele caía, uma mulher habituou-se a sentar-se no chão com ele (obviamente, foi necessário um esforço para controlar o próprio nervosismo e se acalmar). Ela o acariciava e conversava baixinho com ele até ele também se acalmar. Quando ela percebia que ele estava calmo, ela conseguia encorajá-lo a levantar-se, por etapas, em vez de erguê-lo.

Para *ambos (o cuidador e a pessoa sendo cuidada)*, é mais seguro chamar um serviço de emergência pedindo ajuda do que arriscar causar ferimentos tentando erguer a pessoa que caiu. Os atendentes de emergência nos informam que isso é parte do trabalho deles e geralmente ficam contentes em poder nos ajudar, sem contar que eles têm preparo para isso.

---

6. No Brasil, a Política Nacional de Atenção às Urgências do Ministério da Saúde disponibiliza o Serviço de Atendimento Móvel de Urgência (Samu) por meio do número 192, 24 horas por dia, sete dias por semana. Entretanto, esse serviço ainda não está disponível em todos os 5.565 municípios brasileiros, embora cubra 85,7% da população do país. (N.T.)

Quando a pessoa já não pode andar

Com o avanço da demência, algumas pessoas perdem aos poucos a capacidade de andar. Esse processo começa com tropeções e quedas ocasionais, progride para um caminhar com passos cada vez menores e, com o passar dos anos, resulta na incapacidade de ficar em pé. Por fim, a pessoa pode não conseguir estender as pernas quando sustentada por outras pessoas. Isso é também chamado de apraxia de marcha (veja as páginas 74-76).

Em contraste com essa progressão gradual, uma perda abrupta da capacidade de ficar em pé ou de caminhar ou a súbita ocorrência de quedas sugerem que a pessoa tem alguma outra doença ou teve uma reação adversa a alguma medicação. Essas possibilidades devem ser imediatamente investigadas pelo médico.

Na pessoa com demência, a perda gradual da capacidade de caminhar ou de ficar em pé geralmente resulta de dano cerebral progressivo; a pessoa "esqueceu" como caminhar. Manter a pessoa o mais ativa possível ajuda a conservar a força muscular e a saúde geral, mas não há indícios de que exercícios ou atividades físicas possam adiar ou prevenir a perda da capacidade de caminhar decorrente da demência.

Se uma pessoa não conseguir caminhar, talvez ela ainda seja capaz de sentar-se. Ficar sentada em uma cadeira durante boa parte do dia lhe permite continuar sendo parte da família ou de um grupo em uma instituição. Se a pessoa tem tendência a cair para a frente ou cair da cadeira, você pode escorá-la com travesseiros (peça para um fisioterapeuta lhe ensinar como se faz). Existem também poltronas reclináveis ou cadeiras hospitalares (que podem ser alugadas em lojas de equipamentos hospitalares). Ao reclinar a poltrona para trás, ela impede que a pessoa caia para a frente. Você pode escorar a pessoa com almofadas para que ela fique confortável. Talvez você queira mover a pessoa de uma cadeira para outra ou para a cama, a fim de que ela mude de posição. Use recortes de espuma do tipo "caixa de ovos" (disponível *on-line* e em lojas de equipamentos hospitalares e de colchões) para acomodá-la e mantê-la firme.

Algumas pessoas acabam não conseguindo mais sentar-se. Geralmente elas apresentam contraturas — tendões enrijecidos que impedem as articulações de se abrir ou de se estender completamente. As contraturas podem ser adiadas ou reduzidas mantendo-se as pessoas fisicamente ativas e com fisioterapia, mas podem surgir em estágios mais avançados de qualquer doença progressiva que cause demência ou podem aparecer em decorrência de um

AVC, mesmo quando as articulações da pessoa são movimentadas e exercitadas por outros.

As pessoas com demência que não conseguem mais mover-se voluntariamente, e ficam presas ao leito, requerem atenção física quase constante. Elas correm o risco de desenvolver úlceras por pressão ou escaras (veja as páginas 155-156); há também o risco de que comida, saliva e outras substâncias entrem nos pulmões, pelo fato de elas não conseguirem mais engolir ou por estarem deitadas.

A pessoa com demência que fica presa ao leito deve ser virada de um lado para outro, se possível, a cada duas horas. Seu médico pode recomendar que ela seja virada com mais frequência. Deve-se tomar cuidado e evitar excesso de pressão ou de peso em qualquer parte do corpo, pois ela pode ter ossos e pele frágeis. Lençóis e pijamas de cetim ou de seda podem facilitar o trabalho de mover a pessoa que não consegue movimentar-se sozinha. Quando estiver deitada de lado, a pessoa deve ser escorada com um travesseiro. Pode ser necessário colocar um travesseiro ou uma almofada entre os joelhos para evitar a formação de feridas. A pele deve ser mantida limpa e seca.

Mover e virar uma pessoa totalmente acamada requer habilidade e treino. Enfermeiros que atendem em domicílio e fisioterapeutas podem ensinar como fazer isso.

Cadeiras de rodas

Se a pessoa precisar de uma cadeira de rodas, um fisioterapeuta pode orientá-lo na escolha do modelo e ensiná-lo a usar. É possível obter informações sobre o manejo de cadeira de rodas em lojas de equipamentos médicos e pela internet. As cadeiras de rodas podem ser desconfortáveis para pessoas que ficam sentadas nelas por muito tempo. Quando o assento é duro, pode provocar escaras (existem almofadas d'água que evitam o surgimento de escaras). Cadeiras que não dão suporte correto ao corpo podem causar danos aos músculos e nervos. Às vezes as pessoas ficam encurvadas na cadeira ou ficam sentadas com um braço pendente, e os dedos ficam dormentes. O tipo certo de cadeira pode ajudar a evitar esses problemas.

> Você pode ter de entrar com uma ação na justiça para conseguir que o plano de saúde pague uma cadeira de rodas.

Há diferentes tipos de cadeiras de rodas. Uma pessoa qualificada[7] deve ajudar você a selecionar uma cadeira

7. Geralmente, o fisioterapeuta e os atendentes das lojas de produtos hospitalares, que recebem treinamento específico. (N.R.T.)

que seja confortável e dê suporte adequado ao usuário. A cadeira também precisa atender às suas necessidades em termos de peso (você consegue levantá-la?), portabilidade (vai precisar colocá-la no carro?) e espaço (ela passa pelas portas?). Peça a um fisioterapeuta ou a um enfermeiro para mostrar-lhe como ajudar alguém a se sentar e a sair da cadeira, e como apoiar e sustentar a pessoa de forma correta.

Os planos de saúde devem cobrir o gasto com uma cadeira de rodas para cada pessoa que se enquadre na prescrição de um fisioterapeuta. Uma cadeira de rodas com prescrição (feita sob medida) pode reduzir a dor, as feridas de pressão e outros problemas. Muitas famílias relatam que tiveram de entrar com uma ação judicial para que cadeiras de rodas fossem pagas. Pergunte ao seu médico se o plano de saúde cobrirá outros equipamentos médicos duráveis de que a pessoa possa necessitar e que tenham sido solicitados pelo médico.[8]

MODIFICAÇÕES QUE PODEM SER FEITAS EM CASA

Algumas modificações podem ser feitas em sua casa para tornar mais fácil a sua vida e a vida da pessoa com demência. Ao ler ou conversar com outras famílias sobre o assunto, você vai encontrar muitas sugestões. Dispositivos especializados, por mais úteis que sejam, não proporcionam uma solução total. Ao pensar em fazer modificações em sua casa, pergunte-se se será capaz de conviver confortavelmente com elas. Lembre-se também de que uma pessoa com demência pode não ser capaz de aprender sequer coisas simples e que por isso talvez não consiga adaptar-se a mudanças pequenas. Você pode comprar um telefone novo que pareça fácil de usar e depois descobrir que a pessoa com demência não consegue aprender a usá-lo. Ou talvez você mude os móveis de lugar e então perceba que, em vez de acalmar a pessoa, a mudança a transtornou.

Lembre-se de que não há uma sugestão que funcione em todas as situações. Procure ideias que façam sentido para você e que estejam dentro de suas possibilidades econômicas. Em geral, dispositivos caros "especiais para Alzheimer" são desnecessários. Pode haver alguns desses produtos

8. Aqui no Brasil, o Ministério da Saúde, por intermédio de programas específicos, e o SUS (Sistema Único de Saúde) fornecem cadeiras de rodas — simples, para locomoção e transporte do paciente. Alguns convênios médicos cobrem o valor da locação desse equipamento, porém, nos dois casos — público e privado — a família precisa atender a uma série de requisitos e quase sempre entrar com mandado de segurança. (N.R.T.)

disponíveis de segunda mão, e também equipamentos médicos como andadores e cadeiras de rodas. Falamos sobre dispositivos que ajudam a lidar com a perambulação no capítulo 7.

Dispositivos que podem facilitar a vida de pessoas idosas. Poltronas reclináveis, almofadas especiais para pessoas magras ou com pele sensível, almofadas térmicas com desligamento automático, luminárias para prender a móveis em áreas que precisam de iluminação melhor, lupas para pessoas com problemas de visão, amplificadores de som e luzes que indicam a pessoas com problemas auditivos que o telefone ou a campainha estão tocando.

Existem dispositivos para aumentar o cabo de talheres, canetas e lápis e outros objetos. Há também pegadores de objetos com cabos longos para pegar coisas no chão ou de estantes altas. Há diversos utensílios para abrir vidros de conservas. Há anúncios desse tipo de produto em mídias destinadas a um público idoso ou na internet (faça uma busca, por exemplo, por "utensílios para idosos"), e os produtos podem ser adquiridos *on-line* ou em lojas de equipamentos médicos.

Dispositivos para gravação de chamadas telefônicas. Telefones celulares identificam o número das chamadas recebidas e quem está ligando se o nome dessa pessoa estiver nos contatos do aparelho. A relação de ligações (em "recentes" ou "ligações recentes") mostra quem ligou, caso a pessoa com demência esqueça de avisar sobre telefonemas recebidos. Secretárias eletrônicas conectadas a linhas fixas podem ser configuradas para gravar todas as chamadas. Isso permite a você monitorar as ligações que a pessoa com demência esquecer de lhe contar.

Dispositivos que acendem as luzes. Luzes externas com fotocélulas, que acendem ao escurecer. Luzes com sensor de movimento, que acendem quando uma pessoa se move no aposento à noite (se instalada no banheiro, pode ajudar seu familiar a orientar-se sem que você precise sair da cama).

Dispositivos sonoros. Fones de ouvido lhe permitem ouvir música enquanto a pessoa com demência assiste à televisão (ou vice-versa). Fones de ouvido sem fio também podem ser usados para ouvir a televisão, o que pode ser útil para pessoas que não conseguem ouvi-la.

Dispositivos de segurança. Um sistema de segurança para a casa talvez faça você se sentir mais tranquilo. Pode incluir detectores de fumaça e de fogo e pode ser programado para avisar sempre que uma janela ou uma porta for aberta. Isso pode alertá-lo caso a pessoa com demência tente sair. Uma opção é ter um dispositivo de segurança pessoal que você carregue consigo e que seja usado para pedir ajuda caso você não tenha acesso a um telefone.[9]

Dispositivos que monitoram sons. Originalmente utilizadas para monitorar bebês, as chamadas "babás eletrônicas" permitem ouvir o que está acontecendo em um cômodo enquanto você estiver em outro ou até fora de casa. Você instala um pequeno transmissor no quarto da pessoa ou no bolso dela e carrega com você um receptor que recebe os sons do que a pessoa está fazendo.[10]

Vídeos. O uso de vídeos tem um potencial enorme, seja por meio de um televisor, tablet ou computador. Algumas pessoas com demência gostam de ver filmes (em especial, de sua época). Vídeos caseiros podem ser convertidos para mídias digitais e permitir aos membros da família que compartilhem recordações.

Você pode usar aplicativos de comunicação para gravar você mesmo dando um recado para a pessoa, por exemplo: "Carlos, aqui é a Daniela, sua esposa. Estou no trabalho. A senhora Lambe vai ficar com você até eu voltar, às seis da tarde. Ela vai fazer seu almoço e depois vocês vão sair para caminhar. Quero que você fique com ela. Eu te amo. Vejo você às seis da tarde". A pessoa com demência pode assistir a essa mensagem por vídeo quantas vezes quiser, e o cuidador temporário pode mostrá-la se a pessoa ficar ansiosa.

Ambientes atravancados ou despojados?

Às vezes as pessoas com demência têm dificuldade para concentrar-se em determinada coisa quando estão em um ambiente muito atravancado. Organização, rotina e simplicidade em geral ajudam muito a pessoa que tem dificuldade para concentrar-se ou pensar. No entanto, alguns ambientes são tão despojados que resultam em privação sensorial e desorientação. Há quem aconselhe as famílias a remover do aposento o que for possível; há também quem diga que as pessoas com demência necessitam de estímulo. Alguns dizem que quadros ou papéis de parede causam alucinações ou desorientação. Como saber o que é

---

9. Hoje existem sistemas de segurança que permitem visualizar sua casa de onde você estiver por meio do celular e/ou do computador, e por intermédio desse sistema o familiar pode acionar o socorro. Existe também o celular para idoso, em que ele mesmo pode acionar uma tecla que enviará uma mensagem de socorro diretamente para o celular de um dos familiares. Algumas empresas oferecem alternativas para a segurança da pessoa que podem ser acionadas por ela mesma ou por um familiar. (N.R.T.)

10. Hoje há também câmeras e outros tipos de sensores, e o monitoramento é feito pelo celular. Aplicativos para smartphones permitem ver o que acontece dentro de casa; dispositivos com múltiplos sensores também transmitem imagens diretamente da casa para um celular. (N.R.T.)

correto? A resposta depende de cada pessoa e do tipo de objeto ou de interesse que o cômodo oferece.

Observe a pessoa que tem demência. Ela tenta pegar tudo o que há no banheiro? À mesa, pega com a mão a comida de travessas ou brinca com os temperos? Parece incapaz de decidir qual alimento vai comer antes ou qual talher pegar? Ao perceber tais comportamentos, tente simplificar. Remova do banheiro itens dispensáveis; deixe as travessas de comida na cozinha ou coloque no prato dela um tipo de alimento por vez. Pode acontecer de uma pessoa com demência conversar com os quadros ou tentar pegar as flores do papel de parede, mas a maioria delas não vai fazer nada disso. Uma residente de uma casa de repouso orgulhava-se do papel de parede que "seu marido havia instalado". Algumas pessoas não conseguem reconhecer o próprio reflexo no espelho e ficam chateadas quando veem um "estranho" na sala. Se um quadro ou um espelho perturba a pessoa, remova-o; mas não há razão para removê-lo se ela apenas conversa com ele e a presença dele não lhe causa incômodo.

Em geral, pessoas, animais, ruídos e movimentos causam mais distração do que a decoração do ambiente. Caso a pessoa esteja irrequieta ou irritada, ou mostre dificuldade em prestar atenção quando você está se comunicando com ela, pense na possibilidade de reduzir tais distrações, mas seria interessante substituí-las por interações com pessoas. Tais interações devem ser significativas e focadas, com uma pessoa por vez.

A pessoa tem mais problemas com coisas entre as quais precisa escolher (por exemplo, vários frascos de xampu durante o banho ou vários tipos de alimento no prato) do que com coisas que "apenas estão lá" — várias almofadas sobre o sofá, por exemplo. Se a pessoa empilha as almofadas ou as leva de um lugar para outro, não é necessário levá-las embora. Remova só aquilo que causa problemas.

Casas de repouso podem não oferecer estímulos e interesses suficientes ou pistas ambientais. Qualquer que seja o ambiente, observe a reação da pessoa a ele. Pessoas que andam de um lado para outro, que se mexem o tempo todo ou não param de repetir a mesma coisa podem interromper tais comportamentos se forem estimuladas a fazer uma atividade na qual consigam se concentrar.

É possível ajudar a pessoa a manter-se ativa mudando seu ambiente físico. Por exemplo, pessoas mais velhas costumam precisar de mais luz para enxergar, então certifique-se de que há luz suficiente. Pessoas com demência ficam duplamente limitadas, pois talvez não lhes ocorra a ideia de ir até a janela para ter mais claridade. Reduza o brilho direto de janelas e lâmpadas; a luz ofuscante confunde a pessoa que tem o raciocínio comprometido. Cores contrastantes podem ser mais fáceis de ver do que tons pastel ou cores de intensidade semelhante. Para a pessoa com algum comprometimento visual, pode ser impossível ver o alimento claro em um prato branco. No banheiro, pode ser mais fácil para a pessoa encontrar o vaso sanitário branco se o tapete for escuro.

Modificações no ambiente também podem ser usadas para manter a pessoa afastada de certas áreas. Assim como a cor pode ajudar a pessoa a reparar nas coisas, pode escondê-las. Se quiser que a pessoa ignore uma porta, pinte-a (inclusive o batente) da mesma cor que a parede ao redor.

Há muitas maneiras de mudar o ambiente para ajudar uma pessoa a permanecer ativa e engajada.

Aparelhos auditivos amplificam o ruído de fundo, e às vezes a pessoa com demência não consegue aprender a ignorá-lo. Sempre que possível, elimine os ruídos do ambiente.

CAPÍTULO 6

Problemas médicos

A pessoa que tem uma doença neurodegenerativa pode ter também outras doenças, que vão de males relativamente simples, como gripe, a problemas graves, como pneumonia. Ela pode não ser capaz de dizer que sente dor (ainda que consiga falar bem) ou pode negligenciar o próprio corpo. Cortes, hematomas e até ossos quebrados podem passar despercebidos. Pessoas que ficam muito tempo sentadas ou deitadas podem desenvolver úlceras por pressão. A saúde física delas pode declinar gradativamente. *Curar problemas físicos, mesmo que de menor importância, pode ajudar muito as pessoas que têm demência.*

> Curar problemas físicos, mesmo que de menor importância, pode ajudar muito quem tem demência.

Talvez você já tenha sentido um "entorpecimento" mental ao ficar doente. Esse fenômeno pode ser mais intenso nas pessoas com demência, pois elas parecem ser especialmente vulneráveis a problemas adicionais. O estado confuso da pessoa e seus sintomas comportamentais podem agravar-se. Um *delirium* (veja as páginas 404-405) pode ser causado por outros problemas de saúde (gripe, resfriado, pneumonia, problemas cardíacos, reação à medicação e muitas outras enfermidades) e pode proporcionar a impressão de uma piora súbita da demência. No entanto, o *delirium* (e seus sintomas) geralmente desaparece quando o problema de saúde é tratado. Você deve verificar regularmente se há sinais de doença ou lesões e alertar o enfermeiro ou o médico.

Pessoas com dificuldade para se comunicar podem não conseguir responder "sim" ou "não" a perguntas específicas como "Você sente dor de cabeça?". Mesmo as pessoas que ainda conseguem expressar-se talvez não consigam reconhecer que sentem mal-estar ou dor, ou podem não conseguir expressar o que sentem ou dizer onde se localiza dor. A pessoa pode não ser capaz de reconhecer se o que sente é grave ou não. Ela não vai lembrar que contou a você, ou que você a tranquilizou, e geralmente é bom acalmá-la.

Qualquer indicação de dor ou enfermidade deve ser levada a sério. É importante encontrar um médico que seja gentil, que compreenda a condição da pessoa e que avalie de forma adequada seu estado geral de saúde. Não permita que um médico ou um enfermeiro dispense menos atenção a uma pessoa pelo fato de ela ter demência ou ser "velha". Insista para que os sintomas sejam avaliados e as dores sejam diagnosticadas e curadas. A pessoa está vulnerável ao *delirium*, e é aconselhável que o médico verifique qualquer mudança que possa indicar algum novo problema de saúde.

Tenha em mente que, em casas de repouso e outras instituições, doenças concomitantes e dor muitas vezes passam despercebidas. Você terá de interferir com firmeza para que a pessoa com demência seja tratada de forma adequada.

> Se uma pessoa apresentar uma mudança súbita, analise os seguintes aspectos: ela teve alguma queda, mesmo que sem gravidade? Ela foi ao banheiro nas últimas 72 horas? Teve alguma alteração na medicação no último mês? De uma hora para outra, deixou de mover um braço ou uma perna? Demonstra sentir dor?

Os sinais de doença incluem:

- piora súbita do comportamento (por exemplo, a recusa de fazer coisas que antes fazia com disposição e boa vontade);
- febre (temperatura acima de 37,5°C) — ao medir a temperatura, use um termômetro de testa (alguns levam segundos para registrar a temperatura), disponível em farmácias ou *on-line*; não use termômetro de vidro, pois a pessoa com demência pode quebrá-lo (termômetros de vidro não são mais comercializados no Brasil nem nos Estados Unidos devido ao risco representado pelo mercúrio em seu interior);[1] pessoas mais idosas podem não ter febre significativa, mesmo estando muito doentes; *a ausência de febre nem sempre significa que a pessoa está bem*;
- surgimento de rubor ou palidez;
- pulso acelerado (acima de 100 batimentos por minuto) sem uma ligação evidente com exercício físico — o normal, para a maioria das pessoas, é 60 a 100 batimentos por minuto; peça a um enfermeiro que lhe ensine

1. A Anvisa proibiu o uso de termômetros de mercúrio em 2019. Hoje, algumas farmácias já não o vendem. O mais adequado é o termômetro infravermelho de testa; mais caro, porém mais confiável. Há novos tipos disponíveis no mercado, como o digital multifuncional, o termômetro a *laser*, o infravermelho e outros. (N.R.T.)

a encontrar o pulso da pessoa; conte as pulsações por 20 segundos e multiplique por 3 — é recomendável conhecer a pulsação normal da pessoa em repouso;
- vômito ou diarreia;
- mudanças na pele (a pele pode perder elasticidade ou parecer seca ou pálida);
- gengivas secas e pálidas ou feridas na boca;
- sede ou recusa a ingerir alimentos e líquidos;
- mudança de personalidade, aumento de irritação, cansaço ou sonolência;
- dor de cabeça;
- gemidos ou gritos;
- convulsões, alucinações ou quedas;
- surgimento de incontinência;
- inchaço de alguma parte do corpo (verifique sobretudo mãos e pés);
- tosse, espirros, sinais de congestão respiratória ou respiração difícil.

Analise os seguintes aspectos: a pessoa sofreu alguma queda, mesmo que sem gravidade? Foi ao banheiro nas últimas 72 horas? Teve alguma alteração na medicação no último mês? De uma hora para outra, deixou de mover um braço ou uma perna? Demonstra sentir dor? Tem outros problemas, como doença cardíaca, artrite, resfriado?

Se houver perda de peso, talvez a pessoa possa ter alguma doença séria. É importante que um profissional de saúde diagnostique a causa de uma possível perda de peso. Se a pessoa perder 10% de seu peso, deverá ser examinada por um médico ou enfermeiro o mais rápido possível, mesmo se estiver acima do peso (mas não se estiver em dieta).

DOR

Os familiares perguntam se as pessoas sentem dor em decorrência das doenças demenciais. Até onde se sabe, a doença de Alzheimer não causa dor e a demência vascular raramente causa. Pessoas com demência sentem dor por outros motivos, como cólicas estomacais, constipação, entorses e fraturas ocultas, por ficarem sentadas na mesma posição durante muito tempo, por causa de gripe, artrite, úlceras por pressão, hematomas, cortes, feridas ou assaduras decorrentes de má higiene, dor de dente ou gengivite, ou roupas e sapatos que provocam assaduras ou apertam demais.

São indicativos de dor a alteração súbita no comportamento, gemidos e gritos, a ausência de movimentação de partes do corpo, gritos quando certo ponto do corpo é tocado, recusa a fazer certas coisas e aumento da inquietação. Todos os sinais de dor devem ser levados a sério. Se a pessoa não consegue lhe dizer se sente dor ou onde sente dor, um profissional de saúde deve investigar o local e a causa da dor.

QUEDAS E FERIMENTOS

É comum que pessoas com demência, com o tempo, percam as habilidades de coordenação motora, caiam da cama, trombem nas coisas ou se cortem sem perceber. Ferimentos sérios podem facilmente passar despercebidos por vários motivos:

- Em pessoas de idade, mesmo acidentes que parecem pouco importantes podem resultar em fraturas ou em outros tipos de lesão, por causa do aumento de vulnerabilidade decorrente de outras doenças comuns, como a osteoporose.
- A pessoa pode continuar usando o membro fraturado.
- As pessoas com demência podem não contar que sentem dor.
- As pessoas com demência podem esquecer-se de que caíram. Um hematoma pode demorar dias para ficar evidente. Até pequenas lesões na cabeça podem provocar sangramento dentro do crânio, que deve ser tratado de imediato para evitar maior dano cerebral.

Sugerimos que você examine a pessoa periodicamente em busca de cortes, hematomas e bolhas que possam ser causados por acidentes, quedas, perambulação ou roupas desconfortáveis. Os pés, os quadris e a boca são locais de dor frequentemente negligenciados. As mudanças de comportamento podem ser as únicas pistas para um ferimento.

ÚLCERAS POR PRESSÃO (ESCARAS)

Úlceras por pressão, úlceras de decúbito ou escaras se desenvolvem quando a pessoa fica sentada ou deitada por longos períodos. Podem ser causadas também pelo uso de roupas apertadas, por inchaço ou carência nutricional. A pele dos idosos pode ser muito vulnerável a elas. As úlceras por pressão se manifestam no início como áreas vermelhas que podem originar feridas abertas. São mais comuns em áreas com alguma proeminência óssea, como calcanhar, quadril, ombro, escápula, coluna, cotovelo, joelhos, glúteos e tornozelos. A pele fragilizada pode facilmente sofrer arranhões e hematomas, mesmo durante um banho rotineiro. Preste atenção em áreas vermelhas e verifique sempre para se certificar de que não há hematomas, especialmente na base da coluna, nos quadris, nos calcanhares e cotovelos. Se alguma vermelhidão surgir, tome precauções para que a pessoa não se apoie sobre o local. Continue virando-a para que não se formem outros ferimentos. Entre em contato com o médico ou um enfermeiro que atenda em domicílio.[2] O cuidado imediato pode evitar que uma área vermelha evolua para algo mais sério.

Estimule a pessoa a mudar de posição. Peça a ela que se vire para olhar para você, que saia para dar uma volta, que coloque a mesa. Convide-a a ir até a cozinha para ver se a comida está sendo bem preparada ou a estimule a ir até a janela para verificar algo.

Pessoas que já não conseguem andar e que passam o tempo todo na cama ou na cadeira correm um grande risco de desenvolver úlceras por pressão. Estabeleça um esquema em que você mova a pessoa de um lado para o outro ou mude a posição dela a cada duas horas.

Se a pessoa não mudar de posição, tente proteger áreas vulneráveis. Lojas de artigos médicos e páginas na internet vendem almofadas especiais sobre as quais a pessoa pode sentar-se ou deitar-se. Há almofadas de ar ou de água, bolsas de gel, peças de espuma e outras opções. Selecione artigos com revestimento macio e lavável, que tenham proteção contra vazamentos e mau cheiro. Lojas *on-line* e físicas também vendem protetores para calcanhares e cotovelos (feitos com um material sintético semelhante à lã), que protegem essas áreas mais ossudas. Use-os *em adição* à mudança frequente de posição.

DESIDRATAÇÃO

Até mesmo pessoas que conseguem andar e parecem capazes de se cuidar sozinhas podem ficar desidratadas. Podemos não atentar para os sinais de desidratação por acharmos que a pessoa está se cuidando. Fique alerta, sobretudo se a pessoa apresentar vômitos, diarreia ou se tiver diabetes, ou caso ela tome diuréticos ou medicamentos para o coração. Os sintomas de desidratação incluem sede ou recusa a tomar líquidos, febre, rubor, pulsação acelerada, boca seca e pálida ou pele seca e inflexível, tontura, confusão e alucinações.

2. No Brasil, não é comum a visita de um enfermeiro que faça atendimento especial ao paciente. Nesse caso, pode-se chamar o serviço de urgência de seu convênio por meio do *home care* ou ainda o Programa de Saúde da Família (PSF), caso a pessoa esteja cadastrada em uma Unidade Básica de Saúde (UBS). (N.R.T.)

O volume de líquido que uma pessoa necessita varia conforme o indivíduo e a época do ano. As pessoas precisam de mais líquido quando faz mais calor. Se você não sabe se a pessoa está ingerindo líquido suficiente, pergunte ao médico qual é a quantidade recomendada.

PNEUMONIA

A pneumonia é uma infecção dos pulmões causada por bactérias ou vírus. É uma complicação frequente da demência, mas pode ser difícil de diagnosticar porque sintomas como febre e tosse podem estar ausentes. *Delirium* pode ser o sintoma mais precoce, e deve-se suspeitar de pneumonia quando uma pessoa com demência piora de repente. Pessoas que se engasgam com frequência ou que estão presas ao leito ficam particularmente vulneráveis à pneumonia.

INFLUENZA E COVID-19

Idosos são particularmente vulneráveis a infecções virais e bacterianas. A gripe sazonal, ou *influenza*, mata mais de 60.000 pessoas anualmente nos Estados Unidos,[3] muitas delas com mais de 70 anos.

A pneumonia bacteriana, facilmente tratável em pessoas jovens, também é uma causa comum de morte em pessoas acima de 70 anos. Em 2020, a covid-19 incrementou a lista de doenças às quais os idosos estão mais propensos. Como a maioria das pessoas com demência se enquadra nessa faixa etária, a covid-19 foi devastadora em instituições de cuidados de longa duração e entre idosos com demência que vivem em casa.

Para pessoas com demência, pode ser assustador, incompreensível e até motivo de ansiedade limitar as visitas, servir refeições no quarto em vez de no refeitório da instituição de longa permanência onde estão, manter distanciamento social e usar máscaras, medidas apropriadas que devem ser tomadas durante uma epidemia ou pandemia. Essas ações preventivas podem parecer especialmente ameaçadoras e incompreensíveis para pessoas com memória e julgamento prejudicados.

---

3. Segundo o Ministério da Saúde, os registros de Síndrome Respiratória Aguda (SRAG) por *influenza* em idosos aumentaram 4,5 vezes no Brasil em 2023 em comparação com o mesmo período de 2022. Atualmente, as infecções respiratórias são a quarta maior causa de mortalidade de idosos no país. Entretanto, os idosos que se vacinam contra a *influenza* têm menos possibilidade de ter a doença (em torno de 60% a 65%) ou de ter uma doença mais grave. (N.E.)

Você pode ajudar a diminuir a angústia de uma pessoa nessas condições por meio de conferências telefônicas e de vídeo e lembrando-a frequentemente de que há uma epidemia, de que essas ações são para zelar pela segurança dela e também que a família e os amigos ainda a amam, mesmo que não possam visitá-la. A escuta solidária pode ajudar a reduzir a ansiedade, especialmente quando é seguida por um lembrete do porquê essas coisas estão acontecendo. Pessoas com perda de memória podem precisar ser lembradas, toda vez que você interage com elas, do motivo de essas coisas estarem acontecendo.

CONSTIPAÇÃO

Quando uma pessoa sofre de perda de memória, ela pode não conseguir se lembrar da última vez em que foi ao banheiro e pode não compreender a causa do desconforto produzido pela constipação. Algumas pessoas vão ao banheiro com menos frequência que outras; em geral, as pessoas deveriam evacuar a cada um a três dias. A constipação pode causar desconforto e dor, que podem agravar a confusão que a pessoa sente. Pode também causar uma impactação fecal, condição em que o intestino fica parcial ou totalmente bloqueado pelas fezes e o corpo torna-se incapaz de eliminar os dejetos. Consulte um médico ou enfermeiro se suspeitar de que há um caso de constipação (ainda que apresente diarreia, a pessoa pode ter uma impactação, pois a constipação não impede a passagem da diarreia).

> A constipação pode causar desconforto ou dor, o que pode deixar a pessoa ainda mais confusa.

Muitos fatores contribuem para o desenvolvimento da constipação. Um dos mais importantes é a dieta constituída por comidas industrializadas, fáceis de preparar, e com baixo consumo de alimentos ricos em fibras, que estimulam a atividade intestinal. Alterações de dieta que agravam o problema de constipação ocorrem com frequência quando uma pessoa tem demência, ou se sua dentadura está mal ajustada, ou se a pessoa está sofrendo por dor de dentes. A redução na ingestão de líquidos pode levar a fezes endurecidas, que causam ou pioram a constipação. Sabe-se que a musculatura que movimenta o bolo fecal tende a ser menos ativa à medida que envelhecemos, e menos ativa ainda na ausência de exercícios físicos. Alguns medicamentos e suplementos alimentares (dados a pessoas que não estão se alimentando) tendem a aumentar a constipação. Leia a bula do medicamento ou pergunte ao médico ou ao farmacêutico se a medicação que a pessoa toma pode causar constipação.

A pessoa com demência pode não conseguir se lembrar de quando foi ao banheiro pela última vez, mesmo que aparente ter apenas um comprometimento leve ou que ela própria diga que está se cuidando bem. A pessoa que mora sozinha pode ter parado de comer refeições que exigem preparo; ela pode estar consumindo alimentos altamente processados, como bolos, biscoitos, entre outros. Pode ser impossível descobrir com que regularidade ela vai ao banheiro. Se você acha que ela pode estar ficando constipada, tente manter o controle por ela. Faça-o da forma mais discreta e menos invasiva possível, para que ela não sinta que você está se intrometendo.

A maioria das pessoas é reservada quanto às suas funções corporais, e a pessoa com demência pode reagir com fúria a uma aparente invasão à sua privacidade. Ainda, para muitos de nós, é desagradável ter de monitorar as idas de uma pessoa ao banheiro, e tendemos a evitar essa tarefa. Esses dois sentimentos podem conspirar para que esse problema potencialmente sério seja negligenciado.

> Quando uma pessoa com demência parece sentir dor ou reclama de dor de estômago ou de dor de cabeça, ela pode estar com uma constipação.

Se uma pessoa com demência aparentar sentir dor ou tiver dor de cabeça, não descarte a constipação como uma causa possível. O mesmo se aplica ao caso de a pessoa reclamar por se sentir inchada ou por estar com gases. Em meio a tantos cuidados que a pessoa com demência demanda, é fácil esquecer de monitorar suas idas ao banheiro. Caso desconfie de que ela possa estar constipada, converse com um profissional de saúde. Ele pode verificar o funcionamento intestinal da pessoa para ver se está tudo em ordem e, caso não esteja, pode ajudar a lidar com o problema.

Não é recomendado o uso regular ou frequente de laxantes que podem ser comprados sem receita (de venda livre) em farmácias. Em vez disso, aumente a quantidade de fibras e de água na dieta e ajude a pessoa a exercitar-se mais (talvez com uma caminhada diária). A maioria das pessoas deve tomar pelo menos seis copos de água ou suco por dia, a menos que esteja em uma dieta com restrição de líquidos, embora a quantidade necessária varie de pessoa para pessoa. Aumente a quantidade de vegetais (tente oferecê-los como lanche), frutas (incluindo ameixa e maçã, também como lanche ou no cereal), cereais integrais (incluindo pães integrais e cereais matinais integrais), saladas, feijão e frutas secas na dieta. Cereais integrais são ótimos para o lanche, e farelo de trigo ou de aveia podem ser misturados no suco.

Pergunte ao médico se você deve acrescentar mais fibras por meio de preparados de *Psyllium* (vendidos sob vários nomes, como Metamucil e Citrucel) ou comprimidos e barrinhas de fibras. Não use nenhum desses produtos sem acompanhamento médico.

MEDICAMENTOS

Os medicamentos são uma faca de dois gumes. Eles podem ser fundamentais para ajudar a pessoa com demência a permanecer bem, controlar a dor, dormir melhor, controlar a angústia ou evitar o surgimento de problemas de saúde. Por outro lado, as pessoas com demência (e os idosos em geral) são suscetíveis ao excesso de medicamentos e a reações a combinações de medicamentos. Isso inclui remédios de venda livre, suplementos e supostos remédios para a memória. Aumento súbito na agitação, caminhar lento e encurvado, quedas, sonolência, incontinência, apatia, aumento de confusão mental, rigidez ou movimentos incomuns com a boca ou com a mão podem ser efeitos colaterais de medicação. Tontura, dor de cabeça, náusea, vômito, diarreia, perda de apetite, constipação, pernas inquietas ou câimbras, alterações na pulsação, alterações na visão, erupções na pele ou vermelhidão também são efeitos colaterais comuns e devem ser comunicados ao médico.

Nem sempre os médicos conseguem eliminar todos os efeitos colaterais da medicação e ao mesmo tempo manter os benefícios necessários, mas, por vezes, é possível que uma dose menor ou um medicamento similar tratem do problema com menos efeitos colaterais ou até sem eles. Você e o médico devem atuar juntos para alcançar o melhor equilíbrio possível. Medicamentos de controle do comportamento são às vezes receitados por curtos períodos, para permitir à pessoa superar certas fases da doença. Eles causam, porém, sérios efeitos colaterais, incluindo maior confusão mental e até a morte, e devem ser usados com cautela.

As drogas que tratam de sintomas comportamentais só devem ser usadas como último recurso, quando outras abordagens falharem ou quando forem direcionadas para sintomas bem específicos, como alucinações, suspeitas, depressão profunda e irritabilidade severa. Drogas não funcionam bem para controlar a perambulação a esmo ou inquietação, angústias ocasionais ou sono interrompido. Sempre que o médico sugerir uma droga de alteração comportamental, ou um aumento da dosagem, pergunte se há alternativas não medicamentosas que possam ser tentadas antes (veja os capítulos 3, 7 e 8). Você consegue reagir com mais calma ao comportamento da pessoa ou desviar a atenção dela antes que os problemas surjam? Conseguiria tolerar melhor a inquietação da parte dela caso tivesse mais tempo para você? Se o medicamento for absolutamente necessário, pergunte ao médico se ele pode ser ministrado de modo a ter seu máximo efeito na hora do dia em que a pessoa está pior.

O farmacêutico conhece bem os efeitos e as interações dos medicamentos. Faça uma lista de toda a medicação que a pessoa toma, e ele poderá verificar possíveis interações medicamentosas e efeitos colaterais. Grande parte da responsabilidade pela medicação recai sobre o cuidador, e você deve prestar particular atenção a todos os medicamentos que a pessoa com demência toma. Veja a seguir algumas maneiras por meio das quais você pode ajudar.

Certifique-se de que todos os profissionais de saúde envolvidos no cuidado para com a pessoa com demência estejam a par de toda a medicação que ela está tomando. Algumas combinações de drogas podem piorar a confusão mental da pessoa.

> Se o médico sugerir uma droga de alteração comportamental, ou um aumento da dosagem, pergunte se há alternativas não medicamentosas que possam ser tentadas antes.

Faça uma lista de todos os medicamentos que a pessoa toma, controlados ou de venda livre, e leve essa lista com você a todas as consultas médicas. Pergunte ao médico se algum dos medicamentos deve ser citado na pulseira de identificação usada pela pessoa com demência. Sempre que for receitado um novo medicamento, peça ao profissional de saúde para revisar toda a medicação e ver se algum remédio pode ser retirado. Isso vai ajudar a reduzir o risco de interações medicamentosas. Peça ao médico para começar a nova medicação com a menor dosagem possível e para aumentá-la posteriormente, se for necessário. Pessoas com danos cerebrais, como a demência, muitas vezes desenvolvem efeitos colaterais com dosagens baixas ou normais para um adulto. Pergunte se a droga permanece no corpo por um curto período de tempo (que seria o ideal) e se alguma outra droga similar teria menos efeitos colaterais.

> *Nunca* suponha que uma pessoa com perda de memória pode controlar sua própria medicação.

Pergunte ao médico quais efeitos colaterais podem ocorrer e a quais você deve estar atento. Os efeitos colaterais podem demorar até três semanas ou um mês para se manifestar depois que uma nova droga começa a ser usada pela pessoa, ou depois do aumento da dosagem de um medicamento que ela já tomava. Depois de tanto tempo, você e o médico podem já não associar os novos sintomas com a medicação. Pergunte ao médico se há algum possível efeito colateral que você deva comunicar imediatamente.

Alguns planos de saúde cobrem apenas alguns medicamentos de cada tipo. Se possível, escolha um convênio que inclua os medicamentos de que a pessoa necessita.

Alguns medicamentos devem ser tomados antes das refeições, e outros devem ser tomados depois. Alguns têm efeito cumulativo no corpo (ou seja, sua efetividade vai aumentando aos poucos), outros não. Idosos e pessoas com demência são especialmente sensíveis a dosagens incorretas, portanto é fundamental que você se certifique de que a pessoa recebe a medicação na quantidade e nos horários prescritos. Se um medicamento deixa a pessoa sonolenta, pergunte se pode ser administrado na hora de dormir, e não pela manhã, quando a pessoa deveria estar ativa. Descubra o que fazer se a pessoa pular uma dose ou acidentalmente tomar uma dose a mais.

Talvez a pessoa com demência não compreenda por que você quer que ela tome um medicamento, e por isso pode ter uma reação catastrófica. Evite discutir com ela. Da próxima vez, diga a ela com calma o que está acontecendo. “Este é seu remédio. A doutora Allen o receitou para seu [motivo da medicação]. Ponha na boca. Agora, tome água. Ótimo.” Se a pessoa ficar irritada, pare imediatamente e, mais tarde, tente de novo administrar o medicamento. Algumas pessoas tomam os comprimidos com mais facilidade quando cada dose é colocada individualmente em um copinho, em vez de ser entregue o frasco ou a caixa a elas.

A pessoa com demência pode não conseguir engolir comprimidos ou pode não querer fazê-lo. Talvez ela fique com o comprimido na boca e o cuspa mais tarde. Você pode encontrar os comprimidos no chão muito tempo depois. Fazer a pessoa tomar algum líquido junto com o medicamento pode ajudar. Se o problema persistir, pergunte ao médico se o medicamento está disponível em outra forma. Cápsulas e líquidos podem ser mais fáceis de engolir do que comprimidos. Alguns comprimidos podem ser triturados e misturados na comida.[4] Pergunte ao médico se o comprimido pode ser triturado. Se não tiver certeza de que a pessoa realmente engoliu o comprimido, pergunte ao médico ou a um farmacêutico o que você deve fazer. Se os comprimidos estiverem

4. Pode ser também em um suco (de preferência natural), desde que em pequena quantidade, ou numa colher de iogurte ou sorvete, ou em macarrão ou carne moída. (N.R.T.)

caindo no chão, tome cuidado para que crianças e animais de estimação não os encontrem.

Nunca suponha que uma pessoa com perda de memória pode controlar sua própria medicação. Caso precise deixar a pessoa sozinha, reserve para ela uma dose e leve com você o frasco ou a caixa. Mesmo pessoas com comprometimento cognitivo leve ou sem problemas de memória podem se esquecer de tomar seus remédios.

Se você estiver cansado ou aborrecido, pode se esquecer de dar a medicação à pessoa. Use um porta-comprimidos de plástico com compartimentos identificados para cada dia da semana, que você encontra em farmácias e lojas de utilidades. Em um rápido olhar você sabe se a medicação do dia foi tomada ou não (tais recipientes são úteis para *você*; não espere que a pessoa com demência seja capaz de usá-los). Dispositivos eletrônicos mais modernos mantêm um registro de quando os comprimidos foram tomados e podem emitir lembretes automáticos.[5] Você pode solicitar ao farmacêutico frascos de comprimidos fáceis de abrir, caso tenha dificuldade com as tampas à prova de crianças. No entanto as tampas à prova de crianças podem impedir que a pessoa com demência tome medicamentos indevidos.

Guarde os medicamentos fora do alcance da pessoa que tem perda de memória.

Esta seção foi escrita para atender às necessidades de familiares que cuidam de alguém em casa. No entanto, mesmo que a pessoa esteja em uma casa de repouso ou em uma moradia assistida, verifique regularmente com o enfermeiro responsável pela medicação quais os remédios que a pessoa está recebendo. Informe-o de que você quer ser notificado de qualquer alteração realizada. Esteja ciente de que erros de medicação ocorrem com frequência nessas instituições. Siga as mesmas sugestões dadas acima: sempre que houver uma mudança na condição da pessoa, verifique se a medicação é uma das causas possíveis.

PROBLEMAS DENTÁRIOS

Checkups odontológicos regulares são um elemento importante do cuidado adequado à pessoa com demência. Pode ser difícil para você detectar cáries

5. Atualmente, temos aplicativos que avisam o horário em que o medicamento deve ser administrado e avisam quando está na hora de comprá-lo de novo. Algumas farmácias em que a família compra com frequência também podem avisar quando for a hora de comprar uma nova remessa do medicamento. (N.R.T.)

dolorosas, abcessos e feridas na boca da pessoa com demência, e ela pode não ser capaz de falar sobre isso. Ela pode não deixar que você examine o interior de sua boca. Até mesmo pessoas com perda leve de memória podem negligenciar dentes ou dentaduras e desenvolver infecções orais. Os dentes da pessoa não devem doer, e as dentaduras devem estar bem ajustadas. Dentes em mau estado ou dentaduras mal ajustadas podem levar a uma desnutrição, que agrava consideravelmente os problemas da pessoa. Problemas orais podem aumentar a confusão mental ou piorar o comportamento. Se a pessoa está em uma casa de repouso ou outra instituição, assegure-se de que contará com cuidados odontológicos contínuos.

As pessoas com demência tendem a perder dentaduras e próteses parciais. Peça ao dentista para sugerir alternativas que não possam ser removidas e perdidas. Considerando que as pessoas com demência têm uma expectativa de vida mais curta, tratamentos que duram muito anos podem ser menos importantes do que a facilidade de manutenção (por exemplo, uma coroa fixa em vez de uma ponte móvel).

Muitas pessoas têm resistência a ir ao dentista. Procure um profissional que compreenda as pessoas com demência e que seja paciente e gentil. A odontologia geriátrica dá uma formação especial relevante para o cuidado de pessoas com demência. Se o dentista recomendar uma anestesia geral durante o tratamento dentário, pese cuidadosamente a necessidade do tratamento e os riscos da anestesia.

Caso a pessoa vá para uma casa de repouso ou outra instituição, peça ao dentista para gravar o nome dela nas dentaduras (não faça isso você mesmo). Às vezes, as dentaduras acabam sendo misturadas, e esse procedimento garante que a equipe possa identificar a dentadura de seu parente.

PROBLEMAS DE VISÃO

Às vezes parece que a pessoa com demência não consegue enxergar direito ou está ficando cega. Ela pode trombar nas coisas, erguer demais os pés ao subir em meios-fios baixos, ser incapaz de pegar a comida com o garfo ou ficar confusa ou perdida em lugares com iluminação fraca. Diversas coisas podem estar acontecendo. Com frequência, tal comportamento é resultado do dano cerebral, mas a pessoa pode ter algum problema nos olhos, como hipermetropia ou catarata. Marque uma consulta com um oftalmologista. Problemas passíveis de correção *devem* ser corrigidos para que os olhos forneçam ao cérebro comprometido a melhor informação possível. Uma pessoa que não consegue pensar com clareza encontra ainda menos sentido no ambiente se também não enxergar bem, e seu desempenho será pior. Não deixe que um profissional de saúde ignore os problemas visuais da pessoa por ela estar "senil". Mesmo que ele não possa ajudar, deverá ser capaz de explicar a você qual o problema que a pessoa tem.

Pessoas com demência podem ser menos capazes de distinguir entre cores de intensidade semelhante. Assim, azul-claro, verde-claro e amarelo-claro podem parecer semelhantes. Um corrimão branco em uma parede clara pode ser difícil de enxergar. Para algumas pessoas, pode ser difícil perceber onde uma parede verde-clara se encontra com o carpete verde-azulado. Esse problema pode levar a pessoa a se chocar contra paredes.

Algumas pessoas têm dificuldade com a percepção de profundidade. Estampas e padronagens podem confundi-las. O piso preto e branco de um banheiro pode dar a impressão de estar cheio de buracos. Pode ser difícil para a pessoa distinguir se a cadeira onde vai sentar-se está próxima o suficiente, ou julgar a altura de um degrau ou de um meio-fio, ou ver onde deve pisar na escada. O brilho que vem de uma janela tende a mascarar os detalhes de objetos próximos a ela. Olhos mais velhos podem ajustar-se mais lentamente a mudanças súbitas da luz intensa para a escuridão e vice-versa.

Quando o cérebro não funciona bem, a pessoa é menos capaz de compensar esses problemas de visão, mas você pode ajudá-la. Todos nós precisamos enxergar da melhor maneira possível de modo a termos o melhor desempenho. Pinte o corrimão com uma cor escura se a parede for clara. Pinte o rodapé com uma cor escura se as paredes e o piso forem claros; a linha escura ajudará a pessoa a ver a diferença entre o piso e a parede.

Aumente a iluminação nos ambientes durante o dia e deixe luzes acesas durante a noite; use luzes noturnas. Instale iluminação em armários escuros.

Pessoas com demência também podem perder a capacidade de identificar o que estão vendo. Nesse caso, os olhos funcionam bem, mas o cérebro já não consegue usar de forma correta a informação fornecida pelos olhos. Por exemplo, a pessoa pode trombar nos móveis não porque tem um problema de acuidade visual, mas porque seu cérebro não consegue reconhecer que há algo à sua frente. Quando isso ocorre, o que parece ser um problema de visão pode ser parte da demência. Essa condição é chamada de agnosia, discutida no capítulo 8. Quando os problemas são causados pela agnosia, o oftalmologista não é capaz de ajudar. Inclusive, pode ser difícil para ele fazer os testes de visão de uma pessoa com pensamento ou fala comprometidos. Obviamente, quando o problema é a agnosia, não adianta dizer à pessoa para ter cuidado ao caminhar.

Ela precisará receber uma atenção maior para ser protegida de ferimentos que não consegue evitar, e você pode precisar checar frequentemente se há cortes e hematomas.

Para as pessoas que tiram os óculos e se esquecem de onde os colocaram, será conveniente usá-los com uma corrente ou um cordão. Guarde os óculos antigos dela, ou mande fazer um par de reserva para o caso de ela perder os que estiver usando. Quando viajar, leve consigo a receita dela e a sua, pois com a receita em mãos você terá menos trabalho e gasto para substituir óculos perdidos ou quebrados.

Se a pessoa usa lentes de contato, talvez você tenha de substituí-las por óculos antes que ela atinja o ponto de ser incapaz de lidar com elas. Caso continue a usá-las, fique atento para irritações nos olhos e certifique-se de que as lentes recebem os cuidados adequados.

PROBLEMAS DE AUDIÇÃO

Uma audição ruim priva o cérebro de informações necessárias para a compreensão do ambiente. A perda de audição pode causar ou acentuar a perda de memória e provocar desconfianças e retraimento (veja "Interpretações equivocadas", no capítulo 8), além de aumentar o risco de desenvolver Alzheimer por isso você deve corrigir qualquer problema auditivo sempre que possível. Um fonoaudiólogo pode diagnosticar a causa da perda de audição e ajudar você a selecionar um aparelho auditivo apropriado. Da mesma forma que ocorre com os problemas de visão, pode ser difícil para a pessoa distinguir entre as dificuldades para pensar e os problemas de audição. Pessoas com demência desenvolvem dificuldades para compreender o que está sendo dito a elas (veja as páginas 67-74). Um fonoaudiólogo pode ser capaz de distinguir entre esse problema e o tipo de perda auditiva que pode ser corrigido. Se não, consulte um especialista em alterações da memória, como um neuropsicólogo.

Pelo fato de a pessoa com demência não conseguir aprender com facilidade, ela pode não ser capaz de se adaptar a aparelhos auditivos. Eles amplificam os ruídos de fundo e dão a sensação de que há um corpo estranho na orelha. Isso pode ser perturbador para o usuário que não consegue lembrar-se do propósito do aparelho. Você deve tentar adquirir um aparelho auditivo com a condição de poder devolvê-lo caso não dê certo.

Se a pessoa usa um aparelho auditivo, você deve responsabilizar-se por ele e checar regularmente se as baterias estão funcionando ou se o aparelho está completamente carregado.

Além da correção da perda auditiva com um aparelho, há outras providências que você pode tomar:

- Reduza o ruído de fundo, como barulho de eletrodomésticos, som de televisão ou várias pessoas falando ao mesmo tempo. É difícil para a pessoa que tem demência distinguir entre esses sons e o que ela quer ouvir.
- Quando falar com a pessoa, posicione-se do lado do "melhor" ouvido dela.
- Dê à pessoa indicações da origem dos sons. Pode ser difícil localizar e identificar sons, e isso pode confundi-la. Lembre-a, por exemplo, de que "Esse é o barulho do caminhão de lixo".
- Use vários tipos de pista ao mesmo tempo: aponte, fale e guie a pessoa, por exemplo.

TONTURA

A tontura é um problema comum na terceira idade e um efeito colateral de muitos medicamentos. Pessoas com demência podem ser incapazes de compensar a perda de equilíbrio ou não conseguir dizer a você que estão com tontura. Podem se recusar a se locomover ou podem cair em decorrência de uma tontura. Se você suspeita de que a pessoa com demência da qual você cuida sofre de tontura, pergunte-lhe diretamente se ela sente que a sala está rodando ou se está tonta. Observe se ela parece estar com falta de equilíbrio. A náusea pode ser um sintoma de tontura. A tontura aumenta o risco de uma queda séria; portanto, informe imediatamente o médico.

Se você suspeita de que a pessoa sofre de tontura, informe o médico ou um enfermeiro imediatamente, pois a falta de equilíbrio provocada pela tontura aumenta o risco de uma queda séria.

VISITAS AO MÉDICO

As consultas médicas ou a outros profissionais de saúde podem se transformar em uma provação para você e para a pessoa que tem demência. Veja a seguir alguns modos de torná-las mais fáceis.

Marque a consulta para um horário do dia em que a pessoa se sente melhor. Se houver a possibilidade de ela ficar agitada durante o trajeto de carro, leve alguém mais que possa dirigir ou acalmá-la.

A pessoa pode não saber aonde está indo ou por quê. Isso, combinado com a agitação de aprontar-se para sair, pode ser um gatilho para uma reação catastrófica. Procure formas de simplificar as coisas.

Algumas pessoas comportam-se melhor quando são avisadas de antemão que irão ao médico. Com outras, é melhor que você evite uma discussão, não mencionando a visita ao médico até vocês estarem quase lá. Em vez de dizer "Hoje temos que levantar cedo; tome logo seu café da manhã porque você tem consulta com a doutora Chen e ela tem que mudar seu remédio", apenas faça a pessoa levantar-se, sem comentar nada, sirva-lhe o café da manhã e ajude-a a colocar o casaco. Quando estiverem quase lá, diga "Hoje vamos ver a doutora Chen".

Em vez de começar uma discussão, ignore ou minimize as objeções. Se a pessoa diz "Não vou ao médico", não responda "Você tem de ir ao médico"; em vez disso, tente mudar de assunto, dizendo algo como "Vamos tomar um sorvete quando estivermos no centro".

Planeje a ida ao médico com bastante antecedência. Saiba onde está indo, onde vai estacionar, quanto tempo vai demorar e se há escadas ou elevador. Reserve tempo suficiente, sem pressa, mas não chegue cedo demais para não ter de enfrentar uma longa espera. Marque a consulta para um horário do dia em que a pessoa se sente melhor. Se houver a possibilidade de ela ficar agitada durante o trajeto de carro, leve alguém mais que possa dirigir ou acalmá-la.

Pergunte à pessoa da recepção ou a um enfermeiro se a espera será longa. Se o consultório estiver cheio e barulhento, talvez seja possível vocês esperarem em um lugar mais tranquilo. Leve algo para petiscar, uma garrafa com água ou algum passatempo que a pessoa aprecie. Caso lhe informem que terá de esperar muito, talvez seja possível dar uma voltinha, checando periodicamente como está a espera. Nunca deixe uma pessoa com demência sozinha na sala de espera. O lugar desconhecido pode perturbá-la, ou ela pode sair andando a esmo.

Em circunstâncias muito raras, o médico pode receitar um sedativo para a pessoa tomar antes da consulta, mas esse tipo de medicamento pode acarretar muitos problemas adicionais. Em geral, é suficiente que você fique calmo, aja com naturalidade e tranquilize a pessoa dando-lhe informações simples. Em raras ocasiões a consulta deve ser cancelada.

HOSPITALIZAÇÃO

As pessoas com demência frequentemente caem enfermas com outras doenças e precisam ser hospitalizadas. Esse pode ser um duro acontecimento para você e para a pessoa com demência. A doença que provocou a hospitalização pode também provocar um declínio temporário na função cognitiva da pessoa. O ambiente não familiar, a confusão de um hospital movimentado e novos procedimentos podem causar um declínio adicional nas funções e na cognição. Em tais circunstâncias, não é incomum que as pessoas com demência fiquem agitadas, gritem ou agridam os outros. Medicamentos adicionais para o controle do comportamento devem ser evitados ao máximo, pois podem prejudicar ainda mais o raciocínio e piorar a forma como a pessoa se comporta. Em geral, após a internação, a pessoa vai retornando aos poucos a seu nível anterior de funcionalidade, a menos que um novo dano cerebral tenha ocorrido. Se ela não retornar, peça à equipe médica para rever a medicação e outros procedimentos novos.

> Se a pessoa for internada, você pode tornar mais fácil a hospitalização, mas não conseguirá evitar todos os problemas. É importante que você não fique esgotado.

Há providências que você pode tomar para tornar mais fácil a hospitalização, mas esteja ciente de que não conseguirá evitar totalmente os problemas. *É importante que você não fique esgotado.*

Fale com o médico antes da internação. Assegure-se de que todos os médicos envolvidos nos cuidados saibam que a pessoa tem demência e pergunte sobre as complicações que essa condição pode trazer à hospitalização. Pergunte se o tratamento ou parte dele pode ser feito sem necessidade de internação. Isso pode ser difícil, mas reduz o tempo que a pessoa deve permanecer em um ambiente desconhecido. Se você conseguir que a pessoa seja tratada em casa, veja se nos primeiros dias ela pode receber um atendimento domiciliar por enfermeiros.[6]

No momento da internação, fale com a equipe de enfermagem. Informe os integrantes da equipe que a pessoa tem demência. Peça-lhes que, com a maior frequência possível, digam à pessoa onde ela está, que sejam pacientes e que a tranquilizem. Entregue por escrito as informações que a enfermagem deve

---

6. É o caso de um *home care*, se a pessoa tiver um plano de saúde que contemple esse tipo de serviço. Caso contrário, poderá contratar cuidadores especializados. O atendimento domiciliar não é feito somente por enfermeiros, outros profissionais podem fazê-lo — nesse caso, subentende-se que esses profissionais (e o serviço que eles prestam) são especializados e treinados para atender pessoas com demência. (N.R.T.)

saber e peça que suas anotações sejam colocadas no prontuário da pessoa. Mencione coisas que farão a pessoa com demência sentir-se mais à vontade e permitam que o tratamento seja mais familiar e solidário, como apelidos, nomes de familiares sobre os quais ela talvez pergunte, coisas que ela precisa que sejam feitas por ela (como preencher o menu das refeições e abrir embalagens), e informe sobre os procedimentos de higiene.

Frequentemente os hospitais têm escassez de funcionários, e os enfermeiros quase sempre trabalham sob pressão. Eles podem não ter condição de passar tanto tempo quanto gostariam com a pessoa. Talvez não estejam capacitados para trabalhar com pessoas que têm demência.

> Recomendamos a contratação de um acompanhante para ficar com a pessoa no hospital sempre que você ou outros familiares não puderem estar presentes.

Em geral é reconfortante para a pessoa ter, pelo máximo de tempo possível, a companhia de alguém que ela conheça e que a acompanhe em exames e procedimentos. Um familiar pode ajudar com as refeições, garantir a ingestão de líquido suficiente e tranquilizá-la informando-a sobre o que está acontecendo. A maioria dos hospitais permite que familiares passem a noite com pacientes que têm demência ou *delirium*.[7] No entanto, às vezes a ansiedade e o nervosismo do familiar perturbam a pessoa ou atrapalham o trabalho da equipe. Assim como a calma é contagiosa, o nervosismo também é. A pessoa será influenciada pelos sentimentos que você demonstrar. Talvez seja melhor pedir a outra pessoa para ficar como acompanhante da pessoa com demência, de modo que você possa descansar um pouco. Se você não puder acompanhar a pessoa nos exames, explique para a equipe a importância de reconfortá-la e tranquilizá-la.

Se uma pessoa com demência for hospitalizada, é recomendável que alguém fique com ela em período integral ou que se contratem acompanhantes para ficar com ela 24 horas por dia. Se possível, organize a visita de crianças, familiares ou amigos próximos que compreendam bem a situação e possam fazer companhia a ela. Coisas com as quais a pessoa está familiarizada, como roupas, uma manta e fotos grandes de membros da família, podem ajudar a reconfortá-la. Alguns

7. No Brasil, o Estatuto da Pessoa Idosa permite que a pessoa acima dos 60 anos tenha um acompanhante, mesmo que o quarto ou o apartamento não tenha acomodação destinada a ele. Nesse caso, o acompanhante deve respeitar as normas do hospital e, ao mesmo tempo, assistir o paciente de forma tranquila e com muita serenidade. (N.R.T.)

familiares podem escrever uma carta para que os enfermeiros leiam para a pessoa com o intuito de acalmá-la quando estiver ansiosa. Pode ser algo assim:

> *Querida mamãe: você está no hospital porque fraturou a bacia. Logo vai voltar para nossa casa. Ted ou eu vamos visitá-la todas as noites depois do seu jantar. Os enfermeiros sabem que você tem dificuldade para lembrar-se das coisas e vão ajudá-la. Amo você. Sua filha, Maria.*

A contenção mecânica só deve ser usada em último caso, quando houver risco significativo de que a pessoa faça mal a si, por exemplo, ao puxar sondas ou curativos. A presença de um acompanhante 24 horas por dia é a melhor forma de evitar a contenção.

Não fique alarmado se a confusão mental da pessoa se agravar enquanto ela estiver internada. Na maioria dos casos, o estado cognitivo da pessoa retorna mais tarde ao nível que ela estava antes da hospitalização.

CRISES CONVULSIVAS, CONVULSÕES OU ATAQUES EPILÉTICOS

A maioria das pessoas que têm doenças demenciais não desenvolve crises convulsivas, também chamadas de convulsões ou ataques. Por ser um problema incomum, você provavelmente não terá de enfrentá-lo. No entanto, as crises convulsivas podem ser assustadoras se você não estiver preparado para lidar com elas. Várias doenças podem causá-las. Portanto, se a pessoa tem convulsões, estas provavelmente não têm relação com a demência.

Há vários tipos de convulsões. Em uma convulsão motora generalizada, ou tônico-clônica (do tipo que normalmente é associado com um ataque epilético), a pessoa fica rígida, cai e perde a consciência. A respiração fica irregular e pode chegar a parar momentaneamente. Os músculos ficam rígidos e passam a ter movimentos espasmódicos repetitivos. A pessoa pode cerrar os dentes com força. Depois de alguns segundos, os espasmos cessam, e a pessoa aos poucos volta à consciência. Ela pode ficar confusa, sonolenta ou ter dor de cabeça. Pode ter dificuldade para falar.

Outros tipos de crises convulsivas são menos dramáticos. Por exemplo, apenas uma das mãos ou um braço podem mover-se de forma repetitiva, ou a pessoa pode não reagir à voz ou ao toque por vários segundos ou minutos. São as chamadas convulsões parciais ou focais.

Uma única convulsão não representa ameaça à vida. O mais importante é manter a calma. Não tente segurar a pessoa. Tente protegê-la contra quedas e impedir que bata a cabeça contra algo duro. Se a pessoa estiver no chão, afaste o que houver por perto. Se estiver sentada, talvez você consiga baixá-la até o chão ou rapidamente colocar almofadas de sofá embaixo dela (à sua volta, no chão) para amortecer a queda caso ela caia da cadeira. Não tente movê-la ou deter a convulsão. Fique a seu lado e espere a convulsão seguir seu curso. Não tente segurar a língua dela nem tente colocar uma colher na boca dela. Nunca tente abrir a boca da pessoa à força depois que os dentes estiverem cerrados; você pode machucar os dentes e as gengivas dela. Afrouxe as roupas dela, se puder, soltando cinto, gravata ou botões do colarinho, por exemplo.

Quando os espasmos tiverem terminado, assegure-se de que a pessoa está respirando normalmente. Se ela tiver mais saliva que o normal, vire-lhe a cabeça com cuidado para o lado e limpe sua boca. Deixe-a dormir ou descansar se ela quiser. Depois da crise, ela pode estar mais confusa ou irritada, ou mesmo agressiva. Talvez ela saiba que há algo errado, mas não vai se lembrar da convulsão. Mantenha a calma, trate-a com gentileza e reconforte-a. Evite segurá-la, restringir-lhe os movimentos ou insistir em dizer-lhe o que fazer.

Depois da crise, descanse alguns minutos e acalme-se. Se a pessoa teve uma convulsão parcial, nada mais pode ser feito de imediato. Se ela começar a perambular, siga-a e tente evitar que se machuque. Quando esse tipo de convulsão termina, a pessoa pode estar temporariamente confusa, irritada ou ter dificuldade para falar.

Talvez você consiga identificar sinais de aviso, como movimentos repetitivos específicos, que indicam que a convulsão está prestes a começar. Nesse caso, leve a pessoa para um lugar mais seguro (fora do trânsito, longe de escadas e do fogão etc.) quando os sinais de alerta ocorrerem.

Qualquer pessoa que tenha tido uma convulsão pela primeira vez precisa ser levada a um pronto-socorro para diagnosticar a causa. Permaneça com a pessoa até que a convulsão termine e você tenha conseguido se acalmar. Só então chame uma ambulância. É possível prevenir as convulsões. Se as crises convulsivas ocorrem repetidamente ou com frequência, talvez o médico receite uma medicação para reduzir a probabilidade de novas crises.

Se a pessoa está sob tratamento para convulsões, ela deve ser levada a um pronto-socorro se tiver múltiplas crises em um curto espaço de tempo, se a convulsão se prolongar por mais de alguns minutos ou se você achar que a pessoa bateu a cabeça ou teve alguma outra lesão.

As convulsões são assustadoras e desagradáveis de se ver, mas em geral não põem em risco a vida da pessoa e não são um sinal de insanidade ou de perigo para os demais. Elas se tornam menos assustadoras à medida que você aprende como reagir a elas. Procure um enfermeiro ou um parente com experiência, com conhecimento suficiente para tranquilizar você e com quem você possa partilhar sua angústia.

MOVIMENTOS ESPASMÓDICOS (MIOCLONIA)

Pessoas que têm a doença de Alzheimer às vezes desenvolvem movimentos espasmódicos rápidos e não repetitivos de braços, pernas, cabeça ou corpo. São os chamados espasmos mioclônicos. Eles não são convulsões. Convulsões são movimentos repetidos dos mesmos músculos, enquanto os espasmos mioclônicos são movimentos isolados de uma parte do corpo.

Os espasmos mioclônicos não são causa para alarme. Eles não evoluem para crises convulsivas. O único perigo que apresentam é alguma batida acidental em algo que possa provocar um ferimento. Ainda não há tratamentos estabelecidos para a mioclonia associada à doença de Alzheimer. Pode-se tentar a administração de algumas drogas, mas em geral estas apresentam efeitos colaterais significativos e oferecem pouca melhora.

A MORTE DA PESSOA COM DEMÊNCIA

Sempre que assume a responsabilidade por uma pessoa doente ou idosa, você enfrenta a possibilidade da morte dessa pessoa. Você pode ter dúvidas e relutar em apresentá-las ao médico. Pensar de antemão sobre isso ajuda a aliviar sua mente e torna as coisas mais fáceis caso precise encarar uma crise.

Causa da morte

Nos estágios finais de uma doença neurodegenerativa progressiva, a porção comprometida do sistema nervoso é tão extensa que o resto do corpo é profundamente afetado. Por esse motivo, a demência pode ser a causa da morte. A causa *imediata* pode ser alguma complicação, como pneumonia, desidratação, infecção ou desnutrição, mas a causa *real* geralmente é a demência. A causa mais comum de morte, que ocorre entre 40% a 60% das pessoas com demência, é a pneumonia.

Algumas pessoas que têm doença de Alzheimer morrem por outros motivos, como AVC, enfarte agudo do miocárdio (ataque cardíaco), câncer ou outras causas. Essas mortes podem ocorrer a qualquer momento, no entanto, algumas pessoas continuam alertas, capazes de andar e bastante funcionais até o momento da morte.

A morte em casa

Os familiares às vezes se preocupam com a possibilidade de a pessoa morrer em casa, talvez dormindo, e de encontrá-la morta. Por isso, um cuidador pode ter receio de dormir profundamente, ou ele se levanta várias vezes por noite para ir olhar a pessoa.

> *Uma mulher disse: "Não sei o que eu faria se minha mãe morresse em casa. E se uma das crianças a encontrar?".*

Talvez você já tenha ouvido falar de alguém que encontrou o marido ou a esposa morto e tenha se perguntado como lidaria com a situação. A maioria dos familiares acha reconfortante planejar o que farão em primeiro, segundo e terceiro lugar, conforme descrito a seguir:

- Se a pessoa morrer em casa, você pode ligar para 190 ou para o número local de emergência. A equipe de emergência ou os paramédicos geralmente chegam rápido. Em algumas jurisdições, os paramédicos têm a obrigação de dar início aos procedimentos de reanimação cardiorrespiratória, a menos que formulários específicos tenham sido preenchidos. Se você não deseja que a reanimação ocorra, talvez seja melhor não ligar de imediato para o número de emergência.[8]
- Você pode contratar um agente funerário com antecedência. Quando a morte ocorrer, você só precisará ligar para ele, pois tudo já estará planejado.
- Se a pessoa estiver sob cuidados paliativos, pode ser que você só precise ligar para a enfermaria do hospital, que poderá então ligar para o agente funerário.[9]

---

8. Aqui no Brasil, os procedimentos são os mesmos em todo o país, variando conforme a disponibilidade no município, que pode ou não ter todos os serviços exigidos. Quando o óbito acontece na residência e a pessoa tinha um médico que a acompanhava, este deve ser chamado para analisar o corpo e emitir a declaração de óbito. Com esse documento, a família deve ir a uma agência do Serviço Funerário Municipal. Caso o falecido tenha registrado em cartório ou manifestado sua opção pela cremação, a declaração de óbito deve ser assinada por dois médicos. (N.R.T.)

9. No Brasil, é diferente. Há duas opções: primeiro, a própria família pode providenciar o velório e o sepultamento ou a cremação. Somente ao serviço municipal é dado o direito de registrar o óbito e emitir o documento final — não é permitido o serviço de terceiros. No município de São Paulo está

- Converse previamente com o representante da religião que a pessoa segue e com o médico para saber se eles podem atender a uma emergência tarde da noite.
- Algumas pessoas querem ter algum tempo para dizer adeus; outras não. Se você deseja fazê-lo, talvez a primeira atitude seja sentar-se um pouco junto à pessoa, despedir-se dela, para só então chamar alguém.

A maioria dos familiares acha reconfortante planejar o que farão em primeiro, segundo e terceiro lugar quando a pessoa com demência morrer.

Algumas famílias valorizam a paz e a privacidade que a morte em casa propicia, mas existe a preocupação frequente de saber como a morte ocorrerá e o que fazer. Se você prefere que a pessoa morra em casa, um enfermeiro pode lhe mostrar quais são os cuidados necessários e orientar você a respeito de como conservar sua própria energia.[10]

Cuidados paliativos

Programas de *cuidados paliativos*[11] permitem às pessoas morrer em casa ou em instituições especiais que ofereçam conforto sem intervenções médicas agressivas. O corpo de profissionais adota procedimentos para manter a pessoa confortável e presta alguns serviços, como banhos da pessoa acamada, mas não executa intervenções médicas agressivas a menos que seja com o objetivo de ampliar o conforto do paciente. Esse tipo de programa é um recurso valioso para as famílias.

---

garantida a isenção de pagamento de taxas, emolumentos e tarifas aos doadores de órgãos (Decreto nº 35.198/95). Tambem é concedida a gratuidade do sepultamento e dos procedimentos necessários aos que não tenham condições de arcar com as despesas do funeral (Lei nº 11.083/1991). A outra opção é recorrer a empresas especializadas em executar todos os procedimentos após o falecimento, mas esses serviços são muito caros e não estão disponíveis na maioria dos municípios brasileiros. (N.R.T.)

10. Pode ser um profissional capacitado na área de cuidados paliativos ou um psicólogo; de preferência, algum profissional que já venha acompanhando a família. (N.R.T.)

11. Nos Estados Unidos, é comum esse tipo de filosofia baseada em cuidados paliativos (programas de cuidados paliativos) e existem até instituições voltadas para isso, mas aqui no Brasil esse tipo de serviço ainda é tímido, com atendimento limitado, escassez de profissionais com formação paliativa e barreiras culturais, concentrando-se sobretudo nas regiões Sul, Sudeste e Centro-Oeste. Por isso, em 2024, o Ministério da Saúde lançou a Política Nacional de Cuidados Paliativos no âmbito do Sistema Único de Saúde (SUS), com o objetivo de criar e formar equipes multiprofissionais para disseminar as práticas de cuidados paliativos a outras equipes de profissionais de saúde, bem como garantir o acesso a medicamentos e insumos necessários a quem está em cuidados paliativos, de modo que, aos poucos, essa filosofia seja implantada também no Brasil. (N.E.)

Os cuidados paliativos oferecem muito apoio e podem ser encontrados em algumas instituições que cuidam de pacientes terminais, como as casas de repouso. É importante, quando possível, buscar instituições que visem a maximizar a qualidade de vida do paciente, minimizar seu desconforto e sua dor, amparar a família e ajudá-la a encontrar serviços de apoio, como os que organizam funerais.

A morte no hospital ou na casa de repouso

Alguns familiares sentem-se reconfortados quando profissionais assumem o controle nesse momento, e por isso buscam uma casa de repouso ou um hospital (se a pessoa precisar de hospitalização). Cuidar de uma pessoa acamada e totalmente dependente é uma tarefa árdua e extenuante no aspecto emocional. Não se sinta mal se não estiver apto a isso. Você talvez possa dar mais conforto afetivo se outra pessoa estiver encarregada do cuidado físico.

Qualquer que seja a sua decisão, será a certa para você; mas, independentemente da situação, é importante ter um planejamento prévio. Familiares nos relataram que, a não ser que faça esse planejamento, não há como controlar os acontecimentos independentemente da e as coisas acabam sendo feitas de forma muito diferente do que você e seu ente querido teriam desejado. A maioria dos problemas tem a ver com as intervenções que podem ou não ser feitas para a manutenção da vida da pessoa. Você precisa ter uma procuração para cuidados de saúde (veja as páginas 349-350). Tenha a procuração à mão e leve-a com você quando for ao hospital.[12]

> Planeje os cuidados de fim de vida com bastante antecedência, não importa onde a pessoa com demência esteja morando.

Quando o tratamento deve ser suspenso?

Quando a pessoa tem uma doença crônica, terminal, a família deve decidir se é melhor permitir que a vida dela termine ou se devem prolongá-la por mais

12. No Brasil, a Procuração para Cuidados de Saúde é um documento integrante das Diretivas Antecipadas de Vontade. Essa procuração é a nomeação de uma pessoa de confiança do paciente que deverá ser consultada pelos médicos no caso de tomar uma decisão a respeito dos cuidados ou de esclarecer alguma dúvida sobre o testamento vital, sempre no caso de o paciente não poder mais manifestar sua vontade. O procurador de saúde decidirá tendo como base a vontade do paciente. (N.R.T.)

alguns dias ou semanas. Não são apenas as pessoas gravemente enfermas e seus familiares que se debatem com essa questão difícil, mas também médicos, juízes e religiosos. Cada um de nós deve tomar a decisão com base no próprio histórico, nas próprias crenças e experiências e no que entendemos ter sido a vontade da pessoa doente.

Em muitos estados, aprovaram-se leis para identificar quem deve tomar decisões em relação aos cuidados de saúde para com uma pessoa que tenha sido declarada incapacitada por um ou dois profissionais de saúde (a decisão dos estados varia sobre quem tem permissão para fazer tal declaração). Todos os estados agora permitem que um cidadão nomeie uma pessoa para ser seu tomador de decisão substituto se ele se tornar incapaz. Isso é referido como uma procuração duradoura para os cuidados de saúde. O ideal é que a pessoa designada como substituta conheça os desejos da pessoa doente e tome as decisões relativas à saúde que a pessoa provavelmente tomaria. Esses documentos geralmente contêm descrições por escrito dos desejos específicos da pessoa, caso surjam problemas de saúde. A maioria dos estados também engloba leis que identificam uma hierarquia de indivíduos designados para tomar uma decisão em nome de uma pessoa que não tenha escolhido um tomador de decisão substituto antecipadamente. Geralmente eles identificam o cônjuge como o primeiro tomador de decisão, os pais como o segundo (se um cônjuge não estiver disponível), e as crianças como o terceiro. Os tribunais podem nomear um guardião da pessoa se não houver designação prévia.[13]

Atualmente, durante consultas de rotina, muitos médicos discutem sobre a vontade do paciente em relação aos cuidados no fim da vida. As pessoas às vezes mudam de ideia, por isso é importante discutir com o médico sobre qualquer alteração na vontade do paciente.

---

13. Essa é a realidade nos Estados Unidos. No Brasil, ainda não existe legislação específica para esses casos, mas em 2012 o Conselho Federal de Medicina aprovou a Resolução nº 1995/12, que permite ao paciente registrar seu testamento vital no prontuário, e o Poder Judiciário reconheceu a constitucionalidade dessa resolução. Contudo, é necessária a edição de uma lei específica. Devem ser feitos um Testamento Vital e uma Procuração para Cuidados de Saúde em um único documento, que é chamado de Diretivas Antecipadas de Vontade. O Testamento Vital é o documento feito por uma pessoa com discernimento, civilmente capaz, com o objetivo de dispor acerca dos cuidados, tratamentos e procedimentos aos quais a pessoa deseja ou não ser submetida quando estiver com uma doença que ameace sua vida, fora de possibilidades terapêuticas curativas e impossibilitada de manifestar livremente sua vontade. É importante que esse documento seja redigido com a ajuda de um médico de confiança do paciente. Porém, o médico terá o papel apenas de orientar a pessoa em relação aos termos técnicos, ele não deve impor a própria vontade ou seus interesses pessoais, pois a vontade que está sendo manifestada deve ser exclusivamente a do paciente. Enquanto não há uma lei sobre o tema no Brasil, recomenda-se o auxílio de um advogado, a fim de evitar que haja disposições contra o ordenamento jurídico brasileiro. (N.R.T.)

Não existem escolhas "boas" ou "ruins". O ideal é que a pessoa receba o cuidado que teria escolhido caso tivesse continuado lúcida. Descrevemos algumas opções para ajudar familiares e representantes a selecionar o tipo de cuidado que será o desejado para seu ente querido. Algumas famílias querem ter certeza de que todo o possível foi feito; outras sentem-se incomodadas ou perturbadas por intervenções médicas que não desejavam que fossem feitas.

Pode acontecer de um médico ou um assistente social ou algum dirigente de uma casa de repouso ter opiniões incisivas em relação ao suporte à vida e à ressuscitação e tentar impor a própria decisão a despeito da vontade da família. Isso ocorre atualmente muito menos que no passado, mas ainda é uma possibilidade. Pergunte a seu médico ou à instituição em que a pessoa com demência se encontra quais são as medidas que adotam quando uma pessoa está prestes a morrer. É procedimento-padrão transferir a pessoa com demência para um hospital? Irão honrar a vontade da pessoa quanto à continuidade ou interrupção de tratamentos que podem não beneficiá-la? Há procedimentos que considerem "rotineiros", executados sem consentimento explícito do familiar que toma as decisões? Sua presença no quarto da pessoa, ao se aproximar a hora da morte, será desencorajada? Permitirão que seja escrita uma ordem de *não hospitalizar*, se for essa a vontade da pessoa com demência ou do responsável por ela? O hospital tentará automaticamente a ressuscitação? Eles são abertos e respondem a suas perguntas ou evitam respondê-las e declaram veementemente as próprias posições?

> Pergunte ao médico e à unidade onde a pessoa com demência está se eles honrarão os desejos dela para cuidados de fim de vida quando ela estiver prestes a morrer.

Entregue ao hospital, à casa de repouso ou à instituição de longa permanência uma Diretiva Antecipada de Vontade, detalhando os cuidados que você deseja que a pessoa receba no fim da vida, junto com uma cópia de sua procuração ou declaração de representante legal. Peça que essas instruções sejam colocadas no prontuário da pessoa. Faça uma cópia para o médico e uma cópia para a casa de repouso ou instituição de longa permanência, que deverá ser enviada para o hospital junto com a pessoa, e assine ambas as cópias. Pergunte ao médico e diretamente à casa de repouso ou instituição de longa permanência se tais instruções serão respeitadas. Se possível, vá com a pessoa ao hospital. Uma cópia da Diretiva Antecipada de Vontade, ou da ordem de não ressuscitar, deve ser colocada no prontuário.

Às vezes, a família é tão contrária aos cuidados disponíveis em um hospital ou uma instituição de longa permanência que transfere seu familiar para outra instituição ou o leva para morrer em casa.

Que tipo de cuidado pode ser prestado no fim da vida?

Quando uma pessoa tem uma doença crônica terminal, seus familiares precisam decidir se permitirão um tratamento ou se aceitarão o curso da doença rumo ao fim. Há poucas respostas certas ou erradas e, dada a severidade de sua doença, a pessoa com demência quase nunca é capaz de participar da tomada de decisão. As decisões com que os familiares costumam deparar-se incluem: definir se a pessoa deve ser hospitalizada ou não; se devem ser feitos exames de sangue; se a pessoa que parou de comer deve ser alimentada por sonda ou se deve receber apenas os líquidos e alimentos que consegue ingerir; e se doenças concomitantes devem ser tratadas com antibióticos ou com cirurgia. (Você pode ter de enfrentar problemas parecidos em momentos anteriores da doença, por exemplo, quanto ao uso de contenção mecânica no caso de pessoas que correm o risco de cair.)

Sempre que tiver de tomar decisões como essas, pense bem antes de aceitar opiniões fortes e objetivas de "especialistas". Como acontece com todos nós, os profissionais podem facilmente confundir valores pessoais com fatos, ainda mais nesse tema tão carregado de emoções.

Ao enfrentar escolhas sobre intervenções de suporte à vida para pessoas com doenças terminais, como alimentação por sonda, ventilação mecânica (uso de aparelhos respiradores), uso de antibióticos para tratamento de doenças como pneumonia e a realização de cirurgias para problemas agudos, compreenda que, muitas vezes, não existe uma resposta absolutamente certa. Às vezes é difícil saber se um declínio abrupto é parte da demência ou se, com um tratamento, a pessoa pode continuar vivendo por mais algum tempo de forma confortável. Pode ser difícil reconhecer quando uma pessoa com demência se encontra em estado terminal e predizer quando uma pessoa com demência em estágio avançado irá morrer. Essas incertezas aumentam o peso que recai sobre a família. Nem você nem os médicos podem prever com certeza se uma intervenção vai ajudar ou causar angústia a uma pessoa que tem demência e está perto da morte.

> As doenças demenciais comuns progridem aos poucos. Decisões difíceis podem surgir em qualquer momento da doença.

Com frequência, não temos certeza em relação ao que uma pessoa sente com os tratamentos — por exemplo, se sondas de alimentação, banhos, procedimentos de virá-la na cama ou as faixas de contenção mecânica fazem a pessoa com demência severa sentir medo, ou se a falta de alimentos ou de líquidos é dolorosa. Quando uma pessoa com demência tenta tirar as sondas, não sabemos se o faz por medo ou por desconforto. É arriscado tomar como base o que sabemos sobre pessoas que estão morrendo de outras doenças e generalizar para as pessoas que têm demência. O que sabemos é que a percepção da dor parece estar intacta na maioria das pessoas afetadas pela demência, de modo que esses indivíduos, quando em estágio avançado, sentem desconforto e dor. Ainda que essas pessoas não consigam expressar-se com palavras, o comportamento delas demonstra o que estão sentindo. Elas parecem angustiadas, estremecem quando movimentadas ou tocadas, ou choram. Também sabemos que o toque carinhoso e palavras ditas com voz suave podem acalmá-las.

> Todos nós deveríamos indicar uma pessoa (ou um grupo de pessoas) para tomar decisões por nós, pois corremos o risco de nos tornarmos incapazes de decidir por conta própria de uma hora pra outra ou gradualmente.

As doenças demenciais comuns progridem aos poucos, e você pode ter de tomar decisões difíceis em vários momentos ao longo de seu curso. Cada decisão deve ser tomada de forma independente. Por exemplo, se a pneumonia faz com que uma pessoa que não está internada, e aparentemente bem-disposta, pare de comer, você pode decidir pelo uso temporário de alimentação por sonda ou intravenosa. Mais adiante no curso da doença, você pode decidir não usar a alimentação por sonda caso ela deixe de comer.

Medicação para a dor pode ser ministrada mesmo quando decide-se não usar antibiótico, sondas ou tratamentos físicos, mas, muitas vezes, gera riscos — ela pode prejudicar o impulso de respirar, por exemplo. Isso raramente será um problema se o uso de tais medicamentos for criterioso; eles propiciam alívio para a dor e o sofrimento, e isso constitui uma das intervenções positivas possíveis no fim da vida. Discuta de forma direta essa questão com o médico e os enfermeiros que atendem a pessoa. As decisões ficam mais fáceis se você ponderar os aspectos éticos *depois* de obter a melhor informação médica disponível. Nossa pesquisa tem demonstrado que pessoas com demência em estágio avançado têm melhor qualidade de vida quando recebem medicação adequada para a dor.

Os filhos da senhora Allen discutiram entre si se era contra a religião deles não alimentá-la por sonda. Ela tentava remover a sonda e parecia assustada. Quando o médico lhes disse que não havia evidência científica de que a alimentação por sonda prolongaria a vida dela, eles acharam muito mais fácil decidir não adotar esse procedimento e dar-lhe pequenas colheradas de gelo picado às vezes para umedecer sua boca.

Pergunte ao médico qual é a probabilidade de a pessoa voltar a ficar como estava antes (por exemplo, há uma semana ou um mês) mediante determinado tratamento. A intervenção proposta pode adiar a morte da pessoa por quanto tempo — horas, dias ou meses? Quais são as alternativas? Há outros tipos de intervenção que sejam menos traumáticos?

Quem toma as decisões? Às vezes, a pessoa que tem demência deixa uma declaração por escrito descrevendo sua vontade em relação aos cuidados para prolongar a própria vida. Mais frequentemente, as pessoas dizem aos familiares como preferem ser cuidadas ou fazem declarações como "Nunca vou querer ser mantida viva como aconteceu com Mabel". Ajuda muito se, em um estágio inicial, antes de a doença se tornar avançada, a pessoa discutir sua vontade com o responsável por tomar as decisões por ela em caso de incapacidade. Na verdade, incentivamos todo mundo a indicar uma pessoa (ou um grupo de pessoas) para tomar as decisões no caso de alguém tornar-se repentina ou gradualmente incapaz de tomar as decisões médicas por si mesmo.

Você deve tentar, o quanto antes, chegar a um acordo com o resto da família em relação ao tipo de cuidado a ser prestado. As instituições em geral respeitam declarações anteriores do paciente quanto a sua vontade, ou o pedido do responsável legal pelo cuidado do paciente. As instituições com frequência relutam em prestar cuidados paliativos quando os membros da família não entram em acordo.

> Falar sobre o assunto antes que surja uma emergência pode diminuir de forma significativa a ansiedade e o medo à medida que a morte se aproxima.

Pode ser difícil para os familiares discutir temas tão delicados. Algumas pessoas recusam-se a falar sobre eles; outras ficam com raiva. Algumas acham que é errado "planejar" uma morte. No entanto, conversar sobre isso, às vezes, alivia sentimentos de ansiedade e medo em relação à morte que se aproxima e permite uma comunicação clara e direta com a equipe médica. Esperar até que haja uma situação de emergência que demande uma decisão pode afetar de forma negativa a vida da pessoa que está doente. Se houver discordâncias entre os familiares, mostre esta seção a eles e peça a seu médico ou psicólogo ou representante religioso para ajudar a coordenar a discussão da família. Sugira que os familiares não tragam à tona antigas desavenças, mas que se concentrem na decisão.

A morte da pessoa, mesmo depois de uma enfermidade muito longa, pode ser dolorosa para você, e as providências práticas que circundam a morte provavelmente serão desagradáveis. No entanto, propiciar uma morte suave e digna é uma maneira por meio da qual você poderá oferecer amor e carinho ao seu parente querido, e permitirá a você passar pelo luto da melhor forma, sem a intromissão de estranhos.

CAPÍTULO 7

Lidando com os sintomas comportamentais e neuropsiquiátricos da demência

As coisas que as pessoas que têm demência fazem e vivenciam podem ser a parte mais angustiante da doença. Esses sintomas recebem várias denominações: sintomas comportamentais, sintomas não-cognitivos, sintomas neuropsiquiátricos e sintomas psicológicos. Nos capítulos 3 e 8, apresentamos alguns dos sintomas comportamentais e emocionais mais comuns, incluindo reações exageradas, irritabilidade, raiva e agitação. Também explicamos por que as pessoas agem do jeito que agem: *a demência danifica o cérebro. Como resultado, a pessoa torna-se incapaz de compreender o que vê e ouve.* A incapacidade de compreender leva à confusão. Essa confusão pode deixar a pessoa com demência assustada e ansiosa. É por esse motivo que ela sempre insiste em "voltar para casa", fica furiosa com você ou resiste aos cuidados, acredita que alguém está furtando o dinheiro dela ou tentando envenená-la. A maioria desses comportamentos não está sob o controle de quem tem demência. Outros sintomas são resultados mais diretos do dano cerebral. Sabemos que as pessoas com danos cerebrais também têm falsas crenças, alucinações, e reagem por meio de comportamentos explosivos, mesmo quando sua memória e sua percepção são normais.

Apresentamos aqui algumas diretrizes gerais para você aprender a lidar com sintomas difíceis. Analise se o comportamento da pessoa pode resultar em dano para alguém — para você, para ela ou para outra pessoa — ou se o sintoma comportamental dela está tornando a vida insustentável para os outros (para você, os outros residentes [caso a pessoa more numa instituição ou casa de repouso], para a equipe que cuida dela), mesmo que não seja perigoso.

Se o comportamento for potencialmente prejudicial, você terá de encontrar uma forma de impedi-lo. Em alguns casos, é preciso o uso de medicação, mas na maioria das vezes isso não é necessário. Muitas das drogas usadas para controlar sintomas comportamentais e neuropsiquiátricos têm efeitos colaterais sérios e até fatais, por isso devem ser evitadas sempre que possível. Se o comportamento ou o sintoma neuropsiquiátrico não for perigoso, recomendamos que você permita que ele continue. Pode ser mais fácil tolerar o comportamento se você se afastar da pessoa de tempos em tempos.

Alguns familiares nos contam que a pessoa com demência pode fazer coisas que criam sérios problemas. Não suponha de antemão que você vá enfrentar todos ou mesmo a maioria dos sintomas citados neste capítulo. Contudo, se estiver enfrentando problemas assim, um dos primeiros lugares onde buscar ajuda é em um grupo de apoio, como o da Alzheimer's Association, de instituições de cuidados de longa duração e de agências locais de apoio social.[1] Foram os familiares de pessoas com demência que nos relataram muitas das sugestões que apresentamos neste livro. Muitos grupos de apoio têm telefones de atendimento ao público e páginas na internet, além de publicar boletins sobre o assunto. São excelentes fontes de informação e de ajuda. A Alzheimer's Association tem um excelente *site* (em inglês, mas com uma seção em português) e produz muitos artigos com ótimos conselhos. Também é possível consultar o *site* do National Institute of Aging (também em inglês), que tem uma seção específica sobre Alzheimer e demência.

Um homem cuja esposa tem demência nos disse que não chama esses sintomas de "problemas". Ele chama cada dificuldade de "desafio". Isso o ajuda a abordar a situação com uma visão mais positiva. Você vai descobrir que será mais fácil resolver problemas quando não estiver exausto; portanto, encontre formas de tirar algum tempo para si mesmo e para relaxar.

> Você resolve melhor os problemas quando não está exausto.

OS SEIS R DO CONTROLE COMPORTAMENTAL

Sintomas comportamentais têm causas diferentes em diferentes pessoas, e diferentes soluções funcionam em diferentes famílias. Para algumas fa-

1. A Alzheimer's Association foi fundada nos Estados Unidos e abrange uma quantidade enorme de regionais, mas não aqui em nosso país. No Brasil, temos a ABRAz, que comporta 25 regionais, cerca de 80 sub-regionais e mais de cem grupos de apoio. A Alzheimer Portugal também tem informações e orientações para as famílias. Existem grupos presenciais desenvolvidos pela Associação Brasileira de Alzheimer (ABRAz) (www.abraz.org.br) e pela Associação de Parentes e Amigos de Pessoas com Alzheimer (Apaz) (www.apaz.org.br). Os *sites* dessas associações oferecem orientações e a relação dos grupos de apoio, com locais e endereços. Também existem grupos no Facebook em que familiares de pessoas com Alzheimer recebem orientação e compartilham experiências. (N.R.T.)

mílias, os seis R ajudam a pensar em soluções para os sintomas comportamentais.

Os Seis R do Controle Comportamental

1. **Restringir.** Frequentemente, a primeira coisa que tentamos fazer é reprimir o comportamento da pessoa. Isso é necessário apenas quando existe a possibilidade de ela fazer mal a si mesma ou a alguém mais. No entanto, tentar detê-la pode deixá-la ainda mais contrariada.
2. **Reavaliar.** Faça a si mesmo as seguintes perguntas: o sintoma comportamental pode estar sendo provocado por uma doença física ou por uma reação à medicação? Será que a pessoa está com dificuldade para ver ou ouvir? Será que alguma coisa (um objeto, por exemplo) ou alguém a deixa contrariada? É possível remover o objeto ou afastar a pessoa que a está incomodando? Uma abordagem diferente poderia perturbá-la menos?
3. **Reconsiderar.** Pergunte a si mesmo como as coisas podem parecer do ponto de vista da pessoa com demência. Muitos dos sintomas da demência, como perda de memória, incapacidade de compreender a fala ou de usá-la para expressar-se, incapacidade de fazer as coisas do jeito como as fazia desde a infância e incapacidade de perceber o grau de limitação, podem resultar, direta ou indiretamente, em dificuldades comportamentais. Quando você tenta dar banho ou vestir uma pessoa que não entende que precisa de ajuda, ela pode ficar irritada, achar que sua privacidade está sendo invadida ou que alguém está tentando lhe fazer mal, e não que você está tentando ajudá-la. É compreensível que ela fi que ansiosa por não conseguir entender o que está acontecendo.
4. **Recanalizar.** Procure uma forma de permitir que o comportamento continue, mas de modo seguro e não destrutivo. Para a pessoa, o comportamento pode ter alguma importância que não conseguimos entender. Um homem que havia sido mecânico de automóveis continuou a desmontar coisas pela casa, mas não conseguia montá-las de novo. Sua esposa adquiriu algumas peças velhas de automóveis, mandou limpá-las e entregou-as a ele. Durante meses ele se distraiu desmontando-as e deixou em paz os eletrodomésticos.
5. **Reconfortar.** Se a pessoa estiver perturbada, com medo ou irritada, tranquilize-a, garantindo que está tudo bem, que ela está segura e que você ainda gosta dela. A pessoa pode não se lembrar das palavras, mas

talvez retenha a sensação de ter sido tranquilizada e cuidada. Abraçar a pessoa é uma forma de reconfortá-la. Diga algo como "Tivemos um problema, mas agora está tudo bem". Também procure acalmar-se. Você está fazendo o melhor que pode, com uma rotina exaustiva e difícil. Parabenize a si mesmo por sobreviver a mais um desafio. Se possível, passe algum tempo longe da pessoa para repor as energias.

6. **Revisar.** Mais tarde, recorde o que aconteceu e a maneira como você lidou com a situação. Você pode ter de enfrentar esse sintoma novamente. O que você pode aprender com base nessa experiência que ajude você da próxima vez? O que levou a esse comportamento? Como você reagiu a ele? Em que aspectos você acertou? O que você pode tentar da próxima vez?

OCULTAÇÃO DA PERDA DE MEMÓRIA

Pessoas com demência progressiva podem aprender a disfarçar, com habilidade, a perda de suas capacidades e a perda de memória. Isso é compreensível, pois muita gente tem medo de "ter Alzheimer". Além disso, muitas pessoas com a doença de Alzheimer apresentam, como parte da doença, uma capacidade reduzida de reconhecer a própria deficiência.

A tendência da pessoa a esconder suas limitações pode ser angustiante para a família. As pessoas que convivem com ela sabem de sua incapacidade, mas não recebem apoio nem compreensão dos demais, que não enxergam o problema. Os amigos podem dizer "Ele parece estar muito bem, não vejo nada errado; não sei por que não se lembra de ligar para mim". Até mesmo familiares podem não conseguir diferenciar entre a perda real de memória e a pura teimosia.

> A personalidade e as habilidades sociais da pessoa com demência podem permanecer quase intactas, enquanto a memória e a capacidade de aprender informação nova vão se perdendo.

Se a pessoa vive sozinha, talvez demore até que a família, os vizinhos e amigos percebam que há algo errado. Se ela não admite ter problemas de memória, pode ir levando a situação por anos até ocorrer uma crise. Quando enfim percebem o problema, frequentemente a gravidade dele deixa os familiares chocados e angustiados.

Você pode não saber exatamente o que a pessoa com demência ainda consegue fazer por si mesma e o que precisa que façam por ela. Caso ainda tenha emprego, seja responsável por seu próprio dinheiro ou continue dirigindo, ela talvez não perceba ou não queira admitir que não consegue mais lidar com essas tarefas tão bem quanto antes. Algumas pessoas nessa situação reconhecem que a memória está falhando, mas muitas não o fazem. As pessoas reagem de diferentes formas ao declínio das capacidades. Algumas não querem admitir que há algo errado, enquanto outras sentem-se aliviadas e reconfortadas ao falar sobre o que está acontecendo. Ouça seus pensamentos, sentimentos e medos. Sua atenção pode tranquilizá-la e dar a você uma chance de corrigir equívocos.

Outras pessoas conseguem disfarçar seu comprometimento cognitivo mantendo listas. Elas podem usar recursos de conversação, como dizer, por exemplo, "É claro que eu sei isso" (ou "Me lembro disso"), para encobrir seu esquecimento. Algumas pessoas ficam com raiva e culpam os outros quando se esquecem de alguma coisa. Outras deixam de participar de atividades das quais sempre gostaram. Uma mulher disse "Tenho demência. Minha memória está terrível!". Mas, quando a família descobriu que ela havia enviado um cheque sem fundos para a receita federal, ela insistiu em dizer que nunca cometeria um erro desses. A família não compreendia como ela conseguia saber sobre a perda de memória e ainda assim "mentir" a respeito do cheque. Os familiares com frequência perguntam-se por que uma pessoa se esquece de uma coisa e lembra de outra. Pode ser difícil entender os caprichos da memória, mas é provável que essa mulher estivesse realmente se esforçando ao máximo. A memória é complexa, e contradições como essa são comuns. A pessoa não pode fazer nada.

Uma característica frequente da demência é que a personalidade e as habilidades sociais parecem quase intactas, enquanto a memória e a capacidade de absorver novas informações vão ficando prejudicadas. Como resultado, muita gente consegue esconder a doença por um longo tempo. Podemos conversar com uma pessoa sobre assuntos rotineiros e não perceber que ela tem a memória ou o raciocínio comprometidos. Testes psicológicos ou uma avaliação por um terapeuta ocupacional podem ajudar em tais situações, pois a avaliação pode dar uma ideia realista do quanto se pode esperar da pessoa e do que ela ainda pode fazer. A demência pode iludir até mesmo gente muito próxima à pessoa afetada, por isso o parecer de um profissional pode ajudar você e sua família a traçar planos realistas para um cuidado futuro da pessoa em questão. Tais profissionais podem também conversar com a pessoa sobre os resultados do exame e sobre como ela pode se manter o mais independente possível.

PERAMBULAÇÃO

A perambulação é um sintoma comportamental comum e, muitas vezes, sério. Esse comportamento pode dificultar a convivência com a pessoa em casa e impossibilitar o cuidado em centros-dia, instituições ou casas de repouso. Há o perigo de a pessoa vaguear por ruas movimentadas ou por vizinhanças que ela não conheça. Além disso, é provável que a pessoa sinta ainda mais medo ao ficar desorientada e perdida.

> Uma pessoa que passa a vaguear a esmo longe de casa ou que se perde quando sai de casa não pode mais morar sozinha.

Muitas pessoas não entendem a demência e, ao tentar ajudar, podem achar que a pessoa está bêbada ou que está tentando chamar a atenção. Quando a perambulação ocorre durante a noite, pode privar a família do descanso tão necessário. No entanto, às vezes é possível controlar ou, ao menos, minimizar as ocorrências.

Quando a pessoa passa a vaguear longe de casa ou se perde ao sair de casa, ela não pode mais morar sozinha. Esse tipo de ocorrência indica que você deve pensar em uma forma de moradia mais segura para ela.

Há vários tipos de perambulação e diferentes motivos pelos quais as pessoas com demência perambulam, por isso a identificação da causa ou das causas desse comportamento pode ajudar você a montar uma estratégia para lidar com isso.

Por que a pessoa perambula

A pessoa pode perambular por estar desorientada ou por sentir-se perdida. Às vezes, ela sai com um objetivo, como ir a uma loja, mas vira num lugar errado, sente-se desorientada e fica totalmente perdida tentando encontrar o caminho de volta. Ou pode ir às compras com alguém, perder essa pessoa de vista e então ficar confusa na tentativa de encontrá-la.

É comum que a perambulação se intensifique depois de a pessoa se mudar de casa, passar a frequentar um centro-dia ou quando se encontra, por algum outro motivo, em um ambiente novo.

Algumas pessoas perambulam pela casa o tempo todo sem motivo aparente. Esse comportamento às vezes dá a impressão de ser aleatório e pode durar horas. Nessas circunstâncias, esse comportamento parece diferente da perambulação associada a situações em que a pessoa se perde ou está em um lugar novo, e em geral não é acompanhado de angústia.

Algumas pessoas desenvolvem um ritmo de perambulação agitado, decidido e "direcionado". Se isso ocorrer com regularidade, deixa todo mundo nervoso. Pode tornar-se perigoso se a pessoa resolver "ir embora". Esse caminhar incessante e aparentemente incompreensível pode estar associado ao dano cerebral.

Como outros sintomas comportamentais, a perambulação é um comportamento que a pessoa não consegue controlar.

Algumas pessoas perambulam à noite. Isso pode ser perigoso para a pessoa e exaustivo para você.

Podemos entender o que a pessoa desorientada sente. Muitos de nós já perdemos o carro em um estacionamento ou ficamos sem saber por onde ir em um bairro desconhecido. Por um instante, nos sentimos nervosos, e então nos tranquilizamos e pensamos em um modo lógico de descobrir onde estamos. A pessoa acometida de perda de memória tem maior probabilidade de entrar em pânico, é menos capaz de acalmar-se e pode achar que precisa disfarçar sua desorientação.

Quando a perambulação se intensifica depois da mudança para uma nova casa ou de outra modificação no ambiente, ela pode ser decorrente da incapacidade da pessoa de orientar-se no novo entorno. Talvez a pessoa não compreenda que se mudou e esteja querendo "voltar para casa". O estresse causado pela mudança de rotina pode esgotar o que resta de suas capacidades e dificultar ainda mais sua orientação no local.

A perambulação aleatória pode ser um modo de a pessoa dizer "Sinto-me perdida... Estou procurando as coisas que sinto ter perdido...". Às vezes, o comportamento de perambular é uma forma de a pessoa tentar comunicar sentimentos.

> *O senhor Griffin era um homem vigoroso de 60 anos que escapava constantemente do centro-dia. A polícia o encontrava a quilômetros de distância andando pela autoestrada. Ele sempre dizia que estava indo para a Flórida. Para ele, a Flórida representava o lar, os amigos, a segurança e a família.*

Perambular pode ser um modo de a pessoa expressar inquietação, tédio ou a necessidade de exercício. Talvez resulte de um desejo que uma pessoa ativa sente de "fazer alguma coisa" ou indique a necessidade de ir ao banheiro.

Pode ser difícil lidar com uma perambulação constante ou agitada, ou com a determinação de ir embora. Às vezes, o comportamento constitui uma reação catastrófica, e algo pode estar perturbando ou assustando a pessoa. Ela pode não estar conseguindo assimilar o ambiente em que está, pode estar interpretando mal o que vê ou ouve, ou pode estar tendo alucinações que a assustam. Às vezes, esse caminhar agitado pode ser um resultado direto do dano cerebral. É difícil saber o que exatamente está acontecendo no cérebro, e o que de fato sabemos é que a função cerebral pode sofrer um distúrbio sério e extenso. Lembre-se de que esse é um comportamento que a pessoa não consegue controlar.

A perambulação noturna também tem várias causas possíveis, que vão da simples desorientação até uma consequência aparentemente incompreensível do dano cerebral (veja as páginas 198-201).

Lidando com a perambulação

A forma de lidar com o comportamento de perambulação depende de uma ou mais causas. Se parece aleatório e não está associado a angústia ou riscos, talvez o melhor seja permitir que continue. Se a pessoa costuma se perder e você tem certeza de que ela ainda consegue ler e seguir instruções, talvez seja útil entregar-lhe um cartão com informações que ela mantenha no bolso e consulte quando estiver perdida. As instruções devem ser *simples*. No alto, escreva um lembrete como "Fique calmo. Não saia andando"; abaixo, escreva algo como "Ligue para mim" seguido do número de seu celular ou do telefone de casa, ou "Peça a alguém para levá-lo à seção de roupas masculinas e fique lá. Vou buscar você!". Pode ser necessário fazer cartões diferentes para diferentes saídas. Com isso, a pessoa com demência leve pode fazer algo por si.

É importante adquirir para a pessoa uma pulseira de identificação com o nome dela e seu número de telefone, junto com a informação de que ela sofre de perda de memória. É mais seguro usar uma pulseira com fecho bem firme (que a pessoa não possa abrir) e justa o suficiente para não passar pela mão do que uma corrente no pescoço. Uma pulseira com tais informações ajudará quem encontrar a pessoa perdida. Você pode conseguir gravar as informações em lojas que personalizam suvenires (como chaveiros e canecas) ou em relojoarias, sem gastar muito; talvez um ourives que você conheça também possa fazer isso. Providencie *imediatamente* uma pulseira de identificação caso haja alguma probabilidade de a pessoa sair perambulando ou se perder. Essa medida é tão importante que algumas clínicas exigem que os pacientes com demência tenham tal identificação. Quando se perde, a pessoa confusa fica com medo e perturbada, e isso pode fazê-la resistir à ajuda. Uma pessoa com demência pode ser ignorada pelas outras pessoas ou tida como maluca. Sob estresse, seu comportamento pode ser pior do que o normal.

Pulseiras com informações médicas podem ser compradas pela internet; há inclusive modelos eletrônicos. É conveniente que a pessoa use uma pulseira dessas, especialmente se for cardíaca ou se tiver algum outro problema sério de saúde. Você pode encomendar uma pulseira da MedicAlert com a informação "doença de Alzheimer" ou "demência/memória prejudicada". Essas pulseiras também contêm um número de telefone que pode ser usado para obter mais informações sobre a pessoa. Vários produtos similares também estão disponíveis.[2]

É essencial você colocar na pessoa com demência uma pulseira de identificação com o nome dela e o seu número de telefone.

Pessoas com dificuldades de memória podem levar, no bolso ou na carteira, um cartão com nome, endereço e telefone. Algumas acabam perdendo ou jogando fora o cartão. Vale a pena ter cartões de identificação, mas eles não substituem uma pulseira.

Há dispositivos valiosos para localizar a pessoa que se perde ao sair de casa. Existem aplicativos de celular, *chips* que podem ser colocados na sola do sapato e relógios e pulseiras com localizadores. Uma mulher conta que podia deixar seu marido caminhar à vontade pelo condomínio fechado onde moravam, mesmo quando ele já não era capaz de encontrar o caminho de volta para casa, porque ele sempre levava celular com um aplicativo de rastreamento. Ela sabia que ele não conseguiria sair do condomínio e que sempre poderia localizá-lo.

A perambulação causada pela desorientação em um novo ambiente pode ser reduzida com um planejamento prévio da mudança, de modo a torná-la mais fácil para a pessoa com demência. Se a pessoa ainda consegue compreender o que ocorre a sua volta e participar das decisões, pode ser útil explicar-lhe a nova situação aos poucos. Se ela for se mudar para uma nova casa (veja as páginas 97-100), estimule-a a participar do planejamento da mudança e visite a nova residência várias vezes antes da mudança. Se a demência impede que a pessoa entenda o que está acontecendo, talvez seja mais

2. No Brasil, existe a Telehelp (www.telehelp.com.br) e a Help Care (www.helpcarebrasil.com.br); elas gravam o telefone de contato, acionam os familiares e iniciam o atendimento. Também já existem serviços que armazenam todo o histórico de saúde e tratamento da pessoa. Ela recebe uma pulseira com informações básicas e um código, por meio do qual o prontuário dela pode ser acessado. Um exemplo é a Self Id (www.selfid.com.br/adulto). (N.R.T.)

fácil fazer a mudança da forma mais tranquila possível, com o mínimo de alarde, em vez de apresentar-lhe aos poucos a nova situação. Cada pessoa é única. Tente equilibrar a necessidade de participação nas decisões e a capacidade dela de entender e lembrar. Se possível, faça a mudança no início da doença, quando pode ser mais fácil para a pessoa ajustar-se e orientar-se no ambiente novo.

Se você está cogitando enviar a pessoa com demência para um centro-dia, sugerimos que o faça no início da doença (veja o capítulo 10). Profissionais que trabalham em centros-dia observaram que às vezes as pessoas com demência se adaptam melhor quando (1) não permanecem por muito tempo nas primeiras visitas, (2) os cuidadores ficam com elas nas primeiras visitas e (3) um funcionário da instituição visita a pessoa em casa antes de ela começar a frequentar a instituição. O pânico da pessoa pode agravar-se quando ela é deixada sozinha durante o período de adaptação ou quando a instituição solicita à família que não a visite nos primeiros dias.

Quando se vê em um ambiente novo, a pessoa com demência pode se sentir perdida, preocupada com o fato de que você não vai poder encontrá-la, ou concluir que não deveria estar naquele lugar. Tranquilize-a com frequência em relação ao fato de estar ali e em relação ao motivo disso. "Você veio morar comigo, pai. Este aqui é seu quarto, com as suas coisas...", ou "Você está no centro-dia. Você vai voltar para casa às três da tarde!".

Quando damos esse conselho, os familiares às vezes nos dizem "Isso não funciona!". Não funciona no sentido de que a pessoa pode continuar insistindo em dizer que não mora ali e pode continuar tentando ir embora. Isso ocorre porque, em virtude do comprometimento da memória, ela não se lembra do que você lhe falou. É necessário tranquilizá-la constantemente, de forma carinhosa, falando-lhe sobre o lugar onde está. Com o tempo e com paciência, ela aos poucos aceitará a mudança e passará a sentir-se segura. A pessoa com demência também precisa ter certeza de que você sabe onde ela está. O medo que ela sente e a frequência de reações catastróficas podem ser reduzidos se ela for tranquilizada de modo afetuoso e se a confusão em que se encontra for tratada com compreensão. Em nossa experiência, quando hospitalizadas, as pessoas com demência ficam mais à vontade e são mais fáceis de lidar quando são constantemente acalmadas de modo carinhoso e relembradas de onde estão. Talvez seja necessário estender esse procedimento por várias semanas após a mudança para o novo lar.

Alterações na rotina e/ou no ambiente podem piorar o comportamento da pessoa e a perambulação, por isso é importante ponderar com cuidado o impacto que possam ter. Você pode concluir que não vale a pena tirar férias ou fazer uma visita prolongada a alguém por conta da perturbação que isso pode causar à pessoa. A mudança de cenário talvez possa ser relaxante e estimulante para você, mas pode privar a pessoa com demência do amparo que ela sente em um lugar familiar.

Alguns profissionais sugerem, para os casos em que a perambulação parece ser aleatória, exercícios e atividades que ajudam a reduzir a inquietação. Tente levar a pessoa para caminhar todo dia. Talvez você tenha que seguir durante várias semanas um programa de atividades antes de perceber se ele faz efeito. (Se a pessoa é fisicamente ativa, cuide para que a alimentação dela seja capaz de fornecer a energia de que necessita. Uma nutrição deficiente pode agravar sua confusão mental.)

Nos casos em que a perambulação parece ser o modo como a pessoa diz "Sinto-me perdida" ou "Estou procurando coisas que sinto que perdi", rodear a pessoa com coisas familiares (como fotos da família) pode dar bons resultados. Faça-a sentir-se acolhida, converse com ela ou tire algum tempo para tomarem um chá juntos.

> Distraia a pessoa que perambula em vez de confrontá-la.

A perambulação agitada ou a insistência para ir embora às vezes têm como causa a ocorrência frequente ou quase permanente de reações catastróficas. Verifique o que pode estar precipitando as reações catastróficas (veja as páginas 60-66). Elas ocorrem mais ou menos na mesma hora todos os dias? Ocorrem sempre que se pede à pessoa para fazer uma determinada coisa (como tomar banho)? Pense em como as pessoas próximas reagem à perambulação. A reação delas aumenta a inquietação e a perambulação? Se você tiver de conter a pessoa ou ir atrás dela para evitar perigos, tente distraí-la em vez de confrontá-la diretamente. Diga-lhe que quer caminhar com ela e então faça-a percorrer um grande círculo de volta para casa; provavelmente ela o acompanhará. Fale com ela calmamente; isso a tranquilizará e evitará uma reação catastrófica, que poderá transformar uma perambulação aleatória em determinação de ir embora. Criar um ambiente que acalma a pessoa costuma reduzir a ocorrência de perambulação.

Antes de ir para o hospital, a senhora Dollinger tentava o tempo todo, com muita determinação, ir embora da casa de repouso. No hospital, embora o ambiente também lhe fosse estranho, os enfermeiros tiveram muito menos dificuldade para lidar com ela.

A senhora Dollinger sentia-se perdida em ambos os lugares. Ela sabia que não morava ali e queria ir embora para casa. Além disso, ela se sentia solitária. Queria voltar para seu trabalho, onde sua mente enevoada recordava ter amigos e uma sensação de pertencimento. Por isso, ela ia em direção à porta. Na casa de repouso, a equipe de enfermagem, sobrecarregada, gritava para ela "Volte aqui!". Depois de alguns dias, uma das outras residentes na casa começou a "ajudar". "A senhora Dollinger escapou de novo!", ela gritava. O barulho confundia a senhora Dollinger, que redobrava os esforços para fugir. Então, uma enfermeira ia correndo até ela, que entrava em pânico e corria o mais rápido que podia, direto para uma rua movimentada. Quando um atendente a segurava pelo braço, a senhora Dollinger o mordia. Isso ocorreu várias vezes, deixando a equipe exausta e precipitando reações catastróficas constantes. A família foi informada que a senhora Dollinger era incontrolável.

No hospital, a senhora Dollinger foi quase imediatamente na direção da porta. Uma enfermeira aproximou-se dela com calma e sugeriu que tomassem uma xícara de chá juntas (distração em vez de confronto). A senhora Dollinger nunca desistiu de ir embora e tentar fugir, mas os esforços vigorosos para escapar e seu comportamento violento cessaram.

Caso você suponha que a pessoa perambula por estar inquieta, tente atribuir-lhe uma tarefa ativa, como tirar o pó, dobrar roupas ou arrumar livros em uma estante. Programas de centro-dia, que proporcionam companhia e atividades, podem ser muito bons para atenuar as perambulações.

Medicamentos costumam ser ineficazes para lidar com a perambulação e devem ser evitados, pois podem agravar a confusão da pessoa e aumentar o risco de quedas. Na verdade, as drogas antipsicóticas pioram a perambulação. *Elas devem ser usadas somente depois que todas as intervenções não medicamentosas tiverem falhado, e apenas se houver risco significativo de que a pessoa venha a ferir-se, ou caso ela apresente uma angústia severa.*

Um aspecto importante ao lidar com a perambulação é a alteração do ambiente visando proteger a pessoa. A família de um homem com demência descobriu que ele não saía de casa se não tivesse calçado os sapatos. Seus sapatos foram guardados e ele passou a usar chinelos, e isso o manteve dentro de casa.

Há muitos produtos no mercado que ajudarão você a lidar de forma segura com a perambulação. Na verdade, há tantos dispositivos que você deve ter cautela com "rastreadores para Alzheimer" que custam caro, mas podem ter utilidade limitada.

> A perambulação pode ser reduzida com a criação de um ambiente que desperta o interesse da pessoa.

Antes de investir em algum sistema, você deve analisar vários aspectos (aqui, tratamos apenas de moradias pessoais, e não de instituições). Leve em conta o comportamento da pessoa com demência: ela sai de casa apenas ocasionalmente ou sua perambulação é constante e representa fonte de risco? Leve em conta você mesmo: quanto de seu próprio estresse decorre do fato de tentar controlar a pessoa? Um sistema que evita a perambulação, ou que alerta para sua ocorrência, liberta você do peso de monitorá-la o tempo todo, e só por isso já vale a pena. Leve em conta o custo de um sistema e as alternativas: se você depende de dispositivos caseiros e mais baratos, será que eles realmente vão funcionar? Um sistema especificamente voltado para evitar a perambulação funciona mesmo? Você e os demais familiares vão, de fato, utilizá-lo? Se um sistema não leva em consideração as características comportamentais da pessoa, pode não funcionar de fato, tornando-se perigoso. Confiar em um sistema sujeito a falhas é pior do que ter de monitorar a pessoa constantemente.

Para ajudá-lo a decidir o que necessita, veja estas categorias de dispositivos úteis:

- dispositivos que fecham a casa de modo que a pessoa não possa sair;
- dispositivos que tornam a casa segura para a pessoa que perambula em seu interior;
- sistemas que alertam você caso a pessoa ande pela casa ou tente sair;
- dispositivos (como câmeras com transmissão remota de voz) permitem a você comunicar-se com a pessoa;
- dispositivos que ajudam se a pessoa vagueia para longe.

Use uma combinação desses elementos para tornar segura a casa da pessoa. Muitas das alternativas existentes são baratas. Um profissional habilidoso pode instalar a maioria desses dispositivos com materiais vendidos em lojas de ferragens. Não é necessário investir em um sistema sofisticado e caro.

Dispositivos que fecham a casa de modo que a pessoa não possa sair. Percorra sua casa ou a parte de sua casa que você quer tornar segura. Pode ser necessário tornar seguros apenas alguns aposentos, como o quarto da pessoa e talvez a sala de estar e a cozinha. Ou o melhor pode ser tornar segura toda a residência. Instale trincos simples em portas e janelas, talvez dois em cada uma, pois a pessoa pode ter dificuldade para encontrar ambos. Se possível, coloque-os onde ela não os perceba.

Há uma peça de plástico barata, disponível em lojas de utilidades, chamada "trava de maçaneta à prova de crianças". Ela é encaixada em cima das maçanetas. Você consegue abrir a porta, mas a pessoa com demência pode não ser capaz de descobrir como ela funciona. É útil para armários ou para locais em que você não quer que a pessoa entre. Lembre-se de trancar as portas que dão para quintais e para o porão. Escolha trincos que permitam que a janela seja aberta só um pouco, para ventilar o ambiente. Coloque trincos nas portas e janelas que dão para varandas e para a garagem.

Os trincos por si só não garantem a segurança. Nem as mais sofisticadas fechaduras deterão uma pessoa que está determinada a sair ou que consegue compreender seu funcionamento. Ainda, você deve se lembrar de usar os dispositivos que instalar e dizer aos outros membros da família que eles também precisam usá-los.

Dispositivos que tornam a casa segura para a pessoa que perambula em seu interior. Você não pode vigiar a pessoa o tempo todo; ela pode levantar-se e perambular pela casa enquanto você dorme. Considere pedir a um eletricista para instalar um interruptor no fogão, de forma que ele não possa ser ligado,[3] tranque armários e gavetas onde estão guardados itens que não são seguros, e mantenha a pessoa fora de determinados cômodos. Discutimos esses aspectos nas páginas 103-106.

Sistemas que alertam você caso a pessoa ande pela casa ou tente sair. São elementos que lhe permitem ausentar-se do aposento onde a pessoa está e dormir sem ter de ficar constantemente alerta em razão da possibilidade de ela sair de casa. O mais simples é um sino que soa quando a porta se move, mas essa opção não é muito confiável. Um alarme de porta ou de janela pode produzir som ou acender uma luz no seu quarto, acordando-o caso a pessoa esteja andando pela casa ou tente sair. Um sensor de movimento na área por onde ela costuma passar ou no quarto dela também pode fazer soar uma campainha ou acender uma luz em seu quarto. Existem sensores que reagem ao movimento de uma pessoa, mas não de animais de estimação. Os sensores são baratos, estão disponíveis em lojas de utilidades domésticas ou de materiais de construção e são fáceis de instalar. Um tapete sensor de pressão (vendido para pacientes com Alzheimer) colocado junto à cama ou à poltrona da pessoa e conectado a uma campainha alerta você quando a pessoa se levanta e pisa sobre ele.

---

3. Você pode também manter sempre o botijão de gás ou o fornecimento de gás fechado. No caso de botijão, o ideal é que seja mantido do lado de fora da cozinha e da casa, se possível. (N.E.)

Um sensor de movimento, ou sensor de presença (disponível em lojas de iluminação *on-line* e físicas), liga as luzes de modo que a pessoa possa caminhar de noite. Uma babá eletrônica ou um sistema de monitoramento específico para casos de demência permite que você escute a pessoa enquanto você está em outro cômodo; há modelos com vídeo.

Dispositivos que permitem a você comunicar-se com a pessoa. Um sistema de intercomunicação barato e fácil de instalar permite que você fale com a pessoa e a tranquilize quando você está em outro cômodo.[4]

Dispositivos que podem ajudar caso a pessoa vagueie para longe. Por mais que você se esforce, a pessoa com demência pode vaguear pelas ruas longe de casa. *Esteja preparado.* Tenha uma foto recente da pessoa para entregar à polícia ou a outras pessoas que possam procurá-la. Aplicativos com GPS podem ser baixados para o celular, e pulseiras, relógios e calçados com GPS ajudam a rastrear pessoas.

Se a pessoa costuma sair de casa, fique atento a possíveis riscos na vizinhança, como ruas movimentadas, calçadas em mau estado ou com desníveis, piscinas e cães. Talvez ela não tenha discernimento suficiente para proteger-se de riscos. É conveniente que você percorra a vizinhança atento a elementos que possam representar risco para alguém que já não consegue avaliar adequadamente o ambiente. Ainda, pode valer a pena alertar os vizinhos no que diz respeito ao problema, explicando que a pessoa não é louca nem perigosa e que está apenas desorientada.

A própria pessoa pode ser o maior risco a si mesma. Quando parece saudável e age de forma sensata, as outras pessoas tendem a esquecer que ela pode ter perdido o discernimento que a impediria de cair numa piscina ou ficar na frente de um carro.

> A contenção mecânica da pessoa em uma poltrona ou em uma cama deve ser usada apenas como último recurso.

Outras pessoas também constituem um risco para quem tem demência e sai vagueando a esmo. Além de não entenderem os sinais da demência, há gente má e violenta, que ofende, agride ou rouba pessoas mais velhas e frágeis. Infelizmente, esse tipo de gente existe até nas "melhores" vizinhanças, e você precisa estar atento a esses riscos e proteger seu familiar.

4. Não creio que seja uma boa alternativa; a pessoa vai ouvir alguém falando, mas não verá quem está falando, e isso pode levar a uma confusão maior e deixá-la agitada a ponto de se tornar agressiva. (N.R.T.)

Há dispositivos físicos para conter a pessoa e mantê-la na cadeira de rodas ou na cama, mas só devem ser usados como último recurso. Um exemplo são os cintos de segurança para cadeirantes. A decisão de usar contenção mecânica deve ser tomada em conjunto por você e profissionais de saúde que conheçam bem a pessoa. *A contenção só deve ser usada se houver um risco elevado e se todas as outras possibilidades já tiverem sido tentadas.* Em nossa experiência, percebemos que, muitas vezes, há exagero na avaliação do risco que a pessoa corre nas perambulações, e frequentemente a contenção deixa a pessoa mais inquieta e angustiada. (Aqui estamos nos referindo ao uso de contenção mecânica em casa. O uso de contenção em instituições envolve outras questões e é discutido no capítulo 15.)

Talvez chegue a um ponto em que você já não consiga lidar com o comportamento de perambulação ou em que a pessoa com demência não possa mais ser mantida em segurança no ambiente doméstico. Caso a situação chegue a esse ponto, pense que você fez o máximo que podia e saiba que vai precisar planejar, de forma realista, um cuidado institucional para a pessoa. Muitas instituições não aceitam pacientes com Alzheimer que sejam agitados, agressivos ou que perambulem. Veja no capítulo 15 uma discussão sobre essa questão.

Distúrbios do sono e perambulação noturna

Algumas pessoas com demência ficam inquietas à noite. Podem levantar-se no escuro para ir ao banheiro e ficar confusas e desorientadas. Podem andar pela casa, vestir-se, tentar cozinhar ou até sair; "ver coisas" ou "ouvir coisas" que não existem. É angustiante ter seu sono tão necessário interrompido noite após noite. No entanto há modos de melhorar esse comportamento.

Pessoas mais velhas normalmente necessitam de menos horas de sono do que pessoas jovens. Talvez a pessoa com demência não esteja praticando exercícios o suficiente a ponto de ficar cansada à noite, ou talvez cochile durante o dia. Às vezes, parece que o "relógio" interno que há no cérebro foi danificado pela doença que causa a demência. Parte dos sintomas comportamentais noturnos podem ser uma reação a sonhos que a pessoa não consegue isolar da realidade.

Se a pessoa dorme durante o dia, fica menos cansada à noite, por isso tente mantê-la ocupada, ativa e acordada durante o dia. É comum que a pessoa com demência não seja muito ativa e faça pouco exercício. Pode ser útil estabelecer a prática de exercícios regulares, como uma longa caminhada no fim da tarde. Dessa forma, a pessoa pode ficar cansada o suficiente para dormir melhor à noite. Alguns familiares contam que sair com a pessoa ao ar livre e à luz do sol, sobretudo de manhã, costuma trazer benefícios. Um passeio de carro deixa algumas pessoas sonolentas. Frequentar o centro-dia pode ajudar a manter a pessoa ativa durante o dia.

Faça a pessoa ir ao banheiro antes de se deitar. Pessoas mais velhas podem não enxergar tão bem no escuro, o que aumenta sua confusão. À medida que nossos olhos envelhecem, fica mais difícil distinguir vultos escuros sob iluminação insuficiente. A pessoa com demência pode interpretar mal o que vê, achar que está vendo vultos ou pensar que está em algum outro lugar. Isso pode gerar reações catastróficas. Deixe luzes acesas no quarto e no banheiro durante a noite. Você também pode manter a luz do corredor acessa.[5] Luzes noturnas em outros cômodos também podem ajudar a pessoa a orientar-se à noite. Tente alugar uma cadeira higiênica que possa ficar próximo à cama dela (mas não ao lado).

Muitos de nós já tivemos a experiência de despertar de um sono profundo e por um momento não saber onde estamos. Essa experiência pode ser amplificada para a pessoa que tem demência. Ser reconfortada de forma tranquila pode ser tudo de que ela precisa.

Certifique-se de que o local onde a pessoa dorme é agradável, que o quarto não está nem muito quente nem muito frio e que a cama é confortável. Edredons são menos prováveis de enroscar do que cobertores e lençóis.

> Os sintomas comportamentais noturnos podem ser uma resposta a sonhos que a pessoa não consegue distinguir da realidade.

Se a pessoa estiver confusa e levantar-se no meio da noite, fale com ela baixinho e com suavidade. Tendemos a reagir com irritação e raiva quando somos despertados repentinamente durante a noite. Isso pode provocar uma reação catastrófica e acordar toda a casa durante a noite. Muitas vezes, só é necessário recordar a pessoa, de forma carinhosa, de que ainda é de noite e que ela deve voltar para a cama. Normalmente, a pessoa volta a dormir depois de ir ao banheiro ou beber algo. Encoraje-a a voltar para a cama e sente-se tranquilamente com a pessoa enquanto ela bebe alguma coisa. Uma música suave tocando baixinho acalma algumas pessoas. Tente usar cortinas para escurecer o quarto e lembre-a de que está escuro e as cortinas estão fechadas, e que, portanto, é hora de ficar na cama.

5. Também podem ser usadas pequenas lâmpadas, colocadas nas tomadas elétricas, que iluminam principalmente o chão e permitem enxergar o ambiente. Se possível, coloque lâmpadas azuis, que induzem ao sono. (N.R.T.)

> Se a pessoa se levanta à noite, veste-se e então senta-se na poltrona e volta a dormir, é melhor aceitar esse comportamento em vez de tentar mudá-lo.

Às vezes, a pessoa não dorme na cama, mas dorme em uma poltrona ou sofá. Uma pessoa que sai da cama durante a noite e se veste pode sentar-se e adormecer vestida, se você não interferir. O melhor talvez seja aceitar isso, em vez de ficar acordado parte da noite discutindo.

Se a pessoa perambula à noite, examine sua casa em busca de riscos à segurança. Arrume o quarto dela de modo que ela consiga se mover de forma segura. Tranque a janela. Ela pode acender o fogão ou começar um incêndio enquanto você está dormindo? Ela consegue destrancar a porta e sair de casa? Ela corre o risco de cair da escada enquanto procura o banheiro? Uma grade alta e resistente no alto da escada (que não seja possível pular) pode ser essencial em uma casa onde mora uma pessoa com demência.

Por fim, se tais providências falharem e se o seu sono estiver sendo muito prejudicado, pode ser proveitoso tentar usar de modo cauteloso um sedativo ou um hipnótico. No entanto, você não pode simplesmente dar à pessoa um remédio para dormir e resolver o problema. Como os sedativos afetam a química do cérebro, eles podem desencadear uma série de problemas interligados que podem causar ainda mais dificuldades.

Pessoas mais velhas, incluindo as que estão bem, são mais suscetíveis aos efeitos colaterais da medicação do que os jovens. Os efeitos colaterais dos sedativos são inúmeros, e alguns são sérios. Os sedativos podem causar tontura. Pessoas com demência são mais sensíveis a drogas do que pessoas que estão bem. Pessoas idosas têm maior probabilidade de ingerir outros medicamentos que podem interagir com um sedativo, ou de ter outras doenças que podem ser agravadas por um sedativo.

Sedar a pessoa pode fazê-la dormir durante o dia e não à noite, ou pode ter um efeito de ressaca que piore as funções cognitivas durante o dia. Pode deixar a pessoa mais confusa, mais vulnerável a quedas, ou incontinente. Paradoxalmente, o sedativo pode até interferir no sono. Cada pessoa é diferente e o que funciona para uma pode não funcionar para outra.

O efeito do sedativo pode se alterar por diversos motivos após certo tempo de uso. Seu médico talvez precise testar diferentes medicamentos, ajustando cuidadosamente a dosagem e o horário em que serão ministrados. A medicação pode não fazer a pessoa dormir durante toda a noite. Por isso, é importante que você faça o possível para ajudá-la a dormir sem apelar para medicações. Embora nós desencorajemos fortemente o uso de sedativos, eles ocasionalmente são necessários para pessoas com demência que moram com a família, sobretudo se forem o único modo de o cuidador conseguir algum descanso. No entanto, em casas de repouso, a equipe deve ser suficientemente bem preparada para permitir outro tipo de intervenção. Muitos remédios para dormir, até mesmo os mais novos, não conseguem ajudar a pessoa que tem demência, e em alguns casos levam à piora da memória e do comportamento.

A senhora Huang passava a maior parte da noite acordada. Ela achava que ainda era a responsável por sua mercearia e que precisava comprar os produtos frescos às três da manhã. A filha, que trabalhava o dia todo na mercearia, estava exausta. O médico disse que distúrbios do sono em geral e o hábito de toda uma vida eram difíceis de mudar. Nenhuma providência por si só deu muito resultado, mas com a combinação de muitas intervenções a família conseguiu melhorar a situação. Eles passaram a manter a senhora Huang acordada até mais tarde e ampliaram o envolvimento dela na vida diária. Começaram a deixar que ela tomasse conta do bebê, mesmo que outro adulto precisasse estar presente o tempo todo. Começaram a usar um sedativo de curta ação e instalaram cortinas de blackout, que faziam a senhora Huang recordar da época da guerra. Muitas mudanças pequenas e a cooperação de todos fizeram com que a família superasse esse tempo difícil, até que a senhora Huang se esqueceu do trabalho na mercearia e passou a dormir por mais tempo.

As pessoas que têm demência podem ter um distúrbio do sono não relacionado a ela, como a apneia do sono, cujos sinais são roncos altos e períodos de falta de ar durante o sono. Infelizmente, pessoas com demência raramente são capazes de cooperar com o uso das máscaras respiratórias utilizadas para tratar o distúrbio. A síndrome das pernas inquietas, que em algumas pessoas antecede a doença de Parkinson, também pode ser uma causa para a dificuldade de dormir. Nesse caso, medicação pode ajudar.

SÍNDROME DO ENTARDECER (*SUNDOWNING*)

Algumas pessoas com demência parecem ter mais sintomas comportamentais ao anoitecer. Os motivos para isso variam de uma pessoa a outra, mas incluem a fadiga à tarde, tanto dela quanto do cuidador, perda dos padrões normais de secreção hormonal que seguem um ciclo de 24 horas, menor estimulação no fim do dia e, menos provavelmente, diminuição dos níveis de luz (daí o termo em inglês *sundowning*, que significa "pôr do sol"). Um dia inteiro tentando lidar com as percepções confusas do ambiente pode ser exaustivo, de modo que a tolerância da pessoa com estresse é menor no fim do dia. Você também está mais cansado e pode transmitir sua fadiga de forma sutil à pessoa que tem demência, causando reações catastróficas.

> Planeje o dia da pessoa de modo que ela tenha menos coisas para fazer quando não estiver em seu melhor momento.

Há várias providências que você pode tomar se os sintomas da pessoa ficarem piores no fim da tarde: aumentar o estímulo e a atividade ou fazer com que ela tire uma soneca no período da tarde, descobrir se você está fazendo algo diferente durante a tarde ou no começo da noite que aumenta a pressão sobre ela e intensificar a exposição da pessoa à luz do sol. Relembrar a pessoa com frequência a respeito de onde ela está e do que está acontecendo também pode ajudar.

Planeje o dia da pessoa de modo que ela tenha menos coisas para fazer à noite. O banho, por exemplo — que, muitas vezes, é difícil —, pode ser programado para o período da manhã ou para o meio da tarde, se for melhor.

Talvez haja mais coisas acontecendo na casa simultaneamente no começo da noite. Isso pode deixar a pessoa mais agitada num momento em que ela já está confusa e cansada. Por exemplo, você liga a televisão durante as refeições? Há mais alguém em casa no início da noite? Você está ocupado fazendo o jantar e menos disponível para a pessoa? As crianças chegam? Se estiver cansada, a pessoa com demência tem mais dificuldade para compreender o que está acontecendo e pode apresentar reações catastróficas.

Qualquer que seja o pior momento do dia para a pessoa, tente reduzir o número de coisas que acontecem ao redor dela ou tente confinar a atividade familiar a outra área da casa, distante dela. Também é importante planejar seu dia para que você esteja relativamente descansado e não esteja com muita pressa nos horários que você notar serem piores para ela. Por exemplo, se ela sempre fica muito agitada quando você está fazendo o jantar, procure preparar refeições que sejam rápidas e fáceis, que usem as sobras do almoço ou que você possa preparar com antecedência. Faça a refeição principal na hora do almoço.

> *O sogro de Edna Johnson estava em seu pior momento exatamente na hora em que os filhos dela chegavam da escola e o marido chegava*

do trabalho. A família tinha pouco dinheiro para pagar uma casa de repouso ou um cuidador, e parecia um desperdício fazer isso quando estavam todos em casa, mas decidiram que era importante ter um momento de paz na família. Contrataram uma pessoa que levava o idoso ao parque no final da tarde, pouco antes da chegada da família em casa, ficava lá com ele durante o preparo da refeição e o trazia de volta para o jantar.

Às vezes, o problema é que a pessoa quer sua atenção constantemente, e torna-se mais exigente quando você está ocupado com outras coisas. Talvez você possa ocupá-la com uma tarefa simples ao seu lado enquanto você trabalha ou pedir a alguém de sua família que passe algum tempo com ela.

Veja com o médico se é possível mudar os horários da medicação se outros métodos não ajudam a mudar esse padrão.

Períodos de inquietação ou de insônia podem ser um resultado inevitável do dano cerebral. Embora o termo *sundowning* seja muito usado, alguns indivíduos ficam mais inquietos e são mais difíceis de cuidar pela manhã ou no começo da tarde. Não importa a que hora do dia esses comportamentos difíceis ocorrem, lembre-se de que a pessoa não está agindo de propósito, mesmo que exiba o comportamento nos horários mais estressantes para você.

PERDER, ACUMULAR OU ESCONDER COISAS

A maioria das pessoas que têm demência deixa as coisas em algum lugar e depois esquece onde elas estão. Outras escondem coisas e esquecem onde as esconderam. De um modo ou de outro, o resultado é o mesmo: na hora em que você mais precisa delas, a dentadura da pessoa ou as chaves do carro desaparecem e ninguém consegue encontrá-las.

Primeiro, lembre-se de que você provavelmente não pode perguntar à pessoa onde as colocou. Ela não vai se lembrar e, ao perguntar, você pode provocar uma reação catastrófica. Há várias coisas que você pode fazer para reduzir esse sintoma comportamental. Manter a casa bem-arrumada torna mais fácil localizar itens que estão fora do lugar. É quase impossível encontrar algo que foi escondido em um armário ou em uma gaveta atravancados. Limite o número de esconderijos trancando alguns armários ou cômodos. Guarde itens valiosos, como anéis ou a prataria, para que não sejam escondidos e perdidos. Evite ter grandes quantias de dinheiro pela casa. Torne maiores, mais visíveis ou localizáveis itens pequenos que são perdidos com facilidade — por exemplo, use um

Para facilitar a busca de itens que foram escondidos, limite o número de esconderijos trancando alguns armários ou cômodos.

chaveiro grande ou um *chip* rastreador. Esses *chips* possibilitam localizar objetos aos quais estão grudados. Utilize-os em chaveiros, óculos, carteira e controle remoto. Quando apertar o botão "Buscar", um sinal sonoro toca, uma luz aparece no item perdido ou o aplicativo de celular aponta a localização do *chip*. Tenha duplicatas de itens necessários, como chaves, óculos e baterias de aparelhos auditivos.

Adquira o hábito de checar o conteúdo de cestos de lixo antes de esvaziá-los. Ao buscar itens perdidos, olhe debaixo de colchões e almofadas dos sofás, em cestos de lixo, dentro de sapatos e em gavetas da casa toda. Tente se lembrar dos lugares onde a pessoa costumava guardar as coisas por segurança. Onde ela escondia dinheiro ou os presentes de Natal? São bons lugares onde procurar dentaduras perdidas.

Algumas pessoas acumulam ou guardam comida, roupas sujas ou outros itens (veja as páginas 113-114). Outras pessoas acumulam coisas porque sempre fizeram coleções. Outras ainda parecem ter a necessidade de "apegar-se" a algo para "manter as coisas seguras". Se isso acontece ocasionalmente, o melhor é ignorar. Se possível, quando fizer limpeza, deixe um pouco do "estoque" da pessoa. Ela pode sentir menos necessidade de aumentar a coleção do que sentiria se todo o material desaparecesse.

> *A filha de uma pessoa com demência relatou: "Resolvi meu problema quando decidi que estava tudo bem deixar a prataria em um cesto de roupa suja. Agora pego-a lá, em vez de levá-la de volta para a sala de jantar diversas vezes por dia".*

REVIRAR GAVETAS E ARMÁRIOS

Algumas pessoas com demência reviram as gavetas das cômodas e tiram tudo de armários e guarda-roupas, fazendo uma bagunça que depois o cuidador tem de arrumar. Pode ser particularmente irritante quando reviram as coisas de outras pessoas. Se houver jovens na casa, eles, em especial, precisam de um espaço privado e tranquilo para guardar seus pertences. Você talvez tenha de instalar travas não muito fáceis de abrir em algumas gavetas e armários. Talvez precise instalar uma fechadura em alguma gaveta e usá-la para guardar itens perigosos ou de valor, ou talvez tenha de colocar essas coisas em um lugar mais seguro. Travas para proteção infantil podem ser usadas em portas e gavetas.

Talvez seja útil encher a gaveta de cima de uma cômoda com coisas interessantes para que a pessoa com demência remexa. Isso vai lhe dar um senso de propósito e ao mesmo tempo manter a salvo as demais gavetas. Selecione itens que possam ser de interesse da pessoa; pequenas ferramentas e peças de máquinas serão atraentes para algumas pessoas, enquanto material de costura ou de papelaria pode atrair outras.

COMPORTAMENTO SEXUAL INADEQUADO

Às vezes, pessoas com demência tiram as roupas e podem aparecer nuas na sala de estar ou sair assim para a rua.

> *Um adolescente chegou em casa e encontrou o pai sentado no alpendre atrás da casa lendo o jornal. Ele estava nu, salvo pelo chapéu.*

Ocasionalmente, pessoas com demência expõem-se em público. Às vezes, acariciam seus genitais ou movimentam-se de tal forma que seus movimentos podem parecer comportamentos sexuais para outras pessoas.

> *Um homem vira e mexe desafivelava o cinto e abria o zíper das calças. Uma mulher ficava mexendo nos botões de sua blusa.*

Às vezes, o dano cerebral faz com que a pessoa requeira atividades sexuais com frequência ou em momentos inapropriados. Entretanto, muito mais comum do que o comportamento sexual inadequado é o mito de que as pessoas idosas costumam desenvolver tais comportamentos.

> *Uma mulher que levou o marido para ser tratado no hospital disse que ela não tinha problemas para lidar com ele, mas que lhe haviam dito que, à medida que piorasse, ele ia voltar à "segunda infância" e começar a se exibir para menininhas.*

Não existe base para esse mito. Comportamentos sexuais inapropriados em pessoas com doenças demenciais são incomuns. Em uma análise de nossos pacientes com demência, verificamos que esse tipo de comportamento não ocorre com muita frequência.

Exibição acidental e masturbação aleatória às vezes acontecem. Pessoas desorientadas podem aparecer em público despidas ou semidespidas simplesmente porque esqueceram onde estão, esqueceram como vestir-se ou por que devem ficar vestidas. Podem abrir as roupas ou erguer a saia porque precisam urinar e esqueceram onde fica o banheiro. Podem despir-se porque querem ir para a cama ou porque a roupa é desconfortável. Infecções do trato urinário, coceira ou desconforto podem levar à manipulação da área genital. Consulte seu médico.

Não reaja de forma exagerada a esse comportamento. Apenas leve a pessoa calmamente de volta para o quarto dela ou para o banheiro. Se você a encontrar despida, traga-lhe um roupão e com calma ajude-a a vesti-lo. O homem que estava sentado em seu alpendre sem roupas pode tê-las tirado porque sentia calor. Ele foi incapaz de reconhecer que estava ao ar livre, que outras pessoas podiam vê-lo e que não estava na privacidade de seu lar. A maioria das pessoas que têm demência nunca vai apresentar esse tipo de comportamento porque os hábitos de pudor de toda uma vida mantêm-se inalteráveis.

> A maioria das pessoas com demência não apresenta comportamento sexual inadequado. Se esse tipo de comportamento ocorrer, lide com ele com naturalidade. Ele é resultado do dano cerebral.

O hábito de despir-se ou de ficar mexendo com a roupa frequentemente pode ser evitado mudando-se o tipo de roupa que a pessoa usa. Por exemplo, use calças com elástico na cintura em vez de calças com zíper. Use blusas de vestir pela cabeça ou com zíper nas costas em vez de blusas de abotoar na frente.

Em nossa cultura, temos sentimentos negativos muito fortes em relação à masturbação, e ações relacionadas a isso são perturbadoras para a maioria das famílias. Lembre-se de que esse comportamento, quando ocorre, é resultante do dano cerebral. Ele não significa que a pessoa vai desenvolver outros comportamentos sexuais inadequados. Seu familiar só está fazendo o que lhe parece bom; ele se esqueceu de seus modos sociais. Se esse tipo de comportamento ocorrer, tente não parecer contrariado, pois isso pode desencadear uma reação catastrófica. Com carinho, leve-o até um lugar reservado. Tente distraí-lo dando-lhe alguma outra coisa para fazer. Se os movimentos que a pessoa faz com as mãos são sugestivos ou embaraçosos, desvie-lhe a atenção para outra atividade ou tente dar-lhe alguma outra coisa para ocupar suas mãos.

Não conhecemos nenhum caso em que uma pessoa com demência tenha se exibido para uma criança, e não vamos focar em tal assunto porque não queremos colaborar com os mitos sobre "velhos sujos". No entanto, caso ocorra algum incidente do tipo, reaja com calma e sem provocar mais agitação do que o absolutamente necessário. Sua reação pode ter muito mais impacto sobre a criança do que o incidente em si. Afaste a pessoa com calma e explique para a criança que "ele costuma se esquecer de onde está".

Algumas pessoas com demência têm o desejo sexual diminuído; outras têm mais interesse em sexo do que antes. Se uma pessoa passar a demonstrar mais desejo sexual, lembre-se de que, por mais constrangedor que seja, isso é um efeito do dano cerebral. Não é um aspecto da personalidade dela ou um reflexo relacionado a você ou ao seu relacionamento anterior com ela (veja as páginas 32-35 e 316-319).

Ocasionalmente um pai pode agir de forma inadequada com sua filha. *Esse não é um comportamento incestuoso.* Pode ser extremamente perturbador para todos, mas, em geral, esse tipo de comportamento significa apenas que ele não consegue mais reconhecer pessoas familiares. Provavelmente ele confundiu a filha com a esposa. Normalmente, as filhas se parecem muito com as mães quando estas eram jovens. A pessoa com demência pode se recordar daquela época com muito mais clareza do que de um passado recente. Tais gestos indicam que ele se recorda da esposa e de seu casamento. Corrija-o de forma gentil quando isso acontecer e tente não ficar muito abalado.

Não hesite em discutir comportamentos sexuais inoportunos com o médico, psicólogo ou terapeuta familiar, ou mesmo com familiares de outras pessoas com demência — eles podem ajudá-lo a compreender a questão e lidar com ela. A pessoa que você escolher para lhe aconselhar deve ter conhecimento a respeito da demência e sentir-se à vontade ao discutir temas sexuais. Ela pode fazer sugestões específicas para controlar esse tipo de comportamento. Veja também, no capítulo 12, o tópico "Sexualidade", e, no capítulo 15, o tópico "Questões sexuais em instituições de cuidados".

REPETIÇÃO DE PERGUNTAS

Muitas famílias relatam que a pessoa com demência faz a mesma pergunta várias vezes, e que isso é extremamente irritante. Em parte, esse comportamento pode ser um sintoma do medo e da insegurança, o que é comum quando ela não consegue mais compreender o que se passa à sua volta. A pessoa pode não se lembrar sequer de coisas que aconteceram recentemente, e provavelmente não se recorda de ter lhe perguntado antes ou de sua resposta.

Às vezes, em vez de responder à pergunta de novo, você pode garantir à pessoa que tudo está bem e que você vai tomar conta de tudo. Ela pode estar preocupada com alguma outra coisa que ela não consegue expressar. Se você for capaz de deduzir o que é e tranquilizá-la, ela pode relaxar. Por exemplo:

> *A mãe do senhor Rockwell perguntava o tempo todo "Quando minha mãe vem me buscar?". Quando ele lhe contava que a mãe dela havia morrido fazia muitos anos, ela ficava agitada ou fazia a mesma pergunta dali a alguns minutos. O senhor Rockwell percebeu que a pergunta na verdade expressava a sensação que a mãe dele se sentia perdida, então ele começou a responder algo como "Vou tomar conta de você". Isso a acalmava.*
>
> *O senhor Rockwell podia também tentar dizer "Conte-me sobre sua mãe" ou "Você se lembra de quando sua mãe nos levou ao teatro?".*

AÇÕES REPETITIVAS

Um comportamento ocasional e angustiante que pode ocorrer em pessoas com doença cerebral é a tendência a repetir a mesma ação várias vezes.

> *A sogra da senhora Weber dobrava a roupa lavada e depois dobrava tudo de novo. A senhora Weber ficava aliviada porque a idosa estava ocupada, mas essa mesma atividade incomodava o marido dela. Ele gritava "Mãe, você já dobrou essa toalha cinco vezes!".*
>
> *A senhora Andrews tinha problema com os banhos. Ela lavava apenas um lado do rosto. "Lave do outro lado", dizia-lhe a filha, mas ela continuava lavando o mesmo lugar.*
>
> *O senhor Barnes dá voltas e mais voltas na cozinha, sempre do mesmo jeito, como um urso em uma jaula.*

Parece que a mente que sofreu dano tem uma tendência a "empacar" em determinada atividade e possui dificuldade em mudar para uma nova ação. Se isso ocorrer, sugira com suavidade que a pessoa faça uma tarefa específica, mas não tente pressioná-la ou soar irritado, pois isso pode levar a uma reação catastrófica.

No caso da sogra da senhora Weber, ignorar o problema funcionou bem. Quando o senhor Weber aceitou a doença da mãe, o comportamento dela deixou de incomodá-lo.

A filha da senhora Andrew descobriu que acariciar o rosto da mãe onde precisava ser lavado interrompia o padrão repetitivo. O toque é uma forma muito boa de transmitir uma mensagem ao cérebro quando as palavras falham. Toque o braço que você quer que a pessoa vista a manga; toque o lugar que você deseja que ela lave a seguir; coloque uma colher na palma da mão dela para indicar que deve segurá-la.

A esposa do senhor Barnes descobriu formas de distraí-lo e de interromper seu trajeto dando-lhe algo para fazer. "Aqui, Joe, segure isto", dizia ela, e entregava-lhe uma colher. "Agora segure isto", e ela tirava dele a colher e dava-lhe um pegador de panela. O sentimento de "estar ajudando" fazia com que ele parasse de andar, mantinha-o ocupado e talvez lhe desse a sensação de ser necessário.

DISTRAÇÃO

As pessoas com demência se distraem com facilidade.Elas podem olhar para outro lado ou pegar alguma outra coisa enquanto você está tentando vesti-las; podem comer a comida de um prato que não é o dela; podem afastar-se enquanto você está falando com elas. Parte de nosso cérebro filtra aquilo a que não queremos prestar atenção — é assim que ignoramos ruídos que não têm importância, por exemplo. Quando a demência danifica essa capacidade, a pessoa pode tornar-se incapaz de ignorar estímulos irrelevantes e ser igualmente atraída por tudo que está acontecendo, por menos importante que seja.

Se você puder identificar as coisas que a distraem — pessoas, animais e barulhos súbitos são bem comuns —, talvez consiga minimizar tais distrações e permitir que ela se concentre melhor na atividade, como vestir-se. Coloque o prato dela um pouco mais afastado dos outros; reduza o número de visitantes presentes ao mesmo tempo e faça com que a pessoa receba os visitantes em um local tranquilo. Se a televisão ou a música que estiver tocando a distrai, desligue-os. Cuide para que as refeições e outras atividades transcorram onde não haja outras pessoas movendo-se e conversando.

SEGUIR VOCÊ O TEMPO TODO

Os familiares nos relatam que a pessoa com demência às vezes segue o cuidador de um cômodo a outro e fica contrariada se ele desaparece de vista, por exemplo, quando este vai ao banheiro. Ou ela pode interromper constantemente o cuidador cada vez que ele tenta descansar ou executar uma tarefa. Poucas coisas podem irritar mais do que ser seguido o tempo todo.

Esse comportamento pode ser compreendido quando levamos em conta como o mundo pode parecer estranho a uma pessoa que constantemente se esquece das coisas. O cuidador no qual ela confia torna-se a única segurança em um mundo de confusão. Quando ela não pode depender de si mesma para lembrar-se das coisas necessárias na vida, uma forma de segurança é permanecer junto a alguém em quem confia.

A pessoa que tem a memória comprometida não tem consciência de que, se você entra no banheiro, você vai sair logo depois. Na mente dela, com seu sentido de tempo confuso, pode parecer que você desapareceu. Trancar a porta do banheiro pode lhe dar alguns momentos de privacidade. Pode ser útil programar um relógio com alarme ou um *timer* e dizer "Vou voltar quando o alarme tocar". Um homem usava um fone de ouvido para escutar música enquanto a esposa continuava a falar (depois ele fez com que ela também passasse a usar porque descobriu que ela gostava de música).

É muito importante evitar que comportamentos irritantes o desgastem. Você precisa encontrar outras pessoas que possam lhe ajudar, para que consiga ter algum tempo para si e fazer coisas que o relaxem — como sair para jantar, fazer compras, dormir um pouco, ter o prazer de tomar um banho sem interrupções, entre outras atividades.

> Pode ser útil programar um relógio com alarme ou um *timer* e dizer "vou voltar quando o alarme tocar".

O uso de medicação para impedir comportamentos como esses é, quase sempre, ineficaz, e os efeitos colaterais podem ser incapacitantes. A menos que o comportamento traga riscos à pessoa com demência ou a terceiros, medicamentos devem ser usados apenas se outras soluções tiverem falhado.

Descubra tarefas simples que a pessoa possa executar, mesmo que sejam coisas que você faça melhor ou ações que sejam repetitivas. Enrolar um novelo de lã, separar moedas, enfiar contas em um colar de bijuteria, por exemplo, podem fazer com que ela se sinta útil e se mantenha ocupada enquanto você trabalha.

A sogra da senhora Hunter tinha demência e seguia a nora por toda a casa, sem nunca perdê-la de vista e sempre a criticando. A senhora Hunter teve a ideia de pedir a ela que dobrasse a roupa lavada. A família é grande, e muita roupa é lavada. A mulher dobra, desdobra e dobra de novo (sem muito capricho) as peças de roupa e sente-se parte útil da família.

Seria crueldade dar a uma pessoa tarefas inventadas para mantê-la ocupada? Não pensamos assim, e nem a senhora Hunter. A pessoa com demência precisa sentir que está colaborando com a família e precisa ter uma atividade.

RECLAMAÇÕES E INSULTOS

Às vezes, uma pessoa com demência reclama de forma insistente, por mais carinhoso que o cuidador seja. Ela pode dizer coisas como "Você está sendo cruel comigo", "Quero ir para casa", "Você furtou minhas coisas" ou "Não gosto de você". Você pode ficar magoado ou sentir-se furioso ao ouvir coisas assim quando está fazendo de tudo para ajudar. Se ela parece estar bem, sua primeira reação pode ser tomar as críticas como pessoais. Você pode entrar em uma discussão dolorosa e inútil que leve a pessoa a uma reação catastrófica, e ela pode até gritar, chorar e jogar coisas em você, deixando-o exausto e transtornado.

Caso a pessoa com demência lhe dirija palavras ásperas, pare e analise o que está acontecendo. Mesmo parecendo estar bem, ela tem um dano cerebral. Ela pode achar cruel precisar ser cuidada por alguém, sentir-se perdida e perder suas coisas e sua independência. "Você está sendo cruel comigo" na verdade significa "A vida é cruel comigo". Ela não consegue encontrar sentido na realidade a sua volta e pode interpretar mal seus esforços de ajudar, achando que você quer furtá-la. Pode não ser capaz de aceitar, entender ou recordar os vários aspectos de seu crescente comprometimento, de sua situação financeira, da relação passada que teve com você, entre outros fatores. Por exemplo, ela sabe que as coisas dela sumiram e que você está ali e, por isso, acha que foi você quem as furtou.

> Quando você é criticado por uma pessoa com demência, sua primeira reação pode ser tomar as críticas como pessoais. Em vez disso, pare e analise o que está acontecendo. Mesmo que a pessoa pareça estar bem, ela tem um dano cerebral.

Uma mulher cujo marido tinha demência fez algumas interpretações das coisas que ele dizia com frequência (estão descritas a seguir). Claro, não podemos saber o que uma pessoa com demência sente ou está querendo dizer, mas a esposa encontrou formas amorosas de interpretar e aceitar as coisas dolorosas que seu marido dizia.

Ele diz: "Quero ir para casa".
Ele quer dizer: "Quero voltar à condição e à qualidade de vida que eu tinha quando tudo parecia ter propósito e eu era útil, quando podia ver o fruto do meu trabalho e não tinha medo de coisas pequenas".

> Tente não discutir com a pessoa que está reclamando. Em vez disso, use uma distração ou responda de forma compreensiva, reconhecendo os sentimentos por trás da reclamação.

Ele diz: "Não quero morrer".
Ele quer dizer: "Estou doente, embora não sinta dor. Ninguém percebe o quanto estou doente. Sinto isso o tempo todo, portanto, devo estar morrendo. Tenho medo de morrer".

Ele diz: "Não tenho dinheiro".
Ele quer dizer: "Eu costumava ter uma carteira com dinheiro dentro. Ela agora não está no bolso traseiro de minha calça. Estou furioso porque não consigo encontrá-la. Há algo na loja que quero comprar. Vou ter de continuar procurando".

Ele diz: "Onde está todo mundo?".
Ele quer dizer: "Vejo pessoas a minha volta, mas não sei quem são. Esses rostos desconhecidos não pertencem a minha família. Onde está minha mãe? Por que ela me abandonou?".

Ao lidar com comentários como esses, evite contradizer a pessoa ou discutir com ela, pois isso pode levar a uma reação catastrófica. Tente não dizer "Não furtei suas coisas", "Você *está* em casa" ou "Eu dei dinheiro a você". Não tente convencer a pessoa. Dizer a ela "Sua mãe morreu faz 30 anos" apenas vai confundi-la e contrariá-la ainda mais.

Muitas famílias relatam que acham útil ignorar boa parte dessas reclamações ou usar distrações. Algumas famílias respondem de forma compreensiva ao sentimento que acham que está sendo expresso: "Sim, querida, sei que você se sente perdida...", "A vida parece, sim, ser cruel às vezes", "Eu sei que você quer voltar para casa!".

Claro, você pode ficar zangado, especialmente se já tiver ouvido a mesma reclamação injusta muitas vezes. Afinal, você também é humano. Provavelmente, ela esquecerá rapidamente o incidente.

Às vezes, a pessoa que tem demência perde a capacidade de ser gentil. Ela pode dizer "Não gosto de John" e talvez ela nunca tenha gostado dessa pessoa. Isso pode ser perturbador. É mais fácil, para todos os envolvidos, entender que a pessoa com demência perdeu a capacidade de ser polida e que pode estar sendo honesta, mas não está sendo maldosa de propósito.

Talvez você consiga lidar com esses comentários, mas e as outras pessoas? Às vezes, as pessoas com demência fazem comentários inadequados ou ofensivos a terceiros. Esses comentários podem variar de uma franqueza ingênua, como dizer à cuidadora que o corte de cabelo dela é horroroso, até gritos dirigidos ao vizinho que traz o almoço, como "Saia da minha casa! Você está tentando nos envenenar!".

Pessoas com demência podem dizer a conhecidos ou estranhos algo como "Minha filha me deixa trancada no quarto". Quando vocês visitam algum lugar, ela pode vestir o casaco e dizer "Vamos para casa, este lugar fede!".

Cada pessoa que tem demência é diferente. Algumas conservam as habilidades sociais. Em outras, a tendência para a franqueza pode converter-se em grosseria. Algumas são medrosas e desconfiadas, e isso as leva a fazer acusações. Parte desse comportamento se deve a reações catastróficas. A pessoa que tem demência frequentemente julga mal quem está falando ou a situação.

> *A secretária de um médico conversava com um homem que tinha demência enquanto a esposa dele falava com o médico. Ele obviamente estava tentando manter uma conversa educada, mas havia perdido a sutileza de antes. "Quantos anos você tem?", ele perguntou. "Você parece velha!" Quando ela respondeu outra questão dizendo "Não, não sou casada", ele disse "Acho que ninguém casaria com você".*

Tal comportamento pode parecer engraçado numa criança pequena porque ela ainda não aprendeu as normas sociais de conduta. Se a maioria das pessoas de sua convivência compreender que a memória e as boas maneiras de seu ente querido são afetadas por uma doença neurodegenerativa, será mais fácil lidar com a situação. Atualmente, grande parte das pessoas já ouviu falar sobre a doença de Alzheimer. É necessário informar que tais comportamentos resultam de doenças específicas e que, embora possam ser catastróficos, não são propositais.

Pode ser conveniente dar uma breve explicação sobre a doença a pessoas com quem você e seu familiar afetado têm contato frequente, como vizinhos, amigos, e talvez funcionários de estabelecimentos comerciais aonde vocês costumam ir. Ao explicar, diga que a doença não torna a pessoa perigosa e que ela não está louca. Alguns cuidadores imprimem cartões que informam algo como "Por favor, desculpe meu familiar que tem doença de Alzheimer. Ele parece bem, mas perdeu a memória por causa da doença". Se quiser, acrescente mais algumas linhas sobre a doença e inclua fontes, caso a pessoa queira saber mais sobre ela.

Se a pessoa com demência fizer uma cena em público, talvez em função de uma reação catastrófica, tire-a do local com suavidade. Pode ser melhor não dizer nada. A situação pode ser constrangedora, mas você não necessariamente deve explicações a estranhos.

Distrair a pessoa é uma boa forma de tirá-la de uma situação que pode ser embaraçosa. Por exemplo, se ela estiver fazendo perguntas pessoais, mude de assunto. Quando ela disser que você a deixa presa ou não a alimenta, tente distraí-la. Evite negar a acusação logo de imediato, pois isso pode levar a uma discussão. Se você conhece as demais pessoas, pode explicar-lhes depois o que aconteceu. Se são desconhecidos, reflita se realmente interessa o que pensam.

Às vezes, os comentários impróprios de uma pessoa com demência alimentam fofocas e pessoas insensíveis. É importante que você não se deixe abalar por tais fofocas. Em geral, as outras pessoas conseguem avaliar de forma adequada o que há de verdade nelas.

PEGAR COISAS

Pessoas com demência podem pegar coisas em lojas e não pagar por elas, ou acusar os caixas de furtar seu dinheiro. Uma mulher contou que seu marido estava furtando e matando as galinhas do vizinho. Ele não se dava conta de que elas não eram dele e orgulhava-se de estar ajudando com o jantar.

Se uma pessoa está pegando produtos sem pagar em estabelecimentos comerciais, talvez esteja fazendo isso simplesmente porque se esquece de pagar ou por não ter noção de que está em uma loja ou um supermercado, por exemplo. Algumas famílias relatam que o problema pode ser contornado se você der coisas para a pessoa segurar ou pedir que ela empurre o carrinho de compras para que suas mãos fiquem ocupadas. Antes de sair da loja, verifique se ela tem alguma coisa nos bolsos. Quando for fazer compras, pode ser conveniente vesti-la com roupas sem bolsos.

Se a pessoa continuar a fazer isso, peça que o médico escreva uma breve carta explicando ela tem demência e que às vezes se esquece de que colocou coisas nos bolsos. Se ela pegar algo e você descobrir depois, ou se ela for pega pelos funcionários da loja, você pode usar a carta para explicar a situação.

A esposa do homem que pegou as galinhas pediu ao pastor de sua igreja que explicasse tudo aos vizinhos, e então tomou providências para substituir as galinhas que aparecessem em sua mesa de jantar.

ESQUECER TELEFONEMAS

Muitas vezes, pessoas com perda de memória que ainda conseguem falar com clareza continuam a atender o telefone fixo ou o próprio celular. No entanto, elas podem não se lembrar de anotar recados. Isso pode irritar os amigos, confundir pessoas e causar um considerável inconveniente ou constrangimento a você.

Você tem a opção de cancelar o telefone fixo e usar seu celular como telefone principal. Se alguém ainda liga para você na linha fixa, é possível receber tais chamadas no celular; verifique como fazê-lo. Entretanto algumas pessoas com demência são capazes de usar um aparelho de telefone fixo, mas não um celular, ou porque o fizeram por muitos anos ou porque os botões do teclado são grandes e fáceis de apertar. Se você ainda tem um telefone fixo, considere ter uma secretária eletrônica que registre todas as chamadas feitas. Um celular de mesa, com a mesma aparência de um telefone fixo (à venda em lojas de departamentos), pode ajudar a pessoa a continuar usando a própria linha telefônica.

Se a pessoa com demência tem um celular e você está preocupado com chamadas perdidas, confira o registro de chamadas para verificar se houve algum telefonema do qual você precise saber.

O marido de uma mulher com demência escreveu: "Descobri pelo registro de chamadas do celular dela que ela havia ligado cinco vezes para o dentista, provavelmente por causa de uma hora marcada. Ao saber disso, liguei para o consultório e expliquei a eles como lidar com a situação".

EXIGÊNCIAS

O senhor Cooper insistia em continuar morando sozinho, mesmo estando claro para sua família que ele não era mais capaz de cuidar de si mesmo. Ele ligava para a filha ao menos uma vez por dia, com emergências reais, e ela precisava cruzar a cidade às pressas para ajudá-lo. Ela se sentia zangada e manipulada. Ela estava negligenciando a própria família e sentia-se exausta. Ela achava que o pai sempre havia sido uma pessoa egocêntrica e exigente e que seu comportamento atual era proposital e egoísta.

A senhora Dietz morava com a filha. As duas nunca tinham se dado muito bem, e agora a mais velha (a mãe) tinha a doença de Alzheimer. Ela estava deixando a filha exausta com suas exigências: "Pegue um cigarro para mim", "Faça café". A filha não podia lhe dizer que ela deveria fazer sozinha essas coisas porque a mãe já havia queimado alguns itens antes.

> Uma avaliação feita por um profissional de saúde pode indicar objetivamente o quanto um comportamento perturbador é algo que a pessoa pode entender e escolher fazer ou não.

Às vezes, as pessoas com demência podem exigir muita atenção e parecer egocêntricas. Isso é especialmente difícil de aceitar quando elas não demonstram ter grande comprometimento cognitivo. Se você sente que isso está acontecendo, pare e tente avaliar objetivamente a situação. O comportamento é proposital ou é um sintoma da doença? As duas coisas podem ter a mesma característica, especialmente se o comportamento da pessoa antes da demência fazia com que os outros se sentissem manipulados por ela. No entanto, muitas vezes, a pessoa com demência *não* consegue controlar o que faz. O comportamento manipulador exige a capacidade de planejar, e essa é uma habilidade que muitas pessoas com demência perdem ao longo do tempo. Talvez você esteja lidando com um tipo de comportamento que já foi proposital e agora não é mais. A avaliação de um profissional de saúde pode ser útil, pois vai indicar quanto desse comportamento pode ser controlado pela pessoa.

As exigências por parte da pessoa podem refletir seus sentimentos de solidão, medo ou perda. Por exemplo, quando ela perde a capacidade de compreender a passagem do tempo e de se lembrar das coisas, pode sentir-se abandonada se ficar sozinha por um breve período. Por isso, ela pode acusar você de tê-la abandonado. Perceber que o comportamento reflete uma sensação de abandono pode ajuda-lo a não ter raiva e reagir ao sintoma *real* (por exemplo, a sensação de abandono da pessoa) em vez de reagir ao que aparenta ser egoísmo ou manipulação.

Há maneiras de proporcionar à pessoa a sensação de controlar a própria vida e as circunstâncias sem que isso exija demais do cuidador.

> *A filha do senhor Cooper conseguiu encontrar um "apartamento" para ele em um "residencial"*[6] *que fornecia refeições, serviços sociais e serviço de quarto. Isso reduziu o número de emergências e ao mesmo tempo permitiu que o senhor Cooper continuasse a sentir-se independente.*

> *Uma avaliação médica confirmou que a senhora Dietz não conseguia lembrar-se sequer por cinco minutos de ter pedido cigarros. Depois de tentar várias coisas, a filha percebeu que a tensão no relacionamento entre elas era destrutiva demais, e colocou a mãe em um residencial para idosos. Para outras pessoas, que não haviam convivido com a personalidade difícil da senhora Dietz, foi mais fácil cuidar dela.*

Muitos familiares perguntam se devem "mimar" a pessoa, atendendo às suas exigências, ou se devem tentar "ensiná-las" a comportar-se de outra forma. O melhor procedimento não é nem um nem outro. Você não está "mimando", pois ela não consegue controlar o próprio comportamento, mas pode ser impossível atender às suas intermináveis exigências. Por outro lado, a pessoa tem capacidade limitada ou não tem nenhuma capacidade de aprender, por isso você não poderá ensiná-la. Repreendê-la pode levar a reações catastróficas e tornar a situação ainda pior.

Se a pessoa lhe pede para fazer coisas que você acha que ela consegue fazer sozinha, certifique-se disso. Ela pode ficar sobrecarregada com o que, para você, parece uma tarefa simples. Dividir a atividade em passos simples pode permitir à pessoa realizá-la.

---

6. Existem hoje, no Brasil, os chamados "residenciais", que são como casas de repouso, mas com serviços semelhantes aos de um hotel, onde a pessoa pode sair quando quiser, desde que autorizado pela família e pelo médico e se não apresentar nenhum déficit cognitivo. (N.R.T.)

Ser específico e direto com a pessoa que tem demência pode ajudar. Dizer "Venho visitar você na quarta-feira" é mais eficiente do que entrar numa discussão explicando por que suas visitas não são mais frequentes. Diga "Pego um cigarro para você quando o alarme tocar. Não me peça isso antes de o alarme tocar!". Ignore os pedidos até então.

Você pode precisar estabelecer limites para o que é capaz de fazer de forma realista. Antes de estabelecer esses limites, porém, é necessário estar a par da extensão do comprometimento cognitivo da pessoa e ter consciência de que outros recursos podem ser úteis para substituir o que você não é capaz de fazer. Pode ser preciso pedir ajuda a alguém de fora, como um enfermeiro, assistente social, psicólogo, terapeuta familiar ou gerontólogo que tenha experiência com a doença para lhe ajudar a montar um plano que garanta a atenção adequada à pessoa sem que você fique exausto e preso a ela (veja o capítulo 10).

Se as exigências da pessoa com demência deixarem você zangado e frustrado, tente encontrar uma válvula de escape que não envolva a própria pessoa. Sua raiva pode acionar reações catastróficas, que podem torná-la ainda mais teimosa e obstinada.

TEIMOSIA E FALTA DE COOPERAÇÃO

> *"Ele não faz nada do que peço", disse a nora de um homem com demência. Outra mulher disse: "Toda vez que vou vestir o papai, ele fala que já trocou de roupa. Ele não quer ir ao médico e, não importa o que eu prepare no jantar, ele não come!".*

Os familiares quase sempre acham que uma pessoa com demência que é teimosa e não cooperativa está tentando frustrá-los propositalmente. É difícil saber se alguém que sempre foi teimoso está mais problemático agora ou se a teimosia decorre da doença. Algumas pessoas são menos cooperativas que outras por natureza. No entanto, esse tipo de comportamento em geral é causado, ao menos em parte, pela doença.

A pessoa com demência pode ficar ofendida se lhe disserem para tomar banho e ela não se lembrar de quando o fez pela última vez. Isso é compreensível.

Ela pode não entender o que lhe pedem para fazer (ir ao médico, ajudar a pôr a mesa) e, por isso, recusar-se a obedecer. Não cooperar pode parecer mais seguro do que se arriscar a fazer papel de tolo. Às vezes, uma afirmação como "Detesto esta comida" na verdade significa "Estou me sentindo infeliz".

Procure ter certeza de que os pedidos foram compreendidos. “Está sentindo o cheiro desta comida deliciosa? Está vendo o assado? Vai ficar delicioso. Sente-se. Vamos comer daqui a pouco.” Enfatizar uma experiência agradável às vezes ajuda: “Depois da consulta com a doutora Brown, vamos comemorar com um sorvete enorme!”.

Se estratégias como essas não funcionarem (às vezes, nada funciona), saiba que as atitudes negativas com frequência são parte da doença e não um ataque pessoal. A pessoa pode estar confusa demais para *ter a intenção* de insultar sua culinária. Tome o caminho menos complicado. Evite discussões e aceite qualquer meio-termo que seja seguro e funcione.

Tome o caminho menos complicado. Evite discussões e aceite qualquer meio-termo que seja seguro e funcione.

INSULTOS AO CUIDADOR

Às vezes, os familiares contratam um cuidador, mas a pessoa que tem demência pode ficar zangada ou desconfiada, insultá-lo ou acusá-lo de furto. Ela pode até despedi-la. Talvez pareça que você não conseguirá mais sair de casa por isso. E pode significar que a pessoa não poderá mais morar sozinha. Muitas vezes, há soluções para o problema.

Como acontece com muitos outros sintomas comportamentais, essa situação pode ter origem na incapacidade da pessoa de compreender seu entorno ou de se lembrar de explicações. Tudo o que ela entende é que há um estranho na casa. Às vezes, a presença de uma “babá” representa uma perda adicional de independência, que a pessoa percebe e à qual reage negativamente.

O cuidador deve compreender que é você, e não a pessoa com demência, quem tem a autoridade de contratar e de despedir. Isso significa que você deve ter plena confiança nele. Se possível, contrate alguém que a pessoa já conheça, ou apresente a pessoa ao cuidador aos poucos. Nas primeiras vezes, peça para ele vir quando você estiver em casa. A pessoa vai acabar se acostumando com a ideia de que o cuidador tem seu lugar na casa. Esse procedimento também dá a você a oportunidade de ensiná-lo a como lidar com certas situações e de avaliar a forma como ele se relaciona com a pessoa que tem demência. Muitas vezes, a pessoa se adaptará à presença de um cuidador se tanto você quanto ele conseguirem superar o turbulento período inicial.

Certifique-se de que o cuidador compreende a natureza da doença neurodegenerativa e sabe como lidar com ela, por exemplo, com as reações catastróficas (a contratação de um cuidador é discutida no capítulo 10). Tente encontrar um cuidador que consiga inspirar confiança na pessoa e que saiba lidar com ela sem desencadear reações catastróficas. Assim como há pessoas que são naturalmente boas para lidar com crianças e outras que não são, há profissionais com habilidade intuitiva para tratar com pessoas que têm demência. No entanto pode ser difícil encontrá-las. Se a pessoa não aceitar um cuidador, tente outro. Pondere se parte do problema pode ser sua relutância em ter a ajuda de alguém de fora.

Alguns cuidadores têm uma habilidade intuitiva para com pessoas que têm demência, mas podem ser difíceis de encontrar.

Assegure-se de que, caso ocorra algum problema, o cuidador tenha como comunicar-se com você, com algum outro membro da família e com o médico. Dê-lhe uma lista de telefones para os quais ligar.

Apresente o cuidador à pessoa como se ele fosse um amigo seu, e não como um funcionário. Se a pessoa desconfiar dele, talvez o médico possa escrever uma anotação para ela, recomendando que ela fique com o visitante porque ele é de confiança da família. Se não houver alternativa, pode-se tentar, com muita cautela, o uso de alguma medicação que ajude a reduzir a desconfiança.

Seja como for, leve em consideração sua própria saúde. Mesmo que um cuidador deixe a pessoa com demência contrariada, é fundamental que você saia de vez em quando, se quiser continuar apto a cuidar dela (veja o capítulo 10).

USO DE MEDICAÇÃO PARA CONTROLE DO COMPORTAMENTO

Neste capítulo, sugerimos diversos meios de lidar com os sintomas comportamentais. O ideal seria nunca usar medicação para controlá-los. No passado, receitavam-se drogas em excesso como tratamento para sintomas comportamentais e emocionais da demência, mas medicamentos antipsicóticos e sedativos têm efeitos colaterais variados e graves. A maior preocupação diz respeito ao uso de antipsicóticos, que aumentam de forma significativa o risco de morte em pessoas com demência. Como resultado, essas drogas só devem ser empregadas quando outras intervenções já tiverem sido testadas sem êxito, *e* se houver uma possibilidade significativa de dano físico ou angústia severa associados ao comportamento ou ao sintoma. Se o uso de drogas antipsicóticas ou de sedativos for necessário, é importante saber que eles são mais eficientes quando direcionados a sintomas específicos. Eles não são úteis quando ministrados por motivos generalizados ou não específicos.

Se o comportamento é potencialmente perigoso para a pessoa que tem demência ou para terceiros, ou se a pessoa tem uma condição médica para a qual há um tratamento específico, como antidepressivos para depressão, então a medicação pode ser tentada antes que outras abordagens tenham falhado. Deve haver um prazo definido para tal tentativa, algumas semanas ou, no máximo, alguns meses, e a medicação deve ser interrompida caso não haja melhoras.

CAPÍTULO 8

Sintomas associados a mudanças de humor e à desconfiança

DEPRESSÃO

As pessoas com dificuldades de memória também podem ficar tristes, desanimadas ou deprimidas. Quando uma pessoa tem perda de memória e está deprimida, é importante que seja realizado um diagnóstico correto, para que a depressão seja devidamente tratada. As dificuldades de memória podem melhorar com o tratamento, seja a depressão causada pela demência ou não.

> A maioria das pessoas com a doença de Alzheimer ou outras doenças crônicas não têm depressão.

Quando uma pessoa com uma doença incurável fica deprimida, pode parecer lógico que essa doença seja a causa da depressão. Mas nem todas as pessoas com Alzheimer ou outras doenças crônicas têm depressão. Na verdade, a maioria não tem, e muitas parecem estar alheias a seus problemas. Um certo desânimo quanto à própria condição de saúde é natural e compreensível, mas uma prostração profunda ou uma depressão prolongada não é natural e nem necessária. Por sorte, esse tipo de depressão responde bem ao tratamento, de modo que a pessoa pode sentir-se melhor, independentemente de ela ter ou não uma demência irreversível.

A senhora Sanchez andava irritadiça e queixava-se de sua saúde. Dizia que "só queria morrer" e estava perdendo peso. Nada parecia animá-la. Por apresentar uma séria dificuldade de memória, o médico disse que ela tinha a doença de Alzheimer. Um psiquiatra diagnosticou que ela também tinha depressão. Quando esta foi tra-

tada com medicação, seu humor e sua memória melhoraram. Ela ganhou peso. De tempos em tempos, o médico precisava trocar a medicação para a depressão. Aos poucos, a perda de memória foi se agravando e por fim ficou claro que, de fato, além da depressão, ela tinha a doença de Alzheimer. O tratamento da depressão permitiu-lhe viver uma vida tão plena quanto possível, e cuidar dela tornou-se muito mais agradável para a família.

É importante que um especialista em saúde mental avalie a depressão da pessoa e determine se ela decorre de alguma situação ou se é o tipo que reagirá à medicação, para então tratá-la de forma adequada. Sinais de depressão incluem choro frequente, perda de peso, fadiga, mudança no padrão de sono, sensação de ter feito algo muito ruim e de merecer uma punição e a preocupação com problemas de saúde que não foram confirmados pelo médico. Pessoas com depressão frequentemente se alimentam de forma inadequada, o que lhes causa problemas nutricionais e as prejudicam ainda mais. Elas também podem se comportar de forma desagradável, obstinada ou hostil. A pessoa pode dizer ou não que está se sentindo deprimida.

Pode ser impossível para a pessoa deprimida sair sozinha desse estado. Dizer-lhe que deve se esforçar para fazer isso apenas aumenta a sensação de frustração e desânimo. Algumas inclusive sentem que não são compreendidas quando alguém tenta animá-las.

Você pode estimular a pessoa deprimida ou desanimada a continuar na companhia de outras pessoas. Se ela tem dificuldades de memória, certifique-se de que ainda é capaz de executar com êxito as atividades que tenta realizar e que estas tenham alguma utilidade, de modo que ela se sinta bem por conseguir fazer algo. Ajude-a a evitar tarefas que são complicadas demais. Um fracasso, por menor que seja, pode deixá-la ainda mais desanimada consigo mesma. Peça-lhe que ajude a colocar a mesa. Se ela não tiver energia suficiente para isso, peça para colocar apenas um lugar. Se a tarefa for complicada demais para ela, peça para colocar só os pratos.

Se ela ficar incomodada com grupos de pessoas, encoraje-a a não se retrair completamente e, em vez disso, conversar com um parente ou um amigo de cada vez. Peça a algum amigo que a visite, que converse com ela, olhe em seus olhos e a envolva.

Se ela se sentir desanimada, talvez seja útil falar sobre suas preocupações com um terapeuta familiar, um representante de sua religião, um médico, um psiquiatra ou um psicólogo. Isso só será possível se ela ainda conseguir comunicar-se bem e se lembrar de algumas coisas. *O profissional com quem ela conversar deve ter experiência com doenças demenciais e deverá adequar o tratamento ao caso específico.*

QUEIXAS RELACIONADAS À SAÚDE

Se a pessoa costuma queixar-se dos problemas de saúde, é importante levar a sério tais manifestações e consultar um médico, para que ele determine se há uma base física para as queixas. (Lembre-se de que queixosos crônicos também podem adoecer. É fácil deixar de perceber uma doença real quando a pessoa costuma chamar atenção para males sem base física.) Quando você e o médico tiverem certeza de que não há uma doença física, o médico poderá tratar a depressão, que é a causa subjacente do problema. Nunca permita que o médico dispense a pessoa alegando que ela é "apenas uma hipocondríaca".

SUICÍDIO

Quando uma pessoa está deprimida, desmoralizada ou desalentada, existe sempre a possibilidade de que ela faça mal a si mesma. Pode ser difícil para uma pessoa com demência planejar um suicídio, mas você precisa estar alerta para a possibilidade de um ferimento autoinfligido. Se ela tem acesso a facas, armas, ferramentas elétricas, solventes, medicações ou ao carro, ela pode usá-los para se matar ou ferir-se. Declarações sobre suicídio devem sempre ser levadas a sério. Informe a seu médico.

ABUSO DE ÁLCOOL OU DROGAS

Pessoas deprimidas podem usar álcool, analgésicos, tranquilizantes ou outras drogas para tentar afastar o sentimento de tristeza. Na verdade, essas drogas podem agravar o problema. Em uma pessoa que tem demência, as drogas também podem reduzir ainda mais sua capacidade de manter-se funcional. Você deve ficar especialmente atento para essa possibilidade caso a pessoa more sozinha ou tenha feito uso de substâncias químicas ou álcool no passado.

A família pode ter dificuldade em lidar com uma pessoa que bebe muito e desenvolve demência. Em comparação a uma pessoa saudável, ela pode ser mais sensível a pequenas quantidades de álcool, de modo que uma única dose ou uma cerveja podem reduzir significativamente seu desempenho. Talvez ela não tolere mais a mesma quantidade de álcool que costumava consumir.

É importante reconhecer que o comprometimento cerebral impossibilita a pessoa de controlar o consumo de bebida ou outros comportamentos, e que você deve fazer esse controle por ela. Isso inclui providenciar para que não haja álcool ao alcance dela. Faça isso de forma discreta, mas decidida. Não pense que o comportamento desagradável dela é dirigido pessoalmente a você. Evite dizer coisas que coloquem a culpa pela situação em alguém. Faça o que precisa ser feito, mas tente encontrar modos de a pessoa conservar sua autoestima e sua dignidade. Não deve haver bebidas alcoólicas na casa, a menos que estejam em um local trancado. Uma família relatou ter pedido à loja de bebidas local que não vendesse nada para a pessoa com demência.

Se o comprometimento do cérebro impossibilitar a pessoa de controlar o consumo de bebida, você deve fazer esse controle por ela.

Você pode precisar de um aconselhamento psicológico ou de um médico para lidar com o comportamento de uma pessoa com perda de memória que também abusa de álcool ou drogas.

APATIA E DESINTERESSE

Muitas pessoas que têm demência tornam-se apáticas e desinteressadas. Passam o tempo sentadas e não querem fazer nada. Pode ser mais fácil cuidar delas do que de pessoas que ficam agitadas, mas é importante não descuidar de suas necessidades.

Apatia e desinteresse são evidências de que partes do cérebro que controlam a iniciativa e a energia não estão funcionando de forma adequada. É importante manter as pessoas que têm demência o mais ativas possível. Elas precisam se movimentar e usar a mente e o corpo o máximo que conseguirem.

O retraimento pode ser um modo de a pessoa reagir quando as coisas ficam muito complicadas. Se você insistir na participação dela, ela poderá ter uma reação catastrófica. Volte a tentar envolvê-la em um nível em que ela possa sentir-se confortável, possa sair-se bem e sentir-se útil. Peça que ela execute alguma tarefa simples, leve-a para caminhar e chame sua atenção para coisas interessantes; coloque uma música para ela ouvir ou dê uma volta de carro com ela.

Muitas vezes, colocar o corpo em movimento ajuda a animar a pessoa. Uma vez que ela comece a fazer algo, pode passar a sentir-se menos apática. Talvez ela possa descascar uma única batata hoje. Amanhã pode ter vontade de descascar duas. Talvez possa varrer o quintal. Mesmo que o faça por apenas alguns minutos, isso pode tê-la ajudado a movimentar-se. Se ela interrompe uma tarefa após alguns minutos, em vez de tentar convencê-la a prosseguir, concentre-se no que ela conseguiu fazer e felicite-a por isso.

Às vezes, quando você tenta fazer com que uma pessoa fique ativa, ela pode irritar-se ou agitar-se. Se isso ocorrer, pondere o que é mais importante: estimular sua atividade ou evitar que ela fique perturbada.

RECORDAÇÃO DE SENTIMENTOS

As pessoas com demência podem recordar os sentimentos por muito mais tempo do que recordam a situação que os causou.

> *A senhora Bishop ficou zangada durante dias com a filha, mas esqueceu que havia um bom motivo para a filha ter agido da forma que agiu.*

Da mesma maneira, algumas pessoas constantemente demonstram as mesmas ideias repletas de desconfiança. Seus familiares perguntam-se, com toda a razão, por que elas não conseguem recordar outras coisas da mesma forma como se lembram de tais suspeitas. Nosso cérebro provavelmente processa e armazena em pontos diferentes, e de formas diferentes, as lembranças dos sentimentos e as dos fatos. Por motivos que não compreendemos, as memórias emocionais parecem ser menos vulneráveis à destruição provocada pelas doenças demenciais. Isso pode ter seu lado bom, porque frequentemente as pessoas se lembram de bons sentimentos por mais tempo do que dos fatos associados a eles.

> *Uma mulher insistiu que estivera dançando no centro-dia, embora estivesse confinada a uma cadeira de rodas. O que ela queria dizer é que passara momentos agradáveis lá.*
> *Um homem sempre ficava feliz durante horas após a visita de seus netos, mesmo que esquecesse a visita em si logo que eles iam embora.*

RAIVA E IRRITABILIDADE

Às vezes, as pessoas com doenças demenciais ficam furiosas. Elas podem agredir quem tenta ajudá-las. Podem golpear coisas que estejam por perto, bater em você, recusar-se a ser cuidadas, atirar comida, gritar, fazer acusações. Esse comportamento pode ser perturbador para você e pode causar problemas em casa. Pode parecer que toda a hostilidade é dirigida a você, apesar de seu esforço para cuidar da pessoa, e você pode temer que a pessoa machuque a si mesma ou a terceiros quando reage com fúria. Essa preocupação com certeza é válida. Entretanto nossa experiência nos mostra que isso raramente ocorre e geralmente pode ser controlado.

Raiva exagerada e mal dirigida é comum em pessoas com danos cerebrais como a demência.

O comportamento furioso ou violento em geral é uma reação catastrófica, e você deve lidar com ele como lida com qualquer outra reação desse tipo (veja o capítulo 3). Reaja com tranquilidade, e não com raiva. Afaste a pessoa da situação que desencadeou o comportamento ou elimine o estímulo perturbador. Descubra o que precipitou a reação para evitar que ela se repita ou para amenizá-la.

Tente não interpretar a raiva como se ela partisse de uma pessoa saudável. A raiva de uma pessoa com demência costuma ser exagerada e mal-direcionada. A pessoa pode não ter raiva alguma de você. Este sentimento pode muito bem ser o resultado de uma incompreensão do que está acontecendo à volta dela ou de uma frustração decorrente da percepção de não conseguir fazer algo que ela sempre fez bem. Por exemplo:

> *O senhor Jones adorava seu netinho. Um dia, o menino caiu e começou a chorar. O senhor Jones pegou uma faca, começou a gritar e não deixava que ninguém chegasse perto do menino.*
> *O senhor Jones interpretou mal a causa do choro da criança e teve uma reação exagerada. Ele achou que alguém estava atacando o neto. Por sorte, a mãe da criança compreendeu o que estava acontecendo. "Vou ajudar você a proteger o bebê", disse ela ao senhor Jones. Ela deu a ele uma tarefa. "Venha, segure a porta para mim." Ela então conseguiu pegar a criança e acalmá-la.*

Ironicamente, a perda de memória pode ser uma vantagem, pois a pessoa pode esquecer logo o episódio. Geralmente, você pode distraí-la mudando o tema da discussão para algo que você saiba que ela gosta.

> *A sogra da senhora Williams às vezes fica zangada e torna-se desagradável quando a nora tenta preparar o jantar. O senhor Williams*

começou a distrair a mãe passando com ela esse horário, todos os dias, em outra parte da casa.

Ocasionalmente, durante uma reação catastrófica, a pessoa pode bater em alguém que está tentando ajudá-la. Caso isso ocorra, reaja como se fosse uma reação catastrófica. Procure manter a calma e não reagir com raiva. Se possível, não contenha a pessoa fisicamente. Se esses ataques de raiva ocorrerem com frequência, talvez você deva pedir a um médico para analisar o que está transtornando a pessoa. Em raras ocasiões pode ser necessário o uso de medicação.

Tente distrair a pessoa que está exibindo raiva ou irritação, sugerindo que você e ela façam algo de que ela goste.

Se você tem apresentado frequentemente episódios de raiva, irritabilidade, agressões físicas ou gritos, procure ajuda para você e para a pessoa que tem demência. Esses são sinais de que o peso da situação está sendo excessivo para você. Encontre algum tempo livre para si, longe da pessoa com demência, para poder conservar seu "equilíbrio" emocional.

ANSIEDADE, NERVOSISMO E INQUIETAÇÃO

A pessoa que tem demência pode tornar-se preocupada, ansiosa, agitada e irritada. Pode andar de um lado para outro e ficar irrequieta. A inquietação constante pode acabar perturbando você. A pessoa pode não ser capaz de dizer a você por que está agitada. Ou pode dar uma explicação improvável para sua ansiedade. Por exemplo:

O senhor Berger estava obviamente incomodado com alguma coisa, mas, sempre que sua esposa tentava descobrir o que era, ele dizia que o pai estava vindo buscá-lo. Dizer-lhe que o pai havia morrido muitos anos antes apenas fazia com que chorasse e andasse de um lado para outro.

Em alguns casos, a ansiedade e o nervosismo podem ser causados por alterações no cérebro. O nervosismo pode, ainda, advir de sentimentos reais de perda ou tensão. Para a pessoa, a angústia emocional decorrente de não saber onde está, o que esperam que ela faça e onde estão os pertences pessoais pode levar a uma sensação quase constante de ansiedade. Algumas pessoas sentem que estão sempre fazendo as coisas de modo incorreto e isso também lhes causa ansiedade. O anseio por um lugar familiar ("Quero ir para casa") ou a preocupação com pessoas do passado ("Onde estão meus filhos?") podem criar ainda mais ansiedade. Reconforto, afeto e distrações talvez sejam tudo o que você pode oferecer. Raras vezes a medicação ajuda a atenuar tais sentimentos e deve ser tentada apenas se outras opções falharam e se a ansiedade for muito severa e ocorrer com frequência.

Até mesmo pessoas com demência severa continuam sensíveis ao humor de quem esta à sua volta. Se na casa há alguma tensão, a pessoa pode reagir a ela, por mais que você tente disfarçá-la. Por exemplo, a senhora Powell discutiu com o filho sobre alguma coisa sem importância e, assim que o problema foi resolvido, a mãe dela, que sofria de demência, começou a chorar porque sentia que "algo ruim ia acontecer". Esse sentimento era uma resposta real ao clima da casa, mas, em razão de seu comprometimento cognitivo, a interpretação da causa do sentimento foi equivocada.

A pessoa pode estar triste e preocupada em relação à perda de algum item específico, como um relógio de pulso. Garantir-lhe que você está com o objeto talvez não ajude. Mais uma vez, ela tem um *sentimento* preciso (algo foi perdido: a memória, o tempo, muitas coisas), mas a *explicação* do sentimento é equivocada. Responda com afeto e reconforto às emoções dela, que são um reflexo acurado do que ela está sentindo, e evite tentar convencê-la de que ela está expressando algo que não faz sentido.

Tentar fazer a pessoa explicar o que a está incomodando ou discutir com ela ("Não há motivo para ficar irritada") pode apenas perturbá-la ainda mais. Por exemplo:

> *Toda tarde, às 14 horas, a senhora Novak começava a andar de um lado para o outro no centro-dia, aflita. Ela dizia aos funcionários que iria perder o trem para Baltimore. Dizer-lhe que ela estava morando em Denver e que não iria para Baltimore só a deixava mais agitada. Os funcionários perceberam que ela devia estar preocupada com a volta para casa e passaram a lhe dizer que iriam providenciar para que ela fosse para casa em segurança. Isso sempre a acalmava. (Eles responderam de forma adequada aos sentimentos dela.)*

Nem sempre a ansiedade e o nervosismo são afastados com tanta facilidade. Às vezes, tais sentimentos são inexplicáveis. Oferecer carinho e reconforto à pessoa e tentar simplificar seu ambiente pode ser tudo o que você conseguirá fazer para contrabalançar os efeitos de sua doença cerebral.

Pessoas com demência que caminham de um lado para outro, mexem em coisas, resistem aos cuidados, empurram móveis, fogem de casa ou do centro-dia, ou acendem o fogão e abrem todas as torneiras podem deixar as demais pessoas ao seu redor nervosas. Para a família, será difícil lidar com esse comportamento inquieto e irritadiço se não houver ajuda.

> Dor, medicação, um ambiente estressante e a doença em si estão entre as causas da agitação.

A agitação pode refletir o fato de que elas estão se sentindo deprimidas, zangadas ou ansiosas. Pode ser uma manifestação de inquietação ou de tédio, ser causada por dor, efeito colateral da medicação ou ser parte inexplicável da doença que causa a demência. Responda com calma e tranquilidade; tente amenizar a tensão do que está acontecendo à volta da pessoa e evite "sobrecarregar os circuitos mentais" dela. Sua tranquilidade e seu afeto serão transmitidos a ela.

Talvez seja útil oferecer à pessoa que está inquieta a possibilidade de executar uma tarefa construtiva em que ela possa depositar sua energia, como ir até a caixa do correio ver se há correspondência. Se ela consome bebidas cafeinadas (café, chá, refrigerantes do tipo cola), estas devem ser trocadas por bebidas sem cafeína.

> *Uma mulher ficava inquieta a maior parte do tempo. Ia de um lado para outro, movia-se com inquietação, perambulava pela casa. O marido parou de lhe pedir para que se sentasse e, em vez disso, passou a entregar-lhe um baralho. "Tome, Helen, jogue um pouco de paciência." Ele tirou proveito do prazer que ela sentia durante toda a vida com jogos de cartas, ainda que ela não conseguisse mais jogar corretamente.*

Às vezes, uma hiperatividade física decorre de reações catastróficas frequentes ou quase contínuas. Tente encontrar um meio de reduzir a confusão, os estímulos excessivos, o ruído e as modificações no ambiente da pessoa. (Leia, no capítulo 3, a seção "Reações exageradas ou catastróficas", e, no capítulo 7, o tópico "Perambulação".)

FALSAS IDEIAS, DESCONFIANÇA, PARANOIA E ALUCINAÇÕES

Pessoas com perda de memória podem passar a ter desconfianças despropositadas. Podem suspeitar ou acusar os outros de furtar seu dinheiro, suas coisas e até itens que ninguém furtaria, como uma escova de dentes velha. Podem acumular ou esconder objetos. Podem gritar pedindo socorro ou chamar a polícia. Uma pessoa com demência pode acusar seu cônjuge de infidelidade.

As pessoas com demência podem desenvolver a convicção inabalável de que furtaram seus pertences ou que as pessoas vão lhe fazer mal. Levadas ao extremo, tais ideias podem torná-las medrosas e resistentes a todas as tentativas de cuidado e de ajuda. Às vezes, as pessoas com demência desenvolvem ideias estranhas e perturbadoras que imaginam recordar e nas quais insistem ser reais. Podem afirmar que não é ali que vivem, que pessoas já falecidas estão vivas e virão buscá-las ou que algum dos moradores da casa é desconhecido e talvez seja perigoso. Às vezes, ela pode cismar que seu cônjuge não é o cônjuge dela — afirmando que se trata de um impostor.

Uma pessoa com demência pode ouvir, ver e sentir coisas que não existem. Tais alucinações podem aterrorizá-la (por exemplo, se vê uma pessoa estranha no quarto) ou diverti-la (se vê um cachorrinho na cama).

Esses comportamentos são perturbadores para os familiares por serem estranhos e assustadores e porque nós os associamos com insanidade. Podem nunca acontecer com seu ente querido, mas você deve ter ciência da existência, para o caso de precisar reagir a tal situação. Quando ocorrem em alguém com uma doença neurodegenerativa, geralmente resultam de dano cerebral ou de um *delirium* concomitante (veja as páginas 404-405), e não são sintomas de outras doenças mentais.

Interpretações equivocadas

Às vezes, alguns problemas ocorrem por causa de uma interpretação equivocada das pessoas quanto àquilo que viram ou ouviram. Se enxergam mal no escuro, por exemplo, podem interpretar de forma equivocada as cortinas que se mexem, vendo nelas um estranho. Se escutam mal, podem suspeitar de que, numa conversa, estão falando sobre elas. Se perdem os sapatos, podem julgar a perda como um furto.

A pessoa com comprometimento cognitivo está enxergando de forma precisa no escuro e está ouvindo tão bem como deveria? Ajude-a a ver e ouvir o melhor possível, porque ela pode não ter consciência das próprias limitações sensoriais. Certifique-se de que os óculos dela são adequados e que seu aparelho auditivo funciona corretamente. Se o cômodo estiver mal iluminado, verifique se melhorar a iluminação pode ajudar. Se o aposento é barulhento ou se os sons são abafados, ajude-a a identificá-los (veja "Problemas de audição" no capítulo 6). Fechar as cortinas pode ajudar no caso de ela afirmar ver alguém do lado de fora à noite.

> Se a pessoa está interpretando mal as coisas, evite discordar abertamente dela, pois isso pode desencadear uma reação catastrófica. Em vez disso, tente explicar o que ela está vendo ou ouvindo.

Se você acha que a pessoa está interpretando mal as coisas, talvez possa ajudar explicando o que ela vê ou ouve. Diga, por exemplo, "Aquele movimento são as cortinas" ou "Essas batidas são os galhos do lado de fora de sua janela". Isso é diferente de discordar diretamente dela, o que pode levá-la a uma reação catastrófica. Evite dizer "Não há homem nenhum no quarto" ou "Ninguém está tentando entrar aqui, agora volte a dormir".

Quando a pessoa não ouve bem, pode ser útil incluí-la na conversa, falando diretamente a ela em vez de falar *sobre* ela.

Olhe diretamente para a pessoa. Algumas pessoas que têm demência podem entender aspectos não verbais da comunicação, como expressões faciais, tom de voz ou linguagem corporal, mesmo quando sua audição é ruim. Inclua-a na conversa. Você pode dizer "Mamãe, John diz que o tempo tem sido horrível esses dias" ou "Mamãe, John está dizendo que seu netinho novo já está sentando sozinho". Nunca fale dela em terceira pessoa, como se ela não estivesse ali, não importa o quão "fora do ar" você acha que ela esteja. Isso é desumanizante, e é compreensível que possa deixá-la irritada. Peça aos demais que também evitem fazer isso.

Às vezes, o cérebro da pessoa interpreta de forma equivocada o que seus sentidos veem ou ouvem. É o que ocorre com frequência quando uma pessoa passa a ter suspeitas despropositadas. Talvez você possa ajudá-la dando informações corretas ou escrevendo lembretes. Você pode ter de repetir a mesma informação com frequência, porque a pessoa tende a esquecer muito depressa o que você diz.

Incapacidade de reconhecer pessoas ou coisas (agnosia)

As pessoas que têm doenças demenciais podem perder a capacidade de reconhecer coisas ou familiares não porque esqueceram ou porque seus olhos não estão funcionando, mas porque o cérebro é incapaz de juntar de forma correta a informação que está recebendo. Isso pode levá-las a insistir no fato de o cônjuge não ser o cônjuge delas ou de que a casa em que estão não é a verdadeira casa delas. Essa é a chamada *agnosia* (do grego "não saber" ou "não reconhecer"). Esse pode ser um sintoma desconcertante. Por exemplo:

> *A senhora Kravitz disse a seu marido "Quem é você? O que está fazendo em minha casa?".*

Esse não é um problema de memória. A senhora Kravitz não havia se esquecido do marido. Na verdade, ela o reconheceu de imediato pela voz, mas seu cérebro não podia reconhecer, por meio do que seus olhos viam, quem ele era. Se a pessoa com demência não reconhecer você como cônjuge, reafirme isso a ela. Tente dizer: "Sei que pareço velho, mas eu sou seu marido", e evite discutir. Embora isso seja de partir o coração, é importante se assegurar de que a pessoa não está rejeitando você (ela se lembra de você). É apenas uma percepção errônea inexplicável causada pelo cérebro danificado.

> *O senhor Clark afirmava que aquela não era a casa dele, embora ele morasse ali havia muitos anos. Quando lhe pediram para descrever sua casa, ele o fez com precisão, mas quando lhe disseram que aquela descrição correspondia à casa em que ele estava, ele acusou a filha de mentir para ele.*

Se a pessoa não consegue reconhecer rostos familiares, mas ainda consegue reconhecer vozes, ela pode reconhecer alguém quando este lhe falar.

O senhor Clark não tinha se esquecido de sua casa, mas a casa não lhe parecia familiar; seu cérebro não conseguia conectar o que ele via com suas lembranças quanto à aparência da casa.

Algumas pessoas não se reconhecem no espelho. Elas interpretam o que veem como se fosse um estranho na casa. Isso é como uma agnosia relacionada a si mesmo.

Você pode ajudar a pessoa dando-lhe outras informações. Pode ajudar se disser "Acho que você não está reconhecendo, mas esta é sua casa". Ouvir sua voz pode ajudar a pessoa reconhecer você se o reconhecimento de voz por parte dela ainda estiver acurado.

Pode ser necessário retirar espelhos ou cobri-los se eles frequentemente perturbarem a pessoa com demência ao se ver neles.

"Minha mãe vem me buscar"

A pessoa com doença neurodegenerativa pode esquecer que alguém do passado já faleceu. Ela pode dizer "Minha mãe vem me buscar" ou pode dizer que foi visitar uma avó que já faleceu há muito, muito tempo. Talvez a lembrança da pessoa seja mais forte que a lembrança da morte dela. O cérebro, na doença de Alzheimer, retém melhor memórias antigas do que memórias recentes. Então, quem tem Azheimer pode não ser capaz de se lembrar da morte recente de alguém, mas lembrar-se perfeitamente de memórias da infância com essa pessoa.

Em vez de contradizê-la ou de entrar no jogo dela, tente responder à sensação geral de perda, se você sentir que é isso que ela está expressando.

Dizer à pessoa com demência que a mãe dela morreu há anos pode deixá-la muito transtornada. A maioria de nós quer dizer "a verdade", e é sensato ver como a pessoa reage à verdade. Na maior parte do tempo, infelizmente, ela não consegue se lembrar dessa informação tão importante, mesmo que lhe seja repetida diversas vezes. A insistência nessas lembranças provavelmente significa que são importantes para ela. Peça à pessoa para falar sobre a mãe, olhar um álbum de fotos da época ou contar algumas histórias antigas de família. Com isso, você pode responder ao sentimento dela sem magoá-la repetidamente.

Às vezes, as pessoas acham "sinistro" quando isso ocorre ou acham que a pessoa com demência está "vendo mortos". É muito mais provável que seja apenas mais um sintoma, como a perda de memória, a perambulação e as reações catastróficas.

Talvez você chegue à conclusão de que esse tema não vale a pena ser discutido.

Desconfiança

Se a pessoa está desconfiada ou "paranoica", deve-se sempre levar em conta a possibilidade de que as suspeitas dela sejam fundamentadas na verdade. Às vezes, quando uma pessoa já era conhecida por ser muito desconfiada, as causas reais para suas suspeitas podem passar despercebidas. Ela pode estar sendo vítima de violência, roubo, abuso sexual ou assédio. No entanto algumas pessoas com demência de fato desenvolvem uma desconfiança que é inadequada à situação.

A paranoia e a desconfiança não são difíceis de entender. Todos nós somos desconfiados; uma certa dose de desconfiança provavelmente é necessária à nossa sobrevivência. A ingenuidade inata de criança é cuidadosamente substituída por uma desconfiança saudável à medida que crescemos. Somos ensinados a desconfiar de desconhecidos que nos oferecem doces, de vendedores exageradamente amigáveis e de pessoas que fazem ofertas "boas demais para ser verdade". Muita gente aprende desde criança a desconfiar de pessoas de outras raças ou religiões. Há pessoas que sempre foram desconfiadas e outras que confiam em todo mundo. Uma doença neurodegenerativa pode fazer florescer essas crenças.

A senhorita Henderson voltou a sua sala, no trabalho, e descobriu que sua bolsa havia sumido. Duas outras bolsas sumiram naquela semana. Ela desconfiou de que o novo funcionário administrativo a tivesse furtado.

Quando o senhor Starr saiu do restaurante à noite, três adolescentes se aproximaram e pediram um trocado para pagar o ônibus. O coração dele bateu forte. Ele achou que os garotos queriam roubá-lo.

A senhora Bellotti ligou para sua amiga três vezes convidando-a para almoçar, e a amiga recusou todos os convites, dando a desculpa de que tinha trabalho extra. A senhora Bellotti ficou preocupada, achando que a amiga a estava evitando.

Situações como essas ocorrem com frequência. Uma diferença entre a resposta da pessoa saudável e a de uma pessoa com demência é que a capacidade de raciocínio desta última pode ser suplantada pelas emoções que a desconfiança desperta, ou por sua incapacidade de compreender o mundo.

A senhorita Henderson procurou a bolsa e no fim lembrou-se de que a tinha deixado na cafeteria, onde de fato havia sido encontrada e guardada pelo funcionário do caixa.

A pessoa com demência carece da capacidade de recordar e de resolver problemas complexos. Assim, a senhora Henderson nunca encontrará a bolsa e continuará desconfiando do funcionário administrativo.

Percebendo que estava em uma área bem iluminada e movimentada, o senhor Starr controlou o pânico e deu alguns trocados para os adolescentes. Eles agradeceram e correram para o ponto de ônibus.

A pessoa com demência perde a capacidade de avaliar de forma realista a situação e controlar seu pânico. Frequentemente ela tem uma reação exagerada. Nessa situação, o senhor Starr teria gritado, os adolescentes teriam corrido, a polícia seria chamada e assim por diante.

A senhora Bellotti discutiu sua preocupação com uma amiga em comum e soube que esta estivera doente, que seu trabalho havia se acumulado e ela estava almoçando em sua mesa de trabalho ultimamente.

A pessoa com demência carece da capacidade de verificar suas suspeitas junto à opinião de outras pessoas para, com base nisso, avaliá-las.

> Pessoas com demência vivem em um mundo em que cada momento se inicia sem qualquer lembrança do momento que o precedeu.

Uma pessoa que tem demência e se torna "paranoica" não ficou louca. Ela vive em um mundo em que cada momento se inicia sem qualquer lembrança do momento que o precedeu. Para ela, coisas desaparecem, explicações são esquecidas e as conversas não fazem sentido. Assim, é fácil compreender como a desconfiança saudável pode fugir do controle. Por exemplo, a pessoa com demência esquece que você lhe explicou cuidadosamente que havia contratado uma faxineira. Sem a informação necessária para avaliar de forma acurada o que está acontecendo, ela chega exatamente às mesmas conclusões a que chegaria se tivesse encontrado um desconhecido na casa — ela pode achar que a pessoa é um ladrão. Com frequência, profissionais que trabalham como cuidadores não são da mesma etnia da pessoa com demência. Pode ser favorável, para que a pessoa fique à vontade com o novo cuidador, você ficar em casa com os dois nos primeiros dias. A pessoa pode tratar o cuidador como um "empregado". Assegure-se de que o cuidador saiba que deve prestar contas a você e a ninguém mais.

O primeiro passo para lidar com a desconfiança excessiva é compreender que esse é um comportamento que a pessoa não pode controlar. Em segundo lugar, confrontá-la ou questionar a veracidade da queixa só piora as coisas. Evite dizer "Eu já lhe disse vinte vezes, coloquei suas coisas no sótão, ninguém furtou nada". Talvez você possa fazer uma lista de onde as coisas estão: "O sofá foi dado para a prima Mary. O baú de cedro está no sótão de Ann".

Quando uma pessoa com demência esconde um objeto, ela frequentemente esquece onde o colocou e conclui que foi furtado.

Se a pessoa disser "Você furtou minha dentadura", não diga "Ninguém furtou, você a perdeu de novo". Em vez disso, diga "Vou ajudar você a encontrá-la". O problema fica resolvido quando o item é encontrado. Mesmo que você não o encontre, a busca pode fazer a pessoa sentir que foi ouvida. Itens que foram colocados no lugar errado parecem ter sido furtados, do ponto de vista da pessoa que não consegue lembrar onde os colocou e que não consegue compreender que ninguém iria querer a dentadura dela.

> *O filho de uma mulher com demência prendeu uma chave ao quadro de recados (com firmeza, para que a mãe não pudesse tirá-la e escondê-la). Cada vez que ela o acusava de ter furtado os móveis, ele respondia com carinho "Todas as suas coisas estão trancadas no sótão. Esta é sua chave do sótão, elas estão todas lá".*

Às vezes é possível distrair a atenção da pessoa em relação à desconfiança que ela sente. Procure os itens perdidos junto com ela ou tente sair para dar uma volta de carro ou envolvê-la em alguma tarefa. Você pode procurar a verdadeira causa das queixas dela e responder com empatia e reconforto aos sentimentos de perda e de confusão.

Quando é necessário desfazer-se de muitos dos pertences da pessoa para que ela possa mudar-se para a casa de alguém ou para uma instituição cuidadora, ela pode insistir em dizer que foram furtados. Quando você assume o controle das finanças da pessoa, ela pode acusá-lo de estar furtando o dinheiro dela. Explicações repetidas ou listas às vezes ajudam, mas em muitos casos não, pois a pessoa não consegue entender a explicação ou a esquece. Tais acusações podem ser desalentadoras quando você está fazendo pela pessoa tudo o que pode. Com frequência, as acusações são, ao menos em parte, uma expressão do enorme sentimento de perda, confusão e angústia da pessoa. Na realidade, não causam mal a ninguém, salvo pelo fato de serem angustiantes para você. Quando você compreende que decorrem do dano cerebral, é menos afetado por elas.

Pouca coisa nos deixa mais furiosos do que sermos acusados falsamente. As acusações da pessoa com demência podem afastar acompanhantes, outras pessoas da família, vizinhos e amigos, levando você a perder importantes fontes de amizade e ajuda. Uma vez que você tem certeza de que as acusações são falsas, deixe claro aos demais que você não tem a menor suspeita quanto a eles, e explique-lhes que o comportamento acusatório decorre da incapacidade da pessoa de avaliar de forma correta a realidade. Sua confiança nas pessoas deve ser evidente e forte o suficiente para suplantar as acusações feitas pela pessoa com demência. Também pode ser útil compartilhar informações, tais como as contidas neste livro, que expliquem como o comprometimento cerebral afeta o comportamento. Parte do problema é que a pessoa com demência pode parecer sensata. Como ela não demonstra que o comportamento está fora de seu controle, os demais podem não perceber o que está acontecendo.

> Se a pessoa fizer acusações sem fundamento, deixe claro para quem sofrer a acusação que as desconfianças fazem parte da doença e que você não suspeita dele.

Parte da desconfiança está além dessa explicação; ela não pode ser justificada pela perda da memória ou da capacidade de avaliar corretamente a realidade. As desconfianças podem ser causadas pelo processo da doença em si. Pequenas doses de medicação ocasionalmente são necessárias quando crenças infundadas levam a ameaças de dano a terceiros ou a uma angústia extrema da pessoa com demência, que não pode ser aliviada por reconforto, atividade e empatia. O tratamento não só torna a vida mais fácil para você, mas ameniza a ansiedade e o medo que a pessoa sente em função de suas suspeitas.

Esconder coisas

Em um universo que é tão confuso, no qual as coisas desaparecem de forma inexplicável, é compreensível que a pessoa coloque coisas importantes em um lugar seguro. A diferença entre estar bem e ter um comprometimento cognitivo é que a pessoa com comprometimento cognitivo se esquece com mais frequência onde é o lugar seguro do que aquela que está bem. O comportamento de esconder coisas muitas vezes vem acompanhado de desconfiança. Esses comportamentos causam tantos problemas que nós os discutimos com exclusividade no capítulo 7.

Delírios e alucinações

Delírios[1] são ideias inverídicas nas quais a pessoa acredita de forma inabalável. Podem ter natureza de desconfiança ("A máfia está atrás de mim" ou "Você furtou meu dinheiro") ou autoacusadora ("Sou uma pessoa má" ou "Estou apodrecendo por dentro e espalhando uma doença terrível"). A natureza do delírio pode ajudar os médicos a diagnosticar o problema. Autoacusações, por exemplo, são presenciadas frequentemente em pessoas que estão deprimidas. Quando os delírios ocorrem em um individuo com comprometimento cerebral decorrente de um AVC, da doença de Alzheimer ou de determinadas outras condições, acredita-se que seja resultante do dano ao tecido cerebral. Pode ser frustrante uma pessoa aparentar ser capaz de se recordar de uma ideia falsa e incapaz de se lembrar de uma informação real.

Às vezes, o delírio parece decorrer de uma interpretação equivocada da realidade. Em outras vezes, pode estar relacionado às experiências passadas da pessoa. (Um alerta: nem toda coisa estranha que a pessoa diz é um delírio.)

Alucinações são experiências sensoriais que são reais para a pessoa que as tem, mas que outros não experimentam. Ouvir vozes e ver coisas são as mais comuns, embora muitas vezes as pessoas sintam o toque, o cheiro e o gosto de coisas que outras pessoas não sentem.

A senhora Singer às vezes via um cão dormindo em sua cama. Ela chamava a filha para "tirar o cachorro da cama".

O senhor Davis via homenzinhos no piso. Eles o distraíam, e com frequência ele ficava sentado observando-os em vez de tomar parte nas atividades no centro-dia.

A senhora Eckman ouvia ladrões do lado de fora da janela, tentando entrar e discutindo como iriam feri-la. Ela chamou a polícia várias vezes e acabou ganhando fama de "doida".

---

1. Apenas para que fique claro, o que se denominou anteriormente de *delirium* é um estado confusional de base orgânica. O delírio aqui referido neste capítulo é um transtorno psiquiátrico relacionado à formação do juízo crítico, ou seja, quando uma pessoa acredita, de forma convicta, em algo que não existe, sendo incapaz de discernir entre o real e a imaginação. Um tipo de delírio conhecido é o delírio paranoide de grandeza ou de autorreferência, por exemplo. Esse transtorno pode surgir isoladamente ou ser um sintoma associado a outras doenças psiquiátricas ou neurológicas, como a esquizofrenia, ou ao abuso de álcool ou drogas. (N.R.T.)

O senhor Vaughan sentia gosto de veneno em todos os alimentos. Ele se recusava a comer e perdeu tanto peso que foi hospitalizado.

As alucinações são um sintoma, como uma febre ou uma dor de garganta, que pode resultar de várias causas. Algumas drogas podem provocar alucinações até em pessoas que estão bem, assim como vários processos patológicos. Como ocorre com uma febre ou uma dor de garganta, o primeiro passo é identificar a causa da alucinação. Em uma pessoa idosa, as alucinações não são necessariamente um indicativo de doença neurodegenerativa. Elas podem resultar de várias outras causas, muitas das quais tratáveis. O *delirium* é um exemplo. Se as alucinações ou os delírios surgem repentinamente em uma pessoa que antes estava plenamente funcional, provavelmente não estão associados à demência. Não deixe que o médico ignore esse sintoma. Os exemplos dados aqui não são todos de pessoas nas quais a alucinação é um sintoma de demência.

Se delírios ou alucinações ocorrerem, reaja calmamente, de modo a não perturbar a pessoa. Tranquilize a pessoa e diga que você vai cuidar de tudo e que vai se certificar de que tudo esteja bem. Embora essa não seja uma situação de emergência, fale com o médico assim que puder. Se esses sintomas afligem a pessoa que tem demência, o uso de medicação pode torná-los mais confortáveis e tornar a vida mais fácil para você. No entanto, os medicamentos utilizados para tratar esses sintomas têm efeitos colaterais fortes e devem ser usados apenas quando outras intervenções não medicamentosas tiverem falhado e a pessoa com demência estiver ou muito perturbada ou causando danos a outras pessoas.

Evite negar a experiência pela qual a pessoa passou ou confrontá-la diretamente, ou, ainda, discutir com ela. Isso somente vai perturbá-la ainda mais. Lembre-se, a experiência é real para ela. Você não precisa concordar ou discordar; apenas ouça e dê uma resposta que não comprometa. Você pode dizer "Não ouço as vozes que você ouve, mas deve ser assustador para você". Isso não é o mesmo que concordar com a pessoa. É possível distraí-la de modo que ela esqueça a alucinação. Diga, por exemplo, "Vamos até a cozinha, tomar uma xícara de leite quente". Quando ela voltar para o quarto, pode ser que não veja mais o cachorro na cama, e você terá evitado um confronto perturbador.

> As alucinações são um sintoma, como uma febre ou uma dor de garganta, e podem acontecer por várias razões.

É reconfortante para a pessoa ser tocada fisicamente, desde que ela não interprete isso como uma tentativa de segurá-la ou de machucá-la. Diga "Sei que você está perturbado(a). Ajudaria se eu segurasse sua mão ou lhe desse um abraço?".

Uma mulher insistia em dizer que havia uma serpente em sua cama. Os funcionários da instituição em que ela estava foram até o quarto dela com um saco e disseram que haviam capturado o animal. Pode parecer que estão mentindo para a pessoa, mas isso a fará se sentir melhor e evitará uma discussão.

NÃO TER NADA PARA FAZER

À medida que avançam, as doenças demenciais limitam muito as atividades que a pessoa pode fazer. Torna-se impossível recordar o passado ou prever o futuro. Ela não consegue planejar com antecedência nem organizar uma atividade simples, como um banho de chuveiro. Muitas pessoas com demência não conseguem seguir a ação na televisão. Enquanto você, o cuidador ou os funcionários da casa de repouso estão ocupados com suas tarefas, a pessoa pode não ter nada para fazer a não ser ficar sentada com tempo livre e pensamentos vazios.

> Inquietação, perambulação, tentativas de "ir para casa", movimentos repetitivos, repetição interminável da mesma pergunta, coçar-se, masturbar-se e muitos outros comportamentos têm início como um esforço para preencher as horas vazias.

Para a pessoa com demência, comportamentos como inquietação, perambulação, tentativas de "ir para casa", movimentos repetitivos, repetição interminável da mesma pergunta, coçar-se, masturbar-se e muitos outros têm início como um esforço para preencher esse vazio. Para o familiar que atua como cuidador, porém, o trabalho toma todo o seu tempo. Não acreditamos que os familiares cuidadores, com todo o peso que têm de carregar, devem assumir a responsabilidade adicional de planejamento da recreação. Acreditamos, sim, que a atividade é importante, e aconselhamos recorrer a um centro-dia, a outros familiares, amigos ou cuidadores contratados, se possível.

Sempre que você ou alguém mais der início a uma atividade para a pessoa com demência, deve-se caminhar pelo estreito limite entre proporcionar uma atividade significativa e sobrecarregar a pessoa. Siga no ritmo dela. Nunca deixe que a atividade se torne um teste das capacidades dela; organize as coisas de modo que ela sempre tenha êxito. Divertir-se deve ser mais importante do que fazer corretamente alguma coisa. Pare quando a pessoa ficar inquieta ou irritada.

CAPÍTULO 9

Providências especiais para o caso de você adoecer

Qualquer um pode ficar doente ou sofrer um acidente. Se você está cansado e estressado pelo fato de cuidar de uma pessoa com doença crônica, a probabilidade de você adoecer ou sofrer um acidente é maior. A esposa ou o marido de uma pessoa com demência geralmente já não é mais jovem, e isso aumenta o risco de desenvolver outras doenças.

O que acontece à pessoa confusa ou com problema de memória se você, o cuidador dela, se machucar ou adoecer?

O que aconteceria com a pessoa confusa e afetada pela perda de memória se você ou o cuidador sofressem um acidente ou passassem mal? É importante ter um plano pronto. Talvez você nunca tenha de colocar esse plano em ação, mas a demência incapacita de tal forma que a pessoa não consegue se cuidar sozinha, e você precisa ter planos para proteger tanto a si quanto a ela. Você precisa ter um médico familiarizado com sua saúde, a quem possa recorrer se ficar doente e que esteja rapidamente disponível em uma crise. Além disso, você precisa pensar de antemão em diversos tipos de possíveis problemas: os problemas súbitos e severos que surgiriam caso você tivesse um ataque cardíaco, ou um AVC, ou se você caísse e quebrasse um osso; os problemas menos previsíveis que poderiam surgir se você tivesse uma doença e precisasse ser internado ou passar por uma cirurgia; e o problema que surgiria se você pegasse uma gripe ou, por alguma outra razão, tivesse de ficar em casa doente por alguns dias.

A senhora Brady de repente começou a sentir dor no peito e percebeu que precisava ficar deitada, quieta. Ela pediu ao marido, que tinha demência, que chamasse o vizinho, mas ele ficou puxando-a pelo braço e gritando. Ela finalmente conseguiu alcançar o telefone e ligar para a emergência, mas ele se recusou a deixar que os atendentes da ambulância entrassem.

Mesmo que pareça bem funcional, uma pessoa com demência pode, quando transtornada, tornar-se incapaz de fazer as coisas que em geral fazia. Se você de repente ficar doente e impossibilitado de pedir ajuda, provavelmente a pessoa transtornada e confusa também não será capaz de pedir ajuda por você. Ela pode interpretar mal o que está acontecendo e impedir os esforços para que você consiga ajuda.

FORMAS DE OBTER AJUDA

Há vários planos possíveis para se pedir ajuda. Coloque um lembrete do tipo "Em caso de emergência, ligue para 192"[1] em todos os telefones. No entanto você não pode depender de que a pessoa que tem demência seja capaz de responder a uma emergência, sobretudo se ela estiver sob um estresse adicional.

Invista em um alarme pessoal. É um pequeno aparelho que você usa no pulso ou no pescoço. Ao pressionar um botão, você é conectado com um atendente do serviço de segurança. Você pode falar com a pessoa enquanto ela chama ajuda para você. Há vários modelos disponíveis no mercado. Você compra o aparelho e paga uma mensalidade pelo serviço. Os valores são acessíveis e você pode salvar tanto a sua vida quanto a vida da pessoa de quem você cuida. Escolha um que também funcione no chuveiro.

Carregue consigo um cartão que informe que a pessoa que está com você tem demência. Liste resumidamente as necessidades dela e inclua o nome e o telefone de uma pessoa que possa assumir os cuidados em caso de emergência. Carregue também um cartão que dê informações sobre os diagnósticos e os medicamentos tanto seus quanto da pessoa com demência. Uma cópia dessas informações também deve estar bem presa à geladeira, para o uso de uma eventual equipe de emergência. Mantenha as informações atualizadas (corrigir à caneta é melhor do que adiar a atualização até que tenha tempo para refazê-la). Mantenha o celular com você o tempo todo. Mantenha a lista

1. O 192 é o número para acionar o Serviço de Atendimento Móvel de Urgência (Samu) nos municípios brasileiros onde esse serviço público está disponível, e há também o 193, bombeiros, e 190, polícia militar. É importante ter à mão os números para atendimento de emergência locais, ou, se tiver plano de assistência médica, o número de emergência que pode ser acionado nesse caso. (N.E.)

de contatos atualizada para que seja possível entrar imediatamente em contato com alguém num caso de emergência.

Informe-se para saber se na região em que você mora há programas sociais que disponham de um serviço de visitas diárias em que alguém passe uma vez por dia em sua casa para ver se você e a pessoa de quem você cuida estão bem. Pode haver uma longa demora para obter ajuda dessa maneira, mas é melhor do que nada.

Certifique-se de que a pessoa que poderia ajudar em caso de emergência tem a chave de sua casa. A pessoa com demência, quando transtornada e confusa, pode recusar-se a abrir a porta para qualquer um.

> Um cuidador substituto deve ser alguém que a pessoa conheça e que conheça a rotina diária dela.

Caso você precise ir para o hospital, ou esteja doente em casa, se programe para que alguém de muita confiança possa ficar com a pessoa de quem você cuida. Mudanças serão perturbadoras para ela, de modo que você deve minimizá-las o máximo que puder. O cuidador substituto deve ser alguém que a pessoa conheça e que conheça a rotina de cuidados dela. Veja, no capítulo 10, possíveis fontes de ajuda temporária. Assegure-se de que os nomes e os telefones de seu médico, do médico da pessoa, de seu advogado e de familiares próximos estão anotados num lugar em que a pessoa que estiver ajudando no caso de emergência possa encontrá-los.

Algumas famílias mantêm um caderno onde estão anotadas as informações que outra pessoa precisa saber, como, por exemplo, "Doutor Khan [número de telefone]. George toma um comprimido cor-de-rosa uma hora antes do almoço. É mais fácil que tome com suco de laranja. Para acender o fogão é preciso abrir a válvula de gás. George começa a caminhar pela casa mais ou menos na hora do jantar e precisa ser vigiado". Há famílias que distribuem uma planilha de cuidados, com instruções, para todos os familiares ou amigos que possam ser chamados para ajudar. Nela constam todos os aspectos importantes referentes aos cuidados prestados à pessoa, às refeições, aos medicamentos e às atividades, e também constam os números de telefone essenciais das pessoas responsáveis e de cuidadores profissionais.

CASO VOCÊ VENHA A FALECER

Se você cuida de alguém que tem uma doença neurodegenerativa, você deve tomar providências para que essa pessoa seja cuidada caso você morra. Há uma boa chance de que seus planos nunca sejam colocados em ação, mas eles devem ser feitos, pelo bem da pessoa que tem demência.

Quando um membro da família é incapaz de tomar conta de si mesmo, é importante que seja feito um testamento que garanta os cuidados para com ele. Procure um advogado de confiança, faça um testamento e prepare outros documentos legais necessários. Existem leis que determinam como os bens serão divididos entre seus herdeiros se você não fizer um testamento ou se o seu testamento não for válido. No entanto, pode não ser esse o modo como você deseja que sua herança seja dividida. Além dos assuntos usuais da divisão entre os beneficiários, algumas questões devem ser abordadas e as providências necessárias devem ser tomadas (veja também o capítulo 14).

Quais providências foram tomadas para seu enterro ou sua cremação[2] e quem se encarregará delas? Você pode selecionar um agente funerário com antecedência e especificar, por escrito, que tipo de funeral você terá e quanto custará. Você pode pagar antecipadamente pelos acordos e obter um certificado que descreva quais serviços serão fornecidos para o pagamento antecipado. (Forneça uma cópia aos membros da família, a um representante legal ou aos amigos de confiança para que não haja perguntas quando chegar a hora.) Longe de ser macabro, esse é um ato cuidadoso e responsável que garante que as coisas serão feitas como você deseja e poupará a família de precisar resolver tudo em meio à dor da perda. Funerais podem ser caros, por isso os planos antecipados permitem a você utilizar seu dinheiro da forma como deseja nesse aspecto.

Que providências imediatas foram tomadas em relação ao cuidado para com a pessoa com demência e quem será responsável por garantir que essas iniciativas serão tomadas? É necessário que haja alguém disponível que seja dedicado e prestativo.

> Todos os membros da família devem saber o que há de errado com a pessoa e quais planos foram feitos.

As pessoas que irão cuidar de seu familiar que tem demência sabem da condição dele? Conhecem o médico dele? Têm o máximo de informação possível sobre como você cuida dele e o que deve ser feito para dar-lhe conforto?

2. Cuidados específicos relativos à cremação devem ser tomados. Por exemplo, a pessoa deve deixar por escrito seu desejo de ser cremada ou manifestar a vontade perante familiares; o atestado de óbito precisa ser assinado por dois médicos. Os locais de cremação têm espaço para velório e, após a cremação, depois de alguns dias, as cinzas são entregues à família. Assim como no caso do enterro, os custos são altos, mas, diferentemente do enterro, não existe gratuidade para a cremação. (N.R.T.)

Qual provisão financeira foi feita para a pessoa com demência e quem vai administrar os fundos? Se ela não consegue administrar as próprias contas, alguém deve estar disponível e ter autoridade para cuidar dela. Você deve escolher alguém em quem confie e não deve deixar que a decisão seja tomada por um juiz. Quando tais decisões são tomadas em um tribunal, elas envolvem longas demoras e gastos consideráveis. Às vezes, o marido ou a esposa cuida durante anos do cônjuge que tem uma doença neurodegenerativa e quer evitar que os filhos saibam da doença.

> *Uma mulher cuja mãe tem demência declarou: "Eu não fazia ideia de que havia algo errado com a mamãe porque papai nunca deixou transparecer nada. Então ele teve um infarto e descobrimos que ela estava assim. Por isso sofri o choque da morte dele e da doença dela ao mesmo tempo. Teria sido muito mais fácil se ele nos tivesse contado sobre isso muito tempo atrás. E não sabíamos nada sobre a demência. Tivemos que descobrir por nós mesmos tudo o que ele já havia aprendido, e em um momento muito difícil para nós".*

Uma experiência como essa é um exemplo do desserviço que é "proteger" outros membros da família. Todos os membros da família precisam saber o que há de errado com a pessoa e quais são os planos traçados.

Você deve ter um resumo sucinto de seus recursos disponíveis, e a pessoa que assumirá deve ter acesso a ele. Devem constar informações sobre a localização dos testamentos, das ações, do lote ou do jazigo no cemitério e também sobre os cuidados relativos à pessoa com demência. Conte a uma pessoa de confiança onde tudo está guardado.

CAPÍTULO 10

Obtendo ajuda externa

Ao longo deste livro temos enfatizado a importância de encontrar um tempo para si mesmo, longe da responsabilidade de cuidar da pessoa com demência. Você pode também precisar de outros tipos de ajuda: alguém que verifique se a pessoa com demência está fazendo as refeições (caso ela fique sozinha durante o dia); alguém que a ajude a tomar banho; alguém que cuide da pessoa enquanto você faz compras, descansa ou tira uma folga; alguém para auxiliar no trabalho doméstico; alguém com quem você possa conversar sobre a situação.

Você pode precisar de alguém para ficar com a pessoa durante parte do dia ou pode ter de encontrar um lugar onde ela possa ficar por alguns dias enquanto você descansa ou faz um tratamento médico. Em algum momento você pode ter necessidade de encontrar um lugar em que a pessoa com demência possa passar um tempo longe de você e onde ela possa fazer amigos. São cuidados temporários[1] e que proporcionarão a você uma pausa nas tarefas de cuidador. Este capítulo descreve os tipos de ajudas temporárias que podem estar disponíveis. A segunda parte do capítulo discute alguns dos problemas que talvez você encontre.

AJUDA DE AMIGOS E VIZINHOS

Em geral, cuidadores que sentem que têm o amparo de outras pessoas conseguem lidar melhor com as pressões da atividade. É importante que você não se

1. Nos Estados Unidos, isso é bastante comum. Entretanto, no Brasil, temos três tipos de locais para assistência ao paciente, como falamos anteriormente: o centro-dia, a casa de repouso ou a clínica geriátrica. O centro-dia atende pessoas que estão no primeiro estágio da doença de Alzheimer e é um local em que o indivíduo pode realizar diversas atividades; as casas de repouso auxiliam pessoas que estão num estágio de maior comprometimento e precisam de atendimento mais constante — atualmente, as casas de repouso atendem pacientes por períodos menores, como só aos fins de semana, ou no final do ano ou quando a família precisa viajar; por fim, as clínicas geriátricas atendem pacientes que já estão bastante comprometidos e precisam de ajuda para todas as suas atividades. (N.R.T.)

sinta sozinho com sua obrigação. A maioria das pessoas procura apoio e ajuda a princípio junto a familiares, amigos ou vizinhos. Quase sempre as pessoas oferecem ajuda, mas às vezes é necessário pedir a alguém que lhe ajude.

Familiares às vezes criam discordâncias ou não ajudam, e talvez você hesite em pedir a outros o auxílio de que necessita. No capítulo 11, discutimos como lidar com a discordância na família e como pedir ajuda.

Outras pessoas podem estar dispostas a ajudar. Às vezes, um vizinho pode ficar de olho na pessoa com demência, um representante de sua religião pode ouvi-lo quando você estiver desanimado, um amigo pode tomar conta da pessoa em uma emergência, e assim por diante. Ao traçar seus planos, você deve considerar esses recursos, porque eles são importantes para você.

Quanta ajuda você deve aceitar de seus amigos e vizinhos ou pedir a eles? A maioria das pessoas gosta de auxiliar, mas exigir demais delas pode fazer com que se afastem.

Ao recorrer à ajuda de amigos e vizinhos, há várias coisas que você pode fazer para que eles se sintam à vontade para colaborar. Algumas pessoas se sentem desconfortáveis na companhia de alguém que está visivelmente transtornado. É melhor não expressar toda a sua angústia para as pessoas. Amigos próximos podem estar mais dispostos a compartilhar sua carga emocional do que pessoas que não lhe conhecem bem.

Embora a maioria das pessoas já tenha ouvido falar da doença de Alzheimer, muitas precisam de mais informação para entender por que a pessoa age daquela maneira. Explique que os comportamentos são o resultado do dano ao cérebro, que não são propositais ou perigosos.

Elas podem ficar relutantes em tomar conta da pessoa ou visitá-la por não se sentirem à vontade e não saberem o que fazer. Você pode ajudar, sugerindo coisas específicas que o visitante pode fazer junto à pessoa. Por exemplo, mencione que sair para dar uma volta pode ser mais divertido do que uma conversa ou que recordar os velhos tempos pode ser divertido para ambos. Conte ao visitante o que você costuma fazer quando a pessoa que tem demência torna-se irritadiça ou inquieta.

Algumas instituições têm programas para a capacitação de familiares e amigos como visitantes especiais. Esses visitantes proporcionam prazer à pessoa que tem demência e, consequentemente, possibilitam a você algum tempo livre da tarefa de cuidador.

Ao pedir ajuda, se possível, faça-o com antecedência, para que as pessoas reorganizem o tempo delas e, assim, possam auxiliar você. Lembre-se de agradecê-las e evite criticar o que fizeram.

Peça coisas que as outras pessoas não considerem inconvenientes. Por exemplo, os vizinhos podem não se incomodar em passar para dar uma olhada na pessoa com demência pelo fato de viverem perto, enquanto amigos mais distantes podem não gostar de se deslocar pelo fato de morarem mais longe.

ENCONTRANDO INFORMAÇÕES E SERVIÇOS

Em algum momento, a maioria das famílias busca ajuda externa para obter informações, tomar decisões e planejar o cuidado a longo prazo de seu familiar afetado pela demência. A maioria delas também precisa afastar-se por algum tempo das tarefas relacionadas ao cuidado da pessoa. Muitas encontram a ajuda de que necessitam e conseguem lidar com a situação sem uma significativa assistência profissional. No entanto, o desgaste proporcionado por cuidar de uma pessoa com demência pode ser imenso, e muita gente tem dificuldade em encontrar os serviços que podem facilitar a tarefa.

> Cuidar de uma pessoa com demência pode ser exaustivo. Muitas famílias precisarão de ajuda de amigos, de familiares ou de alguém de fora da família.

TIPOS DE SERVIÇOS[2]

As pessoas com demência e seus familiares podem necessitar de vários tipos de serviços. A maioria deles é oferecida por instituições privadas e prestadores de serviços. Alguns são cobertos por planos de saúde e outros são oferecidos pelo sistema público. Veja, no capítulo 14, uma discussão sobre recursos financeiros.

Um número cada vez maior de pessoas que desenvolvem demência tem menos de 60 anos. Algumas instituições[3] podem orientá-los a respeito de recursos comunitários especializados nos problemas específicos que deverão enfrentar.

2. É importante salientar que todo este tópico se refere à realidade nos Estados Unidos; é necessário verificar as opções de serviços oferecidas aqui no Brasil, em cada região. Por meio das instituições privadas, há os seguintes tipos de serviços para o idoso: terapia ocupacional, fisioterapia, fonoaudiologia – uma enorme gama de profissionais que podem atuar tanto na casa da família como em casas de repouso e também nas instituições de longa permanência do idoso (ILPIs). Na rede pública, há menos oferta de serviços: nas Unidades Básicas de Saúde (UBSs), temos atendimento médico e algumas informações de enfermagem e serviço social; nos Programas de Saúde da Familia, pode-se contar com atendimentos e orientações de médicos, enfermeiros, assistentes sociais e, em alguns casos, de acompanhantes. (N.R.T.)

3. No Brasil, a ABRAz e a Apaz, por exemplo. (N.R.T.)

Há recursos adicionais para pessoas acima de 60 anos. Em instituições que cuidam de idosos, há programas gratuitos ou com taxas reduzidas para pessoas com mais de 60 anos ou mais de 65 anos. Procure na região em que você mora se há informações sobre esses recursos.

Alguns programas oferecem serviços como atendimento odontológico, oftalmológico, óculos por um custo relativamente baixo, aconselhamento jurídico, assistência social, serviços de referência e assistência fiscal gratuita para pessoas com mais de 60 anos, seus cônjuges e pessoas com deficiência. Outros programas fornecem medicamentos prescritos ou aparelhos médicos por um custo reduzido. Alguns fornecem transporte.

Existem alguns programas que oferecem serviços de reparações e consertos em casas de idosos a taxas reduzidas. Você pode usar esse tipo de serviço para instalar rampas, travas, barras de apoio e outros dispositivos de segurança.

Em algumas áreas, há programas que levam refeições quentes diariamente para pessoas que não podem sair. Essas refeições são geralmente oferecidas por voluntários dedicados e amigáveis, que também verificam como uma pessoa que mora sozinha está cuidando de si mesma, mas fornecem ajuda limitada para aquela já está ficando confusa e não substituem a supervisão de um cuidador.

Programas de nutrição oferecem alimentação em forma de refeições quentes e há programas de recreação em grupo que funcionam por várias horas todos os dias da semana. Eles geralmente não prestam assistência médica, não dão remédios nem aceitam pessoas que vagueiam, disruptivas ou incontinentes. Eles são frequentemente ocupados por voluntários leigos ou paraprofissionais. As pessoas que têm demência leve ou moderada podem desfrutar das atividades em grupo.

Os programas de nutrição financiados pela Lei dos Antigos Americanos atendem pessoas com mais de 60 anos e seus cônjuges. Você pode encontrá-los ligando para o centro local de idosos ou para a comissão sobre envelhecimento. Alguns programas que fornecem refeições quentes destinam-se apenas a pessoas idosas, mas uma pessoa com demência não se encaixaria nesse caso. Outros programas financiados por intermédio da mesma lei ou similares oferecem serviços a idosos "frágeis". Você pode participar com seu cônjuge, se quiser. Esses programas não fornecem supervisão adequada para uma pessoa que mora sozinha.

O senhor Williams estava confuso e, às vezes, ficava inquieto. Sua esposa arranjou um voluntário para visitá-lo e jogar damas com ele. Ele amava jogar damas, e o voluntário compreendeu isso e não se importou com o fato de o senhor Williams esquecer as regras. O voluntário tornou-se seu "amigo de damas" e possibilitou que o senhor Williams tivesse uma amizade e uma atividade agradável. Assim, a senhora Williams conseguiu descansar e relaxar um pouco.

Você deve descobrir o que está disponível em sua região ou no país em que você mora, mesmo que não precise de determinado serviço agora, pois com o tempo você poderá precisar.

Prestação de serviços em domicílio

Algumas famílias contratam profissionais que vão à residência da pessoa e ajudam nos cuidados necessários. Uma diarista ajuda nos serviços domésticos, no preparo das refeições, com a lavagem de roupa. Um cuidador contratado[4] ajuda a pessoa a tomar banho, vestir-se, comer e usar o banheiro. É comum, ainda, que os familiares contratem um acompanhante para tomar conta dela e ajudá-la a comer, por exemplo. Alguns também dão banho. Outros têm capacitação profissional para proporcionar socialização e atividades significativas à pessoa com demência.

Serviços de enfermagem em domicílio e de *home care* dispõem de profissionais — enfermeiras, assistentes sociais e outros terapeutas — para atendimento em casa, incluindo avaliações e cuidados. O enfermeiro, por exemplo, pode monitorar o estado da pessoa, trocar um cateter e aplicar injeções. O fonoaudiólogo pode ajudar a pessoa que sofreu um AVC a recuperar a capacidade de falar, e um fisioterapeuta pode axiliá-lo com exercícios. O serviço de um enfermeiro é caro, e os planos de saúde cobrem o *home care* apenas em circunstâncias estritas; por isso, a maioria das famílias contrata enfermeiros apenas quando a pessoa tem uma doença aguda difícil de ser tratada em casa. Profissionais que trabalham com cuidados paliativos podem orientá-lo sobre o cuidado doméstico para com uma pessoa que está morrendo.

> O *home care* proporciona supervisão e cuidados pessoais.

4. O cuidador formal ou contratado, se for bem-preparado, é capacitado para as atribuições citadas e também pode prestar os serviços de acompanhante. No Brasil, todas essas funções são desenvolvidas pelo cuidador formal e, se tiver bom preparo, ele também pode proporcionar a socialização e contribuir com atividades que incentivem a cognição do paciente. Infelizmente até agora a profissão de cuidador ainda não está regulamentada, e não existe uma descrição correta de suas atribuições. É importante que a família, ao contratar um cuidador, verifique criteriosamente o curso que ele fez. (N.R.T.)

Home care

O *home care* (isto é, o cuidado em casa, com profissionais contratados) é a primeira escolha para muitas famílias, sobretudo quando a pessoa com demência está doente ou não consegue sair de casa. Pode ser doloroso se dar conta de que você precisa providenciar cuidado externo além do que você próprio proporciona à pessoa com demência e talvez você não queira outra pessoa em sua casa. Entretanto, o *home care* proporciona a você um descanso muito necessário, e normalmente a pessoa com demência vai achar que o profissional do serviço de *home care* é um amigo que está fazendo uma visita a ela e até aprecia passar tempo com ele.

A qualidade desse serviço depende da empresa fornecedora e do cuidador que ela envia. Converse com mais de uma empresa e compare os custos, embora o serviço mais barato possa não ser o melhor. Pergunte sobre os treinamentos que os profissionais da empresa receberam sobre demência. A empresa é regularizada e tem licença para operar?

A maioria dos profissionais de *home care* é honesta, mas não deixe medicamentos e dinheiro à vista, bem como não empreste seu cartão de crédito a eles.

É importante que o cuidador fornecido pelo serviço de *home care* seja consistente. Em quais situações a empresa envia um novo cuidador? Com quanto tempo de antecedência e de que modo a empresa avisa você caso ele não compareça? Cuidadores podem não aparecer no último minuto. Você precisa ter um plano B caso o profissional não compareça no horário combinado ou, no lugar dele, venha uma pessoa estranha. É possível alguém da família ou um vizinho substituí-lo em cima da hora?

O cuidador será o responsável por levar a pessoa com demência a consultas médicas ou a outros lugares? Em caso afirmativo, ele está qualificado para tal (sabe dirigir, chamar um carro de aplicativo etc.)? Esse profissional está capacitado para lidar com a pessoa com demência em um carro, sobretudo se ele for o motorista? Se você não consegue, o cuidador também não vai conseguir. Se você levar a pessoa com demência ao médico, leve o profissional de *home care* junto para que ele ajude você.

Ensine o cuidador, seja ele enviado pelo serviço de *home care* ou contratado diretamente por você, sobre demência e dê-lhe informações detalhadas sobre as necessidades da pessoa com demência de quem ele vai cuidar. Um cuidador formal, contratado, será mais bem-sucedido na tarefa se você informá-lo sobre os gatilhos que perturbam a pessoa e instruí-lo como acalmá-la. Considere deixar um bilhete à pessoa com demência contando-lhe que você pediu à "Alice" para visitá-la e que você logo retornará. Certifique-se de que o cuidador tenha ciência de que você é a única pessoa que toma as decisões, dá ordens e faz o planejamento diário. Certifique-se também de que ele saiba que só você pode demiti-lo, nunca a pessoa com demência (se ocorrer de ela fazer isso, o profissional deve confirmar com você).

Se possível, permaneça com o cuidador e com a pessoa com demência nas primeiras vezes para mostrar ao profissional o que você faz. Isso também ajuda se a pessoa com demência rejeitar o cuidador. Você pode tranquilizá-los gentilmente.

Não espere que o cuidador enviado pela empresa de *home care* faça também as tarefas domésticas além daquelas relacionadas ao serviço contratado. Ele deve estar totalmente voltado aos cuidados e à socialização da pessoa com demência. Você até pode contratar um cuidador particular sob o pretexto de ser um empregado doméstico, mas certifique-se de que ele saiba que a principal responsabilidade dele é cuidar da pessoa com demência.

> Certifique-se de informar ao cuidador contratado que só você tem autoridade para contratar e demitir.

Converse com o profissional de *home care* quando ele chegar e quando ele for embora para você ficar informado sobre como foi o dia. Isso é especialmente importante quando a pessoa com demência lhe der um relato confuso sobre o que aconteceu no dia.

Algumas famílias se valem de babá eletrônica, câmeras de controle à distância ou dispositivos similares para acompanhar o que está ocorrendo. Cuidadores contratados preferem saber que estão sendo monitorados.

Por fim, cuidadores profissionais não costumam ser muito bem remunerados por esse serviço, sobretudo quando terceirizados. Então, trate-os com cortesia e, se for preciso corrigir algo da conduta deles, faça de forma gentil. Conversar com a empresa da qual você contratou o serviço de *home care* também ajuda.

Centro-dia para idosos

Um centro-dia para idosos pode oferecer algumas horas de recreação estruturada, em grupo. Também são oferecidas refeições e atividades como exercícios, artes, conversas, debates e música. Em geral, os programas nos centros-dia funcionam durante a semana; alguns oferecem cuidados no fim de semana ou no início da noite.

Há programas de centro-dia que aceitam pessoas com diversos tipos de comprometimento físico e pessoas com demência. Alguns são especializados na atenção a pessoas com demência, com mais atividades voltadas a elas, e podem aceitar pessoas com comprometimento cognitivo severo.

> A experiência dos funcionários e a filosofia do programa definem a qualidade de um centro-dia para idosos.

Muitos programas que misturam pessoas com demência e aquelas com outras condições costumam proporcionar boa atenção a ambos os grupos. A experiência dos funcionários e a filosofia do centro-dia são o que define a qualidade da instituição de cuidados.

O centro-dia para idosos é um dos recursos mais valiosos para as famílias, pois possibilita ao cuidador descansar um pouco nesse período ou fazer outras coisas de que necessita e cuidar de si mesmo, o que é muito necessário para quem lida diretamente com uma pessoa com demência, e é bom para a *pessoa que tem demência também*. Para a maioria de nós, as pressões da vida diária podem ser aliviadas quando nos afastamos por algum tempo dos afazeres ou dos problemas para passar um tempo com amigos ou para ficarmos sozinhos. A pessoa com demência não tem essa oportunidade. Ela deve ficar com seu cuidador o tempo todo, dia após dia, mas o comprometimento cognitivo não elimina a necessidade dela de ter amigos e de ficar um tempo longe. O desgaste dessa proximidade forçada pode ser tão difícil para a pessoa com demência quanto é para seu cuidador.

A todo momento, as pessoas com demência experimentam fracassos e falhas que as fazem relembrar de suas incapacidades. Contudo, mesmo que não consigam alimentar-se ou vestir-se sozinhas, elas conservam a capacidade de apreciar música, risos, amigos e o prazer de executar alguma atividade simples. As pessoas com demência podem fazer amizades no centro-dia, mesmo que seu grau de comprometimento cognitivo as impeça de falar sobre os amigos. Os funcionários do centro-dia relatam que os participantes voltam a ter senso de humor, sentem-se mais relaxados e divertem-se com as atividades. Bons programas de centro-dia encontram formas de permitir que as pessoas tenham êxito em desenvolver pequenas atividades e passem a se sentir melhor em relação a si mesmas. Esses programas preenchem o tempo livre com atividades que a pessoa consegue fazer bem. Mesmo os que não oferecem muito estímulo ou socialização para pessoas comprometidas pela demência continuam sendo um recurso valioso para que você tenha tempo para si.

Algumas instituições oferecem tanto atividades de centro-dia quanto de *home care*. Elas são flexíveis, de modo que você pode trocar de um para o outro de acordo com suas necessidades.[5]

> As pessoas com demência ainda apreciam música, risos, amigos e o prazer de executar atividades simples, mesmo quando seu comprometimento é severo.

Às vezes, os programas de centro-dia não aceitam pessoas com problemas comportamentais severos; eles podem não aceitar pessoas com incontinência ou que não conseguem andar sozinhas, embora alguns lugares que tratam especificamente de demência aceitem indivíduos bastante comprometidos. Alguns centros-dia se especializam em pessoas com doença mental ou com deficiência de desenvolvimento. Outros aceitam apenas pessoas frágeis que não tenham comprometimento cognitivo. Nem todos oferecem atividades variadas. Verifique o programa para ter certeza de que ele atende às necessidades da pessoa de quem você cuida.

Uma grande barreira atualmente é o transporte. Transportar uma pessoa para o centro-dia e de volta para casa requer tempo e é caro. Alguns programas têm seu próprio transporte, outros utilizam transportes locais ou serviços de táxi, e há os que exigem que você transporte a pessoa. Certifique-se de que a pessoa receberá supervisão suficiente enquanto estiver em trânsito.

Muitas famílias recorrem ao centro-dia ou ao *home care* como um último recurso quando o que a pessoa necessita é uma clínica geriátrica ou uma casa de repouso. Acreditamos que esse é um erro. A capacidade da pessoa de adaptar-se e beneficiar-se do programa de centro-dia em geral é maior quando você recorre a ele *logo no início*, enquanto ela ainda tem capacidade mental para adequar-se e desfrutar do novo programa. A preservação de sua capacidade de cuidar da pessoa também depende de conseguir um descanso para você logo no início.

> Mesmo que você ache que o acompanhante do *home care* não está fazendo muita coisa, ainda assim o programa lhe proporciona um descanso importante.

Você não deve esperar que o *home care* ou o centro-dia proporcionem a mesma atenção que você proporcionaria, porém deve certificar-se de que os cuidados prestados sejam adequados. Se você tem preocupações reais quanto a isso, entre em contato com uma ins-

5. Não é o que acontece no Brasil. Aqui, o centro-dia também pode atender o paciente no período noturno e o *home care* atende o paciente em casa, mas são serviços independentes, não há ligação alguma entre eles. (N.R.T.)

tituição local ou com um serviço de atenção ao idoso.[6] Você pode aparecer de surpresa no centro-dia. No entanto, ainda que a pessoa passe o dia sentada olhando a televisão, a liberdade que o centro-dia proporciona a você é muito importante.

Residência de curta permanência

Em residências de curta permanência, a pessoa com demência fica por um curto período — um fim de semana, uma semana, algumas semanas — em uma casa de repouso ou numa moradia assistida, enquanto o cuidador tira uma folga, recebe cuidados médicos ou simplesmente descansa. O conceito de cuidados temporários de curta duração pode não lhe ser familiar, mas vale a pena você avaliar o uso desse recurso. Os cuidadores que o usam costumam ficar satisfeitos.

Há poucos fundos disponíveis para cuidados temporários. Alguns cuidadores relutam em utilizar recursos que permitem um breve descanso por recearem que, depois de colocarem de lado, ainda que temporariamente, a sobrecarga representada pelos cuidados, possam se sentir incapazes de reassumir a responsabilidade. Deve haver um entendimento claro entre o cuidador e a família quanto à duração da estadia. Como em todos os serviços de apoio, o cuidado temporário é mais efetivo quando as famílias o utilizam *antes* de alcançar um ponto crítico.

> Como em todos os Serviços de apoio, o cuidado temporário é mais efetivo quando as famílias o utilizam *antes* de alcançar um ponto crítico.

Você pode usar os serviços de uma instituição ou de algum cuidador particular que atenda um ou dois pacientes. Há pouca fiscalização desse tipo de atividade,[7] por isso você deve verificar se o cuidador contratado de fato sabe como lidar com seu familiar e se é afetuoso e dedicado. Um ambiente novo pode estressar a pessoa que tem demência, portanto o programa de curta permanência deve dispor de funcionários experientes e em número suficiente para dar atenção individual aos hóspedes.

6. Há algumas alternativas no Brasil: procurar o Conselho Municipal do Idoso, a Coordenadoria Municipal do Idoso, associações de bairro, a ABRAz, a Apaz ou *blogs* e grupos de apoio na internet. (N.R.T.)

7. Aqui no Brasil, as casas de repouso e as clínicas geriátricas são fiscalizadas pela Secretaria Municipal ou Estadual de Saúde, e também pelos Conselhos Regionais (enfermagem, nutrição e outros). (N.R.T.)

Existem vários tipos de programas de cuidados temporários voltados para as pessoas que têm demência e suas famílias. Alguns oferecem recursos não só para a pessoa, mas também para os familiares. Algumas instituições específicas para pessoas com demência criam vivências positivas para elas, que vão muito além de um mero serviço de "cuidadores". Procure alguma instituição que possa ajudar você a localizar os recursos de que você necessita.

PLANEJAMENTO PRÉVIO DE *HOME CARE*, CENTRO-DIA E CUIDADOS TEMPORÁRIOS

Se você conseguir encontrar um bom programa de cuidados temporários, há algumas coisas que deve fazer para que as visitas sejam tranquilas. Verifique se o cuidador responsável compreende a natureza da demência e sabe como lidar com problemas de comportamento. Passe-lhe por escrito informações importantes. Que tipo de ajuda a pessoa necessita no banheiro ou com as refeições? O que ela gosta de comer? Que indicações ela dá de que está ficando irritada e como você reage? Que necessidades especiais ela tem?

Certifique-se de que o prestador de cuidados saiba como entrar em contato com você, com outros familiares e o médico. Ele deve estar ciente, também, de que apenas você tem autoridade para contratar e despedir.

Se a pessoa com demência tem problemas de saúde complicadores, por exemplo, problemas cardíacos ou respiratórios, tendência a engasgar ou cair, ou convulsões, você deve analisar cuidadosamente a capacitação do profissional com quem ela ficará.

> Certifique-se de que o cuidador responsável compreende a natureza da demência e sabe como lidar com problemas de comportamento e como contatar você, outro membro da família e o médico que acompanha a pessoa com demência.

QUANDO A PESSOA COM DEMÊNCIA REJEITA OS CUIDADOS

Geralmente os familiares acreditam que seu ente querido que tem demência nunca irá para um centro-dia ou aceitará outra pessoa em casa, por isso ficam surpresos quando a pessoa demonstra apreciá-los. Evite perguntar ela se gostaria de ir para o centro-dia. É provável que ela responda "não", porque não entende o que você está sugerindo. Algumas pessoas continuam a dizer que não querem ir mesmo quando estão claramente se divertindo. Isso significa que elas não entendem o que está acontecendo ou não se lembram de ter gostado. Continue a levá-la para o centro-dia mesmo assim.

Às vezes, acontece de uma família contratar um cuidador para ficar em casa com a pessoa que tem demência e ela despedi-lo, ficar zangada ou desconfiada, insultá-lo, recusar-se a deixá-lo entrar ou acusá-lo de furto. A pessoa com demência pode recusar-se a ir para o centro-dia ou fazer tanto escândalo para se aprontar que o cuidador acaba desistindo.

> A pessoa com demência, às vezes, surpreende todo mundo e demonstra apreciar o centro-dia ou um cuidador contratado.

Para seu familiar com demência, o cuidador que passa a frequentar a casa pode parecer um intruso. A pessoa que vai para o centro-dia pode se sentir perdida ou abandonada. O que ela diz pode refletir tais *sentimentos*, e não um *fato*.

Esteja preparado para um período de adaptação. Pessoas com demência se adaptam gradativamente às mudanças; pode demorar semanas para que ela aceite uma nova rotina. Se você estiver exausto, discussões sobre cuidados temporários podem parecer insuportáveis. Você pode se sentir culpado por forçar seu ente querido a ir para algum lugar para que você possa descansar. Prometa a si mesmo que vai dar uma boa chance ao programa de centro-dia ou aos prestadores do *home care*. Muitas vezes, a pessoa com demência aceita participar das atividades quando o cuidador consegue controlar a turbulência inicial.

> Prometa a si mesmo que vai dar uma boa chance ao programa de centro-dia ou aos prestadores do *home care*.

A maneira como você fala faz diferença. Refira-se ao plano de cuidados temporários como uma atividade da qual a pessoa vai gostar. Apresente o cuidador do *home care* como um amigo que veio fazer uma visita. Pense em coisas de que a pessoa com demência gosta e que os dois possam fazer juntos: sair para caminhar, cuidar do cachorro, jogar xadrez ou damas (mesmo que não sigam as regras) ou fazer biscoitos. Chame o serviço de cuidados temporários por qualquer nome que a pessoa aceite; por exemplo, "o clube".

Pessoas com comprometimento cognitivo leve podem se oferecer como voluntárias para auxiliar no centro-dia. A maior parte dos programas de centro-dia incentiva isso. "Ajudar" pessoas que apresentam maior comprometimento permite à pessoa sentir-se útil e reduz a pressão para que se saia bem ou se adapte ao novo ambiente.

Escreva um bilhete para a pessoa com demência; explique o motivo de ela estar naquele lugar (ou por que o prestador do *home care* está na casa com ela), diga quando você vai voltar e que ela precisa ficar ali e esperar você ir buscá-la. Assine o bilhete e entregue-o a ela ou ao cuidador do *home care*. Se isso não funcionar, peça ao médico que escreva e assine uma "receita" com esse tipo de informação (caso ela confie no médico). O cuidador pode ler isso junto com a pessoa com demência toda vez que ela ficar inquieta.

Algumas famílias gravam vídeos com o celular ou outro tipo de câmera a respeito dos cuidados com a pessoa. Isso é particularmente útil quando o cuidador auxilia nos cuidados pessoais, como vestir-se ou comer. Você pode demonstrar a ordem em que faz essas atividades, como, por exemplo, que braço entra em qual manga primeiro. Você também pode deixar instruções por escrito.

Cuidadores de centros-dia e de *home care* relatam que as pessoas com demência se adaptam melhor quando a família leva em conta esses cuidados:

- As primeiras visitas feitas pela pessoa ao centro-dia e pelo profissional à casa dela são curtas, de modo que a pessoa não fique cansada por estar em uma situação que não lhe é familiar;
- O cuidador principal fica com a pessoa com demência nos primeiros dias em que o profissional contratado visita a casa — isso pode ajudar a pessoa a achar que conhece aquela visita; embora alguns programas de centro-dia peçam aos cuidadores para ficar com a pessoa nos primeiros dias, outros preferem que não — para a maioria das pessoas com demência, a presença do cuidador é reconfortante; contudo, algumas ficam melhor longe da tensão e da hesitação do cuidador;
- Um cuidador do centro-dia visita em casa a pessoa que tem demência antes da primeira ida dela ao centro-dia.

Lembre-se: para a pessoa com demência, cada ida é como se fosse a primeira. No entanto, a maioria das pessoas aos poucos aceita a nova rotina. Visitas mais frequentes ao centro-dia ou do prestador de *home care* ajudam a pessoa a ter um senso de continuidade.

Alguns cuidadores relatam que o aborrecimento de preparar a pessoa é tão grande que levá-la ao centro-dia não compensa. Talvez você possa conseguir que um amigo ou vizinho ajude com isso. Reserve bastante tempo; sentir que está sendo apressada vai transtornar ainda mais a pessoa com demência.

Pode acontecer de uma pessoa voltar do centro-dia e dizer ao cônjuge algo como "Meu marido (ou minha esposa) também está lá". Claro, isso será angustiante para o cônjuge que cuida dela. Em um caso assim, geralmente, a pessoa com demência não quer dizer "marido" ou "esposa". Talvez esteja tentando dizer "amigo", mas não consiga encontrar essa palavra. Talvez "marido" ou "esposa" seja a palavra mais próxima de que ela consiga se lembrar para se referir a uma companhia. Isso não necessariamente implica um romance.

Às vezes, a pessoa diz "Ela me bateu" ou "Não me deram nada para comer", ou "Aquela gorda pegou minha bolsa". Pergunte aos funcionários do centro-dia sobre o incidente, mas tenha consciência de que as pessoas com demência podem não compreender o que está acontecendo, lembrar-se das coisas de forma equivocada e expressar-se de forma pouco precisa. Talvez ela não se lembre de ter almoçado ou de ter posto a bolsa em outro lugar.

Você pode perguntar à pessoa "O que você fez hoje?" e ela pode responder "Nada". "Bom, mas você se divertiu?". "Não!". Respostas como essa podem indicar que ela se esqueceu do que fez. Não a constranja com mais perguntas. Pergunte a um funcionário se ela gostou.

Quando a pessoa que tem demência diz que não quer ir ao centro-dia (ou que não quer que o prestador de *home care* venha a sua casa), você não precisa levar isso ao pé da letra. Talvez ela não compreenda o que você está sugerindo. Ela pode não se lembrar das visitas anteriores. Evite discussões. Tranquilize-a e lhe diga que isso é algo que ela consegue fazer, que você vai voltar para buscá-la e que as pessoas de lá são gentis e vão ajudá-la.

Algumas pessoas com demência não conseguem se adaptar ao *home care* ou ao centro-dia. Teste alguns cuidadores e locais diferentes. Alguns cuidadores têm mais habilidade com os portadores de demência do que outros. Analise se sua atitude está afetando a adaptação da pessoa (veja a próxima seção). Se não conseguir usar esses recursos, tente novamente depois de algumas semanas ou alguns meses. Às vezes, alterações na condição da pessoa tornam mais fácil que ela aceite o programa mais tarde.

SEUS SENTIMENTOS SOBRE O AFASTAMENTO TEMPORÁRIO DA FUNÇÃO DE CUIDADOR

Não é incomum que a família se sinta desencorajada por sua impressão na primeira visita a um centro-dia.

> *A senhora Wilson disse: "Fui visitar o centro-dia. O hospital disse que era um lugar excelente. Mas não posso colocar Alice lá. Só tem pessoas velhas e doentes. Tinha uma arrastando uma sacola de compras para todo lado e resmungando. Outra estava babando. Algumas estavam dormindo naquelas poltronas com uma bandeja na frente".*

Ver outras pessoas com incapacidades ou idosas pode ser perturbador. Nossa percepção da pessoa com a qual convivemos está colorida pela lembrança de como ela costumava ser. Você pode achar que o programa não oferece a atenção individual que ela pode receber em casa, ou pode sentir que ninguém mais consegue lidar com o seu familiar.

Algumas famílias relutam em deixar cuidadores entrar em casa. Você pode não gostar de desconhecidos em casa, ou pode se preocupar com o que diz respeito à honestidade deles. Pode não querer que alguém veja sua casa bagunçada. E muita gente pensa "Minha família e eu mantemos nossa vida privada. Nós cuidamos uns dos outros. Não somos o tipo de pessoa que usa ajuda pública".

Como você, a maioria das famílias presta quase todos os cuidados a pessoas idosas e frágeis. De 75% a 85% de todos os cuidados são prestados por familiares. Doenças demenciais criam uma sobrecarga especialmente devastadora nos membros da família.

> De 75% a 85% de todos os cuidados são prestados por familiares.

Pelo fato de as demências serem doenças neurológicas, você se depara com a dor de perder o companheirismo e a comunicação, com as tarefas de vestir, alimentar e cuidar da higiene da pessoa e com comportamentos difíceis. Essas doenças duram muitos anos, e os cuidadores em geral não podem deixar a pessoa que tem demência sozinha sequer por alguns minutos. Muitos cuidadores fazem pouco mais do que sobreviver e mal conseguem aguentar a situação.

Se você ficar doente, como ocorre com muitos cuidadores, outros terão de assumir a responsabilidade pela pessoa de quem você cuida. Cuidar bem significa cuidar de si mesmo também. Se você estiver cansado e deprimido, será ríspido com ela. A pessoa sentirá sua angústia e poderá reagir lamentando-se, perambulando ou discutindo ainda mais (ela não tem como evitar). Muitos cuidadores perguntam se alguma medicação pode controlar esses comportamentos. Como já mencionamos, medicamentos podem ter sérios efeitos colaterais e não são muito eficientes. Eles podem deixar a pessoa ainda mais confusa. Pergunte-se: eu estou sendo opressor ou ríspido com ela? Estou sendo agressivo?

As melhores recomendações que conhecemos são conversar com outras famílias e passar algum tempo longe da pessoa que tem demência. Conseguir um pouco de tempo para si e voltar descansado e com o humor renovado irá permitir que você continue tomando conta da pessoa.

Se as pessoas no centro-dia parecem mais incapacitadas do que seu familiar, é possível que ele se sinta à vontade onde suas próprias dificuldades não serão notadas, e onde ele pode ter um papel de ajudante. Se você verificou as referências, é provável que a pessoa que vem a sua casa seja honesta. Se você a contratou por intermédio de uma agência, deve haver um seguro que cubra qualquer eventualidade. Os cuidadores de *home care* dizem que raramente notam a bagunça das casas. Converse com outras famílias: muitas delas também estavam relutantes, mas vão lhe dizer que o tempo que ficam afastados ajuda não só o cuidador principal da família quanto a própria pessoa que tem demência. Os cuidadores nos contaram, ainda, que, ao saberem que um profissional também tem dificuldade com a pessoa, eles se sentem melhores em relação a seus próprios esforços de lidar com ela.

Conseguir um pouco de tempo para si e voltar descansado e com o humor melhor irá permitir que você.

Mesmo que a situação de cuidado temporário não seja perfeita — se, em casa, o acompanhante assiste a vídeos no celular o tempo todo, ou se os idosos atendidos no centro-dia passam boa parte do tempo sentados —, pode ser melhor você continuar com ela. Sua energia e sua capacidade de continuar cuidando da pessoa podem depender de você ter pausas periódicas na tarefa.

Alguns cuidadores profissionais pedem aos familiares que saiam de casa enquanto eles trabalham. Eles fazem isso por achar que os cuidadores familiares precisam se afastar por algum tempo. É tentador ficar e conversar com o profissional ou ajudar a lidar com a pessoa que tem demência, mas a longo prazo você vai se sair melhor se tirar uma folga, mesmo que tudo o que faça seja dar uma volta, jogar cartas ou visitar um vizinho. Se ficar em casa, vá para outro aposento, longe da pessoa com demência.

FONTES DE INFORMAÇÕES SOBRE OS RECURSOS

Algumas cidades têm um sistema centralizado de informações sobre os serviços oferecidos e como ter acesso a eles.[8] Mesmo quando o sistema existe, pode estar desatualizado ou incompleto. Por isso, você precisa ser persistente e talvez precise entrar em contato com diversos indivíduos e órgãos públicos. O processo de localizar recursos pode ser longo e tedioso. Se você é o principal responsável pela supervisão e pelo cuidado da pessoa com demência, pode estar sobrecarregado demais para fazer isso. Talvez seja difícil fazer telefonemas na presença dela. Se está sobrecarregado, peça que outro familiar ou um amigo próximo assuma a tarefa de localizar ajuda externa. Se você não é a pessoa com a responsabilidade diária pelos cuidados, ofereça-se para auxiliar o cuidador a localizar os serviços necessários.

Antes de começar, pense em quais tipos de ajuda você e a pessoa com demência precisam.

- Você precisa de ajuda com o planejamento financeiro?
- Você precisa de mais informações sobre a doença ou sobre o diagnóstico?
- Acha que deveria encontrar um centro-dia ou contratar um acompanhante para casa?
- Se for usar os serviços de um centro-dia, você vai precisar de transporte para a pessoa?
- Você precisa de ajuda para tarefas específicas, como dar banho?
- Você gostaria de sair de casa uma noite por semana? Ou você precisa sair durante o dia e, nesse caso, pode dirigir?
- Você precisa de alguém para conversar?
- De que tipo de ajuda a pessoa precisa? (Se ela fica agitada, perambula ou é incontinente, verifique se o cuidador pode lidar com isso.)
- Ela precisa de ajuda para caminhar ou precisa de cuidados no leito?

---

8. Aqui no Brasil pode-se fazer uma busca nos *sites* dos municípios, do Conselho Municipal do Idoso, da Coordenadoria de Atenção do Idoso, da Secretaria de Saúde, de associações, igrejas e em grupos na internet. (N.R.T.)

Anote suas perguntas antes de começar a dar os telefonemas. Faça anotações durante todas as conversas. Anote os nomes das pessoas com quem fala. Se voltar a ligar para pedir informações adicionais, esse registro será útil.

Comece entrando em contato com as associações que cuidam de Alzheimer em sua região; geralmente há números de telefone nos *sites*. A entidade pode fornecer informações sobre bons programas de centro-dia em sua área que aceitem pessoas com demência. Alguém que também tenha um familiar com demência ouvirá atentamente suas necessidades e fará sugestões. As organizações em geral não fazem uma avaliação formal da qualidade dos programas, mas podem dizer o que outras famílias acharam do atendimento.

Entre em contato também com o órgão público que trata de questões envolvendo idosos. Alguns desses órgãos dispõem de profissionais que ajudam a localizar recursos. Outros têm programas especiais para pessoas com demência, incluindo acompanhantes ou centro-dia. Alguns fornecem transporte para o centro-dia. Outros dispõem de fundos para períodos limitados de centro-dia e *home care*. A maioria dos órgãos voltados para os idosos tem conhecimento sobre a demência e um sistema eficiente de encaminhamento; talvez saibam pouco sobre a qualidade dos serviços que indicam às pessoas.

Os funcionários de um centro-dia para idosos normalmente conhecem outros serviços disponíveis na área. Vale a pena conversar com eles mesmo que você não queira usar os serviços de um centro-dia. Se houver alguma instituição voltada para a doença de Alzheimer em sua região, o pessoal provavelmente saberá quais são os recursos disponíveis. Outras fontes potenciais de informação incluem centros de saúde públicos, programas de avaliação geriátrica, *senior centers* e programas de ouvidorias em lares temporários de idosos.[9] Geralmente eles têm serviços de informação e encaminhamento. Alguns serão prestativos, outros não. O pessoal de algum órgão pode não saber sobre serviços locais. Em algumas localidades, um desses órgãos pode fornecer excelentes programas de centro-dia e *home care* a pessoas com demência, mas em outras regiões eles não atendem pessoas com demência ou suas famílias.

Talvez você não encontre o que necessita. Infelizmente, os recursos de que as famílias de pessoas com demência precisam muitas vezes não estão disponíveis. Não se culpe se não conseguir encontrá-los. Alguns órgãos têm uma lista de espera ou aceitam apenas pessoas com certas doenças e incapacidades, enquanto outros serviços são caros demais.

---

9. Este é mais um caso que reflete a realidade nos Estados Unidos, mas não corresponde à realidade brasileira. Não dispomos desse tipo de serviço aqui. (N.R.T.)

Pode ser importante aceitar os recursos que estiverem disponíveis, mesmo se não forem os ideais, pois você pode perceber que alguma ajuda é melhor do que tentar lidar sozinho com a situação.

Às vezes, as famílias de pessoas com demência trocam serviços, em arranjos que podem ser simples ou elaborados. Basicamente, duas ou três famílias concordam em revezar-se como acompanhante. Você cuida de duas pessoas em sua casa uma tarde por semana, então, na semana seguinte, outra pessoa cuida delas, e você tem uma tarde livre. Esse esquema funciona melhor quando as pessoas com demência não são agitadas e não perambulam. Elas vão gostar do contato com mais gente. As "regras" da troca de serviços devem ser combinadas de maneira clara.

Um grupo de famílias pode treinar alguém para cuidar de pessoas com demência. Essa pessoa teria um trabalho em tempo integral e dividiria esse tempo entre várias famílias.

A pessoa que ajuda você pode ser alguém da família, um amigo, um vizinho ou um membro de sua religião. Existem instituições que ministram cursos para que as pessoas que estiverem dispostas a ajudar possam aprender a cuidar de seu familiar enquanto você se afasta por algum tempo.[10] Algumas famílias encontram um cuidador temporário por meio de anúncios ou do método "boca a boca". Pessoas mais velhas que necessitam de trabalho mas carecem de formação são uma boa fonte de ajuda. Outra opção são os universitários. Alguns são carinhosos e dedicados e já tiveram experiência com seus próprios avós.

> As organizações em geral não fazem uma avaliação formal da qualidade dos programas, mas podem dizer o que outras famílias acharam do atendimento.

COBERTURA DOS CUIDADOS

Verifique se o plano de saúde da pessoa cobre cuidados de longa duração. Alguns planos cobrem apenas a internação em casas de repouso; outros cobrem *home care*, clínicas geriátricas ou centros-dia.[11]

10. Aqui no Brasil, além da ABRAz e da Apaz, há outras instituições que oferecem cursos para cuidadores, como o Senac, a Cruz Vermelha, entre outras. Procure informações em sua região. (N.R.T.)

11. No Brasil, existem diversas modalidades de planos de saúde, mas são todos muito caros. Alguns cobrem o *home care*, mas não dão cobertura ao centro-dia nem às casas de repouso. Em alguns casos, pode até ser feito o reembolso das despesas contraídas nesses tipos de instituições, mas sempre por intermédio de medida judicial. (N.R.T.)

As taxas para centros-dia ou cuidados domiciliares variam geralmente conforme as fontes de financiamento governamental ou privado às quais o programa tem acesso. Não há recursos para ajudar as famílias de classe média com os custos de centros-dia ou cuidados internos. O Medicare[12] não cobre cuidados de longo prazo. Se uma pessoa está hospitalizada e precisa de serviços de reabilitação, estes podem ser cobertos, desde que a pessoa esteja melhorando como resultado da terapia de reabilitação. O Medicare raramente cobre o atendimento domiciliar, a menos que a pessoa seja incapaz de sair de casa. O Medicaid[13] pode pagar a casa de repouso considerada "centro-dia médico", mas não pagará a instituição que ofereça apenas enriquecimento social. Encontre um plano de saúde domiciliar especializado e discuta sobre a possibilidade de obter cobertura do Medicaid por seus serviços.

As regulamentações do Medicare mudam conforme as alterações na política federal e podem ser confusas. Peça ao assistente social ou à equipe da agência de serviços para ajudá-lo a descobrir se os serviços prestados a você são reembolsáveis. Pode valer a pena solicitar que uma decisão seja revisada pelo Medicare. Em geral, com exceção de alguns projetos de demonstração, o Medicare não paga pelo descanso dos cuidadores de pessoas que sofrem de demência.

Enfermeiros e acompanhantes para o *home care* também podem ser contratados por intermédio de empresas de serviços de enfermagem. Se você contratar alguém por intermédio de uma agência, certifique-se de que a pessoa esteja coberta por um seguro e que haja garantia de um substituto em caso de falta do contratado. Você deve perguntar qual é a capacitação ou a experiência do acompanhante no cuidado de pessoas com demência. Deixe claro que você precisa de alguém com quem a pessoa possa comunicar-se.[14]

Cuidadores e acompanhantes autônomos geralmente cobram menos do que os profissionais de agências, mas você talvez perca muito tempo procurando-

12. Medicare é um sistema de seguros de saúde estadunidense gerido pelo governo, destinado a pessoas com idade a partir de 65 anos ou que atendam a determinados critérios de renda. Geralmente, além do requisito etário, para usufruir desse sistema, é preciso ter contribuído por pelo menos 10 anos e morar permanentemente nos Estados Unidos. Pessoas com menos de 65 anos podem ter assistência desse programa se tiverem alguma deficiência ou doença renal grave. Assim, as situações descritas aqui relacionadas ao Medicare se referem à realidade dos Estados Unidos, não à do Brasil. (N.E.)

13. O Medicaid é um programa de saúde social dos Estados Unidos para famílias e indivíduos de baixa renda e recursos limitados. (N.E.)

14. Esse é um grande problema no Brasil, onde há pessoas de diferentes culturas, e, como a demência afeta pessoas mais idosas, quando, por exemplo, uma pessoa de origem asiática precisa de *home care* ou de um cuidador contratado, é necessário que o profissional que for atender essa pessoa saiba como comunicar-se com ela. (N.R.T.)

-os, e alguns são imprevisíveis. Algumas pessoas colocam anúncios *on-line* ou em jornais locais e alguns cuidadores anunciam sua disponibilidade *on-line*, em revistas ou quadros de avisos de lojas locais. A sugestão de familiares de pessoas com demência é que você pergunte a um cuidador ou acompanhante que trabalha para alguém que você conhece, pois essa pessoa pode ter amigos que estão procurando trabalho.

Se você contratar alguém, saiba que não é cabível pedir à pessoa que cuide de seu familiar com demência e também limpe a casa. É um desafio para *você* fazer as duas coisas, e será impossível para alguém que não esteja familiarizado com sua casa e com a pessoa que tem demência. Você vai ter de se conformar com um acompanhante e uma casa não muito em ordem. Discuta preços, horários e as responsabilidades exatas antes da contratação. O preço pode ser bem elevado, sobretudo em regiões metropolitanas.

Em alguns estados, o Medicaid cobre o atendimento domiciliar e as casas de repouso para algumas pessoas de baixa renda, mas esse atendimento é limitado e não está disponível na maioria das áreas. Os governos federal e estadual e algumas fundações financiam programas de assistência temporária, mas estes atendem apenas algumas pessoas por períodos limitados de tempo.[15]

Alguns programas fornecem voluntários treinados para serviços domésticos ou casas de saúde. Esses programas funcionam bem, mas há custos: para supervisionar e treinar pessoal, transporte e seguro. Pode ser cobrada uma taxa para cobrir esses custos.

No entanto, todos esses recursos são extremamente limitados. A maioria das famílias tem de pagar pelo menos parte do custo do tratamento oferecido pelas casas de repouso e pelas clínicas. Muitas famílias temem os enormes custos dos cuidados residenciais ou de enfermagem domiciliar. Ao mesmo tempo que os familiares esperam nunca precisar desse tipo de cuidado, eles sentem que devem economizar seus recursos em vez de gastar todo o dinheiro

---

15. Todo este trecho e os parágrafos a seguir falam de programas públicos ou da Alzheimer's Association que cobrem *home care*, centro-dia ou acompanhantes, e do alcance limitado de tais coberturas. Aqui no Brasil, temos o Programa Acompanhante de Idosos (PAI), oferecido pela Prefeitura de São Paulo. É um programa que está sendo incentivado em outras regiões, mas mesmo em São Paulo existem poucas unidades. Cuidadores devidamente treinados vão às casas das pessoas com demência e verificam se os medicamentos estão sendo tomados corretamente, assim como dão orientações nutricionais e incentivam atividades fisicas, dança e outras atividades correlatas. Os pacientes que têm condição são incentivados a fazer essas atividades na Unidade Básica de Saúde da região em que moram. O Programa de Saúde da Família leva médico, enfermeiros e técnicos de enfermagem até a casa do paciente para acompanhar o tratamento. Esses são os únicos tipos de atendimento domiciliar que há na rede pública. No entanto, sempre é importante verificar do que cada região dispõe. (N.R.T.)

em casas de repouso. No entanto, como algumas insituições públicas garantem apenas os cuidados básicos somente após a pessoa ter esgotado os próprios recursos, a família pode decidir gastar parte dos recursos da pessoa com deficiência (não do cônjuge) em cuidados temporários, mantendo registros detalhados para provar que o dinheiro foi gasto em seus cuidados. Mantenha fundos suficientes para cobrir os gastos nos primeiros meses de cuidados de enfermagem domiciliar (para garantir o acesso a um lar de idosos, por exemplo).

OS PROGRAMAS DE REPOUSO DEVEM MISTURAR PESSOAS COM PROBLEMAS DIFERENTES?[16]

Você já deve ter ouvido dizer que programas de repouso ou descanso que se especializam no cuidado para com pessoas com demência seriam melhores do que programas que misturam individuos com vários tipos de problemas de saúde. Os familiares às vezes se preocupam com o que pode acontecer se uma pessoa frágil e idosa que tem doença de Alzheimer estiver na mesma instituição que uma mais jovem e mais forte que tenha tido um AVC ou algo assim.

> A competência da equipe é mais importante do que o tipo de diagnóstico dos usuários na determinação da qualidade de um programa de cuidados.

Instituições que atendam um grupo de pessoas cujas necessidades e cujos níveis de funcionalidade sejam semelhantes podem prover com mais facilidade uma programação especializada que corresponda a suas demandas. No entanto, algumas instituições misturam, com êxito, pessoas que têm demência com aquelas que tenham sofrido alguma lesão cerebral ou tenham limitações físicas. Alguns atendem tanto pessoas mais debilitadas quanto com demência. Essas instituições podem ser bem-sucedidas porque as necessidades e o nível de funcionalidade variam entre as pessoas com um mesmo tipo de problema: o cuidado com um indivíduo mais jovem e ativo que tem a doença de Alzheimer[17]

16. No Brasil, não temos esse serviço de repouso/descanso. Podemos inferir que essas pessoas utilizam cuidados temporários. Em geral, as casas de repouso atendem pessoas acima de 60 anos, e não dispomos de um serviço específico que atenda apenas pessoas com demência e Alzheimer. São diversas as patologias encontradas nessas instituições, mas consideramos que pelo menos 60% dos casos são de demência/Alzheimer. (N.R.T.)

17. Só para ressaltar: são poucos os casos de diagnóstico precoce de doença de Alzheimer, portanto, quando o paciente é encaminhado para uma casa de repouso, geralmente já está em uma fase mais adiantada da doença e não é tão jovem. (N.R.T.)

pode ser mais parecido com o voltado a alguém que tenha sofrido traumatismo craniano do que ao de uma pessoa frágil e idosa com doença de Alzheimer. Em muitos casos, a competência da equipe é mais importante do que o tipo de problema dos usuários.

É melhor julgar um programa pela forma como ele oferece cuidado individual e analisar se você considera que seu familiar irá conseguir encaixar-se no grupo. Uma pessoa com demência pode ter grande satisfação em conduzir a cadeira de rodas de um paciente fisicamente incapacitado ou levar para alguém um prato de biscoitos. Por outro lado, um programa que oferece principalmente discussões em grupo, leitura e filmes está priorizando atividades que deixarão de fora a maior parte das pessoas com demência. Se você acha que seu familiar pode não se adaptar ou é frágil demais, exponha suas preocupações ao diretor da instituição. Alguns programas são flexíveis e tentam adaptar as atividades da pessoa a suas capacidades no momento. Um período de teste é sempre uma boa ideia. As pessoas com demência às vezes nos surpreendem com sua capacidade de se adaptar ao que é oferecido.

COMO AVALIAR A QUALIDADE DOS SERVIÇOS

A pessoa pode não ser capaz de lhe contar sobre os cuidados que recebe, portanto você deve informar-se sobre a qualidade dos cuidados que o programa proporciona. *Muitas das entidades que fazem o encaminhamento não têm informações confiáveis a respeito da qualidade dos serviços aos quais estão encaminhando o paciente.* Isso serve também para órgãos governamentais, que podem nunca ter visitado a instituição que oferece o programa. Para evitar discriminação, alguns programas de encaminhamento são obrigados a recomendar todos os programas igualmente, sem levar em conta a qualidade. Para complicar ainda mais, os assistentes sociais de hospitais frequentemente sofrem pressão por parte da instituição para encaminhar rapidamente os pacientes.

Algumas pessoas supõem que algum órgão governamental é responsável por assegurar a qualidade de programas como centro-dia para idosos e *home care*. Na verdade, o governo federal praticamente não tem controle sobre tais programas.

O fato de ter sido indicado por uma entidade não garante que um programa tenha boa qualidade, que existam padrões que ele deva alcançar ou que esteja sujeito a inspeções.

Na maioria das instituições que avaliamos, os funcionários trabalham porque amam o que fazem e proporcionam bons cuidados aos usuários. No entanto há exceções. Você deve fazer a checagem da qualidade do serviço. Sempre pergunte se a instituição tem alvará de funcionamento, por qual órgão foi emitido e se cumpre com as exigências legais. Pergunte quando foi inspecionada pela última vez e peça para ver a documentação. Faça perguntas, cheque referências e monitore os cuidados prestados, sobretudo no início. No centro-dia, pergunte sobre o preparo de refeições, supervisão de perambulação, treinamento de emergência em caso de incêndio e tipos de atividades oferecidas.

As pessoas com demência frequentemente entendem ou interpretam mal as coisas. Por isso, podem relatar negligências ou maus-tratos que na verdade não ocorreram. Investigue com cuidado queixas como "Não me deram almoço" ou "Ela fica nos espionando".

> *Mary contratou uma mulher para ficar com sua mãe em casa quando esta adoeceu. Em uma ocasião, Mary chegou em casa mais cedo do que o esperado e descobriu que a cuidadora passava a tarde toda assistindo à televisão em vez de fazer companhia à mãe dela.*

Pode ser difícil descobrir se outra pessoa está cuidando bem de seu familiar. Os cuidadores são quase sempre honestos e dedicados, e é importante que você seja substituído por algum tempo. Não deixe de procurar ajuda apenas porque se preocupa com a qualidade dos cuidados que serão prestados. Ao mesmo tempo, fique atento para problemas em potencial.

PROGRAMAS DE PESQUISA E AMOSTRAGEM[18]

O governo federal, alguns governos estaduais e algumas universidades criaram centros de pesquisa de Alzheimer e clínicas especializadas em doença de Alzheimer. Alguns órgãos federais realizam pesquisas sobre tratamentos, prevenção ou possíveis curas. Outros setores se concentram em diagnósticos, cuidados médicos e serviços educacionais para as famílias. Essas instituições estão diretamente ligadas à Alzheimer's Association. Outras não estão afiliadas a ela ou são afiliadas a diferentes programas de

18. De novo, uma seção que se refere à Alzheimer's Association, logo, que só se aplica aos Estados Unidos. (N.E.)

assistência à demência. Algumas fornecem informações sobre o descanso apenas para as famílias que atendem, e outras, para qualquer pessoa que as solicite. Essas instituições são um ótimo recurso para as famílias. O objetivo e o orçamento dessas instituições variam. A Alzheimer's Association pode orientá-lo.

CAPÍTULO 11

Você e a pessoa que tem demência

Uma doença neurodegenerativa crônica é um peso enorme para toda a família: demanda muito trabalho e sacrifícios financeiros; é preciso aceitar a realidade de que alguém que você ama nunca mais será o mesmo; as responsabilidades e as relações dentro da família são alteradas; pode gerar desentendimentos entre os familiares; você pode se sentir esgotado, desanimado, isolado, revoltado ou deprimido. E isso se prolonga interminavelmente. Você e a pessoa que tem demência, bem como outras pessoas próximas a ela, interagem como parte de um sistema familiar. Esse sistema pode ficar muito abalado por causa da doença. É importante saber quais mudanças podem ocorrer em famílias que enfrentam uma doença crônica e identificar os sentimentos que você talvez vivencie. Às vezes, o simples fato de saber que o que está acontecendo com você também aconteceu com outros pode tornar a vida mais fácil. Além disso, saber o que está acontecendo pode lhe ajudar a identificar formas de melhorar as coisas.

Quase todas as famílias cuidam se seus parentes idosos e enfermos durante o tempo que conseguem. Não é verdade que a maioria das pessoas abandona seus parentes idosos ou “despejam-nos” em casas de repouso. Estudos têm mostrado que os filhos adultos mantêm contato próximo com os pais e outros parentes idosos, ou proporcionam cuidados diretos a eles, ainda que muitos idosos não morem com os filhos. Em geral, as famílias fazem tudo o que podem, muitas vezes com grande sacrifício pessoal, para cuidar de seus idosos enfermos, antes de procurar ajuda. É claro que há famílias que não proporcionam cuidados aos familiares doentes. Algumas, por motivo de doença ou outros problemas, são incapazes de prestar cuidados; algumas poucas não querem; e há pessoas idosas que não têm família para ajudá-las. Entretanto, na maioria dos casos, as famílias lutam para fazer o melhor que podem por seus parentes idosos.

A maioria dos familiares descobre a proximidade e a cooperação quando trabalha unida para cuidar de alguém que tem demência. Às vezes, porém, a pressão de cuidar de uma pessoa gera conflitos familiares ou faz com que antigas discordâncias venham à tona. Por exemplo:

> *O senhor Higgins disse: "Não conseguimos chegar a um acordo sobre o que fazer. Quero manter mamãe em casa. Minha irmã quer colocá-la em uma casa de repouso. Nós sequer concordamos quanto ao que há de errado com mamãe".*

> *A senhora Tate disse: "Meu irmão nem telefona e se recusa até a falar sobre isso. Eu tenho que cuidar de mamãe sozinha".*

Além disso, a sobrecarga de cuidar de uma pessoa com demência pode ser exaustiva e angustiante.

> *A senhora Fried disse: "Fico deprimida, choro. Passo a noite acordada, preocupada. Sinto-me desamparada".*

Assistir ao declínio de uma pessoa próxima a você é uma experiência dolorosa. Este capítulo discute alguns dos problemas que surgem nas famílias, e o capítulo 12 aborda alguns dos sentimentos que você mesmo poderá vivenciar.

Constatamos que às vezes o cuidador, a família e os amigos não conseguem reconhecer a gravidade da doença que afetou a pessoa. Por isso, algumas famílias permitem que a pessoa more sozinha ou que continue a dirigir, mesmo que isso tenha deixado de ser seguro aparentemente. Uma avaliação exata do grau de comprometimento cognitivo da pessoa, feita por um médico especializado na doença, ajudará você a lidar com os desafios de cuidar dela.

Saiba que nem todas as suas experiências serão tristes. Muitas pessoas têm uma sensação de orgulho ao aprender a lidar com situações difíceis. Alguns familiares redescobrem uns aos outros enquanto trabalham juntos para cuidar do parente doente. Quando você ajuda uma pessoa com perda de memória a aproveitar o mundo a sua volta, você sente um prazer renovado em compartilhar pequenas coisas — como brincar com o gato ou olhar as flores. Você pode descobrir uma nova fé em você mesmo, nos outros ou em Deus. A maioria das doenças que causam demência progride lentamente, por isso você e seu familiar ainda poderão passar muitos anos juntos.

A senhora Morales disse: "Embora esteja sendo difícil, tem sido bom para mim, de muitas formas. Isso me deu a confiança de saber que posso lidar com coisas das quais meu marido sempre cuidou, e em alguns aspectos meus filhos e eu nos aproximamos quando ele adoeceu".

Como o nosso objetivo é ajudar você a lidar com seus problemas, a maior parte do que discutimos neste livro trata de sentimentos tristes e dificuldades. Sabemos que é uma visão distorcida, que reflete apenas um aspecto de como é sua vida.

Os sentimentos e os problemas que você e sua família vivenciam influenciam a todos. Entretanto, para simplificar, vamos discuti-los separadamente.

A MUDANÇA DE PAPÉIS

Papéis, responsabilidades e expectativas mudam dentro de uma família quando uma pessoa fica doente. Veja os exemplos abaixo.

Uma mulher disse: "A pior parte é lidar com as finanças. Estivemos casados durante trinta e cinco anos, e agora preciso aprender a administrar e pagar as contas".

Um homem disse: "Sinto-me um idiota lavando roupas íntimas femininas na lavanderia do prédio".

Um rapaz disse: "Meu pai sempre foi o chefe. Como posso dizer a ele que ele não pode mais dirigir?".

Uma senhora disse: "Por que meu irmão não pode me ajudar e revezar comigo os cuidados para com a mamãe?".

Os papéis são diferentes das responsabilidades, e é importante reconhecer o que os papéis significam para você e para os outros membros da família. Responsabilidades são as funções que cada pessoa tem na família. Os papéis incluem quem você é, como é visto e o que é esperado de você. O "papel" é a relação de cada um dentro da família (por exemplo, o chefe da casa, o pacificador, "a pessoa para quem todos pedem ajuda"). Os papéis são estabelecidos ao longo de muitos anos e nem sempre são fáceis de descrever. Nossos papéis são simbolizados por tarefas. Nos exemplos acima, os membros da família descrevem tanto a necessidade de aprender novas tarefas (lavar a roupa e controlar a contabilidade, por exemplo) quanto a mudança de papéis (administrador do dinheiro, dono de casa, chefe da família).

Assumir uma nova responsabilidade, como lidar com as finanças ou lavar roupas, pode ser difícil quando você também se defronta com as diversas necessidades diárias da pessoa que tem demência, com as próprias necessidades e as de sua família. No entanto, mudanças nos papéis frequentemente são mais difíceis de aceitar, e a adaptação a elas também é difícil. Compreender que as responsabilidades de cada pessoa mudam e que os papéis e as expectativas dos outros mudam também vai ajudar você a entender os sentimentos pessoais e os problemas que podem surgir em uma família. É importante lembrar que você conseguiu lidar com mudanças de papéis em outros momentos de sua vida, e que essa experiência vai lhe ajudar a adaptar-se às novas responsabilidades.

> Mudanças de papéis são frequentemente mais difíceis de aceitar ou às quais se ajustar do que mudanças de responsabilidade. Reconhecer isso pode ajudar você a entender os sentimentos e problemas pessoais que surgem em sua família.

Há muitos relacionamentos em que ocorre mudança de papel à medida que a saúde mental da pessoa se agrava. Veja os quatro exemplos a seguir:

1. *A relação entre marido e mulher muda quando um deles fica doente.* Algumas dessas mudanças podem ser tristes e dolorosas; outras podem ser experiências enriquecedoras.

> *John e Mary Douglas estavam casados havia quarenta e um anos quando Mary começou a desenvolver a demência. Ela sempre foi a principal fonte de renda da família. O salário dela pagava a maior parte das contas, e era ela quem tomava as rédeas nas decisões mais importantes. John era escritor e via a si mesmo como uma pessoa que sempre dependia da mulher. Quando ela desenvolveu a demência, ele se deu conta de que não sabia quanto dinheiro eles possuíam, qual seguro tinham e sequer como manter a contabilidade. As contas não estavam sendo pagas, mas, quando ele perguntou a Mary sobre isso, ela gritou com ele.*
>
> *Para o aniversário de casamento deles, John preparou um pequeno jantar e planejou um momento tranquilo juntos, para que*

esquecessem um pouco o que estava acontecendo. Quando ele acendeu algumas velas, ela se assustou e começou a gritar dizendo que ele estava querendo incendiar a casa. Tentando manter a paz, John apagou as velas e levou-as para a cozinha. Então Mary disse aos berros que ele a estava abandonando. John ficou irritado. Nenhum deles teve vontade de jantar naquela noite.

Não conseguir celebrar o aniversário de casamento como sempre haviam feito pareceu a John a gota d'água. Ele percebeu que Mary não podia contribuir ativamente com as celebrações nem conseguia administrar as finanças deles. Subitamente, ele se sentiu perdido. Durante todo o casamento, John havia dependido de Mary para resolver os problemas. Agora ele precisava aprender a fazer as coisas que ela sempre tinha feito, ao mesmo tempo que precisava encarar a doença dela.

Aprender novas habilidades e assumir outras responsabilidades envolvem energia e esforço e demandam mais trabalho além daquele que você já tem. Talvez você não queira assumir novas responsabilidades. Algumas pessoas que nunca lavaram roupas não querem aprender a fazê-lo; algumas delas já se depararam com suéteres encolhidos e toalhas rosadas antes de descobrir que não se deve lavar suéteres vermelhos junto com toalhas brancas. Uma pessoa que nunca cuidou das finanças pode sentir-se incapaz de controlar o dinheiro e ter medo de cometer erros graves.

Além de ter de fazer o trabalho em si, a percepção de que você deve tirar essa responsabilidade de seu cônjuge pode simbolizar todas as tristes mudanças que ocorreram. Para John, não ter conseguido celebrar o aniversário de casamento como sempre haviam feito simbolizava a perda do próprio papel no relacionamento entre eles.

> Aprender novas habilidades quando você está transtornado e cansado é difícil. Se possível, tente fazê-lo quando estiver descansado e não sob pressão.

Os cônjuges podem aos poucos perceber que estão sozinhos com os problemas, tendo perdido o parceiro com quem dividiam as tarefas. John não queria mais depender do poder de decisão de Mary. Ele de repente viu-se, aos 60 anos, por conta própria, forçado a ser independente sem ninguém para ajudá-lo. Não era à toa que ele se sentia perdido em meio a todas as tarefas que sempre transferira para ela. Contudo, ao mesmo tempo, aprender novas coisas foi lhe dando aos poucos uma sensação de realização. Ele disse: "Eu realmente me surpreendi com o fato de conseguir lidar com as coisas.

Mesmo tendo sido um transtorno, foi bom saber que eu era capaz de assumir as novas tarefas e fazê-las corretamente".

Às vezes, os problemas parecem intransponíveis porque envolvem tanto mudanças nos papéis quanto a necessidade de aprender novas atividades. Ter de desenvolver novas habilidades quando você está transtornado e cansado pode ser difícil. Além de reconhecer a angústia que pode ser causada pela mudança de papéis, você pode precisar de sugestões práticas para começar a assumir as novas responsabilidades.

Se você tiver de assumir o trabalho doméstico, talvez possa fazê-lo aos poucos e ir aprendendo com o tempo. Você pode poupar-se da frustração de almoços queimados e roupas arruinadas caso siga conselhos. A maioria das pessoas que cozinham para si e trabalham em período integral conhece muitos truques para preparar refeições rápidas e saborosas. Você pode encontrar receitas práticas *on-line* ou em livros direcionados a pessoas que moram sozinhas.

> *A senhora Stearns disse: "Sei que meu marido não consegue mais administrar o dinheiro, mas tirar dele seus cartões de débito e de crédito é como tirar o que resta de sua masculinidade. Sei que tenho de fazer isso, mas não consigo".*

Ter de tirar de um ente querido esse símbolo de independência pode ser difícil. E é ainda pior quando você não está acostumado a administrar o dinheiro.

Se você nunca teve de lidar com contas bancárias ou pagou as contas, pode ser difícil assumir essa nova responsabilidade. Na verdade, administrar as finanças da casa não é difícil, mesmo para pessoas que não gostam de matemática. Alguns bancos e programas de previdência têm funcionários que podem ajudá-lo, sem custo, e existem muitas páginas na internet que podem ensinar como fazer um orçamento e manter o controle das despesas. Se a pessoa que tem demência pagava as contas pelo celular ou pela internet, peça a alguém da família ou a algum amigo para ajudá-lo a usar os aplicativos e programas. Às vezes, o que é difícil não é a tarefa em si, mas o fato de que seu ente querido não é mais capaz de fazê-la.

O banco ou um advogado também podem ajudar você a fazer uma lista de seus ativos e débitos. Às vezes, uma pessoa foi discreta quanto a assuntos financeiros, não contou nada a ninguém, e agora não consegue se lembrar de nada.

Se você não dirige ou não gosta de dirigir e deve assumir essa responsabilidade, procure um curso de autoescola para pessoas mais velhas, para pessoas com medo de dirigir, ou um curso de direção defensiva. A vida é muito melhor quando você se sente à vontade atrás do volante.

2. A relação da pessoa que tem demência com seus filhos adultos frequentemente muda. As mudanças que ocorrem quando um filho adulto assume a responsabilidade de cuidar da mãe ou do pai são chamadas de "inversões de papéis". Achamos melhor descrever as mudanças necessárias como um deslocamento dos papéis e das responsabilidades, em que o filho ou a filha gradualmente assume mais e mais responsabilidades pelo pai ou pela mãe, enquanto os papéis permanecem mais ou menos os que sempre foram, o de progenitor e filho adulto. Essas mudanças podem ser difíceis. Você, o filho ou a filha, pode sentir tristeza e dor por causa das mudanças que vê em alguém que você ama e admira. Você pode se sentir culpado por "assumir o controle".

> *"Não consigo dizer a minha mãe que ela não pode mais morar sozinha", conta a senhora Russo. "Sei que preciso, mas, toda vez que tento falar, ela consegue me fazer sentir como uma criança desrespeitosa que fez coisa errada."*

Em graus variados, muitos de nós, ainda sentimos que nossos pais são os adultos e que nós somos as crianças, ainda que sejamos independentes e tenhamos nossas próprias famílias. Em algumas famílias, os pais parecem manter esse tipo de relacionamento com seus filhos adultos muito depois de eles amadurecerem.

Demonstre, por meio de suas ações, que você ainda respeita a pessoa que tem demência: consulte-a, fale com ela, ouça-a.

Nem todo mundo mantém uma boa relação com os pais. Se um dos pais não foi capaz de deixar seus filhos adultos sentirem-se como adultos, podem surgir infelicidade e conflitos. Então, quando esse progenitor desenvolve demência, ele pode parecer exigente e manipulador para os filhos. Você pode se sentir aprisionado. Pode se sentir usado, zangado e culpado ao mesmo tempo.

O que para você parece ser exigência pode ter outro significado para a pessoa que tem demência. Ela pode sentir que, "com uma ajudinha", conseguirá manter sua independência, talvez continuar morando sozinha. À medida que ela se sentir em declínio, talvez esse seja o único modo de reagir às próprias perdas.

Os filhos adultos com frequência se sentem constrangidos com as tarefas de cuidar fisicamente do pai ou da mãe — por exemplo, ao dar banho na mãe ou trocar a roupa íntima do pai. Procure formas de ajudá-los a manter sua dignidade, ao mesmo tempo que você lhes proporciona o cuidado necessário.

3. *Pessoas com demência devem ajustar-se às mudanças de seu papel na família.* Às vezes, isso significa abrir mão de parte de sua independência, de suas responsabilidades ou de sua liderança, mudanças que podem ser difíceis para qualquer um. A pessoa pode se sentir desanimada ou deprimida ao perceber que suas capacidades estão desaparecendo. Podem ser incapazes de mudar ou de reconhecer seu declínio.

Os papéis que as pessoas desempenharam anteriormente na família e o tipo de pessoa que elas são influenciam o modo como os seus familiares as tratarão à medida que a demência avançar. Você pode ajudar a pessoa a manter sua posição como membro importante da família mesmo quando ela não puder mais realizar as tarefas que antes realizava. Você pode continuar a consultá-la, a conversar com ela, ouvi-la (mesmo se o que ela disser parecer confuso). Deixe que ela saiba, por meio dessas ações, que ainda é respeitada.

4. À medida que as responsabilidades das pessoas com demência mudam, as expectativas e *os papéis dos membros da família em relação uns aos outros com frequência mudam também.* Suas relações e suas expectativas quanto aos membros da família são baseadas em papéis familiares que estão estabelecidos há muitos anos. As mudanças podem levar a conflitos e mal-entendidos. Ao mesmo tempo, adaptar-se a mudanças e encarar problemas podem unir os familiares, ainda que durante anos eles não tenham sido próximos.

COMPREENDENDO OS CONFLITOS FAMILIARES

A senhora Eaton disse: "Meu irmão não quer saber de mamãe agora — e ele sempre foi o favorito dela. Ele nem vem visitá-la. Quem tem de fazer tudo somos minha irmã e eu. E, como o casamento de minha irmã não está indo bem, não gosto de deixar mamãe com ela por muito tempo. No fim, tenho de cuidar de mamãe praticamente sozinha.".

O senhor Patel disse: "Meu filho quer que eu coloque minha esposa em uma casa de repouso. Ele não entende que, depois de trinta anos de casamento, não posso fazer isso com ela". O filho dele rebate: "Papai não está sendo realista. Ele não consegue lidar com ela naquela casa enorme de dois andares. Algum dia desses, mamãe vai cair. E papai tem um problema cardíaco que ele se recusa a comentar".

O senhor Vane relatou: "O irmão de minha esposa diz que, se eu a mantiver mais ativa, ela vai melhorar. Ele diz que eu deveria responder quando ela for desagradável, mas eu sei que isso só piora as coisas. Ele não mora com ela. Ele só fica no apartamento dele, de longe, me criticando".

O senhor Wilson conta: "John tem demência precoce. Ele e eu estamos juntos há treze anos e nos casamos quando a lei mudou. Eu o amo mais do que a minha vida. Acho que podemos lidar com isso, a única barreira são os pais dele. Eles o deserdaram quando fomos morar juntos, mas agora vêm visitá-lo o tempo todo. Eles negam que ele tenha demência e dizem que ele não é gay. Isso o perturba terrivelmente, e ele grita e chora".

Divisão de responsabilidades

A responsabilidade de cuidar de uma pessoa com demência às vezes é dividida de forma desigual pela família. Como a senhora Eaton, você pode estar carregando a maior parte da responsabilidade pelos cuidados para com a pessoa com demência. Há muitos motivos pelos quais é difícil dividir de forma equitativa os cuidados. Alguns membros da família podem viver longe, podem ter problemas de saúde, ser financeiramente incapazes de ajudar ou podem ter problemas com os filhos ou com o casamento.

Às vezes, as famílias aceitam estereótipos a respeito de quem deve ajudar sem de fato considerar o que é melhor. Um desses estereótipos é o de que as filhas (e noras) têm "o dever" de tomar conta dos doentes. Entretanto, elas podem já estar sobrecarregadas com os próprios afazeres e ser incapazes de assumir tal tarefa. Talvez elas tenham crianças pequenas ou um emprego de tempo integral. Há situações em que as mulheres criam, sozinhas, os filhos (e pode ser o caso de uma filha ou de uma das noras).

Papéis estabelecidos há muito tempo, responsabilidades e expectativas mútuas dentro da família, mesmo quando as pessoas não as percebem, podem ser significativos e influenciar a definição de quem tem a responsabilidade pelo familiar com demência. Por exemplo:

"Minha mãe me criou; agora, preciso tomar conta dela."

"Ela sempre foi uma boa esposa, e tenho certeza que faria o mesmo por mim."

"Quando nos casamos, ele já tinha uma certa idade. Qual responsabilidade é minha e qual é dos filhos dele?"

"Ele sempre me tratou mal, abandonou minha mãe quando eu tinha dez anos e fez um testamento deixando todo o seu dinheiro para uma entidade beneficente. Por que tenho de cuidar dele agora?"

Às vezes, as expectativas não são lógicas ou não têm base na forma mais prática ou justa de organizar as coisas. Pode haver desentendimentos de longa data entre os familiares, ressentimentos ou conflitos na família que podem ser agravados pela crise provocada por uma doença.

Alguns familiares não ajudam o tanto que poderiam ajudar apenas pelo fato de terem dificuldade para aceitar a gravidade da doença da pessoa. Outros não conseguem encará-la. É doloroso, como você sabe, ver uma pessoa tão amada declinar. Às vezes, os familiares mantêm distância pelo fato de sentirem tristeza assistindo ao declínio de um parente ou cônjuge querido. Esse afastamento, porém, pode ser encarado por outros membros da família como uma deserção à pessoa com demência.

Frequentemente um familiar assume a maior parte dos cuidados. Ele pode não revelar ao restante da família como a situação está ruim. Ele pode não querer colocar um peso nas costas dos demais ou pode não querer de fato a ajuda de ninguém.

O senhor Newman declarou: "Hesito em pedir ajuda a meus filhos. Eles querem ajudar, mas têm suas carreiras e famílias de que cuidar".

A senhora King disse: "Não gosto de pedir ajuda a minha filha. Ela sempre me diz o que acha que estou fazendo errado".

É comum outros familiares terem conceitos definidos e diversos sobre como as coisas devem ser feitas. Às vezes, isso acontece porque nem todos compreendem o que há de errado com a pessoa que tem demência, ou por que ela age do jeito que age, ou o que deve ser esperado no futuro.

No fim das contas, a família precisa aceitar que a pessoa responsável pela maior parte dos cuidados é quem deve tomar as decisões finais em relação ao uso dos serviços de um centro-dia, do *home care* ou de uma casa de repouso.

Familiares que não participam da experiência diária de conviver com uma pessoa que tem demência não sabem realmente como ela se desenvolve, e por isso podem criticar a pessoa ou não demonstrar empatia. É difícil para quem está de fora perceber como é desgastante o peso diário dos cuidados constantes. As pessoas não vão perceber como você está se sentindo a menos que você lhes conte.

Talvez alguém de sua família se oponha a seus esforços para conseguir ajuda externa. Se isso acontecer, peça a ele que ajude a tomar conta da pessoa com demência para que você possa descansar um pouco. Caso esse familiar more em outra cidade, peça a ele que frequente um grupo de apoio onde ele mora[1] ou que faça algum trabalho voluntário em um programa para pessoas com demência, para que ele possa compreender melhor o que você está enfrentando. No fim das contas, a família precisa aceitar que a pessoa responsável pela maior parte dos cuidados é quem deve tomar as decisões finais em relação ao uso dos serviços de um centro-dia, do *home care* ou de uma casa de repouso. Ocorrem menos desentendimentos quando todo mundo é informado em relação aos recursos disponíveis e às consequentes despesas.

SEU CASAMENTO

Se a pessoa com demência for um de seus pais ou dos sogros, é importante considerar o efeito da doença em seu casamento. Manter um bom casamento quase sempre é um desafio, e ter de cuidar de uma pessoa com demência pode deixar tudo muito mais difícil. Pode gerar despesas extras e consequentemente sobrar menos tempo para conversar, para passear e até mesmo para o amor. Pode significar envolvimento emocional com seus sogros, demandar mais coisas sobre as quais discordar, e o casal com o tempo pode ficar mais cansado que o normal ou ser injusto com os filhos. Talvez a pessoa com demência seja alguém difícil de lidar e conviver, desagradável ou muito exigente.

1. Existem também grupos de apoio em redes sociais na internet em que os familiares podem trocar ideias e expor suas dificuldades. (N.R.T.)

Pode ser doloroso testemunhar o avanço de uma demência progressiva. É compreensível que uma pessoa olhe para um sogro (ou a sogra) incapacitado(a) e imagine que seu cônjuge possa ficar daquele jeito. A questão em seu interior pode ser algo como "Será que vou ter de passar por tudo isso de novo?".

> É importante que o cônjuge cuidador e a pessoa com demência encontrem tempo e energia um para o outro, para conversar, passear, aproveitar o relacionamento da maneira que sempre fizeram.

O cuidador pode facilmente sentir-se dividido entre as necessidades do pai ou da mãe com demência, as expectativas dos irmãos e as necessidades e demandas de seu cônjuge e de seus filhos. É fácil descontar as frustrações e o estresse naqueles que amamos e em quem confiamos — nosso cônjuge e nossos filhos.

O cônjuge da pessoa com demência também pode criar problemas adicionais. Ele pode estar perturbado, pode criticar, ficar doente ou até mesmo abandonar seu par, agora incapacitado.

Esses problemas podem intensificar a tensão em seu casamento, por isso, se for possível, eles devem ser discutidos com todos os envolvidos. Às vezes é mais fácil.

Uma boa relação pode sobreviver por algum tempo em meio ao estresse e às dificuldades, mas acreditamos que é importante para os cônjuges encontrar tempo e energia um para o outro, para conversar, passear e desfrutar da relação da forma como sempre fizeram.

LIDANDO COM A MUDANÇA DE PAPÉIS E OS CONFLITOS FAMILIARES

Quando uma família não entra em acordo, ou quando a maior parte do peso recai sobre uma pessoa, isso aumenta os problemas entre os familiares. O desgaste de cuidar de alguém com doença crônica pode ser excessivo para o cuidador responsável. É importante contar com outras pessoas dispostas a ajudar — para lhe propiciar uma folga dos cuidados constantes, para lhe dar encorajamento e apoio, para ajudar com o trabalho e dividir a responsabilidade financeira.

Se você está sendo criticado por seus familiares e acha que eles não lhe ajudam o suficiente, não é uma boa ideia deixar seu ressentimento aflorar. Talvez caiba a você tomar a iniciativa para mudar essa situação em sua família. Quando as famílias estão em desacordo, ou quando conflitos de longa data interferem, isso pode ser difícil de fazer.

Como lidar com as mudanças de papel, frequentemente complexas e dolorosas, que são desencadeadas por uma doença neurodegenerativa crônica? Primeiro, reconheça essas mudanças como aspectos das relações familiares. Você pode se sentir menos desesperado, menos perdido, pelo simples fato de saber que os papéis nas famílias são complexos e algumas vezes não reconhecidos ou aceitos, e que as mudanças de papéis podem ser dolorosas. Aceite o fato de que determinadas tarefas podem simbolizar um papel importante na família e que o que é mais doloroso é a mudança de papel, e não exatamente o problema específico que leva a ela.

Aprenda tudo o que puder sobre a doença. Toda informação que os familiares tiverem em relação à demência influenciará na qualidade da ajuda que prestarem à pessoa e também será importante quando surgirem discordâncias relativas aos cuidados prestados. Familiares que moram em outra cidade podem frequentar os encontros de grupos nas associações de Alzheimer da região onde moram. Tente descobrir se elas existem e onde estão localizadas.

Pense sobre as diferenças entre as responsabilidades ou tarefas das quais uma pessoa com demência deve abrir mão e os papéis que ela pode continuar a exercer. Por exemplo, embora a doença de Mary não lhe permita mais apreciar jantares à luz de velas ou tomar decisões, seu *papel* como a esposa amada e respeitada de John pode permanecer. Eles ainda podem celebrar o aniversário de casamento, mesmo eliminando as velas.

Saber o que ainda pode ou não fazer é difícil para a pessoa que tem demência. É desejável, sem dúvida, que ela permaneça autossuficiente e independente o máximo possível, mas as expectativas que cercam as capacidades dela podem deixá-la incomodada e infeliz. (Às vezes, as expectativas por um bom desempenho vêm de outras pessoas, ou podem vir do próprio indivíduo.) Se ela não consegue executar sozinha uma tarefa, tente simplificar o trabalho de forma que ela ainda possa executar uma parte dele.

Aceite que as mudanças de papéis não são eventos que acontecem uma única vez, mas processos contínuos. À medida que a doença avançar, você terá de continuar a assumir novas responsabilidades. Cada vez que isso acontecer, você provavelmente voltará a vivenciar alguns dos sentimentos de tristeza e a se sentir sobrecarregado. Isso faz parte do processo de luto em uma doença crônica.

Fale sobre sua situação com outras famílias. Essa é uma das vantagens dos grupos de apoio. Talvez você ache reconfortante saber que outras famílias enfrentam mudanças semelhantes. Ria um pouco de si mesmo. Se tiver queimado o jantar ou se a pessoa cortar a carne assada de qualquer jeito, tente ver a situação com bom humor. Frequentemente, quando as famílias de pessoas com demência se reúnem, elas compartilham lágrimas e risos com tais situações.

Procure formas de ajudar o outro. Quando um filho adulto tem a maior parte da responsabilidade no cuidado diário com um pai ou uma mãe, pode precisar muito da ajuda do cônjuge com tarefas que não domina, como serviços domésticos, lavar a roupa ou fazer pequenos consertos. Pode ser necessário que o cônjuge fique com o sogro ou a sogra enquanto o filho deles está fora. Os casais com certeza precisam do amor e do encorajamento um do outro, e podem precisar da ajuda do companheiro para lidar com o restante da família.

Você pode chegar a um ponto em que o volume e as exigências de sua função como cuidador o deixarão exausto. Você precisa ser capaz de reconhecer essa situação e de tomar providências no momento necessário. Suas responsabilidades como tomador de decisões podem eventualmente incluir tomar a decisão de abrir mão de seu papel como cuidador principal.

A reunião de família

Nós realmente acreditamos que reunir a família é um dos meios mais eficazes de ajudar os familiares a lidar com a situação e fazer um planejamento. Promova um encontro da família, com a ajuda de um psicólogo ou terapeuta familiar, se achar necessário, para discutir problemas e fazer planos. Juntos, vocês podem tomar decisões bem definidas a respeito das formas de receber ajuda nos cuidados ou de cunho financeiro com base nas condições e nos recursos de cada pessoa.

Há regras básicas para uma reunião de família que vocês podem definir no início: todo mundo deve estar presente (incluindo crianças que possam ser afetadas pela decisão); cada pessoa deverá dizer o que achar necessário, sem ser interrompida; e todo mundo deverá ouvir o que os demais têm a dizer (mesmo que não concorde).

Se os familiares discordarem sobre o que há de errado com a pessoa, ou sobre como conduzir os cuidados para com ela, talvez seja útil que eles leiam este livro e outros materiais, impressos ou baixados da internet, sobre a doença específica, e também pedir ao médico para conversar com eles. É surpreendente a quantidade de vezes que a informação correta reduz a tensão dentro da família.

Informações corretas reduzem a tensão entre os membros da família.

Seguem algumas perguntas que os familiares devem fazer uns aos outros quando estiverem reunidos. Quais são os problemas? O que cada um está fazendo no momento? O que precisa ser feito e quem pode fazê-lo? Como uns podem ajudar os outros? O que significam as mudanças para cada um de vocês? Algumas das questões práticas que talvez precisem ser discutidas aqui: Quem será responsável pelos cuidados diários? Isso significa abrir mão de sua privacidade? Não poder mais convidar os amigos? Não poder mais tirar férias? Isso significa que os pais esperarão um comportamento mais adulto dos filhos, porque estarão ocupados com a pessoa que tem demência? Quem vai tomar a decisão de colocar o pai ou a mãe em uma instituição? Quem ficará responsável pelo dinheiro da pessoa?

Se a pessoa que tem demência e seu cônjuge saudável se mudarem para a casa de um filho ou uma filha, qual será o papel desse companheiro na família? Ficará responsável pelos netos? Haverá duas pessoas usando a cozinha? Uma família expandida pode ser enriquecedora, mas também pode criar tensões. Antecipar e discutir de antemão áreas de potencial desentendimento pode tornar mais fáceis as coisas.

Também é importante falar sobre várias outras áreas práticas nas quais as relações familiares podem se tornar problemáticas. Pode parecer insensível sequer pensar em questões de dinheiro ou de herança quando uma pessoa querida está doente, mas as preocupações financeiras são importantes, e questões sobre quem ficará com a herança são fatores reais — embora muitas vezes silenciados — na determinação da responsabilidade de um membro da família. Elas podem ser a causa por trás de muita amargura. As questões de dinheiro devem ser discutidas às claras. Faça a si mesmo as seguintes perguntas:

- *Todos sabem de quanto dinheiro e de que herança estão falando?* De forma surpreendente, é comum que um filho pense algo como "Papai tem aquelas ações que comprou faz vinte anos, tem a casa dele e tem a aposentadoria; deve ter uma situação bem confortável", enquanto o outro filho, que está tomando conta do pai, sabe que "A casa precisa de um telhado novo e uma nova caldeira, aquelas ações antigas de uma empresa de petróleo não têm valor nenhum, e a aposentadoria nem daria para ele sobreviver, por isso tenho que pagar do meu bolso os remédios dele".
- *Existe um testamento?* Alguém sabe ou suspeita de que foi injustiçado no testamento? Algum membro da família sente que outros estão ávidos pela herança em dinheiro, pelas propriedades ou pelos bens? Esse cenário não é incomum, e é mais fácil lidar com ele quando discutido

abertamente. Ressentimentos escondidos fermentam e podem emergir como conflitos na hora em que é preciso decidir questões relativas ao cuidado diário para com a pessoa com demência.

- *Quanto custa cuidar da pessoa que tem demência e quem está pagando essas contas?* Quando uma família cuida de uma pessoa em casa, há muitos custos "ocultos" a considerar: alimentação especial, medicação, trincos de segurança para as portas, acompanhante, transporte, outra cama e uma cômoda no piso térreo, barras de apoio no banheiro, talvez o custo de não trabalhar para poder prover os cuidados, entres outros.
- *Todos sabem quanto custa cuidar de uma pessoa com demência em uma instituição, e todo mundo sabe quem é legalmente responsável por esses custos?* (Discutiremos os custos da casa de repouso no capítulo 15.) Às vezes, quando uma filha diz "Mamãe precisa internar papai em uma casa de repouso", ela não percebe que isso pode ter sérias consequências financeiras.
- *Alguém da família acha que o dinheiro foi dividido de forma desigual no passado?* Por exemplo, "Papai pagou a faculdade para o meu irmão e lhe deu o dinheiro para a entrada da casa. Mas agora meu irmão não quer ficar com ele, e eu preciso arcar com todo o trabalho — e o custo — de cuidar do papai".

Há pessoa que dizem: "Não vou conseguir de jeito nenhum reunir toda a minha família para falar dessas coisas. Nem pelo telefone meu irmão discute esse assunto. E, se nos reuníssemos, sairia uma briga enorme!". Se você sente que sua família é assim, talvez fique desencorajado. Embora precise da ajuda dela, você pode se sentir num beco sem saída por acreditar que ela não vai ajudar. Não é raro que uma família necessite da ajuda de um profissional externo — um conselheiro ou um amigo em comum — para ajudar a resolver os problemas, de forma a chegar a uma solução justa (veja as páginas 331-334).

Uma das vantagens de procurar aconselhamento é que o profissional pode ouvir de forma objetiva e ajudar a família a manter a discussão centralizada nos problemas enfrentados agora, impedindo que se desvie para antigas discussões. Um advogado pode ser capaz de intervir em seu nome e convencer todos os envolvidos com argumentos embasados a respeito da necessidade de reunir os familiares para discutir questões importantes para todos. Às vezes, um advogado de família pode ajudar. Se você procurar ajuda profissional, escolha um advogado que esteja genuinamente interessado em ajudar a resolver os conflitos, e não em ajudar você a litigar contra sua própria família. Se ela estiver com dificuldades e você chamar uma terceira pessoa para ajudar, é importante deixar claro logo no início que essa pessoa não vai tomar partido de ninguém.

Você precisa de sua família. Essa é uma oportunidade excelente para colocar de lado antigos conflitos pelo bem da pessoa que tem demência. Se vocês não conseguem resolver todas as discordâncias, talvez você possa, em uma discussão, encontrar uma ou duas coisas nas quais concordam. Isso irá encorajar todo mundo, e a próxima reunião poderá ser mais fácil.

As regras básicas para uma reunião de família são: todo mundo comparece; cada pessoa diz o que tem a dizer, sem interrupção; e todo mundo ouve o que os demais têm a dizer. Um conselheiro pode ouvir objetivamente e ajudar a família a manter a discussão focada nos problemas de agora, e não em desentendimentos antigos.

QUANDO VOCÊ VIVE EM OUTRA CIDADE

"Meu pai cuida de minha mãe. Eles vivem a 1.600 quilômetros de distância de nós, o que dificulta ir e voltar com frequência. Acho que ele esconde a gravidade da situação. É terrível estar tão longe, sinto-me culpado e impotente."

"Eu sou só a nora e não posso me meter muito. Eles não tiveram um bom diagnóstico. Eles continuam indo no velho médico de família. Tenho medo de que haja alguma outra coisa errada com ela. Mas, toda vez que toco no assunto, eles fingem que não ouviram."

Morar longe da pessoa que tem demência e do responsável pelos cuidados diários dela cria problemas especiais. Os familiares que estão distantes preocupam-se tanto quanto aqueles que estão perto de casa, e frequentemente sentem-se frustrados e impotentes. Eles temem por não saber o que realmente está se passando, que o cuidador não tenha obtido o melhor diagnóstico ou que ele tenha procedido de maneira inadequada. Podem se sentir culpados por não estar por perto quando a família precisa deles.

No início, pode ser mais difícil observar e aceitar a severidade das limitações de uma pessoa quando vocês não se veem com frequência. Pessoas que moram em outra cidade têm dificuldade para reconhecer que existe algo errado, pois os pequenos problemas que ocorrem no início da demência podem ser mascarados pelo entusiasmo e pela agitação causados pela visita de alguém de fora. Mais tarde, o choque de ver o quanto ela declinou pode ser desolador.

Seu apoio à pessoa que provê o cuidado diário é, provavelmente, a contribuição mais importante que você pode dar ao familiar com demência. A doença que causa a demência geralmente se prolonga por muitos anos. É necessário que haja uma cooperação familiar para essa longa jornada. A pessoa que atua como cuidadora pode rejeitar suas sugestões em um primeiro momento e, no entanto, aceitá-las mais tarde.

Proporcione um descanso ao cuidador. Talvez seja possível trazer a pessoa com demência para passar algumas semanas em sua casa, ou você pode ficar com ela enquanto o cuidador tira férias. Mudar a pessoa com demência para outra casa pode ser um transtorno, mas, sobretudo no início, pode servir como "férias", tanto para ela quanto para o cuidador.

Se você vive muito longe da pessoa com demência, envie vídeos em que você aparece para manter o contato com ela. Contrate um acompanhante para que o cuidador possa sair; mande uma mensagem para ela toda semana ou ligue todo dia no mesmo horário. Fale só um minuto — diga apenas um "oi", e não espere que ela seja capaz de manter uma longa conversação.

QUANDO VOCÊ NÃO É O CUIDADOR PRINCIPAL, COMO PODE AJUDAR?

As famílias estadunidenses não costumam abandonar seus parentes idosos nem os familiares costumam abandonar uns aos outros.[2] Apesar das diferenças, em geral as pessoas resolvem suas discordâncias o suficiente para unir-se e enfrentar a longa jornada.

Há muitas coisas que os familiares podem fazer. O cuidador pode precisar de um telefonema diário; de um acompanhante que lhe permita sair uma

2. Não deveria acontecer, mas infelizmente existem casos de idosos abandonados. Aqui no Brasil há o Estatuto da Pessoa Idosa, que preceitua que os filhos são responsáveis pelo atendimento e pelo suprimento de seus pais. Assim que se identifica a família de um idoso abandonado, ela é julgada com base nos artigos do Estatuto da Pessoa Idosa. Mas esses casos não representam a maioria, e sim uma pequena faixa da população, geralmente com menor poder aquisitivo em relação às dificuldades de atender o idoso – faltam locais públicos em que ele possa ficar durante uma parte do dia ou em período integral, e geralmente a família precisa trabalhar. No caso de famílias com maior poder econômico, é normal que elas cerquem o idoso com diversos profissionais, que acabam fazendo a vez da família; por exemplo, uma cozinheira (ou um cozinheiro), motorista, diarista, cuidador contratado e outros. (N.R.T.)

noite por semana; de alguém que possa acudir na hora em que as coisas ficam difíceis; apenas de um ombro amigo.

Mantenha-se em contato. Mantenha comunicação com o cuidador principal. Isso vai ajudar você a perceber quando ele precisar de mais ajuda. Os cuidadores lidam melhor com a situação e têm menos estresse quando se sentem amparados por pessoas queridas. O que os ajuda a enfrentar melhor a situação não é apenas o quanto de ajuda recebem, mas principalmente sentir-se bem amparados.

Evite criticar. Críticas negativas geralmente não levam a uma mudança construtiva. Ninguém gosta de ser criticado, e tendemos a ignorar críticas. Se precisar dizer algo, avalie se sua crítica será válida. Se você não mora perto, procure compreender completamente o problema.

Aceite que o cuidador principal deve tomar as decisões finais. Embora você sempre possa oferecer ajuda e sugestões, a pessoa que presta os cuidados diariamente deve ser responsável por decidir aspectos, como o uso de ajuda externa e se um profissional pode continuar a prestar os cuidados.

> Os cuidadores lidam melhor com a situação quando têm ajuda da família e se sentem amparados.

Assuma o trabalho de procurar ajuda. Os cuidadores às vezes ficam tão sobrecarregados que não têm condições de procurar um acompanhante ou um programa de centro-dia, melhores cuidados médicos, equipamento de apoio ou ajuda para si próprio. Até mesmo encontrar um local para descanso pode demandar muitos telefonemas ou buscas pela internet. Assuma esse trabalho e seja carinhoso e solidário ao tentar convencer seu familiar a usar uma ajuda temporária.

Informe-se. Você pode ser mais útil se compreender tanto a doença quanto tudo o que o cuidador está passando. Há livros excelentes que descrevem as doenças demenciais, e há muitos *sites* e *blogs* que abordam o trabalho de cuidar de alguém com demência. Participe de grupos de apoio *on-line*. Compareça a reuniões de apoio a familiares em sua comunidade; nelas, você pode conhecer outros familiares que também moram longe e, conversando com cuidadores, descobrir de que modo seus parentes que moram longe os ajudaram. Evite a tentação de ignorar o problema. Tais doenças são tão arrasadoras que toda a família precisa unir-se.

Ligue para o médico da pessoa doente e para outros profissionais de saúde que a avaliaram. Caso tenham disponibilidade, faça perguntas diretas (veja o capítulo 2). Se tiver alguma dúvida em relação ao diagnóstico, à adequação da avaliação ou ao curso provável da doença, pergunte aos profissionais que conhecem a pessoa.

Assuma tarefas que a pessoa com demência costumava executar. Faça a contabilidade, leve o carro à oficina mecânica, prepare uma refeição.

Proporcione tempo livre ao cuidador. Cuide de seu familiar durante um fim de semana, uma semana ou alguns dias, para que o cuidador possa descansar um pouco. Algumas sucursais da ABRAz podem lhe ensinar aspectos básicos dos cuidados antes de você assumir a tarefa. Não apenas é valioso para o cuidador poder tirar uma folga, mas isso vai aproximar você e a pessoa com demência ainda mais. Faça atividades que sejam terapêuticas e divertidas para ela: caminhe com ela, leve-a para almoçar fora, brinquem juntos com o cachorro ou olhem vitrines.

Consiga ajuda se você mesmo não puder oferecê-la. Pode ser possível obter serviços de acompanhantes e de centro-dia para idosos. Você também pode pagar alguém para fazer compras, mandar consertar o carro ou pesquisar recursos.

A PRESTAÇÃO DE CUIDADOS E SEU EMPREGO

Muitos cuidadores lutam para conciliar os cuidados com a pessoa com demência e um emprego de tempo integral ou parcial. Essa demanda dupla pode gerar uma sobrecarga. Alguns cuidadores precisam tirar folga do emprego cada vez que ocorre um problema. Às vezes, quando não há escolha, ele se vê obrigado a deixar a pessoa com demência sozinha, ainda que isso não seja seguro. Mesmo aqueles que usam um programa de centro-dia para idosos ou um acompanhante confiável enfrentam problemas e necessidades adicionais. Por exemplo, quando a pessoa com demência fica acordada e ativa de noite, o cuidador perde o sono.

> Se você está pensando em abandonar o emprego para proporcionar cuidados em tempo integral à pessoa, analise com atenção as opções.

Se você está pensando em abandonar o emprego para proporcionar cuidados em tempo integral à pessoa, analise com atenção suas opções. Alguns cuidadores ficam mais estressados e deprimidos depois de deixar o emprego. Os cuidados em período integral exigirão que você aguente os comportamentos irritantes da pessoa afetada o tempo todo, e podem lhe deixar mais isolado e mais preso do que quando você saía de casa regularmente para trabalhar. Sair do emprego também gera uma perda significativa da renda. Como consequência, pode atrapalhar sua carreira e fazer com que você deixe de atualizar-se em sua profissão. Voltar ao mercado de trabalho depois de vários anos cuidando de uma pessoa pode ser difícil. Haverá uma vaga para você? Você terá perdido a condição de sênior ou benefícios? Tudo isso deve ser avaliado.

Antes de tomar a decisão de sair, discuta as opções com seu empregador. Seria possível um horário mais flexível? Trabalhar remotamente? Compartilhar o trabalho? A família disponibiliza tempo para isso? É possível obter uma licença remunerada ou não remunerada? Alguns filhos dedicados acreditam que uma casa de repouso é a escolha mais acertada tanto para si quanto para a pessoa que tem demência.

SEUS FILHOS

Ter crianças ou adolescentes em casa pode gerar problemas específicos. Eles também têm uma relação com a pessoa afetada pela demência e têm sentimentos complexos — que podem não demonstrar — em relação à doença do familiar e aos papéis desempenhados na família. Os pais geralmente se preocupam com o efeito que o contato de uma pessoa com demência pode ter nas crianças. É difícil saber o que dizer a uma criança sobre o comportamento "estranho" do pai, da mãe, do avô ou da avó. Os pais podem temer que elas aprendam comportamentos indesejáveis com a pessoa que tem demência.

> É bom para as crianças receber uma explicação sobre o que está acontecendo com a pessoa que tem demência.

Em geral, as crianças sabem o que está acontecendo. Elas são observadoras excelentes e, por mais que os adultos tentem esconder as coisas, quase sempre elas pressentem que há algo errado. Felizmente, elas são incrivelmente resilientes. Uma explicação honesta do que está acontecendo com a pessoa que tem uma doença neurodegenerativa, em linguagem acessível, é benéfica até mesmo para crianças pequenas. Isso as ajuda a não ter medo. Tranquilize-as, garantindo que a doença não "pega", como a gripe, e que não é provável que elas ou os próprios pais venham a tê-la. Diga claramente que a doença não foi causada por nada que ela tenha feito. Às vezes, as crianças secretamente acham que têm culpa pelo que acontece na família.

Um pai colocou um punhado de feijões sobre a mesa diante do filho pequeno e, enquanto explicava a doença do avô, foi tirando alguns grãos: "O vovô tem uma doença, e é por causa dela que ele faz as coisas que faz. Não é uma doença que pega nos outros. Nenhum de nós vai ficar como ele. É como quebrar uma perna, só que foram pedacinhos do cérebro do vovô que quebraram. Ele não vai melhorar. Esse pedacinho do cérebro do vovô quebrou, e então ele não lembra o que você acabou de contar; este pedacinho quebrou, então ele esquece como usar os talheres quando come; este pedacinho quebrou, então é fácil ele ficar bravo. Mas ele ainda tem esta parte, que é a parte do amor".

É melhor que as crianças se envolvam ativamente no que acontece na família e que também encontrem meios para ajudar. Crianças pequenas costumam reagir bem a pessoas com demência, com as quais podem estabelecer relações especiais e carinhosas. Tente criar uma atmosfera na qual a criança possa fazer perguntas e expressar abertamente seus sentimentos. Lembre-se de que as crianças também sentem tristeza e vivem o luto, mas elas também podem gostar do comportamento infantil da pessoa com demência sem sentir qualquer tristeza. Quanto mais familiarizado você se sentir em relação à doença, mais fácil será explicá-la a seus filhos.

> As crianças pequenas frequentemente se dão bem com pessoas com demência e podem estabelecer relacionamentos especiais e amorosos com elas.

As crianças podem precisar de ajuda em relação a como responder a provocações dos colegas referentes ao parente "estranho". Caso a criança imite algum comportamento indesejável da pessoa, é improvável que isso dure muito tempo, e é importante não dar importância ao fato e garantir que ela receba carinho e atenção suficientes.

Explique-lhe com clareza (provavelmente várias vezes) que o familiar tem uma doença e não consegue controlar o que faz, mas que ela (a criança) pode controlar o comportamento e precisa fazê-lo. Diga a ela o que deve dizer aos amigos.

Os jovens podem sentir medo do comportamento estranho e inexplicável. Às vezes, preocupam-se com a possibilidade de que algo que fizeram ou que venham a fazer piore o estado da pessoa. É importante discutir tais preocupações e tranquilizar os jovens.

Uma família com filhos dos 10 aos 16 anos de idade compartilhou conosco os seguintes pensamentos, baseados em sua própria experiência:

- Não suponha que você sabe o que os mais jovens estão pensando.

- Crianças, até mesmo pequenas, também sentem pena, tristeza e empatia.
- Converse frequentemente com as crianças sobre o que está acontecendo.
- Os efeitos dessa doença persistem por muito tempo depois que a pessoa foi para uma casa de repouso. Reúna as crianças depois disso e continue a discutir as coisas.
- Faça um esforço para envolver todas as crianças igualmente no cuidado à pessoa. Pode ser difícil para elas ter de assumir a responsabilidade de ajudar, ou elas podem se sentir excluídas. Participar nos cuidados lhes confere senso de responsabilidade.
- Quem estiver mais envolvido com a pessoa que tem demência, seja o pai ou a mãe, precisa estar ciente dos sentimentos das crianças, e de como sua própria dor e angústia pode afetá-las. Às vezes, os pais estão muito sobrecarregados com os próprios problemas e se esquecem das necessidades dos filhos.

Talvez o maior problema quando há crianças na casa seja que o tempo e a energia dos pais estejam divididos entre a pessoa que tem demência e as crianças — e nunca são suficientes para nenhum deles. Para lidar com essa carga dupla, você vai precisar de toda a ajuda disponível — ajuda do resto da família, de alguma comunidade — e tempo para recarregar a própria carga emocional e física. Você pode ficar dividido entre negligenciar as crianças ou a pessoa com demência, que às vezes é "infantil" e exigente.

> Você precisará de toda a ajuda disponível: a ajuda do restante da família, os recursos da comunidade e um tempo longe para repor suas próprias energias emocionais e físicas.

Seu dilema pode piorar à medida que o estado da pessoa piorar. Ela pode precisar de muito mais cuidados, e isso pode ser tão problemático que as crianças não se sentirão à vontade em casa. Você pode não ter a energia física ou emocional para atender às necessidades das crianças ou dos adolescentes e da pessoa que tem demência. As crianças que crescem num cenário desse podem sofrer como resultado da doença da pessoa.

Você pode ter de tomar a dolorosa decisão de colocar a pessoa em uma casa de repouso, a fim de criar um ambiente melhor para as crianças. Se tiver de encarar tal decisão, você e seus filhos devem discutir o que precisa ser feito, analisando o que as alternativas significarão para cada membro da família. "Nós teríamos menos dinheiro para ir ao cinema, mas papai não ficaria gritando a noite toda." "Teríamos que nos mudar daqui e mudar de escola, mas vocês poderiam trazer os amigos para casa." Evite dar às crianças a impressão de que a medida está sendo tomada só com base nas necessidades delas. Informe-as de que a decisão foi tomada porque era a melhor coisa para todos na família.

O apoio de um médico, de um psicólogo ou terapeuta familiar pode ser útil nesses momentos. As famílias geralmente acham mais fácil tomar decisões quando sabem que não estão sozinhas.

Adolescentes

Os adolescentes podem sentir vergonha do comportamento "esquisito" da pessoa com demência e, por isso, relutar em levar amigos para casa, ressentir-se das demandas impostas a você pela pessoa ou ficar magoados pelo fato de ela não se lembrar deles. Também podem ser extraordinariamente compassivos, solidários, responsáveis e altruístas. Alguns adolescentes têm um senso humanitário e uma generosidade que podem ser úteis e reconfortantes. Com certeza, adolescentes têm sentimentos contraditórios. Assim como acontece com você, eles podem ficar tristes ao ver alguém que amam mudar drasticamente, ao mesmo tempo que ficam ressentidos ou envergonhados. Os sentimentos contraditórios levam a ações contraditórias que, às vezes, intrigam os demais familiares. A adolescência é um período difícil para eles, com ou sem adversidades em casa. No entanto, muitos adultos recordam que compartilhar os problemas familiares nessa fase ajudou em seu amadurecimento.

Procure fazer com que seu filho adolescente compreenda a natureza da doença e o que está acontecendo. Seja honesto com ele a respeito da situação. Explicações dadas de forma carinhosa ajudam muito. Raramente é benéfico para os filhos tentar protegê-los. Inclua o adolescente em discussões familiares, grupos e palestras com profissionais da saúde, para que ele também compreenda o que está acontecendo.

Reserve, para você e seu filho adolescente, algum tempo longe da pessoa com demência, quando você não estiver exausto ou contrariado, para manter uma boa relação com seu filho e ouvi-lo. Lembre-se de que ele tem uma vida própria, que não tem ligação alguma com a doença e a situação. Tente criar um espaço isolado da pessoa com demência, para seu filho adolescente e os amigos dele conviverem.

Talvez você esteja menos paciente e mais sensível por conta do que está enfrentando. Por isso, reservar alguns momentos de descanso também pode ajudá-lo a ter mais paciência com os filhos.

Se os seus pais (ou apenas um dos dois) se mudarem para a sua casa, deve ficar bem claro, para eles e para seus filhos, que quem faz as regras e quem disciplina as crianças é você (e seu cônjuge). Se o idoso sofre de perda de memória, é importante evitar conflitos e informar a seus filhos o que é esperado deles. O adolescente pode dizer algo como "Vovó disse que não posso namorar" ou "Vovô disse que tenho que desligar a televisão". Saber de antemão como você irá reagir facilita as coisas para você e para seu filho.

> Se os seus pais (ou apenas um dos dois) se mudarem para a sua casa, deve ficar bem claro, para eles e para seus filhos, que quem faz as regras e quem disciplina as crianças é você (e seu cônjuge).

Quando a pessoa com demência tem filhos adolescentes, é como se esses jovens perdessem um dos pais em um momento crítico de suas vidas. Ao mesmo tempo, eles precisam lidar com a doença e seus problemas intermináveis. Eles também podem sentir que estão perdendo o sobrevivente do casal (pode ser o pai ou a mãe), caso este esteja tomado pela dor e totalmente ocupado com os cuidados de seu cônjuge.

Nessa situação, talvez você enfrente problemas quase insuperáveis. Você deve conseguir ajuda suficiente para manter a própria saúde mental e física e continuar a cuidar de seus filhos. Os adolescentes às vezes se sentem mais à vontade com estranhos do que com os pais, por isso peça a algum parente, a um professor ou treinador para assumir o papel de "amigo especial". Algumas sucursais da ABRAz oferecem grupos de apoio especificamente para adolescentes e jovens.

Existem livros e páginas na internet sobre demência voltados para crianças e adolescentes.

CAPÍTULO 12

De que modo cuidar de uma pessoa com demência afeta você

Os familiares nos contam que vivenciam muitos sentimentos enquanto cuidam de uma pessoa com demência. Eles se sentem tristes, desanimados e sozinhos. Sentem raiva, culpa e desesperança. Sentem-se cansados e deprimidos. Também relatam sentirem-se esperançosos, satisfeitos e mais próximos de seu familiar. Em meio à realidade de uma doença crônica, a angústia emocional é justa e compreensível. Às vezes, os familiares de pessoas com demência sentem-se esmagados por suas emoções.

As emoções humanas são complexas e variam de pessoa para pessoa. Neste capítulo, tentaremos evitar simplificar demais os sentimentos ou oferecer soluções simplistas. Nosso objetivo é fazê-lo lembrar que não é incomum vivenciar muitos sentimentos ao mesmo tempo.

REAÇÕES EMOCIONAIS

As pessoas têm modos diferentes de lidar com suas emoções. Algumas vivenciam cada sentimento de forma muito intensa; outras não. Às vezes, elas pensam que certos sentimentos são inaceitáveis — que não deveriam tê-los ou que, se os tiverem, ninguém irá entendê-los. Outras vezes, elas se sentem sozinhas com suas emoções.

As pessoas podem ter sentimentos contraditórios. Pode-se tanto amar quanto odiar a mesma pessoa, ou pode-se querer manter um familiar em casa e, ao mesmo tempo, querer colocá-lo em uma casa de repouso. Ter sentimentos contraditórios pode não parecer lógico, mas é comum. Frequentemente as pessoas não percebem que seus sentimentos são contraditórios.

As pessoas podem temer sentir emoções muito fortes, talvez porque tais sentimentos sejam desconfortáveis, ou porque receiem ser capazes de fazer algo precipitado, ou porque estejam preocupadas com o que os outros vão pensar delas. Essas e outras reações a nossos sentimentos não são incomuns. Na verdade, a maioria de nós terá reações semelhantes em algum momento.

> Muitas pessoas não percebem que têm sentimentos contraditórios, embora seja comum tê-los.

Não acreditamos que exista um modo "certo" de lidar com as emoções. Acreditamos que é importante reconhecer como você se sente ao tentar compreender a razão de sentir-se assim, pois isso pode afetar seu discernimento. Sentimentos não identificados e não aceitos podem influenciar as decisões que uma pessoa toma. Você deve identificá-los e aceitá-los — em relação a si mesmo e aos outros —, mas pode optar por expressá-los ou não, ou agir movido por eles, e pode escolher quando e onde fazer isso.

Algumas pessoas acham que não expressar os sentimentos pode causar doenças "relacionadas ao estresse". Suponha que você se irrite frequentemente com o comportamento da pessoa que tem demência, mas decida não gritar com ela porque isso piora o comportamento dela. Será que você vai ter enxaquecas, hipertensão ou erupções cutâneas? A ideia de que reprimir os sentimentos faz mal é muito difundida, mas há pouca evidência que a sustente. As causas de problemas como dor de cabeça, pressão alta e ansiedade são complexas. Pergunte a seu médico o que pode fazer a respeito, como praticar exercícios, meditação ou ioga. Acreditamos que, se as famílias reconhecerem e aceitarem os comportamentos irritantes das pessoas com demência como sintomas da doença, elas vão se sentir menos frustradas e irritadas e poderão cuidar melhor de seus entes queridos.

> Identificar e aceitar seus sentimentos lhe ajudará a fazer escolhas melhores a respeito de quando e onde expressá-los e quando agir movido por eles.

Lembre-se de que cada pessoa e cada família são diferentes. Você pode não ter esses sentimentos. Nós os discutimos para ajudar os familiares que se sentem com raiva ou desanimados, cansados ou tristes, e assim por diante. Em vez de ler todo este material, talvez você prefira consultar uma seção específica quando sentir que ela pode ajudar você.

Raiva

É compreensível que você se sinta frustrado e com raiva; com raiva por isso ter acontecido com você, com raiva por ter de ser você o cuidador, com raiva dos outros que parecem não ajudar, com raiva da pessoa que tem demência por causa de seu comportamento irritante, com raiva de estar preso a essa situação.

Algumas pessoas que têm demência desenvolvem comportamentos que são extremamente irritantes, com os quais pode parecer impossível conviver. É compreensível que você fique com raiva e que às vezes reaja gritando ou discutindo.

> *A senhora Palombo sentiu que era errado ficar com raiva do marido. Eles tiveram um bom casamento, e ela sabia que ele não podia se controlar agora que estava doente. Ela conta: "Fomos jantar na casa de minha nora. Nunca me senti à vontade com ela, de modo algum, e acho que ela não entende o que está acontecendo com Joe. Assim que chegamos à porta, Joe olhou ao redor e disse 'Vamos para casa'. Tentei explicar a ele que ficaríamos para o jantar, mas ele só respondeu 'Nunca gostei daqui. Vamos para casa!'*
>
> *"Sentamo-nos para comer, e estava todo mundo tenso. Joe não falava com ninguém e não queria tirar o chapéu. Assim que o jantar terminou, ele quis ir embora. Minha nora se fechou na cozinha e começou a fazer barulho com os pratos. Meu filho me levou para o escritório, e o tempo todo Joe berrava 'Vamos embora daqui antes que ela nos envenene!'.*
>
> *"Meu filho disse que eu estava deixando Joe arruinar minha vida, que não havia motivo para o pai agir daquele modo, que aquilo não era doença e que ele, na verdade, havia ficado maldoso com a idade. Ele disse que eu precisava fazer algo.*
>
> *"Então, entramos no carro para voltar para casa, e durante o caminho todo Joe berrou comigo por causa da forma como eu dirigia, como ele sempre faz. Assim que chegamos em casa, ele começou a me perguntar que horas eram. Eu disse 'Joe, por favor, fique quieto. Vá ver televisão!'. Aí ele disse 'Por que você nunca fala comigo?'. Nesse momento, eu comecei a gritar com ele, e gritei e gritei."*

Episódios como esse desgastam até as pessoas mais pacientes. Parece que eles sempre começam quando estamos mais cansados. As coisas que mais irritam parecem pequenas — mas vão se acumulando dia após dia.

> *O senhor Jackson conta: "Nunca me dei lá muito bem com minha mãe, e, desde que ela veio morar conosco, tem sido terrível. Ela acorda no meio da noite e começa a fazer as malas".*

> *"Eu me levanto e digo a ela 'Estamos no meio da noite, mãe', e tento explicar a ela que agora ela mora aqui; mas fico pensando: se eu não dormir, não vou conseguir fazer nada no trabalho amanhã.*
> *"Ela diz que tem de ir para casa, e eu digo que ela mora aqui, e toda noite começa uma briga às duas da manhã."*

Às vezes, uma pessoa que tem demência pode fazer algumas coisas muito bem e não ter o mesmo desempenho em tarefas aparentemente idênticas. Ou ela faz algo quando outra pessoa pede, mas não quando quem pede é você. Quando você acha que ela pode fazer mais do que faz, ou que está apenas encenando para "tirar você do sério", isso pode ser irritante. Por exemplo:

> *A senhora Graham diz: "Na casa de minha irmã, ela consegue colocar as coisas na lava-louças e pôr a mesa sem problema algum, mas na minha casa ela se recusa a fazer isso ou faz uma tremenda confusão. Fico achando que é porque eu trabalho e ela sabe que volto cansada para casa."*

Geralmente a pessoa responsável pela maior parte dos cuidados para com a pessoa com demência sente que outros familiares não ajudam o suficiente, que só criticam ou que deveriam fazer mais visitas. Pode ser que você acumule muita raiva por causa desses sentimentos.

Haverá ocasiões em que você vai ficar irritado com os médicos e com outros profissionais. Às vezes, a raiva dirigida a eles é justificada. Outras vezes, talvez você perceba que eles estão fazendo o melhor que podem, mas ainda assim poderá ficar furioso com eles.

Pessoas religiosas podem se perguntar por que Deus permitiu que isso acontecesse com elas. Podem achar que é um pecado terrível sentir raiva de Deus ou podem temer ter perdido a fé. Tais sentimentos podem privá-los da força e do conforto que a fé oferece exatamente quando ela é mais necessária. Enfrentar tais questões é parte da experiência da fé.

> *Um homem que era orientador em uma congregação religiosa declarou: "Pergunto-me como Deus pode fazer isso comigo. Não tenho sido perfeito, mas tenho feito o melhor que posso. E amo minha esposa. Mas então penso que não tenho o direito de questionar Deus. Para mim, é a parte mais difícil. Acho que devo ser uma pessoa muito fraca para questionar Deus".*

Nunca permita que alguém o faça sentir-se culpado por ficar com raiva de Deus. Há muitos artigos ponderados e significativos discutindo temas como o sentimento de raiva por Deus ou questionando como Ele pode permitir que nos aconteça algo assim. Muitas pessoas já debateram tais questões. Uma conversa franca com seu mestre espiritual, com um padre, um sacerdote, um imã ou um rabino pode ser reconfortante. Lembre-se de que é humano sentir raiva quando somos confrontados com os fardos e as perdas que acompanham uma doença neurodegenerativa.

Expressar sua raiva diante da pessoa com demência poderá fazer o comportamento dela piorar. A doença pode impedi-la de reagir à sua ira de forma racional. Talvez o comportamento dela melhore caso você encontre outros modos de lidar com suas frustrações e, ao mesmo tempo, com os problemas em si.

> É compreensível sentir raiva de vez em quando, ao enfrentar desafios e perdas causados pela demência.

O primeiro passo para lidar com a raiva é saber o que você pode esperar de uma pessoa com demência e o que acontece com o cérebro que provoca o comportamento irritante. Se você acha que a pessoa não consegue parar de agir da forma como age, tente descobrir junto com um médico ou outro profissional de saúde o que pode ser feito. Por exemplo:

> *Um terapeuta ocupacional descobriu que a irmã da senhora Graham tinha uma máquina lava-louças velha que a mãe usava antes de ficar doente. A senhora Graham tinha uma lava-louças nova que a mãe não conseguia aprender a usar porque seu comprometimento cerebral a impedia de aprender novas habilidades, ainda que fossem simples.*

Pode ser possível modificar o comportamento irritante de uma pessoa mudando o ambiente ou a rotina diária dela. No entanto o simples fato de saber que o comportamento desagradável resulta da doença, e que a pessoa não o controla, já pode ser reconfortante.

É bom refletir sobre a diferença entre estar com raiva do *comportamento* da pessoa e estar com raiva da *pessoa em si*. Ela está doente, por isso não consegue deixar de agir como age. Certamente o comportamento dela pode ser irritante, mas tenha consciência de que não é dirigido pessoalmente a você. Uma doença neurodegenerativa torna impossível a uma pessoa ser ofensiva de propósito porque ela perdeu a capacidade de entender o impacto das próprias ações. O marido da senhora Palombo não estava insultando a família porque queria. Seu comportamento era resultado da doença.

É importante saber que outras famílias e cuidadores profissionais enfrentam os mesmos problemas.

> *A senhora Kurtz conta: "Não queria colocar meu marido no centro-dia, mas eu o fiz. Ajudou-me muito descobrir que suas perguntas repetitivas também irritavam os profissionais experientes. Não era só comigo".*

Algumas pessoas dizem que discutir suas experiências com outras famílias ajuda-as a sentir-se menos frustradas e aborrecidas. Esse é um dos principais benefícios de frequentar um grupo de apoio.

Às vezes ajuda refletir sobre a diferença entre estar irritado com o *comportamento* da pessoa com demência ou com a *pessoa em si*.

Pode ser útil encontrar outras válvulas de escape para suas frustrações, como conversar com alguém, limpar armários ou lavar a louça — quaisquer que sejam os meios que você tenha usado no passado para lidar com suas frustrações. Exercitar-se bastante, dar uma longa caminhada, telefonar para um amigo, meditar ou tirar alguns minutos para relaxar completamente pode ser reconfortante.

Constrangimento

Às vezes, os sintomas comportamentais de uma pessoa com demência são constrangedores, e pessoas estranhas frequentemente não entendem o que está acontecendo.

> *Um homem disse: "Quando vamos à mercearia, minha esposa tira coisas das prateleiras como se fosse uma criança, e as pessoas ficam olhando".*

> *Uma moça desabafou: "Toda vez que eu tento dar banho em minha mãe, ela abre a janela e grita pedindo ajuda. O que eu posso dizer aos vizinhos?".*

Tais experiências *são* constrangedoras, mas muito de seu constrangimento pode ser amenizado se você compartilhar com outras famílias suas experiências. Nos grupos de apoio, os familiares frequentemente descobrem que podem rir de coisas como essas.

Explicar a seus vizinhos o que está acontecendo pode ajudar a conquistar a compreensão deles. Talvez eles conheçam outras pessoas na mesma situação. Apesar de atualmente haver mais informações sobre a doença de Alzheimer, ainda há muitos conceitos equivocados. Ao falar a seus vizinhos sobre a doença e os comportamentos que ela causa, você está ajudando a disseminar informações sobre a demência.

Pode acontecer de alguma pessoa insensível fazer uma pergunta grosseira, como "Por que ele faz essas coisas?" ou "O que ela tem de errado?". Às vezes, uma resposta simples como "Por que você quer saber?" é a melhor saída.

> Muito do constrangimento pode ser amenizado se você compartilhar com outras famílias suas experiências.

Um homem muito corajoso conta: "Eu ainda levo minha esposa para jantar fora. Não gosto de cozinhar, e ela gosta de sair. Eu ignoro os olhares das outras pessoas. Quando ela estava bem, era algo que sempre gostávamos de fazer juntos, e ainda gostamos".

Algumas pessoas preferem manter os problemas "em família". Isso pode funcionar bem em alguns casos, mas amigos e vizinhos em geral percebem que existe um problema, e eles poderão ser mais solidários se souberem o que está acontecendo e como podem ajudar. As doenças demenciais são tão devastadoras que é quase impossível lidar sozinho com elas. Não deve haver nenhum estigma associado à demência.

Desamparo

É comum os familiares se sentirem desamparados, fracos ou desanimados diante de uma doença crônica que causa demência. Esses sentimentos se intensificam quando há dificuldade para encontrar médicos ou outros profissionais especializados em doenças demenciais. Descobrimos que as famílias e as pessoas com demência têm muitos recursos dentro de si que as ajudam a superar o sentimento de desamparo e impotência. Embora não possa curar a doença, você não está de forma alguma desamparado. Há muitas formas de melhorar a sua vida e a vida da pessoa com demência. Eis alguns pontos de partida:

- Tudo pode parecer pior quando analisado de forma geral. Concentre-se em pequenas coisas que possam ser mudadas aos poucos.
- Viva um dia de cada vez.
- Informe-se sobre a doença. Leia e converse sobre métodos que outras pessoas usam para lidar com os problemas.
- Converse com famílias que enfrentam siuações semelhantes. Há grupos *on-line* em que você pode conhecer os problemas de outras famílias e compartilhar os seus. Algumas instituições, alguns órgãos de serviços sociais e sucursais da ABRAz e da Apaz formam grupos de apoio que se reúnem regularmente.
- Envolva-se na troca de informações, no apoio à pesquisa e na ajuda aos outros.
- Faça uma pausa, ainda que de algumas horas, de suas responsabilidades de cuidador.
- Discuta seus sentimentos com um médico, um assistente social, um psicólogo, um amigo ou um representante de sua religião.

Culpa

É comum alguns familiares se sentirem culpados pela forma como trataram a pessoa com demência no passado, por ter vergonha de seu comportamento estranho, por perder a paciência com ela, por desejar não ter a responsabilidade de cuidar dela, por pensar em interná-la em uma casa de repouso ou por muitas outras razões — algumas triviais, outras significativas. Por exemplo:

> *"A doença de minha mãe arruinou meu casamento, e não consigo perdoá-la por isso."*

> *"Perdi a paciência com Dick e lhe dei um tapa. Mas eu sei que ele tem demência e não tem como se controlar."*

Você pode sentir culpa por sair com amigos e passar algum tempo longe da pessoa com demência, principalmente se vocês forem casados e sempre tiverem feito a maioria das coisas juntos.

Talvez você se sinta levemente culpado sem saber por quê. Às vezes, as pessoas acham que o familiar com demência *faz* com que elas se sintam culpadas. "Prometa-me que você nunca vai me colocar em um asilo!" ou "Você não me trataria assim se você me amasse!" são coisas que a pessoa com demência pode dizer e que poderão fazer você se sentir culpado.

Você pode se sentir culpado por ter de tomar decisões que interfiram na autonomia e na independência da pessoa. Impedí-la de dirigir ou de morar sozinha são decisões difíceis de tomar. Cuidar de alguém que tem demência faz as pessoas se sentirem culpadas, porque implica tomar decisões no lugar de alguém que no passado foi totalmente capaz de tomar as próprias decisões.

> O sentimento de culpa é comum em familiares que atuam como cuidadores e pode ter várias origens.

Você pode se sentir culpado por ter de colocar a pessoa em uma casa de repouso. Gastar sua herança dessa forma pode fazer você se ressentir ainda mais. Muitas famílias vivenciam esse dilema, e a culpa não facilita as coisas.

Às vezes, nos sentimos culpados quando uma pessoa próxima a nós, de quem nunca gostamos, desenvolve uma doença neurodegenerativa.

> *"Nunca gostei de minha mãe, e ela agora tem essa doença terrível. Como eu queria ter sido mais próximo dela quando era possível!"*

Às vezes, as pessoas se perguntam se a doença foi causada por algo que fizeram ou deixaram de fazer. Às vezes, o cuidador se sente culpado quando a pessoa com demência piora.

Você pode achar que, se tivesse passado mais tempo com ela ou feito com que se mantivesse mais ativa, ela não teria piorado. Você pode achar que uma cirurgia ou a hospitalização "causaram" essa condição.

O problema com os sentimentos de culpa é que, quando não são reconhecidos como de fato são, podem impedi-lo de tomar decisões lúcidas sobre o futuro e de fazer o que é certo para a pessoa com demência e para o restante da família. Quando o sentimento é identificado, ele deixa de ser desconhecido e difícil de lidar.

O primeiro passo é admitir que o sentimento de culpa é um problema. Ele se torna um problema quando afeta suas decisões. Se você está sendo influenciado pela culpa, deve fazer uma escolha. Vai rodar em círculos, com um pé preso na armadilha da culpa, ou vai dizer "O que está feito está feito" e tocar em frente a partir daí? Não há forma de remediar o fato de nunca ter gostado de sua mãe ou de ter gritado com uma pessoa com demência, por exemplo. No entanto, a culpa tende a nos fazer buscar formas de remediar o passado em vez de nos permitir aceitá-lo. Tome decisões e faça planos com base no que é melhor agora. Por exemplo:

> *A senhora Dempsey nunca gostou de sua mãe. Assim que pôde, foi embora de casa, e só ligava em ocasiões especiais. Quando a mãe desenvolveu demência, a senhora Dempsey a levou para morar consigo. A mulher, confusa, desestabilizou a família, mantinha todo mundo acordado à noite, perturbava as crianças e deixou a senhora Dempsey exausta. Quando o médico recomendou que a mãe fosse colocada em uma casa de repouso, a senhora Dempsey ficou ainda mais transtornada. Ela não conseguia se convencer a fazer isso, mesmo que claramente fosse o melhor para todos.*

Se, numa relação, o sentimento de culpa não for reconhecido, poderá afetar de forma destrutiva o modo como você age. A obrigação de ter de cuidar de um doente crônico pode ser um bom motivo para você ser honesto consigo em relação a aspectos dessa pessoa dos quais você não gosta. Você então pode escolher se vai lhe dar afeto e respeito sem ser influenciado pelo fato de não gostar dessas características dela. Temos pouco controle sobre esse sentimento de gostarmos ou não de alguém, e algumas pessoas realmente não são muito agradáveis. Contudo, devemos ter controle sobre a forma como agimos em relação a isso. Quando a senhora Dempsey foi capaz de admitir que não gostava da mãe, e que se sentia culpada por isso, conseguiu reconhecer que tinha tentado fazer o que parecia "certo", apesar de seus sentimentos. Essa percepção permitiu-lhe aceitar que seus esforços bem-intencionados haviam falhado e que o melhor, para todos os envolvidos, seria ir em frente e propiciar à mãe os cuidados de uma boa casa de repouso.

Quando a pessoa com demência diz coisas como "Prometa que você não vai me colocar em um asilo", é conveniente lembrar que às vezes a pessoa afetada é *incapaz* de tomar decisões responsáveis. Se for esse o caso, você deve tomar a melhor decisão que puder e agir com base em sua responsabilidade, não em sua culpa.

Nem todos os sentimentos de culpa dizem respeito a questões importantes. Você pode se sentir culpado por causa de pequenas coisas, por exemplo, por ficar irritado com a pessoa ou responder com grosseria quando está cansado. Pedir desculpas pode melhorar o clima e fazer vocês dois se sentirem melhor. A pessoa confusa, em consequência da memória comprometida, provavelmente vai esquecer o incidente muito antes de você.

Se você sente culpa por achar que é responsável por ter provocado a doença ou contribuído para seu agravamento, é aconselhável aprender tudo o que puder sobre ela e conversar sobre isso com o médico da pessoa ou até um psicólogo.

A doença de Alzheimer é progressiva. Nem você nem o médico são capazes de evitar seu avanço. Tampouco pode ser possível deter ou reverter a maioria das causas da demência. Manter ativa a pessoa não vai deter o avanço de uma doença como essa, embora possa ajudá-la a usar as capacidades que lhe restam.

A demência pode tornar-se aparente depois de uma enfermidade ou uma hospitalização, mas, com frequência, quando se examina melhor a situação, percebe-se que os estágios iniciais da doença ocorreram meses ou anos antes.

Se você não se sente bem fazendo coisas para si mesmo, e longe de seu parceiro, lembre-se de que é importante para o bem-estar da pessoa com demência que você tenha uma vida significativa e plena, para além dos cuidados que presta a ela. Descanso e a companhia de amigos o ajudarão muito a seguir em frente.

Se o sentimento de culpa o impedir de tomar decisões sensatas, talvez seja bom conversar sobre isso com um conselheiro — pode ser um psicólogo, um amigo próximo, um representante de sua religião, um familiar ou alguém de outra família que esteja passando pelo mesmo problema, para que você consiga seguir em frente com mais facilidade. Saber que a maioria das pessoas faz coisas parecidas ajuda a amenizar pequenos sentimentos persistentes de culpa. Se, depois de fazer o melhor que pôde, você ainda estiver sentindo o peso da culpa, isso pode ser um sintoma de depressão. Nós discutimos a depressão nos cuidadores e o que fazer a respeito mais adiante, neste mesmo capítulo.

> Quando sentimentos de culpa o impedem de tomar decisões sensatas, tente conversar com um conselheiro, um representante de sua religião, um amigo próximo, um familiar ou com outras famílias.

Riso, amor e alegria

Uma doença neurodegenerativa não representa o fim súbito da capacidade da pessoa de vivenciar amor ou alegria, nem de rir. E, embora sua vida esteja repleta de cansaço, frustração e dor, sua capacidade de sentir emoções mais felizes também não desapareceu. A alegria pode parecer deslocada em meio aos problemas, mas na verdade ela surge de forma inesperada. As palavras de uma letra de música escrita pela madre Miriam Therese Winter, de uma iniciativa denominada Medical Mission Sisters, refletem isso:

> "I saw raindrops on my window.
> Joy is like the rain.
> Laughter runs across my pain,
> Slips away and comes again.
> Joy is like the rain."
>
> (em tradução livre)
> Eu vi gotas de chuva em minha janela.
> A alegria é como a chuva.
> O riso atravessa a minha dor,
> Vai embora e volta outra vez.
> A alegria é como a chuva.

O riso pode ser considerado um presente que nos ajuda a manter a sanidade em meio aos problemas. Não há motivo para se sentir mal quando se ri dos erros que uma pessoa com demência comete. Ela pode rir junto, mesmo que não compreenda o motivo da graça.

Por sorte, o amor não depende das capacidades intelectuais. Concentre-se nas maneiras pelas quais você e os demais ainda partilham o afeto com a pessoa que tem demência.

Estar consciente do próprio senso de responsabilidade pode ser uma causa de alegria. Estudos mostram que algumas pessoas se sentem bem por serem capazes de expressar amor e dedicação por meio da atenção para com um ente querido enfermo diante de sintomas difíceis.

Sentimentos de raiva, frustração e fadiga às vezes se mesclam com sentimentos positivos de amor e alegria. Isso não deveria ser surpreendente, pois as doenças que causam demência podem gerar muitos momentos de amor e prazer mesclados a períodos de dificuldade e desespero.

Luto

À medida que a doença avança, a pessoa muda, por isso você poderá vivenciar a perda de um(a) companheiro(a) e de uma relação que é importante para você. Você pode viver o luto pelo que a pessoa "costumava ser", pode se sentir triste ou desanimado. Pode acontecer de pequenas coisas lhe causarem angústia ou fazerem você chorar. Talvez você contenha lágrimas e tristezas dentro de você. Normalmente esses sentimentos vêm e vão, o que provoca uma alternância entre sentir-se triste e sentir-se esperançoso. Os sentimentos de tristeza frequentemente se mesclam com sentimentos de depressão ou fadiga. Tudo isso é parte normal do luto.

Em geral, pensamos no luto como uma experiência emocional que se segue à morte. No entanto o luto é uma resposta emocional natural à perda e, por isso, é uma experiência comum para quem ama uma pessoa que tem uma doença crônica.

O luto associado à morte pode ser devastador no começo e ir aos poucos se atenuando. Já o luto associado a uma doença crônica parece nunca ter fim. Seus sentimentos podem oscilar entre a esperança de que a pessoa melhore e a raiva e a frustração causadas por uma condição irreversível. No momento em que você acha que se adaptou às transformações, a pessoa pode mudar de novo, e você mais uma vez voltará a passar pelo processo de luto. Seja o luto que se segue à morte, seja o que ocorre em consequência das mudanças no comportamento de uma pessoa com demência, esse estado é formado por um conjunto de sentimentos associados à perda das características de alguém que era importante para você.

Muitas famílias dizem que a tristeza causada pela perda da pessoa amada se intensifica porque é inevitável testemunhar o sofrimento dela à medida que a doença avança.

> O luto é um conjunto de sentimentos associados à perda de uma pessoa que foi importante para você. Os cuidadores podem vivenciar esses sentimentos mesmo quando a pessoa que tem demência ainda está viva.

> *A senhora Garcia conta: "Às vezes, desejo que ele morra para que isto termine. Ele parece estar morrendo aos poucos, dia após dia. Quando algo novo acontece, sempre acho que não vou conseguir aguentar. Então me acostumo, e mais alguma coisa acontece. Então alimento a esperança — de encontrar um novo médico, um novo tratamento, que ocorra um milagre. Parece que estou em uma roda-gigante emocional, girando e girando, e isso está acabando comigo aos poucos".*

Certas mudanças que decorrem de uma demência lentamente progressiva parecem especialmente difíceis de suportar. Características particulares das pessoas que amamos simbolizam para nós o que a pessoa é: "Sempre era ela quem tomava as decisões..." ou "Ele sempre foi uma pessoa tão calorosa...". Quando essas situações mudam, despontam sentimentos de tristeza que às vezes não são compreendidos por pessoas menos próximas à situação. Por exemplo, quando uma pessoa com demência é incapaz de falar ou de compreender o que estão lhe dizendo, a família pode sentir de forma intensa a perda de sua companhia.

O marido ou a esposa perde o parceiro que costumavam ter, mas o relacionamento persiste. Isso cria uma série de problemas que discutiremos na seção "Você como uma pessoa casada e sozinha".

Outro desafio é que o luto que se segue à morte é compreendido e aceito pela sociedade, enquanto o luto decorrente de um companheiro com uma doença crônica quase sempre é mal compreendido por amigos e vizinhos, especialmente quando a pessoa com demência parece bem. Sua perda não é tão visível quanto no caso da morte. "Fique feliz por ainda ter seu marido..." ou "Aguente firme" são coisas que as pessoas podem dizer.

Não há antídotos prontos para o luto. Talvez você descubra, como outros descobriram, que a dor de certa forma é aliviada quando compartilhada com outras pessoas que também convivem com essa tragédia sem igual que é a demência. Talvez você sinta que deve guardar para si os sentimentos de tristeza e de luto, e que não deve incomodar os demais com seus problemas. No entanto, partilhar esses sentimentos com amigos, membros de sua congregação religiosa ou de grupos de apoio e outros familiares pode ser reconfortante e lhe proporcionar a força de que precisa para continuar a cuidar da pessoa que aos poucos se vai.

O luto pode ser aliviado se for compartilhado com outras pessoas próximas a você ou que também convivam com uma pessoa que tem demência.

Depressão

A depressão causa um sentimento de tristeza e desalento. Às vezes, é difícil distinguir os sentimentos entre depressão e luto, ou entre depressão e raiva, ou entre depressão e preocupação. Familiares de doentes crônicos com frequência se sentem tristes, deprimidos, desestimulados ou desanimados, dia após dia, semana após semana. Ocasionalmente, sentem-se apáticos e indiferentes. As pessoas deprimidas também se sentem ansiosas, nervosas e irritadas. Às vezes, não têm muito apetite e têm dificuldade para dormir à noite. A experiência de estar deprimido é dolorosa; sentimo-nos infelizes e ansiamos por um alívio para nossos sentimentos tristes.

Uma doença lentamente progressiva que causa demência afeta as emoções e gera motivos para a pessoa sentir desânimo. Em alguns casos, o aconselhamento (com um psicólogo, um neurologista ou um psiquiatra) pode amenizar os sintomas da depressão, mas não lhe possibilita mudar as causas da doença; apenas consegue ajudar você a lidar com ela.

Algumas famílias relatam que é importante compartilhar experiências e emoções com outras famílias em grupos de apoio. Outras dizem que é de grande ajuda afastar-se da pessoa que tem demência e dedicar algum tempo a *hobbies* ou com pessoas de que gostam. Se você não consegue descansar o suficiente, a fadiga pode intensificar seu abatimento. Conseguir ajuda para poder descansar talvez o anime. Ainda assim, o desânimo e a sensação de tristeza podem persistir, e isso é compreensível.

Para algumas pessoas, a depressão vai além — ou é diferente — do compreensível sentimento de desânimo causado pela lida diária nos cuidados em longo prazo. Se alguma das coisas citadas nas páginas 329-331 estão acontecendo com você ou com outro familiar, é importante procurar um médico que possa ajudá-los ou encaminhá-los a um aconselhamento com outro profissional. Isso poderá ser de grande utilidade.

Os cuidadores às vezes usam bebidas alcoólicas ou tranquilizantes para continuar na lida diária e suportar o peso. O álcool e as medicações podem aumentar sua fadiga, intensificar os sintomas da depressão e reduzir a pouca energia que lhe resta. Se você acha que isso está acontecendo, você não está sozinho: muitos cuidadores já fizeram o mesmo, mas é importante que você *procure ajuda imediatamente* (veja o capítulo 13).

Isolamento e sensação de solidão

Às vezes, um familiar sente que está enfrentando sozinho todo o estresse de ser um cuidador. "Desespero", disse-nos uma mulher. "Escreva sobre esse sentimento de estar sozinho nessa situação. " Você pode se sentir bastante solitário caso a única pessoa com quem poderia compartilhar as coisas não seja mais capaz de participar de uma conversa inteligível. É um sentimento doloroso. Cada um de nós tem sensações e sentimentos únicos, e ninguém pode de fato compreender as coisas que passamos. O sentimento de estar sozinho não é incomum quando as pessoas se defrontam com a demência. Estar envolvido com outras pessoas — sua família, seus amigos, familiares de outras pessoas com demência — pode lhe ajudar a se sentir menos só. Compartilhar experiências vai lhe ajudar a perceber que outras pessoas também se sentem sozinhas. Você pode sentir que nunca vai conseguir substituir a relação que teve com a pessoa com demência, mas aos poucos poderá descobrir que amigos e familiares oferecem amor e apoio.

Preocupação

Quem não se preocupa? Podemos encher muitas páginas falando sobre as coisas com as quais nos preocupamos, mas você já sabe quais são suas preocupações — e que elas são sérias. A preocupação é uma realidade para as famílias das pessoas com demência. Se combinada com depressão ou cansaço, deixa tudo ainda pior. Cada pessoa tem o próprio jeito de lidar com as preocupações. Algumas pessoas parecem não ligar para problemas sérios; outras incomodam-se intensamente com qualquer coisa. A maioria de nós está em algum ponto entre os extremos. E a maioria de nós também descobriu que aquele tipo de preocupação que nos mantém acordados à noite não resolve os problemas, mas nos deixa exaustos. Uma certa dose desse tipo de preocupação é inevitável; no entanto, se você está se preocupando excessivamente, é recomendável procurar outra forma de lidar com seus problemas.

> *Uma mulher que enfrentava algumas situações preocupantes e terríveis na vida desenvolveu o seguinte exercício mental: "Pergunto a mim mesma qual é a pior coisa que pode acontecer. Podemos ficar sem dinheiro e perder a casa. Mas conheço gente que não nos deixaria morrer de fome ou virar sem-teto. Agora já não me preocupo tanto, pois aprendi a vislumbrar o pior que pode acontecer e vejo que há alguma solução".*

Ter esperança e ser realista

Enquanto estiver lidando com a doença da pessoa de quem você cuida, você vai tentar se agarrar a toda e qualquer esperança, e em alguns momentos poderá se sentir desanimado e derrotado. Talvez você não consiga aceitar as más notícias que os médicos lhe deram. Em vez disso, pode procurar uma segunda, uma terceira e até mais opiniões médicas, o que causará um grande desgaste e muito custo financeiro para você e para a pessoa que tem demência. Você pode se recusar a acreditar que há alguma coisa errada. Você pode até rir ou zombar da situação mesmo sabendo que na realidade não há motivos para rir.

Tais sentimentos são normais e em geral são parte dos esforços da mente para aceitar algo que não queremos que aconteça.

Ignorar o problema pode colocar em risco a pessoa com demência (por exemplo, se ela dirige ou mora sozinha quando já não é seguro). Procurar muitas opiniões médicas pode ser inútil, exaustivo e caro, mas às vezes buscar uma segunda opinião é recomendável.

A mistura de esperança e desânimo é comum em muitas famílias. O problema é complicado quando os profissionais dão informações conflitantes sobre a demência.

A maioria das famílias encontra um consenso razoável no meio-termo entre esperança e realismo. Como saber o que fazer?

Entenda que uma grande descoberta científica pode estar próxima, mas também pode estar muito distante. Milagres acontecem, mas não são muito frequentes.

Pergunte-se se você não está apenas indo de um médico a outro na esperança de ouvir notícias melhores. Se sua atitude está tornando as coisas mais difíceis ou até arriscadas para a pessoa que tem demência, é necessário repensar o que está fazendo. Você está ignorando o comprometimento cognitivo dela ou se negando a acreditar que ele existe? Ela está correndo perigo ao dirigir, cozinhar ou continuar morando sozinha?

Leve a pessoa com demência a um médico ou uma clínica especializada em que você confie. Verifique se eles têm experiência com doenças demenciais e Alzheimer e se estão a par das pesquisas recentes. Evite "curas" milagrosas. Saiba que o que é noticiado pode ser exagerado ou carecer de mais pesquisas.

Mantenha-se informado sobre os avanços das pesquisas sérias. O *site* do National Institute on Aging (www.alzheimers.gov) e da Alzheimer's Association (www.alz.org) são boas fontes de informação.[1]

MAUS-TRATOS À PESSOA COM DEMÊNCIA

"Às vezes eu não conseguia suportar. Minha esposa ficava me incomodando por conta de algo sem importância, a mesma coisa de novo

1. Aqui no Brasil, os *sites* das universidades, dos Conselhos Regionais de Medicina e dos órgãos de classe costumam apresentar estudos e pesquisas desenvolvidas sobre o Alzheimer. Há também o *site* da ADI Alzheimer's Disease International, que tem um material riquíssimo numa linguagem fácil para quem entende um pouco de inglês ou espanhol. Na seção de "Nossos membros", constam endereços de várias outras associações que podem ser buscadas conforme o idioma em que se tiver mais facilidade. (N.R.T.)

> *e de novo. Então eu a amarrava na poltrona dela e saía para dar uma volta. Eu me sentia muito mal, mas não conseguia suportar.”*
>
> *“Minha mãe se coçava em um determinado ponto até sangrar. O médico disse que precisávamos impedir isso. Tentei de tudo, até que um dia acho que estourei; agarrei-a e a sacudi e gritei com ela. Ela só me olhou e começou a chorar.”*
>
> *“Nunca bati em minha mulher, mas ficava tão furioso com ela que parecia até maldoso; eu dizia que, se ela não se comportasse, ia colocá-la em um asilo. Isso a fazia chorar. Eu sei que ela não conseguia controlar seu comportamento, e não sei por que eu fazia aquilo.”*

Ser cuidador é difícil, e a frustração é compreensível; os cuidadores suportam uma sobrecarga brutal. Talvez em algum momento você tenha dado um tapa ou gritado com a pessoa de quem você cuida. Talvez tenha prometido a si mesmo que isso não vai acontecer nunca mais, mas de algum modo pode acontecer.

O fato em si de perder a paciência não é terrível; é um aviso de que você precisa de ajuda com seu fardo. A raiva é comum em cuidadores. Gritar com a pessoa que tem demência também é comum, mas isso é sinal de que sua frustração está se acumulando. No entanto, bater, empurrar, sacudir ou amarrar a pessoa são sinais de que você perdeu o controle e precisa de ajuda. Mesmo que tenha acontecido uma única vez, é um sinal de perigo. Talvez você tenha de se afastar dela regularmente. Você pode precisar de alguém com quem possa conversar, alguém que possa ajudar você a falar sobre suas frustrações. Pode ser melhor passar as tarefas dos cuidados em período integral para outra pessoa, talvez uma casa de repouso ou um centro-dia. Se você perde a cabeça e faz coisas que gostaria de não ter feito, então você *deve* pedir a ajuda de que necessita. Prosseguir em silencioso isolamento é maltratar a pessoa.

> Perder a paciência é um aviso: bater, empurrar, sacudir ou amarrar a pessoa são sinais de que você perdeu o controle. Isso indica que você precisa de ajuda com o peso que carrega.

Ligue para a sucursal mais próxima da ABRAz. A maior parte das pessoas que atendem ao telefone ou conduzem os grupos de apoio nessa instituição já ouviu muitas histórias assim — ou elas próprias passaram por isso. A maioria vai compreender você e vai ajudá-lo a encontrar acompanhantes ou ajuda externa (veja o capítulo 10).

Nem todo mundo tem a capacidade de ser um cuidador em tempo integral. Se a pessoa que precisa de cuidado é alguém de quem você não gosta ou que o tratou mal, é possível que você tenha sentimentos contraditórios quanto a prestar-lhe cuidados. Às vezes, a coisa mais responsável a fazer é reconhecer que outra pessoa deve se responsabilizar pelo cuidado físico no dia a dia.

REAÇÕES FÍSICAS

Fadiga

O cuidador de uma pessoa que tem demência frequentemente está cansado porque trabalha duro o dia inteiro e não consegue descansar o suficiente à noite. No entanto, o cansaço pode somar-se aos sintomas de depressão. Ao mesmo tempo, estar deprimido faz com que você se sinta mais cansado. O cansaço constante é um problema para quem atua como cuidador.

Faça o que puder, com pequenas atitudes, para tentar se sentir menos exausto. Por exemplo:

> *A senhora Levin conta: "Ele se levanta à noite, põe o chapéu e se senta no sofá. Eu costumava me acabar tentando fazer com que ele voltasse para a cama. Agora eu só deixo que ele fique lá sentado. Se ele quer usar o chapéu com o pijama, tudo bem. Isso não me preocupa. Eu também achava que precisava limpar as janelas duas vezes por ano e o chão da cozinha toda semana. Agora já não acho. Preciso usar minha energia em outras coisas".*

Se você costuma passar a noite acordado e ainda cuida de alguém o dia inteiro, seu corpo está à beira da exaustão. Você não conseguirá manter essa rotina por muito tempo.

É importante para sua saúde que a pessoa com demência durma durante a noite ou pelo menos esteja segura nesse horário, caso fique acordada. (Discutimos esse problema com mais detalhes no capítulo 7.) Se você costuma passar a noite acordado, e ainda cuida da pessoa o dia inteiro, seu corpo está ficando exausto, por isso você não conseguirá manter essa rotina por muito tempo.

Sabemos que não é sempre que você consegue descansar o suficiente. No entanto, precisa reconhecer seus limites. Ao longo deste livro você encontrará sugestões que vão lhe ajudar a encontrar modos de evitar a exaustão completa.

Doença

A doença sempre vem no rastro da depressão e da fadiga. Parece que as pessoas que estão desanimadas e cansadas adoecem com mais frequência que outras, e que aquelas que não estão se sentindo bem ficam mais cansadas e desanimadas. Quando há alguém que depende de você para ser cuidado, sua doença pode se tornar um problema sério. Quem toma conta da pessoa quando você está com gripe? Você, provavelmente. Talvez você não tenha escolha a não ser continuar se forçando e torcer para não desabar.

Nosso corpo e nossa mente não são entidades separadas, e um tem grande influência sobre o outro. Ambos constituem uma pessoa inteira, e essa pessoa inteira pode tornar-se menos vulnerável — mas não invulnerável — à doença se cuidar tanto da mente quanto do corpo.

Faça o que puder para reduzir a fadiga e conseguir descansar o suficiente. Tenha uma dieta bem equilibrada. Faça exercícios.

Organize-se para tirar alguns dias de férias ou para ter algum tempo longe de suas tarefas como cuidador.

Evite abusar de álcool, drogas ou alimentação excessiva. Peça a um especialista — um bom médico — para fazer seu *checkup* de tempos em tempos, em busca de problemas ocultos como pressão alta, anemia ou câncer.

Poucos de nós fazemos tudo o que podemos para manter a boa saúde, mesmo quando não temos outros problemas sérios. Quando você está cuidando de uma pessoa cronicamente doente, não há tempo, energia ou dinheiro suficientes para tudo, e quem acaba ficando desprovido dos recursos é você. No entanto, para seu bem-estar e — muito importante — para o bem-estar da pessoa que tem demência, você deve fazer o que puder para cuidar de sua saúde.

SEXUALIDADE

Pode parecer insensibilidade pensar sobre a própria sexualidade quando há tantas preocupações tão prementes — uma doença crônica, questões econômicas e assim por diante. No entanto, as pessoas têm uma necessidade permanente de ser amadas e tocadas, e a sexualidade é parte da nossa natureza. Merece ser levada em conta. Às vezes, o sexo torna-se um problema durante a demência, mas em outros casos ele permanece uma das poucas coisas boas que um casal ainda pode compartilhar. Esta seção é voltada para os casais para quem o sexo se tornou um problema. Não a leia na *expectativa* de que um problema possa se desenvolver.

Se seu cônjuge tem demência

Mesmo hoje, a maioria das pessoas, incluindo muitos médicos, se sente pouco à vontade para falar de sexo, especialmente quando envolve pessoas idosas ou com alguma incapacidade. Esse constrangimento, combinado com concepções equivocadas sobre a sexualidade humana, pode forçar o parceiro de uma pessoa com demência a permanecer em silêncio. Artigos sobre sexo em geral não ajudam; a questão não pode ser discutida com os amigos; e se a pessoa reúne coragem para perguntar a um médico ou enfermeiro, pode ser que mudem de assunto.

Ao mesmo tempo, problemas sexuais, como tantos outros tipos de problema, frequentemente são mais fáceis de encarar quando identificados e discutidos com uma pessoa compreensiva.

A pessoa casada com alguém com deficiência pode achar impossível desfrutar de uma relação sexual quando tantos outros aspectos do relacionamento mudaram de forma tão drástica. Para muitas pessoas, a relação sexual só pode ser boa quando todo o relacionamento é bom. Você pode ser incapaz de fazer amor com uma pessoa com a qual você não possa mais compartilhar uma conversa, por exemplo. Pode não parecer "certo" desfrutar o sexo com alguém que mudou tanto.

Se você está se sentindo sobrecarregado com as obrigações de cuidar de uma pessoa com demência, se está cansado e deprimido, talvez tenha perdido totalmente o interesse por sexo. Às vezes, a pessoa que tem demência está deprimida ou mal-humorada e perde o interesse pelo sexo. Se isso acontece logo no início, antes de o diagnóstico correto ser feito, pode ser encarado erroneamente como um problema no relacionamento.

Talvez você não fique à vontade fazendo amor com uma pessoa para a qual você também precisa prover cuidados físicos.

Às vezes, o comportamento sexual da pessoa com distúrbios cerebrais sofre mudanças as quais o parceiro tem dificuldade em aceitar ou com as quais ele não consegue lidar. Quando pessoas com comprometimento cognitivo não conseguem se lembrar das coisas por mais do que alguns minutos, elas podem ainda ser capazes de fazer amor, e podem querer fazê-lo, mas vão se esquecer imediatamente assim que terminarem, deixando o parceiro desconsolado e sozinho. Depois de passar por isso algumas vezes, você pode querer colocar um ponto final nesse aspecto da vida.

Às vezes, a pessoa de quem você cuidou o dia inteiro pode dizer "Quem é você? O que você está fazendo em minha cama?". Tais experiências podem ser desoladoras.

A perda de memória às vezes pode fazer com que uma pessoa antes gentil e atenciosa se esqueça das prazerosas preliminares ao sexo. Isso também pode desanimar o parceiro.

Ocasionalmente, um dano cerebral pode fazer com que a pessoa se sinta dominada por pensamentos sexuais ou passe a desejar fazer sexo constantemente. Isso é mais comum em pessoas que têm demência frontotemporal (veja o capítulo 17). Pode ser desagradável para alguém o fato de o companheiro que precisa de tantos outros tipos de cuidados exigir sexo com frequência. Esse é um problema raro, mas difícil de tratar. A medicação raramente ajuda, porque, em geral, ela apenas tem efeito sedativo. Se o problema ocorrer e persistir, deve-se cogitar a internação da pessoa em uma instituição. Quando o comportamento da pessoa com demência muda, provavelmente há um dano cerebral, e é algo que ela não pode controlar; não é uma afronta proposital a seu relacionamento.

> Pode ser mais fácil enfrentar problemas sexuais quando se admite que existe um problema, e é possível discuti-los com uma pessoa compreensiva.

Frequentemente as pessoas sentem mais falta não do ato sexual em si, mas do toque, dos abraços e do afeto. Às vezes, por razões práticas, o parceiro que está bem prefere dormir em um quarto separado. Às vezes, uma pessoa antes afetuosa deixa de aceitar o afeto quando desenvolve a demência.

O senhor Bishop conta: "Sempre costumávamos nos tocar durante o sono. Agora, se passo o braço ao redor dela, ela se afasta".

O que você pode fazer em relação aos problemas ligados à sexualidade? Como em muitos dos outros problemas que discutimos aqui, não há respostas fáceis.

É importante que o médico lhe informe sobre a natureza do dano cerebral de seu parceiro e como isso afeta esse e outros aspectos do comportamento dele. Se for procurar ajuda para esse problema, busque um aconselhamento qualificado (com um psicólogo, um sexólogo ou um terapeuta familiar). A sexualidade é um tema delicado, e alguns profissionais não se sentem à vontade para discuti-lo, ou podem dar orientações inadequadas. O profissional deve ter experiência em abordar as questões sexuais de pessoas incapacitadas e deve compreender claramente a natureza da demência. Deve estar a par dos sentimentos que envolvem a atividade sexual de idosos e pessoas incapacitadas. Há excelentes profissionais que discutem sobre sexualidade com as famílias e que não ficam chocados ou surpresos com o que ouvem. Também há algumas pessoas insensíveis que se fazem passar por terapeutas de casais — essas, é melhor evitar.

Se seu pai ou sua mãe com demência mora com você

Até aqui discutimos os problemas do companheiro de uma pessoa que tem uma doença neurodegenerativa. No entanto, se seu pai ou sua mãe doente veio morar com você, e você é casado, o aspecto sexual de seu casamento pode ser bastante prejudicado, e isso pode afetar outros fatores de seu relacionamento. Você pode estar cansado demais para fazer amor, ou vocês podem ter deixado de sair juntos à noite e, assim, ter perdido o clima de romance que precede o ato sexual. Seu pai ou sua mãe pode andar pela casa à noite, esbarrando em coisas, batendo à porta de seu quarto ou gritando. O menor ruído pode acordar a pessoa que você demorou tanto para fazer dormir. O ato de amor pode se transformar em sexo às pressas quando você está cansado demais para se importar, ou pode deixar de acontecer.

Um relacionamento amoroso é enriquecido por todas as suas facetas: conversar, trabalhar e enfrentar problemas juntos, fazer amor... Um relacionamento estável pode sobreviver a uma interrupção temporária de algumas atividades, desde que isso não se prolongue demais. É importante que você encontre tempo e energia para sustentar um bom relacionamento. Esforce-se para encontrar, nos momentos em que nenhum de vocês dois estiver exausto, formas de criar o clima de romance e obter a privacidade de que necessitam.

O FUTURO

É importante fazer planos para o futuro. O futuro traz mudanças para a pessoa que tem demência, e muitas dessas mudanças serão menos dolorosas se você estiver preparado.

Alguns casais discutem o futuro enquanto os dois companheiros estão bem. Se você conseguir fazer isso, vai se sentir mais à vontade depois, quando tiver de tomar decisões por seu par. Ajudar a pessoa com perda de memória a falar sobre o futuro, e qual o destino que ela gostaria de dar a seus pertences, pode levá-la a sentir que tem domínio sobre a própria vida e algum controle sobre seu futuro e o próprio destino. Outras pessoas podem não querer pensar nisso; nesse caso, não devem ser pressionadas a fazê-lo.

Os familiares também podem querer discutir o que o futuro trará, talvez falando sobre isso aos poucos. Às vezes, pensar sobre o futuro é doloroso demais para algumas pessoas da família. Se isso acontecer, talvez você tenha de fazer sozinho os planos.

Eis algumas coisas que você pode querer considerar:

- Como a pessoa vai se sentir à medida que a doença avançar e ela ficar cada vez mais incapacitada fisicamente?
- De que tipo de cuidado ela vai precisar?
- Quanto, falando honestamente, você será capaz de continuar a dar a essa pessoa?
- Em que momento seus recursos emocionais se esgotarão?
- Que outras responsabilidades você tem que devem ser levadas em conta?
- Você tem um parceiro, filhos ou um emprego que também exigem seu tempo e sua energia?
- Que efeito terá essa carga adicional sobre seu casamento ou sobre seus filhos ou em sua carreira?
- Onde você pode procurar ajuda?
- Quanta ajuda o resto da família lhe dará?
- Que recursos financeiros estão disponíveis para os cuidados com essa pessoa?
- O que restará para você viver depois de bancar os gastos com os cuidados que devem ser prestados? É importante fazer planos financeiros para o futuro, sobretudo se você e a pessoa que tem demência tenham uma renda limitada. Os cuidados para com uma pessoa com doença severa podem custar muito caro (veja o capítulo 15).
- Que provisões legais foram feitas para os cuidados dessa pessoa?
- O ambiente físico vai dificultar sua prestação de cuidados a uma pessoa com deficiência? (Você mora em uma casa com escadas que em algum momento a pessoa não poderá mais usar? Você mora em um prédio de apartamentos sem acessibilidade? Você mora longe do comércio? Você mora em uma área em que a criminalidade é um problema?)

À medida que o tempo passa, você, o cuidador, pode mudar. Em certos aspectos, você pode não ser a mesma pessoa que era antes da doença. Você pode ter desistido de amigos e *hobbies*, ou pode ter mudado sua filosofia ou suas ideias no processo de conhecer essa doença crônica e aceitá-la. Como será seu futuro? Você deve estar preparado para quê?

Você como uma pessoa casada e sozinha

Sabemos o que nossos companheiros pensam sobre o próprio futuro e como eles lidam com as mudanças em seus relacionamentos. Não existe uma resposta "exata". Cada pessoa é única. O que é certo para uma pessoa não é certo para outra, e só você poderá tomar decisões. No entanto, quando você pensa nessas coisas, percebe que há vários fatores que devem ser considerados.

Quando chegar o momento de ficar só, você vai precisar de seus amigos e ter seus próprios interesses.

As situações mudam. Às vezes, uma pessoa sente que deixou de fazer parte de um casal (porque já não pode mais fazer todas as coisas junto ao parceiro nem conversar ou confiar no outro como antes), mas também sabe que não está "solteira".

Os amigos do casal às vezes se afastam. Isso é particularmente difícil para o parceiro que está bem. Casais amigos podem se afastar simplesmente porque a amizade era baseada na relação entre quatro pessoas, e isso pode ter mudado. Estabelecer novas amizades pode ser difícil quando você já não pode incluir seu companheiro e ainda é responsável por cuidar dele. Talvez você não queira fazer novos amigos sozinho.

Você pode encarar o futuro sem a pessoa que tem demência. As estatísticas indicam que essas doenças encurtam a vida das pessoas que as desenvolvem. É bastante provável que seu(sua) companheiro(a) com demência morra antes de você ou que fique tão doente que precise ir para uma casa de repouso. É importante que, quando chegar o momento de ficar só, você possa contar com seus amigos e ter seus próprios interesses.

> *Um homem tentou escrever um relato de como é viver com alguém que tem demência. Ele narra: "Percebi que eu estava contando a história de minha própria deterioração. Desisti de meu emprego para tomar conta dela, e então já não tinha mais tempo para meus* hobbies*; aos poucos, deixamos de ver nossos amigos".*

À medida que a doença avança e a pessoa precisa de cada vez mais cuidados, você pode ir renunciando a questões importantes da própria vida para poder tomar conta dela. Você acaba perdendo amizades, não há tempo para *hobbies* e você pode se sentir sozinho com alguém severamente debilitado.

O que, então, acontecerá com você depois que a pessoa ficar tão doente a ponto de precisar ser internada em uma casa de repouso ou depois que ela morrer? Você estará isolado, sem interesses, solitário, acabado? Você precisa de seus amigos e seus *hobbies* durante todo o período da doença, para lhe dar apoio e até ajudá-lo no trabalho de cuidador. Você vai precisar ainda mais das pessoas quando se vir sozinho.

Mesmo que a pessoa seja internada em uma instituição e você passe a ter mais tempo livre, você pode descobrir que ainda se sente tão sobrecarregado e angustiado quanto antes. Imponha um limite razoável para o tempo da visita na casa de repouso. Esteja preparado para um período de adaptação e faça planos para retomar interesses e contatos com amigos (veja o capítulo 15).

Os problemas de estar sozinho, mas não solteiro, são reais. Em geral, a relação entre os cônjuges muda à medida que a demência avança. Para muitos cuidadores, a relação continua tendo significado. Para outros, significa a continuidade de um compromisso em um relacionamento que mudou. No entanto, algumas pessoas sentem necessidade de estabelecer um novo relacionamento com outra pessoa.

> *Um homem disse: "Sempre vou tomar conta dela, mas comecei a namorar de novo. Ela não é mais a pessoa com quem me casei".*
>
> *Uma mulher confessou: "Foi uma decisão terrível de tomar. Para mim, a culpa foi a pior parte".*
>
> *Outro homem desabafou: "Para mim, cuidar dela, manter minha promessa, é o mais importante. É verdade que ela não é a mesma, mas isso também é parte de nosso casamento. Tento encarar isso como um desafio".*

Às vezes, acontece de o cônjuge se apaixonar por outra pessoa enquanto ainda está cuidando do marido ou da esposa doente. Se isso lhe acontecer, você vai ter de encarar decisões difíceis relativas a suas próprias crenças e a seus valores. Talvez a decisão "certa" seja a decisão que é "certa" para você. Talvez você queira discutir isso com pessoas próximas. Pessoas nessa situação frequentemente descobrem que os filhos e sogros são bastante solidários.

Nem todos os casamentos foram felizes no passado. Quando um casamento está tão ruim a ponto de um dos componentes do casal já estar pensando no divórcio antes de o outro desenvolver demência, a doença pode tornar mais difícil a decisão. Um aconselhamento com um terapeuta familiar pode lhe ajudar a reconhecer e admitir seus sentimentos contraditórios.

De qualquer modo, caso você se depare com questões que dizem respeito a novos relacionamentos, divórcio ou um novo casamento, saiba que você não está sozinho. Muitas outras pessoas passaram — e solucionaram — tais dilemas.

QUANDO A PESSOA DE QUEM VOCÊ CUIDA MORRE

De modo geral, as pessoas têm sentimentos contraditórios quando a pessoa de quem cuidaram morre. Você pode se sentir feliz, de certa forma, porque o sofrimento da pessoa e suas responsabilidades terminaram, mas triste ao mesmo tempo. Não há um jeito "certo" de sentir-se depois da morte de alguém de quem você cuidava. Algumas pessoas já choraram muito tempo antes e sentem, sobretudo, alívio. Outras são dominadas pela dor e pelo luto.

Falar sobre seus sentimentos com alguém em quem confia pode ajudar. Às vezes, dizer as coisas em voz alta ajuda a clarear seus sentimentos e pensamentos. Se você perceber que, com o tempo, seus sentimentos estão mudando, lembre-se de que isso também é normal.

Se grande parte de seu tempo e de sua energia emocional estavam voltados para o cuidado com a pessoa, em geral durante muitos anos, você pode ficar perdido depois da morte dela. Você pode ter perdido o contato com amigos e desistido de seu emprego e de seus *hobbies*. Não ter mais que carregar a responsabilidade que você teve por tanto tempo traz sentimentos tanto de alívio quanto de tristeza.

> *Uma mulher disse, com os olhos úmidos: "Não preciso mais avisar ninguém quando eu for sair".*

CAPÍTULO 13

Cuidando de você

O bem-estar da pessoa de quem você cuida depende diretamente do *seu* bem-estar. É essencial que você encontre meios de cuidar de você, para não esgotar seus recursos emocionais e físicos.

Ao cuidar de uma pessoa que tem uma doença neurodegenerativa, você pode se sentir triste, desanimado, frustrado ou aprisionado. Você pode estar cansado ou sobrecarregado. Há muitos motivos para sentir-se exausto, contudo, o mais comum é não conseguir descansar o suficiente. Talvez você esteja pondo de lado sua necessidade de descanso, os amigos e o tempo que usaria para cuidar de si mesmo em prol de tomar conta da pessoa com demência. Se você tem diversas responsabilidades — família, emprego, filhos —, suas necessidades provavelmente estão sendo bastante negligenciadas.

Ainda que não esteja cuidando da pessoa em período integral, pode ser que você tenha pouco tempo para si mesmo. Você pode estar indo visitá-la em uma casa de repouso depois do trabalho, vários dias por semana, ou talvez passe o fim de semana cuidando dela, para que o cuidador em período integral possa descansar um pouco. Quaisquer que sejam suas responsabilidades pelo cuidado direto, talvez você se sinta ansioso, entristecido e frustrado. Ao longo deste livro sugerimos maneiras de administrar comportamentos desagradáveis e desafiadores. Saber lidar com os sintomas comportamentais da pessoa com demência ajuda muito, mas nem sempre é possível neutralizar todos eles, que podem continuar a incomodá-lo. Para conseguir suportar, você precisa descansar o suficiente e afastar-se de vez em quando da pessoa com demência.

> Seu humor pode afetar o comportamento da pessoa de quem você cuida. Quando você está com pressa, tenso ou irritadiço, ela sente tudo isso.

Nós enfatizamos que os sintomas comportamentais são causados pelas interações entre o dano cerebral e o ambiente no qual a pessoa com demência está inserida. Essas questões ambientais incluem o *estado de humor* de quem cuida dela. Se você estiver com pressa, tenso ou irritado, ela poderá pressentir seus sentimentos e ficar mais ansiosa, mais irritada, movimentar-se mais devagar ou dar início a outro comportamento desagradável. Se você estiver descansado, se sentindo melhor, a pessoa com demência poderá se sair melhor e também se sentir melhor.

Para ser um cuidador, você precisa tomar conta de si mesmo. Precisa descansar o suficiente e passar um tempo longe da pessoa de quem você cuida. Precisa estar com seus amigos, ter com quem compartilhar os problemas e com quem rir. Talvez você perceba que precisa de ajuda para lidar com o desânimo ou para resolver os desentendimentos familiares. Talvez sinta que pode ser útil juntar-se a outras famílias para compartilhar preocupações, fazer novos amigos e lutar por mais recursos para as pessoas que têm demência.

TIRE ALGUM TEMPO PARA DESCANSAR

"Se eu ao menos pudesse me afastar da doença de Alzheimer", disse a senhora Murray. "Se eu ao menos pudesse ir para algum lugar onde não tivesse que pensar sobre isso por algum tempo..."

É absolutamente essencial — tanto para você quanto para a pessoa que tem uma doença neurodegenerativa — fazer pausar regulares do cuidado em tempo integral para com a pessoa afetada. Você deve ter algum tempo para descansar e poder fazer algumas coisas *para si mesmo.* Nem que seja para ficar sentado em frente à televisão ou dormir uma noite inteira sem ser incomodado. Talvez você queira sair à noite uma vez por semana ou tirar férias. Não deixamos de reiterar isso. O cuidado contínuo para com uma pessoa com demência pode ser um trabalho exaustivo e emocionalmente desgastante, e sempre há o risco de sucumbir em razão da sobrecarga.

> É extremamente importante tirar algum tempo para descansar e fazer coisas para si próprio.

É importante que haja outras pessoas para ajudá-lo, com quem conversar e compartilhar seus problemas. Sabemos que pode ser difícil encontrar formas de cuidar de si mesmo. Talvez você não tenha amigos que lhe compreendam, sua família pode não querer ajudar e pode parecer impossível afastar-se da pessoa com demência por algum tempo para descansar. Ela pode se recusar a ficar com outro cuidador, ou você pode não ter condições de pagar um acompanhante. Encontrar formas de suprir suas próprias necessidades pode exigir esforço e criatividade. No entanto, é algo muito importante que deve ser feito.

Se for difícil encontrar recursos para conseguir tempo livre, talvez você possa fazer algumas pausas eventualmente nos cuidados, mas terá de contar com alguém ou alguma instituição. Por exemplo:

> *O senhor Cooke só podia pagar dois dias por semana pelos serviços de centro-dia para sua esposa, mesmo com desconto. Seu filho, que morava em outro estado, concordou em pagar por um terceiro dia. A vizinha, amiga de longa data de sua esposa, concordou em vir de manhã, nesses dias, ajudar a vesti-la.*

Você também pode aceitar um meio-termo que talvez não seja tão bom quanto gostaria. O cuidado que os outros oferecem pode não ser igual ao cuidado que você dá. Pode acontecer de a pessoa com demência ficar transtornada com as mudanças. Os familiares podem reclamar quando você lhes pede ajuda. Pagar pelos cuidados talvez lhe exija fazer sacrifícios financeiros. Contudo, seja persistente em sua busca por ajuda e esteja disposto a traçar planos, ainda que não sejam os ideais.

Conseguir ter um tempo livre, longe da pessoa com demência, é uma das coisas mais importantes que você pode fazer a fim de continuar a ter possibilidade de cuidar dela.

> *A senhora Murray conta: "Durante muito tempo, planejamos ir para a França quando ele se aposentasse. Quando percebi que ele nunca conseguiria ir, fui sozinha. Deixei-o com meu filho. Fiquei com medo de ir sozinha, por isso fui em uma excursão. Ele ficaria contente por saber que eu fui. Quando voltei, eu estava descansada, pronta para enfrentar tudo que acontecesse a seguir".*

Dê um presente a si mesmo

Um "agrado" de vez em quando é outra forma de ajudar-se a lidar com a situação. Algumas pessoas se dão "presentes" — uma revista ou um vestido novo. Escute uma sinfonia ou outro tipo de música que lhe agrade (use fones de ouvido), vá lá fora ver o pôr do sol ou peça uma refeição em seu restaurante favorito para entrega em casa.

Amigos

Os amigos são, quase sempre, incrivelmente reconfortantes, solidários e prestativos. O apoio de bons amigos será fundamental para você seguir em frente nos momentos mais difíceis. Lembre-se de que é importante continuar a ter amigos e contatos sociais. Tente não se sentir culpado com relação a manter e estabelecer suas amizades.

Mesmo quem consegue falar de forma bastante razoável e ocultar qualquer sinal de deterioração mental pode não se lembrar de nomes nem acompanhar de fato as conversas. Muitas pessoas que têm demência conservam os aspectos sociais da fala por muito tempo depois de ter perdido a capacidade de expressar-se ou de entender com precisão o que os outros estão dizendo. Você vai precisar explicar aos amigos que a perda de memória não significa falta de modos, mas algo que a pessoa não consegue evitar.

Pode ser doloroso contar a velhos amigos o que está acontecendo, especialmente àqueles que moram longe e que não testemunharam as mudanças graduais que a demência causa. Algumas famílias solucionaram esse problema escrevendo uma carta de boas-festas, no fim do ano, dando a notícia aos amigos de forma amorosa e franca.

Evite o isolamento

O que você deve fazer se descobrir que está ficando isolado? É preciso ter disposição e esforçar-se para fazer novas amizades em um momento em que você se sente cansado e desanimado. E isso é tão importante que você deve se esforçar ao máximo. Comece explorando alguma pequena possibilidade, pequenas chances que vão lhe orientar e lhe proporcionar energia para encontrar outras. Ligue para a sucursal mais próxima da ABRAz ou da Apaz ou para algum hospital universitário que possa lhe orientar, entre para um grupo de apoio a famílias ou dê início a um grupo. Na internet, é possível encontrar várias informações sobre essas atividades. Procure por "grupos de apoio a familiares de Alzheimer", por exemplo. Mantenha ou renove os laços com seu local de culto religioso. O líder do centro religioso que você frequenta pode lhe oferecer conforto e apoio. Você pode conseguir fazer amizade com outros membros de sua congregação religiosa, e alguns locais de culto podem lhe oferecer ajuda.

Quando encontrar tempo para si mesmo longe da pessoa da qual está cuidando, use-o para fazer coisas com outras pessoas: adote um *hobby* ou frequente grupos de discussão. É mais fácil fazer novos amigos quando você se envolve em atividades que partilha com outras pessoas.

Você pode tentar fazer amizade com outras pessoas que são ou foram cuidadores de alguém com demência. Talvez descubra que pessoas viúvas entendem o que você vem enfrentando e que você tem uma ligação especial com elas.

Fazemos amizade mais facilmente quando estamos envolvidos em interesses que partilhamos com outras pessoas.

Sabemos que é difícil encontrar tempo e energia para fazer qualquer coisa além dos cuidados necessários para com a pessoa com demência. Algumas atividades podem ser colocadas "em banho-maria" enquanto você está ocupado com os cuidados, mas não devem ser totalmente interrompidas. Isso é importante. Quando deixar de ser o responsável pelos cuidados diários com a pessoa, você vai precisar de amigos e atividades.

> *"Gosto de ir à loja maçônica. Ainda vou, uma vez por mês. Quando Alice tiver de ir para uma casa de repouso, provavelmente vou me envolver mais, talvez me oferecer como voluntário para coordenar a coleta de donativos no Natal ou algo assim. Ainda tenho meus amigos lá."*

> *"Eu toco violino. Não posso mais tocar com o quarteto, mas continuo em contato com eles e ainda pratico um pouco. Quando tiver mais tempo, vai haver uma vaga para mim na sinfônica da comunidade."*

Você também pode optar por envolver-se em novas atividades, como participar de uma instituição local relacionada à doença de Alzheimer, ou fazer um trabalho voluntário para alguma entidade cuja atividade você valorize. É difícil esforçar-se para encontrar novos interesses, mas vale a pena.

> *"Minha esposa começou a manifestar os sintomas da doença de Alzheimer mais ou menos na mesma época em que me aposentei. Tudo o que eu fazia era tomar conta dela. Achei que devia fazer um pouco de exercício, então, entrei para um grupo da terceira idade. Eu me exercito nos dias em que levo minha esposa para o centro-dia."*

PROCURE AJUDA ADICIONAL CASO NECESSITE

Fadiga, desânimo, raiva, dor, desespero, culpa e sentimentos contraditórios são normais e podem decorrer do cansaço relativo aos cuidados com doentes crônicos. Tais sentimentos podem parecer insuportáveis e quase intermitentes. O peso que você carrega pode ser descomunal. Às vezes, a capacidade de lidar com a situação é extrapolada, e as coisas podem sair do controle. Talvez seja melhor procurar um psicólogo, caso isso aconteça.

Reconheça os sinais de alerta

> *A senhora Scott conta: "Talvez eu esteja bebendo demais. John e eu costumávamos tomar um coquetel ao chegarmos em casa à noite. Agora ele não bebe, claro, mas descobri que preciso tomar aquele coquetel e mais um ou dois, mais tarde ou na hora de dormir".*

Cada pessoa é diferente, e todos nós temos maneiras próprias de reagir aos problemas. Uma reação saudável para uma pessoa pode não ser saudável para outra. Pergunte-se o seguinte: sinto-me triste ou deprimido por não estar sendo tão funcional quanto deveria? Fico frequentemente acordado à noite, pensando nos problemas? Estou perdendo peso devido ao estresse? Sinto-me sobrecarregado durante a maior parte do tempo? Sinto-me isolado e sozinho com meu problema? Depressão e desânimo são sentimentos comuns para as famílias de pessoas com doenças crônicas, mas, se respondeu "sim" a qualquer uma dessas perguntas, você precisa de ajuda profissional para manter seus sentimentos sob controle, talvez de um psicólogo ou um terapeuta familiar.

Estou bebendo demais? Embora a quantidade de álcool considerada excessiva para uma pessoa possa não ser excessiva para outra, você deve se perguntar como seu consumo de bebida está afetando a sua vida. Meu consumo de bebida está interferindo na forma como ajo com a família ou os amigos, ou em meu trabalho, ou em outros aspectos da minha vida? Está afetando de forma negativa minha saúde? Bebi demais a ponto de não conseguir cuidar da pessoa de forma adequada? Outras pessoas — colegas de trabalho, por exemplo — estão tendo de me "substituir"? Se a resposta a alguma dessas questões for "sim", você está bebendo demais. Pergunte a seu médico se ele recomenda alguém que possa avaliar você. Os Alcoólicos Anônimos (que podem ser encontrados na internet) são uma boa organização de autoajuda. Geralmente o grupo pode ajudar a resolver problemas práticos e encontrar um acompanhante para a pessoa de quem você cuida, de modo que você possa ir às reuniões. Ligue para eles, explique sua situação e peça ajuda.

Estou fazendo uso de medicamentos para conseguir enfrentar o dia a dia? Tranquilizantes, analgésicos e remédios para dormir devem ser usados apenas sob cuidadosa orientação médica e por curtos períodos. Estimulantes nunca devem ser usados quando o problema é a falta de energia. Se você já está usando tranquilizantes, remédios para dormir, analgésicos ou estimulantes de forma regular, peça ajuda a um médico para deixar de usá-los ou para encaminhá-lo a algum tratamento adequado. Algumas dessas drogas criam dependência. A interrupção abrupta de seu uso pode trazer risco à vida, de modo que sua suspensão deve ser orientada por um médico.

Suponha que você esteja sobrevivendo aos fatores estressantes da sua vida por meio do abuso de álcool, maconha, analgésicos ou outras drogas. Você está fazendo o mesmo que milhares de outras pessoas comuns. Você pode estar tendo problemas com uma ou várias dessas substâncias pela primeira vez, por conta da pressão de cuidar de alguém com demência. Não há motivo para envergonhar-se. É um motivo para conseguir ajuda *já*.

Estou tomando muito café, chá ou refrigerante com cafeína todo dia? Embora não seja, de forma alguma, tão sério quanto o abuso de anfetaminas ou estimulantes, o excesso de cafeína pode ser ruim para seu corpo e pode reduzir a capacidade de lidar com o estresse.

Estou gritando ou chorando demais? Estou frequentemente perdendo a paciência com a pessoa que tem demência? Estou batendo nela? Fico mais zangado e frustrado depois que falo com meus amigos e familiares sobre tais problemas? Estou me irritando com mais de uma ou duas pessoas — amigos, familiares, médicos, colegas de trabalho?

O que seria gritar ou chorar demais? Uma pessoa pode achar que qualquer choro já é excessivo, enquanto outra acha que chorar é uma boa maneira de se aliviar. Você deve saber se suas emoções estão excedendo o que é normal para você.

Raiva e frustração são reações normais ao trabalho como cuidador de uma pessoa com comportamento difícil. No entanto, se sua raiva começou a extravasar para muitos relacionamentos, ou se você desconta a raiva na pessoa que tem demência, encontre uma forma de lidar com suas frustrações de modo a não afastar as pessoas de você ou piorar o comportamento da pessoa de quem você cuida.

Tenho pensado sobre suicídio?

> *O senhor Cameron desabafou: "Houve um momento em que pensei em arranjar uma arma, matar minha esposa e então me matar".*

A ideia do suicídio pode surgir quando a pessoa está sentindo que não consegue dar conta da situação e se sente impotente e sozinha. Quando as pessoas acham que não conseguem escapar de uma situação impossível ou que perderam de forma irreversível o que dava sentido à vida, podem pensar em suicídio. O suicídio pode ser visto como a única saída quando alguém acha que não há esperança de resolver a situação que enfrenta, e que não há nada que ele ou outra pessoa possa fazer. O presente pode parecer insuportável e desesperançoso e o futuro pode parecer sombrio, vazio e sem sentido.

> *Um familiar que tentou suicídio disse: "Olhando para trás, não sei por que me senti daquele jeito. As coisas têm sido difíceis, mas estou feliz por não ter morrido. Minha percepção devia estar muito confusa".*

Não é incomum, para nós, *percebermos* as coisas como mais sombrias do que realmente são. Se você está se sentindo desesperançado, tente encontrar um amigo ou um profissional cuja percepção da situação possa ser diferente e com quem você possa conversar.

Sinto que estou fora de controle ou no fim de minhas forças? Meu corpo está me dizendo que estou sob um estresse excessivo? Sinto-me com frequência em pânico, nervoso ou atemorizado? Ajudaria se eu apenas falasse sobre tudo isso com alguém que me compreenda? Se a resposta para qualquer dessas perguntas for "sim", pode ser que você esteja carregando um peso grande demais sem receber ajuda suficiente.

Você deve procurar ajuda profissional o mais rápido possível. Se estiver pensando em suicídio, ligue para o Centro de Valorização da Vida (disque 188; a ligação é gratuita) ou acesse o *site* www.cvv.org.br, onde é possível conversar via *chat*. Outra alternativa é procurar atendimento nas Unidades Básicas de Saúde (UBS), nos Centros de Atenção Psicossocial (Caps), nas Unidades de Pronto Atendimento (UPA) 24 horas ou ligar para o Samu no número 192.

Aconselhamento

Talvez você necessite passar algum tempo longe de uma pessoa difícil que exija demais de você ou precise de mais ajuda para cuidar dela. Talvez não haja um jeito de conseguir mais ajuda ou mais tempo para si mesmo. Talvez você se sinta preso a essa situação. Achamos que discutir esses problemas com uma pessoa experiente pode lhe ajudar a se sentir menos pressionado. Você e seu conselheiro podem resolver aos poucos esses problemas.

Os terapeutas não ficam aprisionados pelos problemas como você fica; eles são capazes de ver alternativas viáveis nas quais você não havia pensado. É possível recorrer a um terapeuta caso comece a sentir desespero novamente. Familiares e amigos também podem ajudar, mas, se estiverem envolvidos demais com a situação, podem não ser capazes de enxergar as coisas de forma objetiva.

Você deve procurar um aconselhamento? Você acha que precisa de ajuda? As pessoas que fazem isso não são "doentes", "loucas" ou "neuróticas". Em sua maior parte, são indivíduos saudáveis que às vezes têm dificuldade para lidar com problemas reais. Podem se sentir sobrecarregados ou desmotivados ou achar que estão andando em círculos. Uma pessoa nessa situação pode descobrir que conversar sobre sentimentos e problemas ajuda a clarear as ideias.

Um bom conselheiro pode ajudar a pessoa que está aprisionada por sentimentos de desânimo e paralisia, e pela armadilha de pensar em círculos.

Acreditamos que a maioria das pessoas, na maior parte do tempo, não precisa de aconselhamento. No entanto, sabemos que o aconselhamento pode ser uma grande ajuda para famílias que precisam lidar com a doença de Alzheimer. A ajuda pode partir de grupos de discussão, religiosos, de um amigo, um assistente social, um terapeuta, um psicólogo ou um médico.

O primeiro passo na busca por ajuda externa quase sempre é o mais difícil. O raciocínio pode dar voltas e mais voltas.

> *"Não posso sair de casa porque não consigo um acompanhante para ficar com ele. Ele é terrível com todo mundo em casa, exceto comigo. Não tenho como pagar um psicólogo, porque não tenho como conseguir um emprego, porque não posso sair de casa, e um terapeuta não iria poder me ajudar, de qualquer modo."*

Esse tipo de pensamento "em círculos" é em parte produto de sua situação e em parte a forma como você, em seu desalento, vê o problema. Um bom terapeuta pode ajudá-lo a identificar o problema, de forma objetiva, e dividi-lo em partes mais fáceis de lidar. Com a ajuda e o apoio de um conselheiro, a maior parte das pessoas começa a fazer modificações na própria vida, pouco a pouco.

Às vezes, as pessoas acham que é um sinal de fraqueza ou de insuficiência procurar um conselheiro. Dada a magnitude da carga que você carrega para lidar com uma doença neurodegenerativa, você pode usar toda a ajuda que conseguir. Tomar essa atitude não significa fraqueza de caráter.

As pessoas às vezes evitam o aconselhamento porque acham que o terapeuta vai mergulhar em sua infância e "analisá-las". Muitos terapeutas começam diretamente ajudando, de forma muito prática, a lidar com preocupações do "aqui e agora". Outros podem ajudá-lo a controlar as emoções e frustrações. E também há aqueles que auxiliam ensinando as habilidades necessárias para você resolver seus próprios problemas. Descubra de antemão qual a abordagem do terapeuta que você escolher. Caso decida fazer terapia, sua escolha em relação ao profissional vai depender de quem está disponível, do quanto você pode pagar e de encontrar alguém que tenha experiência com a demência.

Os psiquiatras são médicos e podem receitar medicamentos. Eles têm uma boa compreensão dos problemas físicos que ocorrem junto com os problemas psicológicos. Médicos com formação especial em saúde mental podem dar aconselhamento. Psicólogos, assistentes sociais, terapeutas e alguns outros profissionais podem ter excelente capacidade terapêutica. Se tiverem, podem ser uma boa escolha. Procure escolher uma pessoa que tenha conhecimento sobre a demência, por cujos serviços você possa pagar e com quem você se sinta confortável.

Você tem a responsabilidade de discutir com todos os profissionais, incluindo terapeutas, qualquer preocupação que tenha quanto à relação com eles. Se estiver preocupado com os honorários, se não gostar da abordagem ou se achar que o profissional pode estar contando à sua família o que você lhe disse, exponha aberta e diretamente seus receios.

Há várias formas de encontrar um conselheiro. Pergunte à ABRAz. Se você tem uma relação estabelecida com um representante religioso ou um médico com quem se sinta à vontade, pergunte se essa pessoa pode aconselhá-lo ou se pode encaminhá-lo a alguém que eles pensem ser bom conselheiro. Se tiver amigos que já fizeram uso de aconselhamento, pergunte-lhes se gostaram da pessoa que consultaram. Se você faz parte de um grupo de apoio familiar e precisa de mais ajuda, pergunte se há alguém que outros participantes consultaram.

Se não conseguir encontrar alguém por meio de recomendações, os serviços de aconselhamento ou de encaminhamento estão disponíveis nos Caps (Centro de Atenção Psicossocial), que dão atendimento gratuito também em casos de depressão, alcoolismo e abuso de drogas, ou procure alguma entidade ligada a grupos religiosos. Clínicas de psicologia e instituições municipais ou estaduais podem lhe fornecer nomes de profissionais na região onde você mora.

Nem todos os terapeutas são bons, e nem todos têm conhecimentos sobre o Alzheimer. Escolha o profissional tão criteriosamente quanto escolheria qualquer outro serviço. Pesquise sobre as experiências da pessoa como terapeuta. Se, depois de um tempo, você achar que o terapeuta não está lhe ajudando, diga-lhe isso e então pense na possibilidade de procurar outra pessoa.

Grupos de apoio

> *"Eu não queria frequentar um grupo, mas minha mãe estava me enlouquecendo, então finalmente eu fui. O palestrante falou sobre procurações. Até então eu não havia me dado conta de que precisaria de uma procuração para cuidar dos bens de minha mãe. Então, enquanto tomava um café com outras três mulheres, uma delas contou como a mãe a estava deixando maluca, escondendo os talheres em uma cômoda. Ela disse que um dia percebeu, de repente, que não fazia diferença onde os talheres ficassem. Até então, eu achava que era a única que tinha de lidar com coisas assim. Contei a elas sobre minha mãe, e elas me compreenderam."*

> *"Em geral, nesses grupos, há mais mulheres do que homens, sabe? Eu não queria ir a uma reunião apenas com mulheres, mas há um homem cuja sogra vive com ele e a esposa, e ele entendeu totalmente o que eu estou passando. Frequentar o grupo de apoio salvou meu casamento."*

Milhares de familiares têm tido a mesma experiência: os participantes de grupos de apoio *entendem* uns aos outros. Muitos grupos de apoio reúnem-se uma vez por mês, mas os calendários variam. Pode haver uma palestra ou a exibição de algum vídeo seguidos por um café e depois um período para socialização. Os encontros podem ser organizados por um profissional ou por familiares.

Há pessoas de todos os tipos em grupos de apoio: mulheres e homens, filhos já adultos, esposas, maridos, cuidadores a distância, funcionários de escritórios, operários, aposentados. Alguns grupos de apoio oferecem ajuda para os filhos ainda pequenos de pessoas com Alzheimer. Há grupos criados para pessoas com demência, especialmente aquelas em estágio inicial da doença.

As doenças demenciais atingem pessoas de todos os tipos, de diversas classes sociais e diferentes etnias. Não importa seu histórico, os participantes de grupos de apoio compartilham batalhas semelhantes contra a dor, a exaustão, os sintomas comportamentais e a limitação dos serviços disponíveis. Famílias de variadas etnias fazem o que podem para cuidar de seus entes queridos: os problemas enfrentados são universais.

A ABRAz pode fornecer algumas orientações necessárias para ajudar você a iniciar um grupo. No entanto você deve criar um grupo que vá ao encontro das necessidades específicas de sua comunidade — deve-se verificar quando e onde o grupo vai se reunir, como será estruturado, definir o papel do líder, e assim por diante.

As pessoas nos grupos de apoio compreendem umas às outras porque passam por experiências semelhantes.

Desculpas para não participar de um grupo de apoio

Se estivermos sobrecarregados e exaustos, poderemos encontrar desculpas para não frequentar um grupo de apoio. Não temos energia ou vontade de encarar uma sala cheia de desconhecidos. Seguem-se algumas respostas às razões citadas por familiares para não ir a grupos de apoio.

Não sou o tipo de pessoa que gosta de grupos. As famílias que conhecemos dizem "De qualquer modo, vá", mesmo que seja o primeiro grupo que você já frequentou na vida. Essas doenças são tão terríveis e duram tanto tempo que nossas formas habituais de lidar com os problemas não são suficientes. Todos nós podemos aproveitar sugestões sobre como enfrentar a situação. Sua energia pode ser renovada simplesmente pelo fato de saber que alguém mais lida com problemas semelhantes aos seus. Ninguém é "forçado" a falar.

Não posso deixar a pessoa que tem demência sozinha. A fadiga pode levar à inércia. É mais fácil simplesmente ficar em casa do que encontrar um acompanhante ou fazer frente às objeções da pessoa com demência. Pergunte ao organizador responsável pelo grupo se ele pode ajudá-lo a encontrar um acompanhante para a pessoa, se conhece um programa de atividades do qual a pessoa possa participar enquanto você vai encontrar o grupo, ou peça a um amigo ou parente para ficar com ela por algumas horas. Se a pessoa que tem demência se opuser, peça ao acompanhante que venha visitar vocês algumas vezes enquanto você estiver em casa. Talvez você tenha apenas que ignorar as objeções da pessoa.

Não consigo falar com desconhecidos. Os participantes dos grupos de apoio têm enfrentado problemas semelhantes aos seus, então não vão continuar sendo desconhecidos por muito tempo. Se você é tímido, nas primeiras vezes, só escute.

Não posso dirigir à noite. Pergunte se há grupos diurnos. Se não houver, pergunte ao organizador do grupo se há alguém que possa buscar você. Embora problemas como esse sejam reais, permitir que lhe impeçam de obter o apoio de que necessita pode ser um sinal de depressão ou fadiga. Sempre haverá formas de contorná-los se você estiver determinado. Pergunte sobre a disponibilidade de um grupo *on-line* ou da participação via *chat.*

Às vezes, um determinado grupo de apoio não é o ideal para você. Por exemplo, se todos os participantes mantêm seu familiar em casa e o seu está em uma casa de repouso, você pode achar que não se encaixa ali. Em sua região pode haver vários grupos de apoio; visite outro grupo, ou procure a ABRAz ou a Apaz e pergunte se podem indicar um grupo que atenda às suas necessidades.

Os grupos de apoio não são para todo mundo. Algumas pessoas não precisam do apoio extra que eles dão. Outras acham mais confortável conversar individualmente com alguém que tenha mais conhecimento. Antes de admitir que você não precisa frequentar um grupo de apoio, sugerimos que faça algumas tentativas com um deles.

ATIVISMO

A doença de Alzheimer e as demências relacionadas são amplamente reconhecidas, e as pesquisas sobre tratamentos e prevenção estão em andamento. No entanto ainda há muito a ser feito. Embora o financiamento público para pesquisas e tratamentos esteja aumentando, ainda é limitado. Diagnóstico e acompanhamento não estão disponíveis em todos os lugares; programas governamentais são escassos e insuficientes. Muitas instituições e programas de longa permanência não atendem às necessidades das pessoas com demência. Embora a legislação exija que o pessoal dessas instituições tenha alguma capacitação, esta com frequência é inadequada e não está voltada especificamente às necessidades de pessoas com demência. O capítulo 15 discute tais problemas com mais detalhes.

As famílias com frequência nos dizem que participar dos esforços ativistas é uma forma de resistir a essa doença terrível. Talvez você também queira se envolver com esse ativismo. Seguem-se algumas das formas de colaborar:

- Participe de projetos de pesquisa (veja o capítulo 18).
- Seja voluntário em um programa local de apoio ao Alzheimer, fazendo trabalhos administrativos ou atendendo ao telefone.
- Ofereça sua experiência como voluntário. Você pode cuidar da contabilidade de algum pequeno programa de centro-dia mantido por

voluntários? Pode consertar o encanamento de algum cuidador que está passando por dificuldades?

- Organize um grupo de apoio. Geralmente os melhores líderes de grupos são pessoas que foram cuidadores.
- Localize outros cuidadores que necessitem de apoio e faça contato com eles. Se você tem vínculos com grupos minoritários, tente contatar outras pessoas e mostrar que elas não estão sozinhas.
- Participe da arrecadação de fundos. Mesmo pequenas quantias podem fazer uma grande diferença. Há muitas habilidades necessárias para atuar nessa área, e existem bons livros sobre como fazê-lo.
- Informe os líderes locais ou formadores de opinião sobre a demência. Escreva ao deputado de sua região ou para o jornal local.
- Lidere um movimento para a criação de um programa de centro-dia ou home care em sua região. Muitos dos programas para pessoas com demência foram criados por famílias que precisavam deles.
- Trabalhe para um político local que apoie serviços de cuidados de longa duração.
- Lute por alguma necessidade particular de sua comunidade, como ajuda para pessoas com demência que vivem sozinhas ou ajuda para famílias da região rural.

Há muito a ser feito, e você pode encontrar um serviço voluntário ou alguma atividade adequada a seus talentos e ao tempo disponível. Muitas coisas empolgantes estão acontecendo nas comunidades de apoio à pessoa com demência; junte seus esforços aos de outras pessoas e informe-se sobre o que outras comunidades estão tentando fazer, para não ter de reinventar a roda. Cuidadores bem informados são a base que faz a diferença.

As famílias afirmam que o ativismo é uma maneira de lutar contra essa terrível doença. Talvez você queira se envolver também.

CAPÍTULO 14

Questões financeiras e legais

Uma discussão detalhada sobre os problemas financeiros e legais que podem surgir com relação aos cuidados para com uma pessoa que sofre de uma doença neurodegenerativa está além do propósito e do escopo deste livro. No entanto, delineamos alguns fatores importantes que você deve levar em conta. Talvez você tenha de procurar ajuda profissional nos campos financeiro e legal. Existem advogados atuantes principalmente na Promotoria do Idoso e no Conselho Nacional dos Direitos da Pessoa Idosa (CNDPI) que dão orientações sobre administração dos bens e relacionamento familiar.

SUA AVALIAÇÃO FINANCEIRA

Cuidar de uma pessoa com uma doença crônica pode ser muito desgastante e economicamente custoso. Além disso, uma pessoa idosa pode ter rendimentos com reajustes abaixo da inflação, e a inflação pode continuar a corroer sua renda. É importante que você avalie tanto os recursos financeiros disponíveis quanto o potencial aumento de custo dos cuidados e faça planos para o futuro financeiro da pessoa. Se a pessoa estiver nos estágios iniciais da demência, ela poderá ser envolvida no planejamento. Se você é casado com a pessoa, seu futuro financeiro pode ser afetado pelas decisões e pelos planos que vocês fizerem agora. Muitos fatores devem ser considerados na avaliação de seu futuro financeiro, incluindo a natureza da doença e suas expectativas pessoais.

Pense na possibilidade de buscar orientação financeira e legal. Alguns advogados que atuam em direito do idoso são especializados em preservar os bens e administrar os interesses de pessoas com demência.

Se você vive com um(a) parceiro(a) em uma união estável, consulte um advogado assim que possível. As leis quanto aos direitos dos parceiros variam, e pode haver leis e políticas locais que interfiram em seu direito de visitação, nos direitos de tomada de decisão e em muitos outros fatores. Se possível, aja enquanto a pessoa ainda estiver capacitada no aspecto legal (ela deve estar lúcida e consciente do que está sendo decidido).

Os custos de uma casa de repouso são discutidos no capítulo 15. Se houver alguma possibilidade de seu familiar ter de ir para uma casa de repouso, você deve ler essa seção e planejar tudo com bastante antecedência. Um planejamento pode poupar dinheiro e angústia. Independentemente de você ter uma renda baixa ou alta, é muito importante *planejar de antemão o futuro financeiro da pessoa de quem você cuida.*

Despesas potenciais

Perda de renda

- A pessoa que tem demência precisa deixar o emprego?
- Alguém que de outro modo estaria empregado deve ficar em casa para cuidar dela?
- A pessoa que tem demência vai perder a aposentadoria ou algum benefício?
- O poder de compra dessa pessoa vai declinar caso sua pensão tenha reajuste abaixo da inflação?

Custos com moradia

- Será necessário que você ou a pessoa que tem demência se mude para uma casa sem escadas, mais funcional ou mais fácil de manter? Você vai trazer seu pai ou sua mãe (ou ambos) para morar com você? Isso pode gerar despesas com a reforma de um quarto para a pessoa (ou para o casal de idosos).
- A pessoa com demência irá para um centro-dia, uma casa de repouso, uma clínica geriátrica ou alguma instituição de longa permanência?
- Você precisará fazer modificações em sua casa (instalar fechaduras novas, corrimãos, equipamentos de segurança, rampas para cadeira de rodas)?

Custos médicos

- Do que você vai precisar:
  - enfermeiros em domicílio;
  - médicos;
  - seguro médico/plano de saúde;

- exames;
- terapeutas ocupacionais;
- fisioterapeutas;
- medicamentos;
- equipamento médico especializado (cama de hospital, poltrona especial, cadeira de rodas, por exemplo);
- produtos descartáveis (fraldas geriátricas, capas impermeáveis para colchão, vaselina, lenços umedecidos, algodão etc.).

Despesas com ajudantes ou cuidadores

- Do que você vai precisar:
    - diarista para a limpeza;
    - acompanhante para ficar com a pessoa;
    - alguém para ajudar com os cuidados;
    - serviços de centro-dia.

Custos com alimentação

- Haverá despesas para pagar alguém que faça a comida, comer fora ou pedir comida em um *delivery*?

Despesas com transporte

- Você vai precisar de alguém que dirija, caso você não possa?
- Haverá custos com táxi, aplicativos de transporte ou um motorista particular?

Impostos

Honorários de advogados

Custos diversos

- Haverá custos com roupas mais fáceis de vestir, pulseiras de identificação, modificações na casa para lidar com a perambulação, dispositivos de segurança ou de conveniência?

Custos com casa de repouso

- Além dos custos básicos, você pode ter de comprar fraldas geriátricas, ter despesas com lavanderia, medicação, artigos de higiene, terapias, cortes de cabelo etc.

- Não há programas governamentais que cubram o custo com casas de repouso ou instituições na maioria dos casos. Talvez seja preciso vender o imóvel da pessoa ou usar outros ativos para cobrir esses custos, ou o peso recairá sobre os filhos, embora por lei estes não sejam obrigados a pagar pelo cuidado.[1]

Recursos potenciais

Recursos da pessoa que tem demência

Calcule os ativos e recursos financeiros da pessoa que tem demência. Inclua pensões, aposentadoria, previdência privada, poupança, fundos de pensão, ações, propriedades, automóveis, seguros de saúde e outras fontes potenciais de renda ou de capital.

Algumas pessoas mantêm suas finanças em segredo. Ao final deste capítulo, apresentamos uma relação de alguns dos possíveis recursos disponíveis que uma pessoa pode ter e damos dicas sobre onde procurar pelos documentos relevantes.

Recursos do cônjuge e dos filhos da pessoa e de outros parentes

As leis que determinam direitos financeiros e responsabilidades dos familiares, em particular no que diz respeito aos custos de uma casa de repouso, são complexas. Nem todos os contadores e advogados conseguem compreendê-las. Além do mais, os familiares têm obrigações uns para com os outros. Com as obrigações vêm os dilemas:

> *"Meu pai pagou a faculdade para mim. Agora é minha vez de cuidar dele."*
>
> *"Quero ajudar minha mãe, mas também tenho que pagar a faculdade do meu filho. O que faço?"*
>
> *"Sei que mamãe ficaria melhor se eu conseguisse uma dentadura nova para ela, mas meu marido depende do caminhão para trabalhar, e agora o motor precisa ser retificado. Não sei o que fazer."*

---

1. No Brasil, há casas de repouso e instituições de longa permanência públicas, mas o número de vagas é reduzido e as listas de espera são imensas. Se a casa de repouso for particular, quem assina a documentação fica responsável pelo pagamento. A lei não obriga os familiares a pagar caso a pessoa não honre o compromisso assinado. A única obrigação dos filhos para com os pais é prover o direito à vida, saúde, alimentação e outros, conforme o art. 3º do Estatuto da Pessoa Idosa. (N.R.T.)

Essas são questões difíceis, e os familiares frequentemente discordam em relação à forma como o dinheiro deve ser gasto. Com poucos programas públicos para ajudar as famílias, as doenças neurodegenerativas podem ser financeiramente destruidoras, sobretudo para o cônjuge saudável.

Seguro de vida

Descubra se a pessoa tem uma apólice de seguro de vida que possa ser um recurso se os fundos forem necessários agora. Algumas apólices renunciam aos prêmios se o segurado fica incapacitado. Isso pode representar uma economia significativa.

Seguro de cuidados de longo prazo

Se a pessoa que tem demência tem um seguro de cuidados de longo prazo, este pode ajudar a pagar o *home care* ou uma casa de repouso ou um centro-dia, uma clínica geriátrica ou outra instituição, caso seja necessário. Isso varia muito de empresa para empresa, então você deve procurar saber se o seguro que seu familiar pagou durante um tempo pode cobrir as despesas dele agora. As apólices de seguro podem ser uma fonte útil de recursos para muita gente, mas não para todo mundo. A pessoa paga a apólice por um determinado número de anos (definido na apólice) até precisar de cuidados. Se a pessoa precisa de *home care*, você deve localizar uma empresa que ofereça esse serviço ou pagar os serviços de um cuidador, e o seguro pode reembolsar essas despesas. Isso dá a você a liberdade de selecionar e treinar uma pessoa com habilidades para cuidar de uma pessoa que tem demência.

As companhias de seguros lucram recebendo mais pagamentos do que paga em reembolsos. Por isso, as companhias limitam o número de reembolsos por serviços. Você deve verificar se a companhia contratada está reembolsando de forma adequada a cada mês pela quantidade de serviços de que você necessita.

> Procure orientação legal de alguém com experiência antes de tomar qualquer iniciativa para proteger seus ativos financeiros.

Com poucas exceções, salvo o cônjuge, os parentes não são legalmente responsáveis pelo sustento de uma pessoa que tem demência, mas filhos adultos e outros familiares frequentemente contribuem para pagar as despesas com essa pessoa. Legalmente responsável é o descendente ou ascendente direto. No Brasil, segundo o Estatuto da Pessoa Idosa, os filhos são responsáveis pelo atendimento dos pais nas questões de saúde, no provimento da casa e na internação, se for o caso. Há famílias que se reúnem para arcar com as despesas do atendimento de um idoso, mas isso é raro. O Sistema Único de Saúde (SUS) é responsável pela saúde de todos os brasileiros. É um serviço totalmente gratuito que abrange consultas simples, consultas com especialistas, exames de rotina, exames especializados, internações e acompanhamento pós-internação. Mas as grandes dificuldades aqui se devem ao fato de o país ser muito grande e ter uma população imensa e carente economicamente, somado ao fato de não haver médicos especializados e bem-preparados para o atendimento, que nem sempre é adequado.

Em se falando de doença de Alzheimer, graças a incessantes pedidos ao Ministério da Saúde, foi aprovada a portaria 703, que instituiu o atendimento à pessoa com doença de Alzheimer na rede pública e definiu como o Ministério da Saúde trabalharia em conjunto com as Secretarias Estaduais e Municipais de Saúde e as redes estaduais de Assistência à Saúde do Idoso. Foram criados por meio dessa portaria os Centros de Referência instalados nos principais hospitais universitários do país, onde os departamentos de geriatria, neurologia e psiquiatria se encarregam do diagnóstico e do tratamento.

Os direitos estabelecidos por essa portaria englobam: consulta para diagnóstico, atendimento na rede pública, atendimento em hospital-dia, atendimento hospitalar, visita domiciliar de profissional da saúde, tratamento acompanhado por equipe multidisciplinar, programa de orientação e treinamento para familiares e medicação gratuita.

Isenção de impostos para idosos ou para os cuidados a pessoas que têm demência

Idosos e pessoas com deficiência podem beneficiar-se de diversas isenções de impostos. Para conseguir a isenção de imposto de renda, a pessoa deve apresentar laudo médico, avaliação de um perito médico e outros documentos necessários. O Ministério da Fazenda poderá isentar a pessoa do imposto de renda e até mesmo fazer a devolução dos impostos pagos com base na data em que foi comprovada a doença.

Deduções de impostos referentes ao cuidado da pessoa com demência podem fazer uma grande diferença para a família. Você pode fazer deduções médicas relativas a gastos com alguém que seja seu dependente. Os dependentes que você declara para fins de deduções médicas podem ser diferentes de quem você pode declarar como dependente em outras circunstâncias.

A pessoa com doença de Alzheimer pode obter a isenção de IPI e também pode receber o FGTS e o PIS se necessitar de assistência permanente de outra pessoa, e, a critério da perícia médica, seu provento poderá ser acrescido de 25% a partir da data da solicitação; isso pode ser usado na quitação da casa própria, por exemplo.

Para obter isenções e benefícios é preciso que a documentação que comprove a doença (laudo médico e exames) esteja em perfeita ordem para análise do perito médico. Mesmo depois de tudo aprovado, pode haver barreiras que impeçam que os benefícios sejam recebidos. Nesse caso, a família deve entrar com recurso na justiça.

ONDE PROCURAR OS RECURSOS DA PESSOA COM PERDA DE MEMÓRIA

Às vezes, as pessoas que têm demência se esquecem dos recursos financeiros ou das dívidas que têm. Elas podem ter partilhado informações financeiras com um confidente antes da doença, mas ter feito mudanças ou ocultado fundos nos primeiros estágios desta. As pessoas podem ser discretas quanto a suas finanças ou displicentes ao declará-las. A desconfiança faz parte da doença, por isso a pessoa pode ter escondido dinheiro ou ocultado outros ativos financeiros. Os familiares podem não saber quais recursos a pessoa tem que possam ser usados para pagar os serviços relacionados aos seus cuidados.

Descobrir quais recursos a pessoa tem pode ser difícil, sobretudo se os documentos dela estiverem desorganizados ou escondidos. Tente saber se era a própria pessoa quem fazia a declaração de imposto de renda e, em caso afirmativo, procure saber onde ela deixou um comprovante da última declaração. Se era ela mesma quem fazia a declaração, procure o comprovante em papel, caso não tenha a senha para o programa.

As dívidas geralmente aparecem sozinhas, quase sempre pelo correio. Alguns credores podem ser compreensivos quanto a uma dívida ou conta que não é paga há bastante tempo, mas nem todos. Se você encontrar uma conta, ligue para a empresa, explique as circunstâncias e combine como e quando ela será paga. Peça que contas futuras sejam enviadas a você, para seu endereço.

Os ativos podem ser mais difíceis de localizar. Revise a correspondência recente. Procure nos lugares óbvios, como em um computador, em gavetas num escritório e em outros lugares onde geralmente são mantidos os documentos. Olhe embaixo da cama, em caixas de sapato, nos bolsos das roupas, em velhas bolsas, em chaleiras e outros itens de cozinha, debaixo de tapetes e em caixas de joias. A esposa de um homem com demência pediu ajuda aos netos para executar uma "caça ao tesouro". As crianças pensaram em lugares obscuros onde procurar. Procure extratos e informes bancários, cheques cancelados, talões de cheque, chaves, cadernetas de endereços, apólices de seguros, recibos, correspondências de negócios ou legais, comprovantes de impostos de renda dos últimos cinco anos. Se a pessoa tiver um computador, pergunte a ela onde ela anota as senhas e procure em *softwares* de finanças, em *e-mails* bancários ou de organizações financeiras e também faça uma busca por compras *on-line* que a pessoa tenha feito. (Um cônjuge que faça uma declaração conjunta ou uma pessoa que tenha uma procuração para assuntos financeiros ou tutela de bens pode obter cópias das declarações de imposto de renda.) Diversas informações podem ser usadas para tentar levantar os recursos da pessoa.

Há muitos tipos de ativos.

Contas bancárias. Procure qualquer tipo de correspondência e documentos bancários. Se você tiver acesso *on-line* às contas da pessoa, pode obter diretamente todo tipo de informação. Fale com o gerente da conta. A maioria dos bancos não libera informações sobre contas, empréstimos ou investimentos a ninguém cujo nome não esteja na conta. No entanto os bancos podem fornecer informações limitadas (por exemplo, se existe uma conta no nome de determinada pessoa) se você tiver uma declaração dirigida ao banco escrita pelo médico ou por um advogado, explicando a natureza da incapacidade da pessoa e o motivo pelo qual você necessita da informação. Os bancos liberam informações sobre o saldo bancário ou sobre transações apenas para um procurador legal ou outra pessoa devidamente autorizada. Contudo é possível conseguir acessar algumas informações por meio dos documentos encontrados.

Certificados de ações, títulos da dívida pública, certificados de depósitos, títulos de poupança e fundos mútuos. Procure certificados, demonstrativos mensais de corretoras de valores ou empresas de fundos mútuos, avisos de pagamentos devidos, demonstrativos de dividendos pagos, rendimentos declarados ao imposto de renda, pagamentos em débito automático pela conta-corrente, recibos. Procure registros de compra ou venda.

Apólices de seguro (seguro de vida, seguro por invalidez, seguro de saúde). Estão entre os ativos que as pessoas mais ignoram. Apólices de seguro de vida e de seguro de saúde podem pagar uma dívida de uma única vez ou outros benefícios. Procure demonstrativos de pagamento de prêmios, apólices ou cheques cancelados que contenham o nome da seguradora. Entre em contato com a empresa para obter informações completas sobre a apólice. Algumas companhias liberam informações perante uma declaração de um médico ou um advogado; outras exigem provas de seu direito legal às informações. Procure recibos referentes a seguros que possam cobrir cuidados de longa duração e também de deduções do imposto de renda da pessoa.

Cofre em banco. Verifique se existe alguma chave, uma conta de cobrança ou um recibo. Você precisará de uma ordem judicial para poder abrir um cofre bancário.[2]

Benefícios militares. Procure os papéis de dispensa, crachás de identificação e outros documentos. Contate a organização militar para verificar quais benefícios estão disponíveis para a pessoa. Dependentes de militares podem ter direito a benefícios.

Propriedades de imóveis (casas, terrenos, empresas, incluindo participações ou propriedade parcial de imóveis). Verifique se há documentos que comprovem pagamentos regulares, ganhos e perdas declarados no imposto de renda, chaves, prêmios de seguros contra incêndios (casas, armazéns, empresas etc.). Um agente de seguros pode ser capaz de ajudar você. Procure comprovantes de impostos pagos. A posse de propriedades é objeto de registro público; o cartório de registro de imóveis pode lhe ajudar a localizar as propriedades, caso você tenha alguma informação.

Benefícios por aposentadoria ou invalidez. Também são facilmente ignorados. Cônjuges e ex-cônjuges também podem ter direito aos benefícios. No Brasil, com a Reforma da Previdência, em 2019, o valor do benefício para o cônjuge é calculado sobre 50% do salário ou da aposentadoria da pessoa e acrescido de 10% para cada dependente, até o limite de 100%. Entretanto, quando os filhos completam a maioridade, os 10% deixam de ser revertidos para o cônjuge viúvo ou demais dependentes, o que reduz o valor do benefício. Essa regra é valida para a pessoa que contribuiu para o INSS. Se a pessoa não tiver contribuído em nenhum momento para o INSS, então o cônjuge não terá direito a benefício.

Coleções, ouro, joias, dinheiro, pedras preciosas, carros, antiguidades, objetos de arte, barcos, equipamento fotográfico, móveis e outros bens negociáveis. Além de procurar tais itens, faça uma busca desses possíveis itens de valor que podem estar listados em apólices de seguros. Alguns desses itens são pequenos o bastante para ser escondidos com facilidade. Outros podem estar em plena vista e ser tão familiares que não são notados.

Testamentos. Se o indivíduo fez um testamento, seus ativos devem estar listados no documento. Os testamentos, se não estão escondidos, frequentemente

2. O documento exigido é a declaração de curador emitida por um juiz no processo de curatela ou interdição. (N.R.T.)

são mantidos em um cofre, registrados em cartório ou mantidos pelo advogado da pessoa.[3]

Crédito pessoal. Pesquise saques, pagamentos, correspondências e pagamentos de pensão (ocasionalmente, acordos de divórcio preveem o pagamento de uma pensão para o caso de o cônjuge ficar incapacitado).

Contas bancárias no exterior. Procure em informes bancários.

Herança. Descubra se a pessoa é herdeira de alguém.

Lote de cemitério. Procure documentos de aquisição e pagamento de manutenção.

Se a pessoa pertence a alguma organização filantrópica, como a maçonaria, talvez ela possa ajudá-lo a localizar recursos. A pessoa pode também ter algum seguro feito por meio de uma organização dessas.

QUESTÕES LEGAIS

Em algum momento, a pessoa com demência poderá se tornar incapaz de ter responsabilidade legal ou financeira sobre si mesma. Se isso acontecer, ela perderá o controle de suas contas e esquecerá quais são seus ativos ou débitos financeiros. Ela se tornará incapaz de decidir com responsabilidade o que fazer com seus bens ou de autorizar cuidados médicos necessários a si mesma.

Em geral, tais capacidades são perdidas aos poucos, e não todas de uma vez. A pessoa que é incapaz de controlar suas contas pode ainda estar apta a fazer um testamento ou aceitar cuidados médicos. No entanto, à medida que o comprometimento aumentar, ela provavelmente vai chegar a um ponto em que não conseguirá tomar decisões significativas por si só, e outra pessoa terá de assumir a responsabilidade legal por ela.

As pessoas precisam tomar providências legais *logo no início da doença, antes de se tornarem incapazes de tomar as próprias decisões*. Por princípio, todos os adultos são *competentes*, isto é, têm capacidade de tomar decisões por si mesmos, a menos que um juiz declare o contrário. A competência para redigir um testamento, chamada *capacidade testamentária*, significa que a pessoa sabe, naquele momento, qual é o objetivo de um testamento, que está ciente da forma como as pessoas em geral partilham seus bens, da natureza e da extensão de sua

3. Há diversos tipos de testamento. Se a pessoa fez um testamento, então a vontade dela deverá prevalecer sobre o que é considerado a partilha normal dos bens: esposa, filhos e depois outros. No caso de a pessoa ter feito um testamento, quem poderá dar alguma orientação sobre o que deve ser feito é um advogado, pois é obrigatória a assinatura do testamento perante um advogado. (N.R.T.)

propriedade, e que ela tem a capacidade de declarar como gostaria que seus bens fossem distribuídos. Um advogado pode avaliar a capacidade de discernimento da pessoa, mas se ainda restarem dúvidas, ele deve solicitar a ajuda de um médico, um neurologista ou um neuropsicólogo.

Todos nós devemos tomar as providências legais enquanto estamos saudáveis, antes de nos tornarmos incapazes de tomar as próprias decisões.

A forma mais eficiente de preparar-se para uma incapacidade eventual (que pode acontecer a qualquer um de nós) é traçarmos os projetos para o futuro *antes* de chegar o momento em que já não conseguimos mais fazê-lo. Esses projetos em geral incluem fazer um testamento e uma procuração duradoura.[4]

As famílias às vezes encontram dificuldade para encarar tais assuntos quando a pessoa ainda parece apta. Às vezes, a pessoa que tem demência resiste a tomar essas providências. Infelizmente, esperar até que ela já não consiga mais participar da tomada de decisões pode custar muito caro, ou pode resultar em decisões que não agradem a todos.

Acreditamos que as pessoas que têm demência devem discutir com um advogado os planos que desejam traçar. Um advogado com experiência na área de família e em sucessões pode orientar as pessoas sobre a melhor forma de proteger sua vontade quando perderem sua capacidade de tomar decisões. No entanto as leis relevantes (particularmente as que regem a responsabilidade financeira das famílias) são muito complexas. Advogados não especializados nessa área podem não estar bem informados. Peça recomendações à Defensoria Pública ou procure nas faculdades de Direito os núcleos de atenção à família.

Você tem o direito de saber o que esperar de um advogado e qual o valor dos honorários.

Os advogados são especializados em diferentes áreas da lei (penal, empresarial, civil etc.). Você tem o direito de saber o que esperar de um advogado e qual o valor de seus honorários. Mal-entendidos podem ser evitados se você souber antes quanto um advogado irá cobrar e quais serviços você conseguirá por esse preço. Descubra se ele atua na área de família e se tem experiência.

Além de fazer um testamento, uma pessoa que ainda é capaz de lidar com os próprios interesses pode assinar uma *procuração*, que confere a um cônjuge,

4. A procuração duradoura para cuidados de saúde é um documento legal que designa alguém para tomar decisões de saúde no lugar de uma pessoa incapacitada. (N.R.T.)

um filho ou alguma outra pessoa com idade legal a autoridade para administrar suas posses. A procuração pode dar amplos poderes à pessoa especificada ou pode ser restrita. Uma procuração restrita dá à pessoa designada autoridade para fazer apenas coisas específicas (como vender uma casa ou ter acesso a registros do imposto de renda).

Existem leis que regem as procurações duradouras. Essas procurações autorizam alguém a agir em nome de uma pessoa depois que essa se torna incapaz de tomar as próprias decisões. Essa decisão não é revogável quando a pessoa se torna incapacitada: na procuração duradoura deve constar que ela continua a valer mesmo que a pessoa fique incapacitada.

> Uma procuração duradoura autoriza alguém a agir em nome de uma pessoa depois que esta se torna incapaz de tomar as próprias decisões.

A procuração autoriza alguém a agir em nome de outra pessoa, por isso a pessoa que outorga tal poder deve ter certeza de que a pessoa selecionada vai, de fato, agir em seu melhor interesse. Alguém que detém uma procuração é legalmente responsável para agir no melhor interesse da outra pessoa. Vez ou outra, alguém abusa dessa responsabilidade. O risco de abuso é mínimo em procurações duradouras.

Ao fazer um testamento e passar uma procuração duradoura enquanto ainda é capaz de fazer isso, a pessoa que sente que sua memória está começando a falhar pode certificar-se de que, se sua condição piorar, a vida vai continuar da forma como ela pretendia, e que seus bens serão distribuídos segundo sua vontade, e não da forma imposta por um juiz ou pela lei. As pessoas que fazem procurações duradouras continuam a administrar os próprios negócios ou parte deles até o momento em que a pessoa designada passa a assumir o controle. A pessoa designada geralmente não precisará tomar medidas adicionais antes de ser legalmente habilitada para assumir a gestão dos assuntos da pessoa que sofre de demência. As leis variam, mas, quando alguém prepara e assina uma procuração duradoura para assistência médica, por exemplo, designa uma pessoa para tomar importantes decisões sobre cuidados de saúde em seu lugar. É possível determinar seus desejos e as circunstâncias almejadas no documento, ou pode-se nomear uma pessoa e não descrever seus desejos e as circunstâncias específicas. De qualquer forma, escolher uma pessoa em quem se confia é fundamental. Essa pessoa estará envolvida em todas as decisões médicas relativas à pessoa, incluindo medidas importantes para adiar a morte no final de sua vida.

> É essencial escolher uma pessoa confiável para ser seu procurador.

Algumas pessoas não estão dispostas a assinar uma procuração, não têm ninguém em quem confiem para representar o que desejam ou já estão incapacitadas demais para fazê-lo. Outras escolhem não fazer isso mesmo sabendo que a possibilidade existe. Se for esse o caso, você pode ter de tomar providências que exijam a atuação de um advogado. Caso a pessoa esteja incapacitada de administrar seus bens e interesses de forma efetiva, por conta de seu comprometimento cognitivo, pode ser necessária uma interdição (também chamada de curatela).[5] Nesse procedimento o advogado deve entrar com uma petição. Depois de uma audiência, o juiz decide se a pessoa é legalmente competente para administrar seus bens ou interesses financeiros. Quando o juiz decide que a pessoa carece de capacidade para tomar decisões financeiras, ele indica um guardião legal para agir em nome da pessoa apenas em assuntos financeiros. Esse guardião deve fazer relatórios periódicos ao juiz.

> Se a pessoa estiver incapacitada de administrar seus bens e interesses, devido a seu comprometimento mental, pode ser necessária uma interdição (também chamada de curatela).

Se um casal tem a propriedade conjunta de uma casa e um dos membros fica incapacitado, o outro cônjuge precisará de uma curatela da propriedade para poder vendê-la.

Às vezes as pessoas que têm demência tornam-se incapazes de cuidar de suas necessidades diárias; nesse caso, outra pessoa deve tomar as decisões sobre os cuidados médicos necessários ou sobre sua internação em alguma instituição de cuidados.

5. A interdição (ou curatela) serve como medida de proteção para preservar a pessoa de riscos que envolvam a prática de determinados atos como evitar que pessoas "experientes" se aproveitem da falta de discernimento do indivíduo para efetuar manobras desleais, causando diversos prejuízos, principalmente de ordem patrimonial e moral. A título de exemplo, poderíamos citar a venda de um imóvel, de um veículo, retirada de dinheiro do banco, emissão de cheques, entre outros atos. A interdição declara a incapacidade do indivíduo que não pode mais praticar ou exercer pessoalmente determinados atos da vida civil, necessitando, para tanto, ser representado por outra pessoa. Esse representante é o curador, que deve ser nomeado por um juiz, e, assim, passará a exercer todos os atos da vida civil no lugar do indivíduo interditado. Irá administrar os bens, assinar documentos, enfim, cuidar da vida civil da pessoa em questão. Essa interdição deverá ser feita por intermédio de um processo judicial, sendo necessários, para tanto, a atuação de um advogado e um laudo do médico do paciente que descreva a doença de Alzheimer e declare a incapacidade que ela causa à pessoa. Entretanto, em alguns casos específicos, o Ministério Público poderá atuar, sendo, nesse caso, desnecessária a representação por advogado. No processo de interdição, o paciente será avaliado por um perito médico, que atestará a incapacidade de discernimento do paciente. O laudo emitido servirá de orientação para o juiz decidir pela intervenção ou não. Além disso, o paciente deverá ser levado até a presença do juiz (se houver possibilidade) para que este possa conhecê-lo e identificá-lo. (N.R.T.)

CAPÍTULO 15

Providências para cuidados de longa duração

Às vezes, a família é incapaz de cuidar, em casa, de uma pessoa com demência, mesmo podendo contar com serviços auxiliares. Várias outras formas de recursos podem ser consideradas: instituições em que a pessoa possa viver por algum tempo com um suporte mínimo, moradias onde um casal possa viver mais facilmente junto e outras instituições em que a pessoa receba cuidados completos.

> Se a pessoa se adaptar bem a uma casa de repouso, você terá mais tempo para estar com ela como pessoa amada, e não como cuidador.

Não há um momento certo para colocar um familiar em uma casa de repouso ou em alguma moradia assistida, e não há uma única razão para que a maioria das pessoas tome essa atitude. Para alguns, chega um momento em que o cuidador não aguenta mais. Outras exigências, filhos, o marido ou a esposa, ou um emprego tornam impossível a alguém da família ser um cuidador em período integral. Um motivo comum é que a pessoa precisa de mais cuidados do que a família pode oferecer. Pode não haver como pagar por cuidado suficiente em casa. Filhos adultos já de idade avançada e seus cônjuges podem também ter problemas de saúde e não ser mais capazes de fornecer todo o cuidado que a pessoa com demência necessita ter. Tanto em famílias sustentadas financeiramente por um só dos adultos quanto em famílias com rendas múltiplas, pode ser financeiramente impossível para um familiar ficar em casa e cuidar da pessoa com demência.

Os cuidadores com frequência esperam tempo demais para internar seu familiar. Talvez seja mais fácil tanto para você quanto para a pessoa que tem demência discutir os planos de internação antes que você esteja exausto e enquanto a pessoa ainda tem capacidade para adaptar-se a um novo ambiente.

Colocar seu familiar em uma casa de repouso ou em outro tipo de instituição pode ser uma decisão difícil de tomar, e quase sempre leva tempo. As famílias costumam tentar de tudo antes. Pode chegar um momento durante o processo de cuidar da pessoa, porém, em que a internação seja a decisão mais responsável que a família pode tomar.

Os familiares podem sentir uma grande tristeza e dor ao serem obrigados a aceitar o declínio inevitável de seu cônjuge, seu pai ou sua mãe ou um irmão. Frequentemente os familiares têm sentimentos contraditórios a respeito da internação da pessoa. Podem ter uma sensação de alívio porque a decisão finalmente foi tomada e parte dos cuidados será assumida por outros, mas se sentirem culpados por querer que outra pessoa assuma esse fardo. Os familiares podem ficar com raiva por não haver alternativas. O cuidador e outros podem ter um grande sentimento de culpa em relação à decisão, especialmente se uma das razões for o fato de o cuidador não conseguir mais lidar com um problema comportamental.

Muitas pessoas acreditam que devem cuidar de seus entes queridos em casa, e muitos ouvem dizer que as famílias costumam "despejar" em instituições as pessoas de idade indesejadas. Nem todas as famílias cuidam com carinho de seus idosos, mas estatísticas mostram claramente que as famílias *não* estão despejando as pessoas de idade em casas de repouso, que a maioria delas faz todo o possível para adiar ou evitar a internação e que elas *não* abandonam os idosos depois da internação. Ao contrário, a maioria das famílias visita regularmente a pessoa em sua nova moradia.

> Pode chegar o momento no processo de cuidar de uma pessoa com demência em que colocá-la em uma instituição é a decisão mais responsável que a família pode tomar.

Temos tendência a pensar nos "bons e velhos tempos" como uma época em que as famílias cuidavam dos idosos em casa. De fato, no passado, não eram muitas as pessoas que viviam tempo suficiente para que suas famílias precisassem cuidar de uma pessoa com demência. As pessoas que ficavam velhas e doentes tinham seus 50 ou 60 anos, e os filhos que cuidavam delas eram bem mais jovens do que você será quando seu pai, sua mãe ou seu cônjuge precisar de cuidado aos 70 ou 80 anos. Hoje, muitos dos filhos que cuidam de um pai adoentado ou uma mãe enferma estão eles próprios com 60 ou 70 anos.

Não é incomum entre os familiares discordar no que se refere aos planos para a internação. Alguns familiares podem querer que a pessoa permaneça em casa, enquanto outros sentem que chegou o momento de ela ir para uma casa de repouso. É importante que todos os membros envolvidos discutam os problemas juntos. Mal-entendidos e discordâncias podem ser piores quando nem todo mundo compreende ou tem noção de tudo que está ocorrendo. Todos os familiares envolvidos devem discutir ao menos estes quatro tópicos: (1) por que se mudar é a melhor alternativa para a pessoa; (2) o custo dos cuidados na casa de repouso ou em outra instituição de longa permanência, e de onde esse dinheiro virá; (3) as características da instituição que você selecionou (veja o tópico "Encontrando uma instituição de longa permanência", que começa na página 358); e (4) as modificações que a internação trará à vida de cada pessoa.

TIPOS DE ARRANJOS DOMICILIARES

Geralmente as pessoas que têm demência recebem cuidados domiciliares em tempo integral ou vivem em uma moradia assistida antes de mudarem-se para uma casa de repouso. Os cuidados domésticos contínuos exigem recursos para manter um suporte de longa duração, mas têm a vantagem de permitir que a pessoa permaneça em um lugar familiar. Os cuidados de uma moradia assistida também podem proporcionar uma sensação mais familiar à pessoa que tem demência, e ela pode se sentir mais livre para andar pela instituição e participar de atividades apropriadas. Algumas moradias assistidas têm unidades especiais para pessoas com demência. Casas de repouso possibilitam que uma pessoa receba a atenção médica que for necessária caso ela esteja incapacitada a ponto de não conseguir cuidar de si mesma.

> Enfatizamos que você deve fazer planos para cuidados de longo prazo, em casa ou em uma instituição, mesmo que tenha esperança de que isso não vá ser necessário. Avalie questões financeiras e selecione uma ou mais instituições de que goste. Talvez você nunca precise internar seu familiar em uma casa de repouso, mas saiba que as dificuldades associadas à busca de uma boa instituição são enormes, por isso um planejamento prévio pode fazer uma grande diferença. Muitas famílias acabam perdendo dinheiro ou utilizando instituições das quais não gostam porque não pensaram de antemão nessa necessidade.
>
> Há uma séria escassez de instituições adequadas para pessoas que têm demência. Se você encontrar uma que lhe pareça oferecer um cuidado excepcional, entre na lista de espera com muita antecedência. Se você adiar até ter a necessidade de internar rapidamente seu familiar (por exemplo, após uma hospitalização), talvez tenha de aceitar o que houver disponível, ao menos em curto prazo, mesmo que a instituição não ofereça a qualidade que você deseja. Você sempre poderá sair da fila de espera quando quiser.

Se o seu familiar tomar medicamentos ou tiver uma condição médica instável, certifique-se de que a instituição pode cuidar dele. A equipe pode administrar as perambulações da pessoa? A qualidade e a quantidade de alimentos, o saneamento, a segurança contra incêndio, o controle de doenças transmissíveis e a limpeza podem ou não ser adequadamente supervisionados pelo Estado. Você deve verificar essas coisas sozinho. As pessoas que têm demência geralmente não conseguem reconhecer um alarme de incêndio ou deixar o edifício sozinhas. Há pessoal suficiente, particularmente à noite, para ajudar todo mundo a sair do prédio em caso de incêndio? Geralmente, nessas instituições há detectores de fumaça, alarmes de incêndio, paredes e portas de barreira contra incêndio e um sistema de extintores. No entanto essas coisas são caras e não são necessárias em muitos ambientes domiciliares e de assistência social. Instituições que usam esses sistemas geralmente precisam cobrar mais.

> As pessoas com demência saem-se melhor quando há outras pessoas por perto que podem lhe ajudar e confortar. Você precisa monitorar tanto a instituição de longa permanência quanto a pessoa com demência.

Se você perceber que o seu familiar precisa ser transferido para um novo ambiente, avalie cuidadosamente o que pode ser feito e fique atento a qualquer declínio que torne inviável a possibilidade de ele continuar a morar no lugar em que está. Continue monitorando as instalações, especialmente se a equipe ou a gerência mudar. A nossa experiência comprova que as pessoas que sofrem de demência não lidam bem com mudanças, a menos que haja outras pessoas próximas que possam fornecer assistência e tranquilidade.

Antes de investir em uma casa de repouso ou em uma instalação semelhante à que você mora com a pessoa que sofre de demência, investigue-a com cuidado. Depois de ter colocado seus recursos financeiros em uma instituição, você terá pouca flexibilidade para mudar. Eis algumas das perguntas que você precisa fazer de antemão:

- Que tipo de certificação estadual ou industrial a instalação tem? Ela é inspecionada e, em caso afirmativo, com que frequência?
- O dinheiro será devolvido se a instituição for à falência?
- É cobrada uma taxa de entrada ou uma taxa mensal adicional se um residente desenvolver demência?
- Quais serviços e atividades estão incluídos na mensalidade? A participação em refeições comunitárias ou atividades é obrigatória? E se um residente não gostar da comida ou das atividades?

- A instituição tem salas de visitas assistidas e há disponibilidade suficiente para que uma pessoa que precise delas possa usá-las quando precisar?
- O estabelecimento tem uma unidade de enfermagem? Você gostou da unidade de enfermagem? A unidade de enfermagem aceita pessoas com demência? A equipe é treinada para cuidar de pessoas com demência? Existe uma taxa extra na unidade de enfermagem para pessoas que sofrem de demência? Você está satisfeito com a qualidade do atendimento oferecido?
- As pessoas que sofrem de demência podem ser convidadas a sair? Se mais tarde o residente apresentar sintomas de uma demência preexistente, da qual você não sabia no momento da admissão, ele pode ser convidado a sair? Em que outras circunstâncias uma pessoa ou um casal pode ser convidado a se retirar?
- Como outras necessidades médicas, odontológicas e oftalmológicas são atendidas? A instituição tem seu próprio médico? Em caso afirmativo, é necessário que todos os residentes se utilizem dos serviços desse médico? Se não for necessário, o que acontecerá no caso de uma emergência? Há transporte disponível para hospitais em caso de emergência? Como as necessidades médicas são atendidas na unidade de enfermagem? Os médicos que trabalham na instituição têm experiência em geriatria e compreendem as necessidades médicas de pessoas com demência?

Existem leis que regem assuntos ligados aos cuidados relativos à vida, mas você deve examinar cuidadosamente as políticas e a qualidade dos serviços de uma instituição antes de fazer um investimento. Verifique com o órgão de proteção ao consumidor ou com um procurador-geral quais são seus direitos.

MUDANDO-SE JUNTO COM A PESSOA QUE TEM DEMÊNCIA

Se você decidir se mudar para uma residência onde possa continuar morando com a pessoa que tem demência e receber alguma ajuda externa, há alguns aspectos que precisará levar em conta. Discutimos formas de ajudar uma pessoa com demência a aceitar a mudança na seção “A mudança para uma nova residência”, no capítulo 4. Além de tudo, leve em conta o seguinte:

- Quais serão os custos financeiros envolvidos, por exemplo, os gastos com a nova residência, gastos com a mudança, com o contrato etc.
- Com a mudança, haverá outro imóvel (em que você ou a pessoa morava anteriormente) para ter de limpar e cuidar? Você terá ajuda, por exemplo, para a preparação de refeições ou faxina?
- Com a mudança, você estará mais perto de médicos, hospitais, comércio, transporte público e áreas de lazer?
- De que tipo de transporte você vai precisar? Caso se mude para uma instituição, você terá transporte próprio, conseguirá lidar com a pessoa que tem demência ao utilizá-lo?
- Você está se mudando para mais longe ou para mais perto dos amigos e de familiares que podem ajudá-lo?
- A mudança propiciará um ambiente seguro para a pessoa que tem demência (campainhas para idosos, banheiro no andar térreo, supervisão, ausência de escadas, menos criminalidade)?
- O que você fará se suas circunstâncias financeiras ou relacionadas à sua própria saúde mudarem?

CASAS DE REPOUSO

O termo "casa de repouso" traz uma ideia negativa à mente das pessoas, mas geralmente essas instituições prestam bons cuidados e são a melhor alternativa para uma pessoa que tem demência. As casas de repouso aceitam pessoas que estão doentes e que necessitam de serviços médicos específicos, como alimentação por sonda ou assistência total com a alimentação. Também podem aceitar pessoas menos incapacitadas.

> A melhor forma de garantir que seu familiar continue a receber cuidados adequados é visitá-lo regularmente e manter contato direto com a equipe da instituição onde ele está.

Preste especial atenção na proporção de profissionais por paciente. Essa proporção deve ser relativa às diferenças no nível de cuidado requerido pelos residentes. Por exemplo, uma casa de repouso com residentes que tenham necessidades mais severas deve ter um corpo de enfermagem mais numeroso, proporcionalmente ao número de residentes, em comparação a uma instituição em que as necessidades dos residentes sejam mais leves. Cerca de 90% do cuidado em uma casa de repouso é prestado por auxiliares de enfermagem certificados. Uma alta proporção de profissionais por paciente significa que mais tempo pode ser dedicado a cada paciente de forma exclusiva.

A classificação de qualidade relativa às necessidades de cuidados leva em conta muitos aspectos da vida dos residentes, como a incidência de úlceras por pressão (escaras) ou dificuldades de mobilidade, por exemplo. Há funcionários disponíveis para suprir a necessidade de cuidado individual dos residentes? Há funcionários suficientes para lidar com a incontinência por meio de uma escala individualizada de ida ao banheiro? Como são tratadas a ansiedade e a depressão? Como é feito o monitoramento e o controle da dor?

Pode haver mudanças constantes de proprietários, administradores e funcionários em instituições de longa permanência. Por isso, a qualidade dos cuidados também pode mudar de uma hora para outra. A melhor forma de garantir que seu familiar continue a receber bons cuidados é visitá-lo com frequência e ficar em contato próximo com o corpo de funcionários.

Se conseguir colocar seu familiar em uma boa instituição de cuidados, talvez você perceba que ele está se dando melhor do que quando estava em casa. Os familiares às vezes têm sentimentos contraditórios em relação a isso; por um lado, ficam felizes em ver a pessoa feliz, mas, por outro, ficam tristes por não terem conseguido proporcionar essa mudança em casa. É mais fácil para o pessoal da instituição criar um programa terapêutico; eles se afastam do residente ao final de seu turno de oito horas de trabalho e não prestam sozinhos os cuidados. Se a pessoa estiver indo bem em uma instituição e você ficar livre de outras demandas da função de cuidador, terá mais tempo e energia para dar a ela amor e a sensação de família que mais ninguém poderá proporcionar.

> O bom tratamento aumenta a qualidade de vida da pessoa com demência, mas nenhum programa comprovadamente interrompe o declínio inevitável característico da maioria das doenças demenciais.

Algumas pessoas com demência têm depressão ou ansiedade e necessitam de *cuidados psiquiátricos* (veja o capítulo 8). Geralmente elas não têm, na casa de repouso ou em outro tipo de instituição, um bom tratamento para depressão, ansiedade ou outras doenças neurológicas. Você pode ter de pagar à parte por cuidados psiquiátricos na instituição ou por transporte da pessoa a um psiquiatra. Necessidades psiquiátricas não devem impedir que a pessoa com demência seja aceita em uma casa de repouso. No entanto, se a pessoa tiver, além da demência, outra doença psiquiátrica, como depressão, talvez você tenha de receber ajuda especializada para que ela seja aceita em uma dessas instituições.

Antigamente, *hospitais psiquiátricos públicos* forneciam cuidados a pessoas que tinham demência. Isso é muito incomum atualmente, mas vez ou outra uma pessoa com demência exibe sintomas comportamentais tão difíceis de lidar que nenhuma casa de repouso a aceita. Talvez a pessoa tenha agredido outros residentes ou causado algum mal a eles. Essa pessoa pode ser encaminhada à unidade geriátrica de um hospital psiquiátrico público.

Sintomas comportamentais severos podem ser atenuados com uma avaliação especializada que identifique gatilhos e com um profissional que possa sugerir algumas intervenções que amenizem os sintomas comportamentais ou neuropsiquiátricos, diminuam sua severidade ou os redirecione para outros focos. A maioria dos sintomas pode ser controlada sem o auxílio de medicamentos (veja o capítulo 7).

ENCONTRANDO UMA INSTITUIÇÃO DE LONGA PERMANÊNCIA

O processo de busca por uma instituição vai depender da antecedência com que você estiver fazendo o planejamento, mas pode ocorrer de a pessoa ter de ser transferida de casa para uma instituição ou do hospital. Se a pessoa tiver de ser transferida de um hospital para a instituição de longa permanência, o assistente social do hospital deverá ajudá-lo a encontrar uma vaga rapidamente. Os assistentes sociais que trabalham em hospitais ficam divididos entre seu compromisso profissional de ajudar as pessoas e a pressão dos hospitais de dar alta aos pacientes o quanto antes. O assistente social deverá saber quais casas de repouso têm um leito disponível no dia em que a pessoa receber alta. Talvez você não possa adiar mais do que um dia enquanto avalia uma instituição, e talvez você perca a vaga na instituição de sua escolha no decorrer desse dia. Recomendamos que você não se baseie apenas na palavra dos assistentes sociais no que se referir à qualidade e à confiabilidade de uma instituição; é possível que eles nunca tenham visitado a instituição antes. Se for possível, visite qualquer instituição à qual tenha sido encaminhado. Talvez você tenha poucas opções. No entanto, se tiver planejado com antecedência, você poderá aceitar a internação em qualquer local que esteja imediatamente disponível, mas continuar na lista de espera para a casa de repouso de sua preferência. Quando houver vaga nesta, você poderá decidir se transfere a pessoa para lá ou não.

Se você tiver algum tempo para planejar, procure a sucursal de alguma das associações de Alzheimer no Brasil, o Conselho Municipal do Idoso ou a Coordenadoria de Direitos Humanos e do Idoso, e pergunte se eles têm alguma lista de instituições ou se podem colocar você em contato com membros que utilizaram alguma das instituições em que você esteja interessado. A ABRAz e a Apaz são as fontes com mais probabilidade de ter informações confiáveis e atualizadas sobre o tratamento dado nas instituições aos residentes com demência.

Procure saber se em sua região existem ouvidorias que tenham informações sobre casas de repouso que não cumprem os padrões estaduais ou federais. Existem leis que exigem que essas informações estejam disponíveis publicamente. Apesar disso, nem toda informação reflete o estado atual de uma instituição. Seus olhos e seus ouvidos, ao longo de várias visitas, serão os melhores guias.

O Conselho Municipal do Idoso, a Coordenadoria dos Direitos Humanos e do Idoso, a Promotoria do Idoso ou algumas instituições não governamentais locais que cuidem de doenças do envelhecimento poderão aconselhá-lo e talvez fornecer uma lista de instituições que atendam na região em que você mora. Algumas instituições governamentais têm assistentes sociais e, nas grandes cidades, você pode encontrar pela internet profissionais particulares que cuidem de atendimento geriátrico ou assistentes sociais particulares. Nem sempre as informações dadas pelos assistentes sociais, como já foi dito, são confiáveis, porque eles podem não ter visitado todas as instituições. Por outro lado, um profissional de cuidados geriátricos particular contratado por você poderá visitar algumas casas de repouso ou clínicas geriátricas e ajudá-lo a avaliá-las.

> Uma das melhores formas de identificar os bons prestadores de serviços de cuidados é por meio da recomendação de outras famílias que tiveram experiência direta com a instituição.

Outras famílias que você conhece em sua cidade ou o médico que cuida de seu familiar podem dar indicações de boas casas de repouso. As recomendações de alguns médicos podem ser influenciadas por interesses financeiros que eles possam ter nessas instituições. Por isso, sempre busque mais de uma opinião. Se algum amigo ou conhecido tiver internado um familiar em uma instituição de longa permanência, pergunte a ele o que achou. Recomendações favoráveis de pessoas que tiveram boas experiências com uma instituição são a melhor maneira de identificar os prestadores de bons serviços de cuidados.

Se você tem uma lista de potenciais instituições, ligue para marcar uma hora com o administrador ou com o responsável pela enfermagem de cada uma delas.

Visite o maior número de instituições que puder. Há algumas perguntas fundamentais que você pode fazer por telefone antes de uma visita. Primeiro, descubra se a instituição tem vagas (se precisar de uma internação imediata) ou uma lista de espera. Ao visitar o local, observe e faça perguntas. Leve com você um amigo ou um familiar. Um amigo estará menos envolvido emocionalmente com o problema e poderá ajudá-lo a observar o local e a tomar uma decisão. Recomendamos visitar o lugar mais de uma vez, se houver tempo; na segunda visita você verá coisas que não viu da primeira vez. Muitas famílias nos disseram que as coisas que você percebe da primeira vez não são as que mais importam com o correr do tempo. Faça a visita sem pressa, converse com os residentes ainda capazes e com os funcionários, e tente imaginar como seu familiar ficaria ali.

> *Quando Art visitou a Sunhaven Assisted Living Facility, teve uma boa impressão. Ficou impressionado com o ambiente espaçoso e os corredores longos e limpos com os nomes dos residentes nas portas. Viu vários funcionários, todos com uniformes limpos, e gostou dos quartos ensolarados e dos banheiros bem equipados. Tempos depois, após visitar seu pai várias vezes na instituição, Art percebeu que os residentes não usavam a área de lazer. Ele então pensou que o que mais importava era o fato de os funcionários serem gentis com seu pai e o ajudarem a ir ao banheiro quando ele precisava. Contudo, seu pai sempre havia apreciado comer, e a comida morna e insossa o deprimia. Art gostaria que a instituição gastasse mais dinheiro com um cozinheiro e menos no restante, que nem era usado pelos residentes. Seu pai sempre havia gostado de ficar acordado até tarde e de acordar tarde, mas a instituição exigia que todo mundo fosse para a cama às 20h30 e acordasse às 7h.*

Pagando pelos cuidados

A internação em instituições de longa permanência é muito cara. Os cuidados em outros tipos de instituição às vezes podem ser mais baratos, mas ainda estar acima das posses da pessoa que necessita desses cuidados. As fontes de renda para pagamento incluem:

- a renda da própria pessoa (por exemplo, aposentadoria ou pensão);
- os ativos da pessoa (por exemplo, poupança, imóveis ou investimentos);
- ajuda financeira de familiares;
- planos de assistência médica.

A *renda* da própria pessoa certamente será gasta com seus cuidados. Para a maioria das pessoas, a renda pessoal não é suficiente para cobrir os custos. Além da renda, a pessoa quase sempre tem de gastar seus *ativos* para pagar por esses serviços. Se a pessoa tem ativos, consulte um contador ou o consultor financeiro dela para saber quais usar primeiro, e para ajudá-lo a fazer um plano para converter os ativos em fundos líquidos.

Alguns *familiares* podem ser capazes de ajudar com o custo dos cuidados da pessoa e estar dispostos a fazê-lo. Recomendamos que os familiares discutam isso abertamente.

Algumas pessoas adquirem *seguro de saúde* antes de ficarem doentes. Veja se existe uma apólice de seguro de saúde e leia-a com atenção. Alguns seguros cobrem parte dos custos dos cuidados em casa, o que pode permitir que você mantenha a pessoa em casa, se você quiser. Outros cobrem os cuidados apenas em tipos específicos de instituições de longa permanência e podem conter exceções. A maioria cobre apenas uma fração do custo diário dos cuidados de longa duração. Um seguro desses ajuda, mas você provavelmente vai precisar de outras fontes de renda também.

Guia para selecionar uma instituição de longa permanência

Veja a seguir uma lista de perguntas que você talvez queira fazer ao visitar potenciais locais para internação. Essas perguntas vão ajudá-lo a avaliar a qualidade do cuidado que é prestado. Ao reunir-se com a administração da instituição, você deve indagar sobre o cumprimento de normas do setor e sobre tarifas e verificar se a instituição obedece aos padrões de qualidade dos cuidados.[1] Não acredite em nada sem antes verificar. Se não tiver entendido alguma

1. Existem várias normas às quais uma instituição para idosos deve obedecer, como registro na Secretaria de Vigilância Sanitária, na Secretaria de Assistência Social, deve-se obedecer às Políticas de Assistência Integral à Saúde, os profissionais devem ter registro em seus respectivos órgãos de classe, principalmente a pessoa que administra a instituição. A tabela de preços deve ficar sempre à disposição para consulta, mas não existe uma padronização de valores. Esses valores variam muito conforme a região do país, a localização na cidade, o tipo de serviço prestado, a área física, os ambientes adaptados e outros fatores. A família deve observar os detalhes de funcionamento, a higiene, as condições de limpeza do local, o atendimento prestado pelos funcionários, entre outros aspectos. Caso haja alguma irregularidade, deve-se fazer uma denúncia aos órgãos competentes pelo Disque 100, serviço do Ministério dos Direitos Humanos e da Cidadania, que tem atendimento de abrangência nacional. Queixas sobre locais que funcionam de maneira clandestina na capital paulista devem ser feitas por meio da central de denúncias da Prefeitura de São Paulo, ligando 156. Uma forma de verificar quais estabelecimentos estão regularizados na Prefeitura de São Paulo é acessar a página da Covisa no *site* e consultar o Cadastro Municipal de Vigilância Sanitária (CMVS),

coisa, não hesite em perguntar. Todos os acordos financeiros devem ser feitos por escrito, e você deve ficar com uma cópia do contrato final. Se os funcionários hesitarem em responder a suas perguntas, isso pode ser uma indicação de como você será tratado depois da internação. Leve com você a lista de perguntas quando for visitar os locais.

Estas são as três perguntas fundamentais que devem ser feitas a princípio:[2]

> Não acredite em nada antes de verificar a instituição. Se não tiver entendido alguma coisa, não hesite em perguntar.

1. A instituição tem alvará de funcionamento válido?

2 O administrador tem uma licença válida?

3. A instituição atende (ou tem um sistema superior) à legislação de prevenção contra incêndios? Por ser difícil transportar idosos frágeis em caso de incêndio, um sistema de extintores e portas corta-fogo é muito importante.

Se alguma dessas questões não puder ser respondida com um "sim", não use a instituição.

A data acertada para admissão e os cuidados a serem fornecidos estão mencionados no contrato?

Sob quais condições será solicitado ao residente que deixe a instituição (declínio na saúde, sintomas comportamentais, problemas de locomoção, incontinência)? Com que antecedência a instituição o notificará? Em caso de mudança de condição (melhora ou piora), a instituição o transferirá para outro lugar? Nesse caso, será para outro setor da mesma instituição?

---

fornecendo o nome, o endereço e o CNPJ da instituição. Pesquise para saber se em sua cidade há esse tipo de serviço à disposição. (N.R.T.)

2. No Brasil, O Ministério Público sugere outras observações que devem ser feitas: 1) Verifique se a casa de repouso tem placa de identificação externa; 2) O responsável técnico pela casa deve ter curso superior e a casa deve contar com uma enfermeira formada; 3) O número de profissionais deve ser suficiente para atender todos os idosos. A existência de profissionais sobrecarregados indica insuficiência de recursos humanos; 4) Preste atenção na limpeza do ambiente. Não é normal haver odores desagradáveis; 5) O local deve propiciar condições de mobilidade a um idoso com problemas de locomoção. Evite locais com escadas ou com muitos andares; 6) A alimentação deve ser variada e suficiente. Não é normal que o idoso institucionalizado perca peso. Isso é sinal de alimentação inadequada; 7) Leve em consideração as queixas feitas pelo idoso; 8) O local precisa oferecer atividades de lazer, recreação física e cultural que estimule a autonomia dos idosos; 9) Considere necessária a existência de barras de segurança, principalmente nos banheiros em que o idoso independente permaneça sozinho; 10) Procure saber se a casa dispõe de atividades terapêuticas que estimulem o bem-estar físico e mental do idoso. (N.R.T.)

Leia com atenção as letras pequenas do contrato. Peça ajuda a um advogado se você não compreender o que dizem.

Visitação

A instituição é próxima o suficiente de sua casa para que você possa estar perto do seu familiar com frequência? Há lugar para estacionar ou acesso fácil por meio de transporte público? O horário de visitação é prolongado e conveniente? (Quando uma instituição restringe o horário de visitas, deve-se perguntar o que acontece por lá quando não há familiares presentes.) São aceitas as visitas de crianças? Você poderá ficar mais tempo no começo, enquanto a pessoa estiver se adaptando? Você vai se sentir à vontade durante as visitas?

Algumas instituições preferem ou exigem que a família não visite a pessoa por dias ou semanas após a internação. Não acreditamos que um procedimento único seja o melhor para todas as pessoas que têm demência. Algumas pessoas ficam tão transtornadas com as visitas que é melhor minimizar o contato por uma ou duas semanas, mas a maioria se dá bem com visitas frequentes desde o começo.

Atendimento a normas

O certificado de inspeção mais recente deve estar afixado numa parede da instituição. Algumas violações são rapidamente reparadas, outras se referem a questões menores e irrelevantes para a qualidade do atendimento, porém há violações que indicam sérios problemas. Se o pessoal escapar a alguma pergunta que você fizer, você não deve se utilizar dos serviços dessa instituição.

Custos

Você entende claramente quais serviços estão incluídos na tarifa básica? Obtenha uma lista de custos extras, como os de lavanderia, internet, televisão, medicamentos, cortes de cabelo, fraldas geriátricas, procedimentos especiais de enfermagem e procedimentos de cuidados especiais, por exemplo. É importante estar a par dos custos, principalmente daqueles que não costumam constar na mensalidade, como os exemplos citados, entre outros. Verifique se os tratamentos de fisioterapia, terapia ocupacional, fonoaudiologia e psicologia estão inclusos na mensalidade ou se devem ser pagos à parte conforme a necessidade do paciente. O controle da conta do paciente deve ser feito diariamente por meio de lançamentos dos valores dos serviços utilizados no dia, e ao final do mês a conta deve ser fechada e o pagamento deve ser efetuado conforme estipulado no contrato com a instituição.

Limpeza e segurança

A instituição é limpa? Examine banheiros e as áreas de preparação de alimentos.

Uma instituição pode ser limpa e ainda assim ter uma atmosfera cálida e confortável. Pisos muito encerados e superfícies reluzentes criam reflexos que podem confundir pessoas com demência e podem não ser os melhores indicadores de limpeza.

Banheiros e outros ambientes estão equipados com barras de apoio, corrimãos, pisos antiderrapantes e outros recursos para a segurança dos residentes? Degraus entre ambientes foram eliminados para minimizar o risco de quedas?

Que providências foram tomadas para a segurança de pessoas que perambulam ou ficam agitadas? Os funcionários conseguem dedicar um tempo especialmente a alguém que ficou transtornado? As portas são seguras ou trancadas ou equipadas com um sistema que alerta os funcionários que alguém saiu? Os residentes fisicamente frágeis são protegidos de pessoas mais fortes e com mais mobilidade que também têm demência? A instituição é bem iluminada, os móveis são firmes e a temperatura é confortável?

É difícil equilibrar independência e funcionalidade máxima para pessoas que têm demência com o que é preciso para garantir a segurança delas. Pergunte como a instituição aborda essa questão. Os procedimentos seguidos parecem razoáveis a você? Por exemplo, como os funcionários lidam com pessoas desequilibradas que ainda tentam andar?

Funcionários

Pergunte se há funcionários suficientes para ajudar seu familiar individualmente ou para monitorar enquanto ele lentamente faz algo sozinho. Quanto mais numerosa a equipe, mais elevado deve ser o custo da instituição, mas alguma assistência individual deve estar disponível. De quantas pessoas cada auxiliar deve cuidar? O número parece razoável, dada a severidade do comprometimento dos residentes? Quantos funcionários trabalham durante as noites e nos fins de semana? Qual a capacitação dos supervisores de enfermagem? Observe como os residentes são tratados. Eles estão pedindo ajuda e não são atendidos? Os auxiliares parecem estar com pressa?

Os funcionários parecem felizes e cordiais? Pessoal feliz indica uma instituição bem administrada. E funcionários satisfeitos são menos passíveis de descontar suas frustrações nas pessoas que estão sendo cuidadas.

Pergunte aos funcionários como é a rotatividade do pessoal, em comparação com outras instituições. As equipes de boas casas de repouso consideram que essa é uma indicação excelente do nível de satisfação dos funcionários.

Pergunte qual é a capacitação profissional dos componentes da equipe de enfermagem, incluindo auxiliares. Enfermeiros, assistentes sociais e responsáveis pelas atividades estão capacitados para cuidar de pessoas com demência? As pessoas da equipe precisam saber como lidar com reações catastróficas, desconfiança, perambulação e irritabilidade. Esses profissionais estão abertos para receber informações suas sobre como lidar com seu familiar?

Pergunte sobre a formação profissional do assistente social e do responsável pelas atividades. Essas duas pessoas dão uma contribuição significativa à qualidade da instituição. Peça para conversar com elas. Pergunte quanto tempo elas passam com pessoas que têm demência. Peça para ver alguns planos de cuidados individuais. Parecem ter sido preenchidos mecanicamente ou descrevem necessidades individuais que a instituição está realmente contemplando?

A instituição conta com algum consultor para o caso de surgirem problemas comportamentais sérios? A instituição tem a competência necessária para maximizar a qualidade de vida do paciente e minimizar o uso de drogas antipsicóticas?

Cuidados e serviços

A legislação obriga as casas de repouso (não outros tipos de instituições) a ter um plano de cuidados individual para cada residente. Pergunte quais aspectos são abordados no plano de cuidados. Sua participação na elaboração do plano é bem-vinda? O responsável pelas atividades e o assistente social participam do plano? Que tipo de informação sobre o residente a instituição irá lhe pedir? Além de informações sobre a história médica, recursos financeiros e coisas assim, a instituição quer saber do que a pessoa gosta e não gosta, conhecer seus hábitos, saber como você lida com sintomas comportamentais e quais capacidades a pessoa ainda mantém? Essas informações são essenciais.

> A legislação obriga as casas de repouso a ter um plano de cuidados individual para cada residente. Peça para conhecer tal plano e faça o possível para comparecer às reuniões em que ele é discutido.

Quanto tempo por dia a instituição reserva para as pessoas com demência fazerem atividades? Muitas horas de inatividade indicam maus cuidados. As atividades oferecidas parecem dignas e adultas? Seu familiar vai se interessar por elas? Eles têm atividades variadas disponíveis, de modo que a pessoa possa continuar a participar mesmo que tenha um declínio significativo? Peça para observar as atividades. Os residentes parecem estar interessados e felizes ou estão desinteressados e se negando a participar? Há programas disponíveis para manter os residentes atentos e envolvidos, dentro dos limites de suas capacidades?

Eles proporcionam aos pacientes algum exercício diário supervisionado? Até mesmo pessoas que estão confinadas a uma cadeira de rodas ou ao leito precisam de exercícios, e as que são capazes de andar devem estar se exercitando. Praticar exercícios pode reduzir a inquietação de pessoas com demência.

Há atividades sociais planejadas que sejam criativas e eficazes? Uma sala de televisão não é suficiente. As pessoas com demência precisam participar de projetos que envolvam música, de grupos de recreação, conviver com animais de estimação residentes ou visitantes e fazer passeios que as mantenham tão envolvidas quanto puderem em atividades interpessoais. Se necessitarem, os residentes devem ter à sua disposição fisioterapia, fonoaudiologia e terapia ocupacional ou recreativa.

Pessoas com demência precisam de programas estruturados para continuar tão ativas quanto forem capazes.

Os residentes usam as próprias roupas e têm um espaço próprio, trancado, para guardar suas coisas? A privacidade de seus telefonemas e da correspondência é respeitada? Podem ter privacidade com seus visitantes e há um espaço privado para receber visitas de seu cônjuge ou de vários familiares ao mesmo tempo?

Peça para ver, por escrito, a política para o uso de contenção mecânica. Olhe ao redor. Você vê pessoas presas por cintos a poltronas e cadeiras ou sentadas de forma que não possam levantar-se? A contenção não deve ser utilizada a menos que todas as outras medidas para controlar o residente tenham falhado e ela seja necessária para preservar a integridade dele. Pessoal experiente quase sempre consegue controlar a perambulação e a agitação sem a necessidade de contenção.

Peça para ver, por escrito, a política da instituição relativa ao uso de drogas psicoativas para o controle de comportamentos difíceis. Pergunte quantos residentes tomam tais medicamentos. O uso desse tipo de medicação por uma proporção elevada de residentes (mais de 20%) pode indicar que a equipe é reduzida demais para lidar com os sintomas comportamentais de outros modos. O que os funcionários fazem antes de recorrer à medicação para sintomas comportamentais ou psiquiátricos? Quais comportamentos eles tratam com medicação? Se seu familiar tiver necessidade de medicação para o controle do comportamento, do humor ou do sono, você será consultado *antes* de a medicação ser introduzida? Com que frequência um médico irá examiná-lo ou revisar sua condição, tentar reduzir a dose ou interromper o uso? Pergunte quais estratégias a instituição vai utilizar para reduzir a necessidade de medicação ou de contenção. Se seu familiar estiver deprimido, pergunte como a instituição lida com a depressão e se um profissional da saúde mental estará envolvido nos cuidados. A instituição tem um serviço de enfermagem, um psiquiatra ou um psicólogo que possa examinar a pessoa caso ela desenvolva sintomas comportamentais sérios ou fique deprimida? Como a instituição vai lidar com esses problemas?

Pergunte quem é responsável pela medicação da pessoa e como será conduzido esse tratamento médico. O próprio médico da pessoa deverá visitá-la ou a instituição tem um médico que cuida de todos os residentes? No caso de a pessoa ser assistida pelo médico da instituição, com que frequência esse médico visitará o residente? Esse médico poderá falar com você quando você tiver alguma preocupação? Você poderia encontrar com ele de antemão? Ele tem especialização em medicina geriátrica? Pessoas com demência precisam de uma supervisão médica constante e capacitada, e seu cuidado médico exige capacidades especiais. Na ausência de um médico com tais características, que outro profissional da saúde capacitado existe na instituição? Se a instituição não é uma casa de repouso, quem irá levar a pessoa ao médico? Qual o procedimento adotado em caso de emergência? A instituição tem meios para transferir para o hospital uma pessoa em estado grave? O hospital para o qual a pessoa poderá ser transferida é satisfatório para a família? Se a pessoa está presa ao leito ou tem problemas sérios de saúde, os funcionários têm capacitação especial nessas áreas?

> Como todos nós, pessoas com demência são sensíveis ao modo como são tratadas. Observe como a equipe trata os residentes de instituições de longa permanência.

Como os funcionários lidam com a incontinência? Para as pessoas com demência capazes de andar, um planejamento individualizado de idas ao banheiro ou o uso de fraldas geriátricas são preferíveis ao uso de cateteres. Olhe ao redor. Você vê muitas pessoas com bolsas de cateter penduradas de suas cadeiras de rodas ou camas?

Pergunte aos funcionários sobre a frequência de surgimento de úlceras por pressão (escaras). A ocorrência regular pode indicar que os cuidados não são bons.

Como todos nós, as pessoas que têm demência são sensíveis à forma como são tratadas. Observe como os funcionários tratam os residentes. Dirigem-se a eles como adultos ou como se fossem crianças? Eles param e prestam atenção nos residentes que se dirigem a eles? Eles cumprimentam as pessoas antes de cuidar delas? Explicam o que vão fazer? Parecem cientes das necessidades do paciente de privacidade e dignidade?

As instalações físicas

O local é agradável e bem iluminado? Os móveis são confortáveis? Os pertences pessoais dos residentes estão à vista em seus quartos? Uma casa de repouso que parece um hospital não é necessariamente um lugar agradável para se estar. Um ambiente agradável e funcionários atenciosos e pacientes são importantes para uma pessoa com demência. Você também precisa se sentir à vontade quando for visitar seu familiar.

Você acha que seu familiar vai se sentir à vontade ali? Há instituições "caseiras" que têm móveis já usados, que, para algumas pessoas, lembram mais um lar. Outras sentem-se mais à vontade numa instituição com cara de nova. O lugar é barulhento e confuso para seu familiar, ou quieto demais e entediante? A instituição possibilita que a pessoa passe um tempo sozinha se ela quiser e proporciona atividades sociais para pessoas extrovertidas?

Reflexos, ruídos e iluminação ruim aumentam as dificuldades que a pessoa com demência experimenta. Se essas coisas incomodam você, é bem provável que também possam gerar um estresse desnecessário para a pessoa que tem demência.

Política relativa a cuidados terminais

Qual é a política da instituição com respeito a medidas de sustentação da vida? Peça que uma declaração com as preferências da pessoa esteja facilmente acessível no prontuário dela, junto ao testamento e a uma diretiva antecipada de vontade para os cuidados de saúde. Embora esse seja um tema doloroso para pensar no momento em que a pessoa é internada, pode ser que as instituições o abordem. É uma medida que ajuda a garantir que seja respeitada a vontade da pessoa quanto aos cuidados no fim da vida e ao uso de reanimação.

Refeições

Visite a instituição na hora de alguma refeição e peça para comer lá. A comida parece apetitosa? As refeições são equilibradas? São fornecidas dietas individuais conforme a necessidade de cada paciente? Há lanches disponíveis? A comida é saudável, atraente e adequada para pessoas idosas? As pessoas com demência são servidas em uma área pequena e tranquila ou em um refeitório grande e barulhento? Você vê funcionários ajudando as pessoas que não conseguem se alimentar sozinhas? Se o fazem, a pessoa com demência parece à vontade com o ritmo com que está sendo alimentada? Sondas para alimentação não são necessárias como substitutos de longo prazo para a alimentação voluntária quando um bom trabalho da equipe de enfermagem é capaz de fazer a pessoa alimentar-se.

Direitos

Há um conselho de residentes que possa levar problemas e reclamações à administração? A quem você poderá apresentar suas dúvidas? Há um conselho de famílias?

O ideal é que todas as instituições sejam capazes de responder de forma positiva a todas as questões levantadas. Na realidade, serviços de cuidados de alta qualidade são raros de encontrar, mas existem. Se a pessoa que tem demência é difícil de lidar, ou se não houver fundos suficientes, talvez você não encontre a instituição ideal. Use as questões aqui apresentadas como um guia para lhe ajudar a decidir quais aspectos são mais importantes para você e de quais serviços você está disposto a abrir mão.

A MUDANÇA PARA UMA CASA DE REPOUSO

Depois de escolhida a instituição e tomadas as providências financeiras, o passo seguinte é a mudança. Essa etapa envolve muitos dos aspectos que são importantes sempre que uma pessoa com demência muda de residência (veja a seção "A mudança para uma nova residência", no capítulo 4).

Diga à pessoa para onde ela está indo se você achar que há alguma chance de que ela compreenda. Se ela ficar muito transtornada e não conseguir discutir com você os motivos, provavelmente é porque ela não consegue compreender um assunto tão complicado. É melhor então não falar mais sobre isso até pouco antes do momento da mudança.

Durante a mudança, leve coisas das quais ela gosta (fotos, livros, uma manta, um rádio — algumas casas de repouco permitem até mesmo móveis, como uma cama, cadeiras, cômodas). Coloque etiquetas em tudo. Se possível, peça a ela que ajude a escolher os itens que ela quer levar. Mesmo uma pessoa que está transtornada ou severamente comprometida precisa sentir que essa é a vida dela e que ela ainda é importante.

Você pode ter de ignorar as acusações da pessoa se ela o culpar por essa mudança. Caso ela fique perturbada toda vez que a instituição for mencionada, não será conveniente continuar falando disso. Faça os preparativos de forma natural. Tente evitar explicações desonestas como "Vamos dar uma volta" ou "Você vai fazer uma visita". Mais tarde, isso pode dificultar a adaptação da pessoa à instituição.

As visitas sempre melhoram depois de algumas semanas.

Muitas pessoas que têm demência se adaptam melhor à instituição quando recebem visitas frequentes nas primeiras semanas. No entanto o comportamento e as reações das pessoas variam; alguns residentes precisam de um tempo só deles antes de começar a participar das atividades oferecidas. Use o comportamento da pessoa como um guia. Se ela ficar muito angustiada durante sua visita, ou cada vez que você começar a se despedir, então será melhor limitar as visitas no início. Quase todo mundo que tem demência vai se adaptando com o tempo, de modo que as visitas melhoram depois de algumas semanas.

Se a pessoa continuar se sentindo pouco à vontade na instituição, analise se sua tensão e sua ansiedade podem estar influenciando e a impedindo de relaxar no ambiente novo. Evite uma instituição que recomende que você se mantenha afastado enquanto a pessoa se adapta ao local. Isso pode aumentar a sensação dela de estar perdida. Talvez você esteja desgastado emocionalmente a essa altura, e por isso a pessoa pode receber você com acusações ou lhe implorar que a leve de volta para casa. Talvez essas sejam as únicas formas que ela encontre para expressar sua angústia e infelicidade. Tranquilize-a e demonstre afeto, e evite discussões. Depois das primeiras semanas, talvez seja melhor você limitar o tempo de visita. Organize um esquema que proporcione um apoio a seu familiar e ao mesmo tempo permita que você recupere suas forças.

Recomendamos que você passe informações por escrito sobre a pessoa para a equipe da instituição. A pessoa costuma tomar banho de manhã ou à noite? Ela vai para a cama cedo ou tarde? Quem são as pessoas que talvez ela procure? O que significam certas palavras ou determinados comportamentos? Como você reage a determinadas coisas que ela faz com frequência? O que a faz sentir-se melhor? O que desencadeia acessos?

Você pode não encontrar uma instituição de que realmente goste, ou pode sentir que a equipe não está dando à pessoa o tipo de cuidado que ela deveria receber. No entanto talvez você não tenha escolha a não ser deixá-la na instituição. O diretor de uma excelente casa de repouso sugeriu que as pessoas devem ponderar com cuidado todas as suas reclamações e fazer o possível para estabelecer uma relação amigável com os funcionários. Isso pode requerer concessões de sua parte, mas talvez incentive a cooperação deles. Repasse a eles as informações que você tem sobre a demência.

Se você está transferindo a pessoa de um hospital para a casa de repouso, pode não ter tido tempo para procurar uma instituição ou organizar a transição. Você pode estar exausto por causa de tudo o que teve de fazer em algumas horas ou nos últimos dias. Se isso acontecer, tente ao menos ir junto com a pessoa para a instituição e levar algumas das coisas pessoais dela para o local.

ADAPTANDO-SE A UMA NOVA VIDA

As mudanças impostas pela vida em uma casa de repouso ou em outras instituições exigem grandes adaptações da maioria das pessoas. Passar por esse período de adaptações demanda tempo e energia dos funcionários e da família, bem como da pessoa que tem demência, e pode ser um processo doloroso. Lembre-se de que uma mudança não significa o término das relações familiares. Na verdade, a relação entre os familiares e a pessoa com demência pode melhorar. Seu familiar pode continuar a ser parte da família ainda que vá morar em um novo local, que atenda melhor a suas necessidades. Há algumas sugestões práticas de atitudes que você pode tomar para facilitar a adaptação da pessoa ao novo lar. No entanto, sabemos que a parte mais difícil da adaptação pode envolver os sentimentos de todos em relação à situação.

Visitas

É importante para seu familiar que você vá visitá-lo. Mesmo que ele não lhe reconheça ou pareça não querer você por perto, suas visitas regulares ajudarão, de algum modo, a manter a percepção dele de que é valorizado e é parte de uma família. Visitas frequentes da família também podem incentivar um melhor cuidado por parte dos funcionários. Às vezes as pessoas imploram para ser levadas para casa ou choram quando a família vai embora depois da visita. É tentador evitar tais cenas reduzindo a frequência das visitas, mas em geral os benefícios que a visita traz a todos supera imensamente a tristeza do que acontece ao final. Expressar tristeza e raiva por estar internado é compreensível.

O ambiente da casa de repouso pode lhe causar angústia assim como o fato de ver outras pessoas doentes por lá. Os familiares acham doloroso

Seu familiar querido pode continuar sendo parte da família ainda que tenha se mudado para um ambiente que atenda melhor às necessidades dele.

ver a pessoa querida tão incapacitada. Por causa das deficiências que a demência causa na comunicação e na compreensão, os familiares podem ter dificuldade para pensar no que fazer quando visitam a pessoa. Há maneiras de tornar mais fácil a visita.

Você pode ajudar seu familiar a orientar-se em sua nova casa. Enquanto você está com ele, explique de novo porque ele está lá (por exemplo, diga "Você está doente demais para ficar em casa"). Mostre a ele quais são as rotinas diárias da instituição; caso ele possa ler, faça um esquema para ele. Ajude-o a encontrar o banheiro, a sala de jantar, a televisão e o telefone. Ajude-o a encontrar as próprias coisas no armário. Pense em uma maneira de ajudá-lo a identificar a porta do quarto dele. Decore o quarto com coisas que sejam dele.

Diga-lhe exatamente quando será sua próxima visita e deixe essa informação por escrito, de modo que ele possa usá-la para recordar-se. Algumas famílias deixam uma carta escrita para o residente, mencionando os melhores momentos da visita mais recente e quando será a próxima. Os funcionários podem ler a carta com o residente entre uma visita e outra, para que ele fique tranquilo e saiba que você vai visitá-lo com frequência. Tente continuar envolvendo-o em passeios da família. Se ele não estiver mal demais, leve-o para passear de carro, para fazer compras, para jantar ou passar uma noite em sua casa, ou leve-o ao lugar onde ele costuma praticar a religião dele, se ele quiser e gostar. Mesmo que ele resista a voltar, pode finalmente aceitar a rotina, e vai ser bom para ele sentir que ainda é parte da família. Escolha atividades que não o estressem ou cansem demais. No entanto, se for difícil fazer a pessoa voltar para a instituição, nesse caso, é melhor evitar os passeios externos.

Permita à pessoa que continue fazendo parte de eventos especiais da família, como aniversários e festas de fim de ano. Mesmo que esteja deprimida e confusa, ela deve continuar sendo informada sobre eventos tristes.

Telefonemas entre uma visita e outra ajudam a pessoa com perda de memória a sentir-se confortada e saber que não foi esquecida. Não espere que ela se lembre de ligar para você. Telefones fixos estão se tornando algo do passado, e em geral não estarão disponíveis no quarto da pessoa. A instituição deve ter um telefone e ajudar a pessoa a fazer e receber telefonemas, caso ela seja incapaz de fazer isso sozinha.

Leve um velho álbum de fotografias, alguma roupa antiga ou outro item que possa desencadear lembranças do passado, e estimule a pessoa a falar de coisas de que se recorda de muito tempo atrás. Se ela sempre lhe contar a mesma história, aceite isso. O fato de você escutar e sua presença a fazem sentir que você ainda se importa com ela.

Sempre que possível, inclua a pessoa em eventos familiares especiais, como aniversários e festas de fim de ano.

Fale sobre a família, os vizinhos, conte fofocas, fale sobre o time de futebol de que a pessoa gosta ou sobre algum programa de tevê que ela aprecie, por exemplo. Mesmo que não compreenda bem o que está sendo dito, ela pode desfrutar do ato de escutar e falar. Passar algum tempo juntos é o mais importante para vocês dois. O assunto da conversa não é tão importante, desde que seja agradável. A pessoa com demência pode não ter interesse em certos temas, como acontecimentos recentes. Se ela parecer inquieta, não insista em mantê-la atualizada em relação às informações.

Escute com atenção as reclamações dela. O fato de você prestar atenção quando ela reclama demonstra que você se preocupa com ela. Ela pode fazer a mesma reclamação várias vezes, pelo fato de ter esquecido que já lhe contou determinado assunto. Dê lhe ouvidos, de qualquer modo; a sua empatia é o que mais importa. Analise com cuidado a reclamação antes de falar com os funcionários, tomar uma atitude ou decidir não fazer nada. Lembre-se de que a percepção da pessoa pode não estar correta, embora possa haver algum elemento de verdade na queixa.

O assunto da conversa é menos importante do que o fato de vocês estarem juntos.

Cante músicas antigas e familiares. Não se espante se outros residentes se aproximarem para escutar ou participar. A música é uma forma excelente de socializar. Ninguém vai reparar se você não cantar muito bem. Leve com você gravações da família ou das crianças.

Faça com a pessoa um caderno de recortes pessoal contando a história da vida dela — onde cresceu, quando se casou, os filhos, o trabalho, *hobbies* e assim por diante. Escreva com letras grandes. Ilustre com fotografias, bilhetes, recortes, pedaços de tecido, medalhas etc. Fazer o álbum pode ocupar vocês dois por várias visitas. Folheá-lo pode ajudar a pessoa a recordar seu passado. Mesmo que ela não se lembre, pode reconfortá-la saber que *tem* um passado.

Faça uma caixa da história pessoal. Coloque dentro dela itens que sejam seguros e que possam desencadear memórias: objetos que a pessoa guardou como recordação por muitos anos, antigos utensílios de cozinha que ela conhece bem, parafusos variados para uma pessoa que gostava de fazer consertos ou carretéis de linha para alguém que gostava de costurar. Procure peças com cores, pesos, texturas e tamanhos interessantes. A pessoa pode gostar de examinar e tocar as coisas da caixa. Você e os funcionários podem usá-la para despertar lembranças. Inclua cartões que contenham informações sobre os itens: "Este é um amassador de batatas antigo, como o que a mamãe usava quando fazia purê para os filhos" ou "Papai usou estes sapatos de dança até fazer 70 anos".

Se não houver lugar para guardar o álbum ou a caixa, leve-os com você nas visitas. Use-os para fazer alguma atividade com seu familiar querido.

Evite muita agitação. Sua chegada, as notícias e a conversa podem agitar demais a pessoa, sendo gatilho para uma reação catastrófica.

Demonstre que você está interessado(a) no novo lar. Percorra as instalações junto com a pessoa, leia o quadro de avisos para ela, converse com seus colegas de quarto ou outros residentes e os funcionários. Lembre-a de cheirar as flores e de ver as aves quando forem caminhar juntos na parte externa.

Ajude a pessoa a cuidar de si. Recorde-a de cheirar as flores e ver as aves quando forem caminhar juntos na parte externa.

Ajude-a a cuidar de si. Façam uma refeição juntos, penteie o cabelo dela, esfregue suas costas, fique de mãos dadas com ela, ajude-a a fazer algum exercício. Leve uma guloseima especial que possam comer juntos enquanto você estiver lá. Evite levar comida que os funcionários precisem guardar. Se a pessoa tem dificuldade para comer, você pode visitá-la na hora das refeições e ajudar a alimentá-la. Se outros residentes confusos ou agitados interromperem sua visita, talvez você possa dizer-lhes, de forma gentil, mas firme, para não falarem com você naquele momento. Caso necessário, pergunte se há algum lugar com mais privacidade para você ficar com a pessoa.

Às vezes, a visita transcorre melhor se você inclui um ou dois outros residentes em uma atividade simples.

Se a pessoa gostar, e isso não causar uma reação catastrófica, leve crianças com você (uma de cada vez) ou um animal de estimação (pergunte antes aos funcionários se é permitido). Ver a pessoa em uma instituição normalmente é algo bom para as crianças. Você pode preparar a criança, falando-lhe sobre as coisas que poderá ver, tais como cateteres e sondas intravenosas, e explicar que elas ajudam as pessoas a manter suas funções corporais.

Às vezes, a pessoa está tão doente que não consegue mais falar, reconhecer você ou reagir à sua presença. Pode ser difícil saber o que dizer a alguém nessas condições. Tente ficar de mãos dadas com ela, acariciar suas costas ou cantar. Um homem disse o seguinte sobre suas visitas:

"Eu cresci com as visitas. Estava tão acostumado a fazer, fazer, fazer, que levei muito tempo para aceitar que não há nada que eu possa fazer pelas pessoas que têm demência. Aprendi a apenas ficar sentado, apenas compartilhar o estar ali, e não sentir que tenho de conversar ou entreter alguém."

Não é fácil manter a vida em família e amar uma pessoa que está em uma instituição e que se encontra nos estágios mais avançados da demência, mas talvez você encontre o próprio significado em fazê-lo, como esse homem encontrou.

Repetir as mesmas conversas e atividades pode ser irritante, mas lembre-se de que muitas pessoas que têm demência apresentam um comprometimento de memória tão severo que não se recordam do que fizeram cinco ou dez minutos antes. A repetição de atividades das quais elas gostam pode lhes proporcionar prazer, ainda que seja frustrante para você.

Sua própria adaptação

Sua vida também sofre mudanças quando seu familiar vai para uma instituição. Se a pessoa morava com você, e especialmente se você é casado(a) com ela, a adaptação pode ser difícil. Você pode estar cansado em consequência do esforço de conseguir uma vaga para ela e, além da fadiga, pode estar triste com as mudanças ocorridas. A mudança pode intensificar seus sentimentos de luto e perda. Ao mesmo tempo, você pode desejar que, de algum modo, seja possível manter a pessoa em casa, e pode sentir-se culpado por isso ter se tornado inviável. Você pode sentir uma mistura de alívio e pesar, culpa e raiva. É de fato um alívio não ter de carregar o peso dos cuidados, ser capaz de dormir ou ler sem interrupções. Mas ainda assim você pode desejar que as coisas sejam diferentes e querer continuar a cuidar da pessoa.

Os familiares frequentemente nos contam que se sentem perdidos nos primeiros dias. Sem as exigências costumeiras de cuidar da pessoa doente, eles não conseguem decidir o que fazer consigo mesmos. No começo você pode não conseguir dormir a noite inteira ou relaxar o suficiente para ver televisão.

As idas à instituição podem ser cansativas, sobretudo se a localização for longe de onde você mora. As visitas podem ser deprimentes. Às vezes, a pessoa com demência fica temporariamente pior até ajustar-se ao novo ambiente, e isso pode perturbar os familiares. Às vezes, ainda, as outras pessoas na instituição podem se encontrar em estados deprimentes.

Colocar uma pessoa com demência em uma instituição de longa permanência pode intensificar seus sentimentos de luto e perda.

Os funcionários das casas de repouso cuidam de muita gente, e você pode sentir que seu familiar não está recebendo o cuidado individual que você gostaria que recebesse. Outros aspectos da instituição ou do pessoal podem não ser de seu agrado. Não é raro acontecer de, em alguns momentos, os membros da família ficarem zangados com os funcionários. Se estiver irritado com a instituição ou com os funcionários, saiba que você tem o direito de discutir suas preocupações com eles e de receber respostas sem que isso coloque em risco o cuidado para com a pessoa ou a vaga dela na instituição. Se a instituição não conta com um assistente social, discuta suas preocupações de forma calma e objetiva com a administração ou com o responsável pela enfermagem.

Geralmente as coisas ficam melhores depois da internação, especialmente quando lidar com a pessoa com demência estava difícil em casa. Se houver outras pessoas que se responsabilizem pelos cuidados diários, você e a pessoa que tem demência poderão relaxar e desfrutar a companhia mútua uma vez mais. Não estando mais o tempo todo cansado, e sendo capaz de afastar-se dos comportamentos irritantes, talvez você possa desfrutar a relação entre vocês pela primeira vez depois de muito tempo.

Diga aos familiares que estão relutantes o que você aprendeu nas visitas: que estar com a pessoa é mais importante do que o que você diz ou faz.

Outros membros da família podem não ir visitar a pessoa com demência por acharem difícil encarar a ida à casa de repouso ou por não saberem o que dizer. Se as pessoas em sua família reagirem dessa forma, tente entender que pode ser a maneira deles de processar o luto e que talvez você não seja capaz de mudá-las. Conte aos seus familiares o que você passou emocionalmente e o que aprendeu em suas visitas — que a coisa mais importante que você pode fazer é estar com a pessoa; o que você diz ou faz é muito menos importante.

Às vezes, os familiares passam muitas horas na instituição, ajudando nos cuidados com o residente. Só você pode decidir quanto tempo deve passar lá. Pergunte a si mesmo se parte do motivo de estar lá tem a ver com sua solidão e seu luto, ou sua culpa, e se poderia ser melhor passar menos tempo na instituição, para que o residente possa adaptar-se à nova casa.

O tempo passa, e aos poucos a fase crítica da adaptação também passa. Gradativamente, você vai entrar em uma rotina de visitas. É natural que, com o tempo, você construa uma vida separada da pessoa que mudou tanto.

OCORRÊNCIA DE PROBLEMAS COM O IDOSO EM UMA INSTITUIÇÃO

Às vezes podem ocorrer problemas sérios com relação aos cuidados com o paciente.

> *O senhor Rosen conta: "Meu pai tem a doença de Alzheimer, e tivemos que colocá-lo em uma casa de repouso. Ele ficou muito doente e foi transferido para um hospital, onde informaram que a condição dele foi agravada porque ele estava desidratado. Aparentemente, a instituição não lhe deu líquido suficiente. Sinto-me culpado por não verificar esse aspecto e acho que não posso mandá-lo de volta para um lugar onde ele é negligenciado".*

Como você sabe, pessoas com demência podem requerer muitos cuidados, principalmente nos estágios finais da doença. O senhor Rosen podia achar que fazer uma reclamação ao pessoal da casa de repouso somente os deixaria irritados. Se ele decidisse transferir o pai para outro local, poderia acabar descobrindo que não havia outras instituições melhores que aquela, ou que aceitassem uma pessoa que necessitasse dos mesmos cuidados que os do pai dele que tem a doença de Alzheimer.

O dilema que você, o senhor Rosen e muitas outras famílias enfrentam não diz respeito a uma instituição, mas a políticas nacionais, sistemas de valores, orçamentos para capacitação, entre outras coisas.

Torcemos para que você não encontre problemas como esses. Caso encontre, primeiro, você deve saber que tipos de cuidados você consideraria razoáveis. Espera-se que a pessoa seja mantida tão saudável quanto possível, bem alimentada e hidratada, protegida de riscos óbvios e limpa e confortável. Você também espera que as vontades da pessoa com demência sejam do conhecimento do pessoal da instituição e atendidas dentro dos limites do razoável e do possível. Seu familiar deve participar de atividades que sejam adequadas ao seu nível da doença, e ele não deve ser ignorado. Doenças concomitantes precisam ser identificadas, e os funcionários devem estar atentos para reações a medicamentos e interações medicamentosas. Entretanto, cuidar da demência é desafiador; pode acontecer de, independentemente dos procedimentos e da boa vontade do pessoal, algo dar errado. Não é possível modificar uma situação imediatamente ou resolver todos os problemas de uma vez. Por exemplo, permitir que uma pessoa caminhe sozinha pode ser bom para o coração, o condicionamento físico e a autoconfiança dela, mas pode resultar em uma queda. Você pode questionar os funcionários sobre os riscos e benefícios dos cuidados que eles estão proporcionando ao seu familiar e como eles resolvem problemas às vezes conflitantes e, dessa forma, decidir quais riscos está disposto a correr.

Número insuficiente de funcionários é uma causa frequente para a inadequação dos cuidados. Uma instituição não consegue dar a uma pessoa o tipo de cuidado individualizado que ela receberia em casa. No entanto, se não houver funcionários suficientes para manter os residentes limpos, confortáveis e alimentados, e suas necessidades médicas monitoradas, então há algo errado. Em geral, os Conselhos Regionais publicam periódicos onde são abordados temas relacionados à qualidade dos serviços prestados em instituições de longa permanência, e o Conselho Federal de Enfermagem é bastante rígido no quesito qualidade de serviços prestados. O Ministério da Saúde e as Secretarias Estaduais de Saúde também costumam disponibilizar diversos artigos, estudos e pesquisas sobre qualidade de serviços.

Exponha suas preocupações, de forma honesta e calma, à administração da instituição, ao responsável pela enfermagem ou ao assistente social e apresente as informações de que dispõe sobre cuidados para com as pessoas com demência. Depois verifique como eles reagiram. Agradeceram-lhe por conversar com eles e se propuseram a resolver os problemas ou deram desculpas e o dispensaram? Se um médico ou outro profissional estiver a par do problema, peça a ajuda dele para resolver a situação.

> *O senhor Rosen continua: "A médica do hospital foi muito prestativa. Ela ligou para a casa de repouso e falou com eles, explicando que o consumo de líquidos de meu pai precisava ser monitorado mesmo quando ele garantia que havia ingerido líquidos, pois pessoas que têm demência podem facilmente ficar desidratadas".*

Se o problema não for solucionado por meio de uma conversa com os funcionários da instituição, entre em contato com a Promotoria do Idoso, a Coordenadoria dos Direitos Humanos e do Idoso ou o Conselho Municipal do Idoso. No entanto os problemas podem ser resolvidos com êxito de modo amigável junto ao administrador e ao pessoal da instituição.

Talvez os funcionários precisem coletar mais informações sobre os cuidados relativos a pessoas com demência. Incentive os funcionários de todos os níveis, de enfermeiras e pessoal administrativo aos auxiliares, a se especializar.

É ilegal uma instituição dar alta a um paciente porque a família fez uma reclamação.[3] Também vai contra a lei maltratar um residente cuja família reclamou. Você deve monitorar de perto os cuidados que seu familiar recebe.

QUESTÕES SEXUAIS EM INSTITUIÇÕES DE CUIDADOS

Às vezes, a pessoa com demência começa a se despir em público, masturbar-se ou assediar funcionários da instituição ou outros residentes. As necessidades sexuais e os comportamentos dos residentes em casas de repouso levantam questões controversas. O comportamento sexual em uma instituição tem diferenças significativas com relação ao comportamento em casa; já não se trata de um assunto particular se ele causa um impacto em outros residentes, na equipe e nas famílias dos residentes. O comportamento sexual também levanta uma questão ética: se a pessoa incapacitada pode ou deve manter o direito de tomar decisões sexuais por si mesma.

Nossa cultura parece estar saturada de conversas sobre sexo, mas em geral o que se discute é a sexualidade de pessoas jovens e bonitas. Muita gente se sente desconfortável ao pensar na sexualidade dos velhos, dos pouco atraentes, das pessoas com deficiência física ou com demência. Os funcionários da casa de repouso às vezes também se sentem pouco à vontade para discutir assuntos relacionados a sexo.

Se os funcionários levarem a seu conhecimento comportamentos considerados inadequados, lembre-se de que muito do que à primeira vista parece um comportamento sexual pode ser consequência da desorientação e da confusão mental. Você e o pessoal da casa de repouso podem agir juntos para ajudar a pessoa a saber onde está, quando pode ir ao banheiro e onde pode despir-se. Pode ser suficiente dizer algo como "Ainda não é hora de ir para a cama. Vamos colocar seu pijama mais tarde". Desviar o foco, como oferecer um copo de suco, por exemplo, pode ajudar.

A pessoa com demência pode desenvolver uma amizade mais íntima com outro residente, sem necessariamente ser um relacionamento de natureza sexual. Fazer amizade é uma necessidade universal que não cessa quando a

3. Independentemente da legalidade ou não do procedimento, essa atitude é antiética e desumana. Pode acontecer de a família ter um comportamento que prejudique as atenções com o paciente e até mesmo com outros residentes; nesse caso, com o objetivo de melhor atender o paciente, a administração pode solicitar à família que busque outro local para o paciente. Essa atitude não é ilegal, mas sim uma forma de a instituição prezar pelos seus residentes. (N.R.T.)

pessoa tem demência. Ocasionalmente, ouvem-se histórias sobre pessoas que vão para a cama junto a outros residentes em uma casa de repouso. Isso não é difícil de compreender se considerarmos que muitos de nós dividiram a cama com alguém durante muitos anos e sentem falta da proximidade que essa partilha proporciona. A pessoa pode não saber onde está ou com quem está. Talvez ela nem saiba que não está na própria cama. Pode pensar que está com seu marido ou sua esposa. Lembre-se de que moradias assistidas e casas de repouso podem ser lugares solitários, onde não há muita oportunidade de ser abraçado e amado. A forma como você reage a tais incidentes vai depender de suas atitudes e de seus valores e da postura da instituição.

Alguns residentes masturbam-se. Os funcionários em geral ignoram esse tipo de comportamento quando ele ocorre na privacidade do quarto da pessoa. Se ocorrer em público, o residente deverá ser discretamente levado de volta a seu quarto.

Flertar é um comportamento comum e socialmente aceitável para homens e mulheres. Em uma instituição de longa permanência, a pessoa pode flertar para reforçar velhos papéis sociais. Isso faz a pessoa sentir-se mais jovem e mais atraente. Tragicamente, a demência pode fazer com que a pessoa o faça de forma desajeitada, com comentários ofensivos ou gestos impróprios. Comentários e comportamentos impróprios de natureza sexual são mais comuns em pessoas com demência frontotemporal e ocorrem porque o comportamento desinibido é um resultado comum do dano aos lobos frontais do cérebro.

Quando a equipe é treinada para relembrar a pessoa, de forma tranquila e gentil, que esse comportamento não é aceitável, ele pode desaparecer naturalmente. Se persistir, a pessoa talvez precise ser colocada em uma área onde o contato com outros residentes possa ser monitorado pelos funcionários. Aos residentes podem ser proporcionadas outras oportunidades de reviver seus papéis sociais.

A questão do comportamento sexualmente íntimo entre dois residentes tem implicações legais, porque a legislação requer que ambas as partes sejam competentes para consentir e concordar em participar de atividade sexual. Quando a equipe ou a família levanta uma questão sobre atividade sexual em potencial, é adequado envolver um profissional que possa determinar se ambas as partes são competentes. Isso pode parecer intrusivo, mas a demência traz uma possibilidade significativa de que a pessoa careça de capacidade (isto é, que seja incompetente) para dar seu consentimento consciente. No entanto, ainda que se prove que a pessoa é competente, os familiares podem ficar aborrecidos. Se isso ocorrer, recomendamos que a instituição organize uma reunião para discutir o assunto, incluindo a pessoa que tem demência, sua família, se possível, um sexólogo, e os funcionários responsáveis pela instituição, assim como os funcionários que cuidam diretamente do residente.

A intimidade sexual entre os componentes de um casal levanta outras questões no cuidado de longo prazo. Se não houver objeções, não há com que se preocupar. No entanto, se a pessoa com demência parece angustiada, a instituição deve tomar as providencias discutidas no parágrafo anterior. A questão pode ser litigiosa se enteados estiverem envolvidos. O direito dos adultos à intimidade sexual é considerado um direito à privacidade, que é protegido pela Constituição, mas, quando há comprometimento cognitivo, o assunto pode ser discutido com todas as partes apropriadas e uma solução aceita por todos deve ser adotada. Muito raramente é necessária adjudicação legal.

CAPÍTULO 16

Prevenindo e retardando o declínio cognitivo

Vários estudos recentes têm revelado que a incidência de doenças demenciais está em declínio. As razões que levam a essa descoberta animadora são desconhecidas, mas há possibilidade de que isso seja resultado das medidas tomadas pelas pessoas para diminuir o risco de desenvolver a doença de Alzheimer.[1]

Um dos desafios no estudo da prevenção é a necessidade de diferenciar as alterações de raciocínio associadas à idade, que parecem ser normais, dos sintomas iniciais da demência.

> Talvez o declínio da incidência de doenças demenciais se deva ao fato de as pessoas estarem tomando medidas preventivas para diminuir o risco de desenvolver a doença de Alzheimer.

ALTERAÇÕES NORMALMENTE ASSOCIADAS À IDADE

Para começar, voltamos a enfatizar o que afirmamos ao longo de todo este livro: o declínio cognitivo que prejudica a capacidade de realizar as tarefas do dia a dia não é inevitável — muitas pessoas vivem até os 90 e poucos anos com a função mental intacta. Na verdade, a sabedoria e o conhecimento acumulados podem *aumentar* à medida que envelhecemos.

Jane fica preocupada porque às vezes faz coisas como ir até a cozinha e então não conseguir lembrar por que foi até lá.

Esse tipo de distração não é um sinal de demência iminente.

1. Essa estimativa não representa a realidade brasileira. Hoje, no Brasil, temos mais de 1,2 milhão de pessoas afetadas pela doença de Alzheimer. Como estamos vivendo mais, consequentemente para o futuro teremos um número maior ainda, sobretudo se considerarmos que infelizmente a política de saúde para o idoso não é eficaz, e, quando se fala em idoso com demência, é pior ainda. Então não teremos queda nos diagnósticos, pelo contrário. (N.R.T.)

Lembrar-se das palavras e velocidade do desempenho mental

Há duas alterações no raciocínio que são parte do envelhecimento "normal". Essas alterações podem ter início já aos 40 anos, mas com frequência só se tornam perceptíveis aos 60 ou 70 anos. A primeira é o processamento mental mais lento. À medida que envelhecemos, o cérebro permanece tão capaz como antes de processar informações, avaliar seu significado e decidir um curso de ação baseado no que ele processou, mas realiza tudo isso mais devagar. Isso explica em parte por que fica mais demorado recordar-se de palavras e fatos quando temos mais idade. A melhor forma de lidar com isso é ir com calma e não ter pressa ao tentar se lembrar de algo ou tomar uma decisão.

> Uma pessoa cujo cérebro tem envelhecimento normal usa pistas para recuperar informações da memória. Para uma pessoa com demência, essas pistas não ajudam.

A dificuldade de lembrar nomes e palavras é a segunda alteração associada ao envelhecimento normal. O episódio vivenciado por Jane é um exemplo. Depois de um tempo, o nome, o pensamento ou a palavra "brota" na memória, mas isso pode levar segundos ou minutos. Diversos estudos demonstraram que "dicas", "pistas" e a diversidade de opções ("Você entrou na cozinha para pegar um lanche ou um livro de receitas?") diminuem a dificuldade de lembrar. O fato de as dicas ajudarem nos mostra que a palavra ou o nome ainda está em nossa memória, porém é mais difícil de acessá-los ou "recuperá-los". Por outro lado, a perda de memória observada na doença de Alzheimer é permanente. A memória desaparece e não melhora de forma significativa com dicas ou pistas.

FATORES DE RISCO PARA DEMÊNCIA

Uma abordagem para evitar ou retardar o surgimento da doença de Alzheimer e de outras demências é identificar fatores de risco para seu desenvolvimento. A seguir, discutimos várias categorias de fatores de risco que foram identificadas e as evidências de que prevenir tais fatores reduz o risco do desenvolvimento de demência.

Fatores cardiovasculares

Pressão alta na meia-idade, anormalidades lipídicas do sangue (como colesterol alto) e obesidade são fatores de risco para o desenvolvimento da doença de Alzheimer e de demência vascular. Estudos recentes demonstraram que reduzir a pressão arterial para a faixa desejável diminui o risco de demência. Ainda não foi comprovado que tratar anormalidades lipídicas ou obesidade reduz o risco de desenvolver doença de Alzheimer, mas tratá-las claramente reduz o risco de infarto ou de AVC.

Atividade física

Muitos estudos provam que algumas pessoas que desenvolvem demência estiveram menos ativas fisicamente nos cinco a dez anos anteriores ao princípio da doença do que pessoas que não desenvolveram demência. Essa é uma corroboração indireta da ideia de que o exercício físico evita ou atrasa o surgimento do declínio cognitivo, mas não prova essa hipótese. Também é possível que taxas mais baixas de atividade física resultem de alterações cerebrais que precedem a demência. Estudos em animais geneticamente programados para desenvolver as alterações cerebrais do Alzheimer demonstram que exercícios físicos podem reduzir o desenvolvimento das placas características da doença, descoberta esta que reitera a importância da atividade física na prevenção do Alzheimer. Estudos em humanos demonstraram que o exercício físico pode diminuir os declínios cognitivos que acompanham o envelhecimento natural, mas nenhum mostrou que a prática de atividade física previne a demência.

Reduzir a pressão arterial para a faixa desejável diminui o risco de demência.

Os benefícios dos exercícios físicos na prevenção de ataques cardíacos e AVC estão bem documentados. Se o exercício também reduz o risco de desenvolvimento de doença de Alzheimer, então um programa de exercícios regulares terá um benefício triplo — redução do risco cardíaco, de AVC e da doença de Alzheimer. Por esse motivo, a Sociedade Brasileira de Cardiologia (SBC) recomenda trinta minutos de exercício físico, cinco dias por semana, para todas as pessoas capazes de realizá-los.

Para reduzir o risco de infarto, AVCs e demência, a Sociedade Brasileira de Cardiologia recomenda trinta minutos de exercício físico, cinco dias por semana, para todas as pessoas capazes de realizá-los.

Depois de verificar com seu médico, para ter certeza de que é seguro fazer exercícios, comece gradualmente até chegar ao que recomenda a Sociedade Brasileira de Cardiologia. Até uma curta caminhada todo dia é boa para você. O exercício também é parte de um programa de perda de peso. Uma vez que a obesidade é outro fator de risco para a doença de Alzheimer, a prática regular de atividade física pode prevenir a doença de Alzheimer por meio de múltiplos mecanismos.

Atividade social e intelectual

Estudos comparativos entre pessoas que desenvolveram demência e as que não desenvolveram mostraram que os indivíduos mais socialmente ativos estão menos propensos a desenvolver demência. Da mesma forma como se comprovou nas pesquisas a respeito das atividades físicas, esses estudos não permitem determinar se o declínio cognitivo muito precoce faz as pessoas serem menos ativas socialmente ou se menos atividade social leva à demência. É possível que, bem no início, a demência faça as pessoas se tornarem menos ativas social e intelectualmente.

Estudos com camundongos e ratos geneticamente programados para o desenvolvimento, no cérebro, das lesões de placas características da doença de Alzheimer revelaram que o fato de esses animais serem criados em ambientes estimulantes diminui o número de lesões de placas no cérebro, evita a redução cerebral (como mostra a ressonância magnética) e resulta em menor comprometimento da memória.

Ao contrário do que antes se pensava, sabemos que os humanos continuam a produzir novas células cerebrais ao longo da vida. Essas novas células se formam no hipocampo, parte do cérebro essencial para a formação de novas lembranças. Essa descoberta empolgante induziu o desenvolvimento de muitos programas de estimulação de memória, em particular, atividades para serem desempenhadas no computador. Estudos de longo prazo mostraram que tais exercícios mentais podem melhorar o desempenho em alguns testes cognitivos específicos, mas não há evidência direta de que programas de estimulação cognitiva ou social reduzam o risco de desenvolvimento de demência.

Um dos desafios do estudo sobre a estimulação mental relacionada à atividade social é o fato de as alterações no cérebro que levam à doença de Alzheimer começarem entre quinze a vinte anos antes de os sintomas se tornarem perceptíveis. Isso indica que a prevenção seria mais eficiente se começasse quando as pessoas tivessem 40 ou 50 anos. Muitas pessoas que são ativas no âmbito físico, mental e social ao longo de toda a vida desenvolvem demência, o que prova que tais comportamentos (praticar exercícios, exercer atividades intelectuais e ter uma vida social ativa) não conseguem sobrepujar totalmente os outros fatores genéticos e ambientais que causam a doença. Nos Estados Unidos, empresas têm sido multadas por afirmar que seus programas de computador previnem a demência, mas se você achar divertidos os jogos de estimulação mental e social, e tiver condição de adquiri-los, eles não vão lhe causar mal algum.

Há muitas outras maneiras de manter-se mentalmente ativo; mesmo que não evitem a demência, algumas atividades podem melhorar a qualidade de vida. Ler, viajar e manter *hobbies* dos quais você sempre gostou são atividades mentalmente estimulantes. Mesmo que você desenvolva problemas de saúde que limitem sua capacidade física e intelectual, é possível fazer modificações em determinada atividade e permanecer ativo. Por exemplo, quando a saúde do pintor Henri Matisse começou a declinar, na velhice, e o impossibilitou de pintar, ele continuou a criar obras de arte recortando grandes formas de papéis coloridos. Esses projetos ousados estão entre seus trabalhos mais belos.

Dieta

Vários estudos mostraram que seguir uma dieta mediterrânea retarda o surgimento da demência. Essa dieta se baseia no consumo de frutas, legumes e gorduras saudáveis, como azeite de oliva ou óleo de canola, pouca carne vermelha e peixe ou frutos do mar duas vezes por semana. Também é recomendado o uso de ervas e outros condimentos naturais em vez de sal para temperar os alimentos, a ingestão de nozes e o consumo moderado de vinho tinto. Essa dieta também reduz o risco de infartos e AVCs.

Se você planeja seguir uma dieta mediterrânea, há muitos artigos em *sites* e livros de receita que podem ajudá-lo. Ao começar uma nova dieta ou um programa de exercícios, verifique se você tem condições físicas de adotá-los. Você conseguirá mantê-los ao logo do tempo? Começar e parar depois de alguns dias ou semanas não terá efeito algum em longo prazo sobre sua saúde.

> Estudos reforçam a ideia de que seguir uma dieta mediterrânea retarda o surgimento da demência.

Vitamina B12, ácido fólico, cálcio, vitamina D e óleo de peixe têm sido promovidos como nutrientes capazes de reduzir o risco do desenvolvimento de demência, mas não há evidências de que sejam eficazes na prevenção da doença de Alzheimer. A vitamina B12 pode trazer melhoras e às vezes reverter totalmente a demência causada pela anemia perniciosa, doença que resulta da incapacidade de absorver essa vitamina ou da insuficiência de seu consumo; no entanto a anemia perniciosa é uma causa rara de demência hoje em dia (embora deva sempre ser examinada durante a avaliação de uma doença neurodegenerativa recém-surgida). A vitamina B1 previne o desenvolvimento da síndrome amnésica (síndrome de Korsakoff), uma causa rara de comprometimento da memória.

Antioxidantes também são tidos como potenciais redutores do risco de demência. Nenhum estudo mostrou que possam ter papel preventivo, mas, em estudos com animais e culturas, observou-se que evitam danos cerebrais. Frutas como o mirtilo, que têm elevado conteúdo de antioxidantes, fazem parte da dieta mediterrânea.

Ginkgo biloba, açafrão-da-terra e ginseng têm sido considerados, há muito tempo, ativadores da memória e da cognição e preventivos de doenças neurodegenerativas. A ginkgo biloba tem sido amplamente estudada e não demonstrou prevenir a demência. O ginseng e o açafrão-da-terra foram menos estudados, mas não existe evidência de que sejam benéficos. Em anos recentes, o óleo de coco e a proteína fluorescente de água-viva também foram divulgados como aliados na prevenção e no tratamento da demência, mas nenhuma pesquisa bem elaborada comprovou essas afirmações.

Escolaridade

Muitos estudos mostram que ter um nível de escolaridade mais elevado no início da vida está associado a um menor risco de desenvolver demência. Às vezes, algumas pesquisas nessa área são citadas para respaldar a afirmação de que a estimulação mental pode ter efeito preventivo. Não foi definido se essa teoria se deve aos benefícios da escolarização na infância e na juventude ou se pode ser atribuída ao fato de que é mais difícil detectar o início de demência em pessoas com mais escolaridade.

Diabetes

O diabetes é bem conhecido como fator de risco para o desenvolvimento da doença de Alzheimer e de demência vascular. Os mecanismos pelos quais isso ocorre são objeto de intensos estudos. Não se sabe se um melhor controle da glicose no sangue pode prevenir a demência.

Depressão

A depressão na juventude e na meia-idade é um fator de risco para o desenvolvimento da demência e da doença de Alzheimer. O mecanismo é desconhecido.

Não se sabe se o tratamento precoce da depressão reduz o risco. A ocorrência de depressão pela primeira vez numa idade mais avançada às vezes é o primeiro sintoma de uma demência progressiva.

Toxinas

O chumbo pode causar comprometimento intelectual permanente em crianças e demência em adultos. Muitos outros metais pesados, incluindo manganês, mercúrio, tálio e arsênico, também são tóxicos para o cérebro e podem causar danos permanentes.

Solventes orgânicos podem causar danos permanentes ao sistema nervoso, incluindo demência. Deve-se evitar a exposição a tais toxinas sempre que possível e, quando utilizadas no local de trabalho, seguir os procedimentos de segurança.

O alumínio foi encontrado em quantidades maiores que o normal no cérebro de algumas pessoas que têm a doença de Alzheimer. Atualmente parece mais provável que isso seja um *resultado* do que quer que esteja causando a demência, e não a causa desta. As pessoas às vezes se perguntam se deveriam parar de tomar antiácidos, ou de cozinhar com panelas de alumínio, ou de usar desodorantes (todos são fontes de alumínio). Não há evidências convincentes de que o uso desses produtos cause demência. Tratamentos que promovem a eliminação do alumínio do corpo não trazem benefícios a pessoas que têm a doença de Alzheimer, e alguns desses tratamentos têm sérios efeitos colaterais.

Traumatismos cranianos

Sabe-se que concussões repetidas aumentam o risco de demência. Evidências apontando esse fato surgiram em estudos feitos na década de 1920 com boxeadores que eram descritos como *punch-drunk* (algo como "bêbados por causa dos golpes"). Descobriu-se que tinham emaranhados, uma das duas lesões características da doença de Alzheimer, espalhados pelo cérebro.

Hoje está claro que pessoas com concussões múltiplas de qualquer causa têm risco aumentado de desenvolver demência. A descoberta mais frequente na autópsia é a encefalopatia traumática crônica (ETC), definida como a presença de emaranhados e da proteína tau em certas áreas do cérebro.

Concussões repetidas aumentam o risco de demência.

A ETC tem sido mais amplamente estudada em indivíduos que sofreram concussões em esportes de contato como futebol, futebol americano e hóquei. Soldados expostos a explosões de alta energia também correm risco de desenvolver a ETC. Não foi comprovado se capacetes ou outros protetores de cabeça reduzem o risco de ETC em atletas ou soldados, mas ainda assim seu uso é recomendado.

Idade

A idade avançada é o maior fator de risco para o desenvolvimento da doença de Alzheimer. Os motivos são desconhecidos. Não se sabe, ainda, se o controle de muitos dos fatores de risco discutidos nos parágrafos anteriores reduzirá esse risco associado à idade ou se há algum outro aspecto não descoberto do envelhecimento que predispõe as pessoas ao declínio cognitivo.

Genética

A herança genética contribui com cerca de 35% a 65% do risco de desenvolvimento da doença de Alzheimer e da demência frontotemporal. A hereditariedade contribui menos para a demência com corpos de Lewy e para a demência causada pela doença de Parkinson. A genética da doença de Alzheimer é discutida na seção "Hereditariedade e demência", no capítulo 18.

No passado, o risco genético foi encarado como desalentador, pois pensava-se que "nada podia ser feito". Agora sabemos que as consequências negativas de algumas anormalidades genéticas podem ser modificadas se o tratamento tiver início a tempo. Por exemplo, o comprometimento cognitivo devido à fenilcetonúria (PKU), doença para a qual todos os recém-nascidos são examinados por meio do "teste do pezinho", pode ser evitado se as crianças que herdaram duas cópias do gene anormal fizerem uma dieta que evite desenvolver a doença.

Medicação

O Aduhelm®, cujo nome científico é Aducanumab, é o primeiro medicamento aprovado pelo FDA[2] para tratar comprometimento cognitivo leve (veja as

2 O FDA (Food and Drug Administration) é a agência reguladora estadunidense, equivalente à Anvisa no Brasil.

páginas 391–392) e doença de Alzheimer precoce. O Aducanumab funciona reduzindo a quantidade de proteína beta-amiloide no cérebro (veja as páginas 395–396 e 413–414). Como a beta-amiloide é uma das proteínas anormais presentes no cérebro de todas as pessoas com doença de Alzheimer, muitos cientistas acreditam que ela esteja envolvida na causa da doença.

O Aducanumab é administrado por via intravenosa em intervalos mensais, o que requer uma visita a um centro que fornece o medicamento. Duas controvérsias cercam a aprovação deste medicamento pelo FDA: primeiro, há pouca evidência de que o medicamento melhore a memória, o pensamento ou a capacidade de realizar atividades cotidianas. Segundo, o medicamento pode causar pequenas áreas de sangramento e inchaço no cérebro, dois efeitos colaterais potencialmente perigosos. Embora o FDA tenha aprovado o Aducanumab, ele exige que a empresa que fabrica o medicamento conduza mais estudos para determinar se o medicamento pode melhorar a memória e a função diária ao longo do tempo.[3]

As drogas aprovadas para o tratamento da doença de Alzheimer — inibidores da colinesterase (como rivastigmina, donepezila e galantamina) e memantina — não evitam ou reduzem a evolução da doença.

RESUMO

Prevenir a demência e retardar seu início são os focos principais da pesquisa. Controlar a hipertensão é a única abordagem atualmente comprovada por evidência científica, mas evidências indiretas também sugerem os benefícios de atividades físicas e mentais. Uma vez que é provável que a doença de Alzheimer tenha causas múltiplas, é bastante possível que variadas terapias preventivas distintas sejam identificadas no futuro.

3 No Brasil, esse medicamento não está disponível por não ter sido autorizado pela Anvisa. Segundo a Sociedade Brasileira de Geriatria e Gerontologia (SGGB), embora concorde com o fato de a aprovação do medicamento pelo FDA ser um marco na ciência, recomenda extrema cautela na análise da situação, uma vez que os aspectos contrários à aprovação alegados pela Anvisa são contundentes. (Fonte: https://sbgg.org.br/aducanumab-para-alzheimer/. Acesso em: 30 maio 2025.). (N.E.)

CAPÍTULO 17

Distúrbios cerebrais e causas da demência

Às vezes, o cérebro não funciona como deveria. O problema pode ser chamado de deficiência intelectual, dislexia, demência ou psicose, para citar alguns nomes. Pode ser causado por uma lesão no cérebro antes ou depois do nascimento, uma anormalidade genética, substâncias químicas no ambiente que danificam o cérebro, interrupção do fornecimento de oxigênio ao cérebro e muitos outros fatores.

Os médicos e cientistas classificam os diversos problemas que podem acometer o cérebro com base nos sintomas que eles causam e em como esses sintomas começam e mudam com o passar do tempo. Da mesma forma que febre, tosse, vômitos e náusea são sintomas de diversas doenças diferentes entre si, também a perda de memória, a confusão mental, a mudança de personalidade e os problemas da fala são sintomas de várias doenças. Neste capítulo, explicamos como a demência difere de outros problemas do cérebro, descrevemos algumas de suas causas mais comuns e citamos algumas outras condições que podem prejudicar o raciocínio. O aspecto mais importante que gostaríamos de salientar aqui é que você deve levar a pessoa que tem demência a um especialista que possa definir a causa exata dessa demência.

> Nunca conclua que uma pessoa tem demência sem que ela tenha sido avaliada por um médico.

COMPROMETIMENTO COGNITIVO LEVE

O diagnóstico de *comprometimento cognitivo leve* (CCL) refere-se a problemas vivenciados por indivíduos que relatam dificuldades de memória e que, ao serem examinados, demonstram ter um leve comprometimento de memória, mas sem apresentar declínio na capacidade de trabalhar ou realizar suas atividades cotidianas. Pessoas com CCL não preenchem os critérios para demência (descritos no tópico a seguir). Embora a deficiência na capacidade de formar novas memórias seja a dificuldade mensurável mais comum, problemas de pensamento em outras áreas, como raciocínio, julgamento e linguagem, também são comuns.

O CCL aumenta a probabilidade de desenvolver demência no futuro. De 5% a 12% dos indivíduos com CCL desenvolvem demência gradativamente a cada ano após o diagnóstico, uma taxa cerca de dez vezes maior do que a de pessoas da mesma idade na população geral. Isso significa que, depois de cinco anos, 40% a 50% ou continuam na categoria CCL (ou seja, os sintomas não progridem) ou melhoram e retornam à cognição normal. Presumivelmente, tiveram um caso reversível, como uma doença transitória, um efeito colateral de algum medicamento ou depressão.

DEMÊNCIA

Demência é o termo médico para um grupo de sintomas definidos por três características principais: (1) duas ou mais áreas da capacidade intelectual ficam comprometidas a ponto de interferir na funcionalidade da pessoa no dia a dia; (2) os sintomas têm início na vida adulta; (3) a pessoa frequentemente está desperta e alerta, não sonolenta, em estado alterado ou incapaz de se concentrar.

Os declínios do funcionamento intelectual podem afetar qualquer processo mental, incluindo a habilidade matemática, o vocabulário, o pensamento abstrato, o discernimento, a fala, a memória e a capacidade de executar ações que envolvem múltiplas etapas. "Não se sentir tão afiado quanto antes" não significa que você esteja desenvolvendo demência. A capacidade da pessoa deve declinar o bastante para interferir nas funções diárias. A demência é diferente do que antes era chamado de retardo mental e que agora é chamado de deficiência intelectual. Uma pessoa com deficiência intelectual apresenta o comprometimento cognitivo desde a infância, enquanto uma pessoa que tem demência declina a partir de sua capacidade normal de raciocínio durante a vida adulta.

De 10% a 12% das pessoas com mais de 65 anos sofrem de demência. Até os 65 anos, a porcentagem é de cerca de apenas 1%; com 75 anos, é de 10%; com 80 anos, é de 20% a 30%; e com 90 anos, é de 40% a 50%. O início da demência antes dos 60 anos é raro.

Os sintomas da demência podem ser causados por diversas doenças; aproximadamente, mais de cem. Algumas são tratáveis; outras não. Em muitos casos, a demência pode ser controlada; em alguns, pode ser revertida; em outros, sua evolução não pode ser detida. Algumas dessas doenças são raras; outras são mais comuns, mas apenas raramente causam demência. Não suponha que a demência seja o resultado inevitável de alguma doença. No entanto, algumas doenças, como o Alzheimer, sempre causam comprometimento cognitivo.

A doença de Alzheimer e a degeneração lobar frontotemporal sempre causam demência. Há muitas outras doenças que podem causar demência também.

A maioria das pesquisas indica que entre 50% e 60% dos casos de demência são causados pela doença de Alzheimer, 10% são causados por doença vascular (multi-infarto), 10% são causados por uma combinação de doença de Alzheimer e doença vascular, 5% a 15% são devidos à demência com corpos de Lewy e 5% são causados por degeneração lobar frontotemporal. Cerca de 10% dos casos de demência são causados por alguma outra condição.

Várias das doenças que causam demência são descritas neste capítulo. Outros distúrbios cerebrais que prejudicam o raciocínio, mas não causam demência são discutidos no fim deste capítulo.

Se você já tem um diagnóstico, talvez valha a pena ler apenas a seção que descreve a doença que você ou a pessoa de quem cuida tem.

Demência associada ao alcoolismo

As pessoas que têm um histórico de problemas relacionados ao consumo excessivo de bebidas alcoólicas correm um risco maior de desenvolver demência, embora não saibamos por quê. A causa pode ser uma combinação de deficiências nutricionais múltiplas com repetidos traumatismos cranianos causados por quedas e brigas e, talvez, o próprio consumo de álcool. Os sintomas de demência decorrentes do alcoolismo em geral são diferentes dos sintomas causados pela doença de Alzheimer. A pessoa pode expressar-se bem (a fala raramente é afetada), mas são comuns o comprometimento da memória, a mudança de personalidade, a irritabilidade e o temperamento explosivo. Pode ser difícil para os familiares lidar com esses sintomas e frustrante para a família de modo geral. Por isso é importante que os cuidadores reconheçam essas diferenças e tentem se utilizar de abordagens apropriadas para tratar essa forma de demência.

O primeiro passo é garantir que a pessoa receba tratamento para sua dependência alcoólica e não tenha mais acesso às bebidas alcoólicas. Um exame neuropsicológico é conveniente quando houver dúvidas a respeito de quão incapacitada a pessoa está ou se houver desconfiança de que seus comportamentos sejam propositais ou manipuladores. Se a família tem lembranças dolorosas de episódios relacionados ao uso indevido de álcool por parte da pessoa que está apresentando sintomas de demência, um aconselhamento familiar pode ser útil. As estratégias que a família desenvolveu para lidar com a pessoa quando ela bebia demais podem não ser mais apropriadas caso a demência se instale. Alguns aspectos da demência derivada do alcoolismo são reversíveis se a pessoa se abstém do consumo de álcool, faz uma dieta balanceada, toma suplementos de tiamina (vitamina B1) e evita lesões na cabeça.

Doença de Alzheimer

A doença de Alzheimer foi a princípio descrita por um psiquiatra alemão, Alois Alzheimer, em 1906, e a condição foi nomeada em sua homenagem. A doença que o doutor Alzheimer descreveu pela primeira vez afetava uma mulher com 50 anos e foi originalmente chamada de *demência pré-senil*, porque a mulher era muito jovem. Os médicos agora acreditam que a demência que ocorre em pessoas idosas é a demência pré-senil ou é muito parecida com ela, mas os casos de manifestação da doença em pessoas mais jovens muito provavelmente têm origens genéticas específicas. Independentemente da idade da pessoa que tem a doença, esta geralmente é chamada de *doença de Alzheimer* (DA).

Os sintomas da doença de Alzheimer em geral se desenvolvem de forma gradual e lenta, até imperceptível, e é comum que o início da doença seja detectado apenas em retrospectiva. Com o avanço da doença, o declínio se faz notar em muitos aspectos da capacidade intelectual, mas no início o problema que a pessoa, seus familiares e os médicos detectam é a perda de memória. A pessoa não está apenas um pouco esquecida. Ela pode se esquecer de acontecimentos ou conversas que ocorreram horas ou dias antes. Ela pode ter dificuldade com tarefas que exigem pensamento abstrato, como tomar decisões financeiras. Ela pode ter dificuldade ao lidar com problemas no trabalho ou pode não gostar tanto de ler quanto antes. Sua personalidade pode mudar ou ela pode ficar deprimida. O exame feito por um médico experiente e especializado em doenças neurodegenerativas revelará comprometimentos em outros aspectos além da memória, mas estes podem ainda não estar interferindo na vida diária.

No segundo estágio da doença de Alzheimer, comprometimentos em três áreas se tornam evidentes: na capacidade da fala (linguagem), nas atividades do dia a dia e na percepção ou no processamento visual do mundo. Esses sintomas em geral não são reconhecíveis até que a pessoa já esteja doente por três anos ou mais. O comprometimento da fala geralmente começa com a dificuldade de encontrar a palavra certa, o uso de palavras incorretas ou problemas para entender explicações. No segundo estágio da doença de Alzheimer, a pessoa também apresenta dificuldade crescente para executar tarefas que antes eram "automáticas", como escovar os dentes, usar talheres, vestir-se e escrever.

> No início da doença de Alzheimer, a perda de memória é o problema notado com mais frequência pela pessoa com a doença e por sua família.

Mais tarde, geralmente de seis a sete anos depois dos primeiros sintomas, a pessoa se torna severamente incapacitada no âmbito físico e cognitivo. Incontinência e incapacidade para caminhar são comuns, e as quedas passam a ser frequentes. A pessoa pode ser incapaz de dizer mais do que uma ou duas palavras e pode não reconhecer ninguém, ou apenas uma ou duas pessoas. Ela se torna incapaz de fazer planejamentos de forma responsável e vai precisar de cuidados por parte da família e de amigos ou de profissionais.

A doença de Alzheimer geralmente leva à morte em cerca de dez a onze anos, mas pode avançar mais depressa (três a quatro anos) ou mais devagar (podendo passar de vinte anos). Em alguns casos, pode progredir devagar por anos e então se acelerar. Quase sempre, porém, a doença progride de forma lenta e irremediável.

O doutor Alzheimer descreveu duas alterações na estrutura física do cérebro que podem ser vistas ao microscópio em uma autópsia: grande número de estruturas anormais chamadas *placas senis* (ou *neuríticas*) e *emaranhados neurofibrilares*. Isso indica que houve um dano direto nas células cerebrais e em suas conexões. As placas são compostas de uma proteína anormal chamada beta-amiloide. Os emaranhados são feitos de uma proteína chamada tau. Até recentemente, identificar essas anormalidades por meio de autópsia após a morte de uma pessoa com comprometimento cognitivo era a única maneira de obter um diagnóstico definitivo da doença de Alzheimer.

Foram desenvolvidas tomografias por emissão de pósitrons (PET) que podem detectar no cérebro tanto as proteínas amiloides anormais quanto a tau (ver capítulos 2 e 18). No entanto, muitas pessoas cognitivamente normais com mais de 70 anos têm amiloide no cérebro. Como resultado, o exame de PET amiloide não pode ser o único exame feito para fechar um diagnóstico após os 70 anos. Porém, antes dos 66 anos, a PET amiloide positiva e sintomas de demência indicam com precisão a doença de Alzheimer. Após os 65 anos, a presença de beta-amiloide e tau em uma PET em pessoas com comprometimento cognitivo é um diagnóstico da doença de Alzheimer. Vários exames de sangue e testes de fluido espinhal que medem essas proteínas anormais foram desenvolvidos, mas, até o momento, eles são menos precisos do que a PET. Avanços nessas técnicas de diagnóstico estão ocorrendo rapidamente, e novos testes de proteína no sangue e no fluido espinhal provavelmente estarão disponíveis nos próximos anos.

Atualmente, porém, o diagnóstico da doença de Alzheimer em uma pessoa viva com mais de 65 anos é baseado nos tipos de sintomas que ela tem, na maneira como os sintomas progrediram ao longo do tempo, na ausência de qualquer outra causa dos sintomas e em uma tomografia computadorizada ou ressonância magnética do cérebro. O refinamento das tecnologias de PET e medição de proteínas provavelmente revolucionará o diagnóstico da doença de Alzheimer nos próximos anos.

Síndrome amnésica (síndrome de Korsakoff)

A síndrome amnésica, anteriormente chamada de síndrome de Korsakoff, em homenagem ao psiquiatra russo que primeiro a descreveu, causa um comprometimento que está limitado à memória. Outros aspectos cognitivos não são afetados. Devido ao fato de essa síndrome afetar apenas uma área do funcionamento mental, não é uma demência verdadeira.

Angiopatia amiloide cerebral (AAC)

A proteína beta-amiloide encontrada na doença de Alzheimer também pode se depositar nas paredes dos vasos sanguíneos, que, por isso, se enfraquecem, o que causa repetidos episódios de sangramento no cérebro (AVC hemorrágico), levando à demência vascular. Essa doença é hereditária e geralmente começa antes dos 60 anos (veja o tópico“Demência de início precoce” nas páginas 403–404).

Encefalopatia traumática crônica (ETC)

Pessoas que sofrem múltiplas concussões correm maior risco de desenvolver demência. O achado mais comum durante a autópsia de alguém que desenvolveu demência após múltiplas concussões é a encefalopatia traumática crônica (ETC), definida como a presença de emaranhados e proteína tau em áreas específicas do cérebro. Os emaranhados estão localizados em áreas diferentes das identificadas na doença de Alzheimer. A ETC foi mais amplamente estudada em pessoas que sofreram concussões durante esportes de contato, como futebol americano, hóquei e futebol. Soldados expostos a explosões de alta energia também correm risco de desenvolver ETC. Não está claro se capacetes ou outros equipamentos de proteção para a cabeça reduzem o risco de ETC em atletas ou soldados, mas seu uso ainda é recomendado.

Degeneração ganglionar corticobasal (DCB)

Às vezes chamada de degeneração corticobasal (DCB), esta é uma causa rara de demência que agora está incluída no grupo das taupatias (veja a seção "Demências frontotemporais" e as páginas 401–403.). Os primeiros sintomas incluem dificuldade de controle de um braço causada por uma apraxia — incapacidade de realizar movimentos a despeito da força normal. Pessoas com DCB também apresentam rigidez muscular e têm a memória prejudicada.

Depressão

Raramente a depressão é uma causa de demência. Os sintomas de depressão geralmente são óbvios, mas, mesmo assim, precisam ser investigados. Pessoas com demência induzida por depressão são muito desaceleradas física e mentalmente, mas não notam mudanças na fala ou no modo de perceber as coisas. Frequentemente, a depressão é um dos sintomas iniciais da demência decorrente de alguma doença neurodegenerativa (como a doença de Alzheimer ou a doença de Parkinson) ou de um acidente vascular cerebral (AVC). Tratar a depressão ajuda a pessoa que tem demência a aproveitar a vida e pode reduzir os sintomas comportamentais angustiantes.

Pessoas com doença de Alzheimer, com demência com corpos de Lewy, demência associada com doença de Parkinson ou demência vascular podem apresentar sintomas de depressão após o início da demência. É comum que também apresentem problemas com a fala e as habilidades motoras, sintomas característicos tanto da depressão quanto de doenças neurodegenerativas que causam demência.

Tratar de uma depressão ajuda a pessoa que tem demência a desfrutar a vida e pode reduzir sintomas comportamentais angustiantes.

A depressão deve ser tratada, tenha a pessoa uma demência irreversível ou não. Não permita que o médico ignore uma depressão. Tratar da depressão, mesmo quando a pessoa tem uma demência irreversível, alivia o sofrimento dela, a ajuda a aproveitar a vida, estimula seu apetite e pode reduzir sintomas comportamentais angustiantes. No entanto, é importante saber que a pessoa pode melhorar da depressão, mas não de suas dificuldades de memória.

Demências frontotemporais

Sabe-se que cerca de 5% das pessoas com demência têm perda de células cerebrais e encolhimento do lobo frontal do cérebro (a parte do cérebro que fica por trás da testa) ou dos lobos temporais (partes do cérebro localizadas por baixo das têmporas). Em uma tomografia PET e na autópsia, identificam-se depósitos anormais da proteína tau. Essa forma de demência é chamada de demência frontotemporal (DFT).

Atualmente considera-se que as doenças que afetam essas áreas do cérebro formam um grupo de várias doenças distintas, todas caracterizadas por anomalias na proteína tau, e portanto chamadas de taupatias (veja a página 414). Quando o desenvolvimento da doença se dá majoritariamente nesses lobos específicos do cérebro, tais doenças são referidas como *demência lobar* ou *demência frontotemporal lobar.*

Outras seções deste capítulo descrevem a degeneração ganglionar corticobasal e a paralisia supranuclear progressiva, duas doenças que muitos médicos e cientistas incluem na categoria das taupatias.

Atualmente são reconhecidas duas variantes comuns de DFT. A *variante comportamental* tem início com mudanças óbvias na personalidade e no comportamento, e são esses sintomas que levam as pessoas a passar por uma avaliação. O comprometimento da memória nesses casos costuma ser mínimo, sobretudo no início da doença. Como resultado, o começo da doença é atribuído ao estresse, a uma "crise da meia-idade" ou ao desejo de mudanças na situação de trabalho ou familiar. Na forma desinibida da DFT comportamental, comportamentos socialmente inadequados como fazer comentários sexualmente indiscretos, discutir com figuras de autoridade ou furtar podem ser os primeiros sinais da doença. Outras pessoas com a variante comportamental desenvolvem como primeiro sintoma uma apatia severa; elas parecem isolar-se da vida e de atividades das quais antes gostavam de participar.

Na *variante semântica* da DFT, as pessoas desenvolvem sintomas de diferentes tipos de afasia (veja as páginas 401–402) no início da doença. Elas podem perder seu "vocabulário" e não ser capazes de se lembrar das palavras, embora falem com fluência, mas de um modo difícil de entender, uma vez que se esquecem das regras gramaticais. Também podem perder sua capacidade de compreender o significado das palavras.

Geralmente, a DFT progride com mais rapidez do que a doença de Alzheimer. A pessoa afetada vive em média seis a sete anos com a doença, mas o espectro é amplo — algumas pessoas vivem apenas três anos, outras vivem mais de quinze anos. Cerca de um terço das pessoas com DFT tem um importante histórico familiar de demência, frequentemente se manifestando nos familiares por volta dos 50 ou 60 anos.

Demência associada a HIV-aids

A aids (sigla em inglês para Acquired Immunodeficiency Syndrome, ou síndrome da imunodeficiência adquirida) surgiu no final da década de 1970. Ela é causada pelo vírus HIV, que altera o sistema imunológico, tornando-o incapaz de combater o próprio vírus e outras infecções. Antes do advento de tratamento para portadores de HIV, pessoas com HIV ou aids morriam de infecções e tipos de câncer que seu sistema imunológico antes conseguia eliminar.

O HIV é transmitido por meio de contato sexual, de contato com sangue ou outros tecidos infectados ou por meio do uso de seringas hipodérmicas utilizadas e compartilhadas por alguém infectado pelo vírus. Hoje, todo sangue utilizado em transfusões é testado para o vírus, para que as transfusões sejam seguras. As pessoas com múltiplos parceiros sexuais, os usuários de drogas intravenosas e filhos de mães infectadas correm mais riscos de contrair a doença.

Antes da descoberta de medicamentos que eliminam o HIV da corrente sanguínea, a aids em geral acarretava a morte do indivíduo infectado em pouco tempo. Atualmente, porém, os tratamentos para HIV são tão eficientes que a expectativa de vida para as pessoas que fazem o tratamento aumentou muito, podendo ser considerada até uma expectativa de vida de uma pessoa saudável não infectada.

Até que fossem desenvolvidas as drogas antivirais, pessoas com aids geralmente desenvolviam demência. Hoje, no entanto, a demência relacionada ao HIV é incomum. Ela ocorre em pessoas que não podem tomar ou não tomam a medicação antiviral e em pessoas que são infectadas com formas de HIV resistentes a essas drogas. A demência ocorre quando o HIV infecta o cérebro ou quando as pessoas desenvolvem infecções cerebrais por parasitas, fungos, bactérias ou outros vírus — ou, ainda, quando o cérebro é acometido por algum tipo de câncer.

A demência causada pelo HIV provoca lentidão mental e física e dificuldade em acessar a memória. Se uma pessoa tem um tumor no cérebro ou uma infecção cerebral em determinada área, os sintomas vão depender da localização deste dano.

Doença de Huntington (DH)

A doença de Huntington (DH) é caracterizada por movimentos corporais aleatórios coreiformes (da palavra grega que designa "semelhante a uma dança") que a pessoa não consegue controlar. Ela também causa demência, caracterizada por lentidão mental proeminente, função executiva prejudicada (planejamento e flexibilidade mental) e histórico familiar de doença semelhante. Em média, a doença se inicia aos 45 anos, mas pode começar na adolescência ou mesmo aos 70 anos de idade. A DH é causada por um gene anormal no cromossomo 4, que leva a uma formação desordenada da proteína chamada huntingtina. A doença é herdada de forma autossômica dominante, o que significa que herdar apenas uma cópia do gene anormal já é suficiente para causar a doença.

Demência com corpos de Lewy (DCL)

A demência com corpos de Lewy (DCL) engloba de 5% a 15% de todos os casos de demência. Os corpos de Lewy são anomalias microscópicas encontradas nas células cerebrais durante a autópsia. A princípio, pensava-se que essas estruturas anormais eram encontradas apenas em pessoas com a doença de Parkinson; mas, no final da década de 1980, os cientistas descobriram que alguns indivíduos com demência têm corpos de Lewy espalhados pelo cérebro.

Os sintomas da DCL são uma mistura dos sintomas da doença de Alzheimer com os sintomas da demência causada pela doença de Parkinson. Embora alguns médicos duvidem de que a DCL seja uma condição distinta, há características que a distinguem tanto da demência causada pela doença de Alzheimer quanto da demência decorrente da doença de Parkinson. Cerca de 85% das pessoas que têm DCL têm alucinações visuais, frequentemente como um sintoma inicial. Pessoas com DCL podem apresentar leves sintomas da doença de Parkinson, mas esses sintomas respondem apenas minimamente às terapias para doença de Parkinson, que geralmente são bastante eficazes. Além disso, muitas pessoas com DCL apresentam períodos de sonolência que duram dias.

Pessoas com a demência com corpos de Lewy têm severos efeitos colaterais em consequência do uso de medicações antipsicóticas. Esses medicamentos devem ser evitados ou utilizados em doses bem baixas, caso sejam necessários para tratar os delírios ou as alucinações. Pode-se ajudar a pessoa a sentir-

-se menos assustada tranquilizando-a no que se refere às alucinações visuais, dizendo algo como "Eu sei que você está vendo homenzinhos, mas é um sintoma de sua doença" ou "Sei que você está vendo pessoas pela casa, mas a situação está sob controle".

Os sintomas semelhantes aos da doença de Parkinson (chamados de parkinsonismo ou mal de Parkinson) incluem rigidez, lentidão e falta de equilíbrio, o que, provavelmente, constituem a causa das quedas frequentes. Medidas como proteger as pessoas dos efeitos adversos das quedas (por exemplo, removendo mesas baixas com cantos agudos e fazendo com que usem um andador com rodas) e o uso cauteloso da medicação levodopa podem ajudar a diminuir esses sintomas.

Demência associada com doença de Parkinson

A doença de Parkinson é um distúrbio cerebral caracterizado por quatro sintomas: tremor de repouso (um sacudir rítmico das mãos quando elas estão sobre a mesa ou no colo), rigidez corporal generalizada, lentidão de movimentos (chamada de bradicinesia) e de pensamento (chamada de bradifrenia), e perda de equilíbrio. A demência causada pela doença de Parkinson tem início alguns anos antes do surgimento dos sintomas físicos.

Lentidão de pensamentos, dificuldades de memória em vez de verdadeira incapacidade de recordar, dificuldades para resolver problemas e distúrbios que envolvem a flexibilidade mental são os principais aspectos dessa demência. A percepção visual fica prejudicada no início da doença. A velocidade de raciocínio e a capacidade de organizar pensamentos podem ser melhoradas por meio de tratatamentos com medicação antiparkinsoniana.

Afasia progressiva primária (APP)

O primeiro sintoma da afasia progressiva primária (APP) é a perda da capacidade de expressar-se por meio de palavras. Isso ocorre quando a pessoa não consegue encontrar as palavras que deseja falar, gerando frustração.

A causa mais comum de PPA é a variante semântica da demência frontotemporal. À medida que a doença se espalha para outras regiões do cérebro, causa o comprometimento cognitivo em zonas cerebrais responsáveis pela percepção, pelo discernimento e pela memória.

Ocasionalmente, a afasia progressiva primária é o primeiro sintoma da doença de Alzheimer.

Durante a afasia primária progressiva, exames de ressonância magnética e PET normalmente mostram áreas de anomalia no lobo temporal esquerdo.

Paralisia supranuclear progressiva (PSP)

Pessoas com paralisia supranuclear progressiva (PSP) têm uma postura corporal rígida e dificuldade para movimentar os olhos. Sua capacidade de mover os olhos para cima fica comprometida ou é perdida no início da doença.

O termo *supranuclear* se refere ao fato de que os centros (ou *núcleos*) que controlam os movimentos dos olhos não atuam normalmente, porque as fibras que entram neles vindas de cima ("supra") estão funcionando mal. Como resultado, as pessoas não conseguem olhar para cima, para baixo ou para os lados quando lhes pedem para fazer isso.

A demência causada pela PSP é caracterizada por lentidão e inflexibilidade mental. A memória funciona relativamente de forma normal no início da doença, mas as funções executivas (planejamento e flexibilidade mental) ficam prejudicadas. A postura rígida e a falta de equilíbrio das pessoas com PSP deixam-nas propensas a quedas.

Lesão cerebral traumática (LCT)

Os traumatismos cranianos podem destruir o tecido cerebral, causando a morte direta das células, comprometendo os feixes de nervos que conectam as células cerebrais entre si ou provocando um sangramento dentro do cérebro que, consequentemente, destrói as células. Acidentes de carro ou de moto são causas comuns, mas os traumatismos cranianos frequentes que ocorrem na prática de esportes de contato também podem levar a lesões cerebrais traumáticas. Soldados e marinheiros expostos a bombas caseiras podem sofrer trauma cerebral ainda que a cabeça não seja atingida por estilhaços. Aparentemente, isso ocorre devido ao dano cerebral provocado pela onda de pressão da explosão.

Os sintomas da lesão cerebral traumática dependem de onde o dano ocorreu. Comprometimento cognitivo, alteração de personalidade e mudança de comportamento podem ocorrer, especialmente depois de repetidas concussões. O traumatismo craniano pode também desencadear a doença de Alzheimer e, possivelmente, a demência frontotemporal.

A LCT às vezes causa sangramento entre o cérebro e o crânio. Isso pode levar à formação de um acúmulo de sangue no revestimento interno do crânio. É o chamado *hematoma subdural.* Como o crânio é duro e não se expande sob pressão, o hematoma subdural pressiona o cérebro. Isso pode danificar diretamente as células cerebrais ou empurrar o cérebro para baixo, através da estreita abertura na base do crânio que conduz à medula espinhal. Isso pode levar à morte se não for tratado com urgência. Mesmo quedas pouco significativas podem causar esse tipo de sangramento em pessoas idosas. Os hematomas subdurais são tratados por meio de cirurgia para a remoção do coágulo sanguíneo.

Demência vascular

A palavra "vascular" refere-se a vasos sanguíneos. A doença vascular causa demência quando os vasos sanguíneos cerebrais coagulam (o que chamamos de infarto), estouram (o que chamamos de hemorragia) ou se inflamam. Cada um desses eventos é um acidente vascular cerebral (AVC) e destrói células cerebrais. Os efeitos cumulativos de múltiplos pequenos AVCs levam à demência. A doença vascular cerebral também pode aumentar a probabilidade de uma pessoa desenvolver a doença de Alzheimer, mas ainda não sabemos como isso acontece. Algumas pessoas podem ter tanto a doença de Alzheimer quanto uma doença vascular cerebral, de forma independente uma da outra.

Os sintomas das demências vasculares dependem de quais áreas do cérebro foram danificadas. Problemas comuns incluem comprometimento de memória, coordenação e fala.

Algumas demências vasculares avançam com o passar do tempo, enquanto outras ficam estáveis durante anos. Às vezes, a progressão da doença pode ser impedida com a prevenção de novos AVCs, bem como com o tratamento da doença que causa a inflamação dos vasos sanguíneos.

O tratamento para AVC avançou significativamente nos últimos anos. Os coágulos podem ser dissolvidos ou removidos cirurgicamente se descobertos relativamente cedo. Identificando-se a causa dos coágulos ou da inflamação dos vasos sanguíneos, o tratamento pode prevenir novos AVCs. Consequentemente, prevenindo-se mais danos cerebrais, esses tratamentos podem diminuir o risco de demência e a sua progressão.

Os sintomas das demências vasculares dependem de quais áreas do cérebro foram danificadas.

Demência de início precoce

Diversas doenças podem causar demência em pessoas com menos de 60 anos. Entre os 40 e 60 anos de idade, metade das pessoas que desenvolvem demência tem doença de Alzheimer e um pouco menos da metade tem demência frontotemporal. Outras doenças justificam cerca de 10% dos casos. Em pessoas com menos de 40 anos, a demência provavelmente é consequência de alguma doença autoimune que ataca os vasos sanguíneos do cérebro, de uma infecção do sistema nervoso central ou de alguma doença hereditária rara.

Os problemas relativos aos cuidados na ocorrência de demência de início precoce frequentemente são diferentes dos problemas que ocorrem com quem tem mais de 65 anos. A maioria dos indivíduos com menos de 60 anos ainda trabalha e muitos têm filhos em casa. Essas responsabilidades criam desafios com os quais pode ser particularmente difícil lidar. Os sintomas comportamentais e psiquiátricos discutidos ao longo deste livro podem também ser particularmente perturbadores em pessoas mais jovens que têm demência, sobretudo porque esses indivíduos podem não ter desenvolvido relações familiares duradouras e estáveis que os unam a um cuidador familiar. As regulamentações referentes à deficiência foram alteradas para facilitar aos indivíduos mais jovens com demência a obtenção de licença por incapacidade pela Previdência Social, mas desafios financeiros são muito comuns e difíceis de superar.[1]

OUTROS DISTÚRBIOS CEREBRAIS

Há várias doenças que comprometem o raciocínio, mas não são demências.

Delirium

O termo *delirium* descreve um conjunto de sintomas que incluem alteração no nível de concentração e atenção junto com uma dificuldade para pensar. Como a pessoa que tem demência, o indivíduo afetado pelo *delirium* pode ter esquecimentos, ficar desorientado ou não ser capaz de cuidar de si mesmo. Ao contrário do que ocorre na demência, porém, o indivíduo com *delirium* fica sonolento e menos alerta, mais desatento e com mais facilidade de se distrair. Em geral, o *delirium* tem um início súbito, enquanto a demência, a

1. Quando o diagnóstico de doença de Alzheimer é dado e a pessoa ainda é jovem (menos de 60 anos), a aposentadoria é necessária — primeiro, para preservar a pessoa afetada; segundo, porque pode causar problemas no ambiente de trabalho. Há casos de juízes, professores universitários, profissionais da saúde e outros profissionais que receberam esse diagnóstico muito cedo. É difícil para a família e para eles também, porque identificam que algo está estranho em sua vida, mas não conseguem saber exatamente o que é. Para aposentadoria por invalidez — que pelo nome parece mais traumático do que realmente é —, não existe um código certo para doença de Alzheimer, e, por isso, esta entra na categoria de alienação mental, a mesma categoria usada para isenção do imposto de renda e de outros impostos, como IPTU. (N.R.T.)

menos que decorrente de traumatismo craniano, costuma desenvolver-se gradualmente, ao longo de meses ou anos. Outros sintomas do *delirium* incluem uma interpretação equivocada da realidade, falsas ideias, alucinações, fala incoerente, vigília durante a noite e atividade física (motora) aumentada ou reduzida. Os sintomas do *delirium* tendem a variar ao longo do dia.

O *delirium* em geral começa de repente. A demência costuma desenvolver-se gradualmente ao longo de meses ou anos.

O *delirium* pode ter muitas causas e, em geral, é reversível quando a causa principal é descoberta. Algumas causas comuns são efeitos colaterais de medicamentos, infecção e desidratação ou sobrecarga de líquidos. Constipação e infecção do trato urinário podem causar *delirium*. Excesso de medicação ou interações medicamentosas podem causá-lo, mesmo semanas após o início da medicação. Quando uma pessoa idosa está doente ou hospitalizada e fica confusa, o médico deve investigar qualquer possível causa de *delirium* antes de fazer um diagnóstico de demência.

Pessoas com demência têm mais probabilidade do que outras pessoas de desenvolver *delirium*. A piora súbita em uma pessoa que tem demência pode ter o *delirium* como causa provável.

O *delirium* quase sempre é tratável e em geral é reversível.

Irritabilidade, sonolência, incontinência, agitação e medo podem estar relacionados ao *delirium*; um desses sintomas pode ser a única indicação de que existe algum problema. Pode ser observado um aumento ou uma diminuição de atividades, movimentos ou atividade motora ou uma redução no nível de atenção. Alucinações visuais são comuns no *delirium*.

Acidente vascular cerebral (AVC) e outras lesões cerebrais localizadas

O dano cerebral pode se limitar a uma área ou serem "localizados". Pode decorrer de tumores, acidentes vasculares cerebrais (AVC ou derrame) ou traumatismos cranianos. Ainda que seja localizado, esse tipo de dano pode não ser generalizado, embora possa afetar mais de uma função mental. Os sintomas podem revelar, a um neurologista, o local em que o dano está situado. Uma lesão localizada é chamada de *lesão cerebral focal*. Quando o dano está espalhado ("generalizado"), os sintomas podem indicar demência.

Muitas pessoas que tiveram um AVC melhoraram consideravelmente com a fisioterapia.

Um AVC é um dano que afeta uma parte do cérebro, causando sintomas como paralisia súbita de um dos lados do corpo, rosto torto de um lado ou dificuldade para falar. O AVC pode ser causado por um coágulo sanguíneo que entope um vaso no cérebro ou pelo rompimento de um vaso sanguíneo cerebral seguido de um sangramento dentro do cérebro. O tratamento imediato é importante. Às vezes, as células sanguíneas são danificadas pelo inchaço, mas podem se recuperar quando este diminui. A recuperação também pode ocorrer quando outras partes do cérebro aos poucos aprendem a executar as tarefas das seções danificadas.

Muitas pessoas que tiveram um AVC podem melhorar. Elas devem passar por fisioterapia, que aumenta a probabilidade de recuperação e torna menos severo o comprometimento remanescente. A recuperação pode prosseguir durante vários anos. O risco de ter outro AVC pode ser reduzido com um bom acompanhamento médico.

Ataque isquêmico transitório (AIT)

O ataque isquêmico transitório (AIT) é um comprometimento *temporário* da função cerebral causado por uma irrigação sanguínea insuficiente em uma parte do cérebro. A pessoa pode apresentar a fala arrastada ou ficar incapaz de falar. Pode sentir fraqueza ou ficar paralisada, zonza ou enjoada. Esses sintomas duram apenas alguns minutos ou algumas horas e desaparecem totalmente — "vão embora" por conta própria. É muito diferente de um AVC, que tem os mesmos sintomas, mas resultam em deficiências mais duradouras. Melhorias nas técnicas de ressonância magnética cerebral demonstraram que pode haver dano cerebral permanente mesmo quando os sintomas são completamente resolvidos.

> O AIT deve ser encarado como um alerta de um AVC. Atenção médica imediata é essencial.

Os AITs devem ser encarados como alertas para o risco de AVC. É essencial ir a um pronto-socorro quando os sintomas têm início, pois medicamentos anticoagulantes só são eficazes se administrados dentro de vinte e quatro horas a contar do início dos sintomas. Os médicos também vão investigar a causa para o AIT, uma vez que conhecer a causa pode diminuir significativamente o risco de futuros AVCs.

A *amnésia global transitória* é um tipo de AIT em que uma pessoa tem um breve período de confusão, que dura no máximo algumas horas. Mesmo que haja recuperação total, a pessoa deve ser levada a um pronto-socorro para avaliação imediata.

CAPÍTULO 18

Pesquisas sobre a demência

Chegamos a um ponto bastante estimulante na pesquisa sobre a demência. Há não muito tempo, a maioria das pessoas achava que a demência era um resultado esperado do envelhecimento, e poucos pesquisadores tinham interesse em estudá-la. A situação mudou nos últimos quarenta anos. Hoje, sabe-se que:

- A demência não é um resultado natural do envelhecimento.
- A demência é causada por doenças específicas e identificáveis.
- Diferentes anomalias em termos de proteínas são causadoras de cada uma das demências neurodegenerativas.
- O diagnóstico é importante para identificar condições tratáveis e orientar o tratamento.
- Uma avaliação completa é crucial para que se possa lidar com doenças que, atualmente, não são curáveis.

Hoje, a pesquisa está voltada para a identificação de causas e o tratamento de doenças específicas que causam a demência (veja o capítulo 17). Novas ferramentas de estudo permitiram ver, de forma muito mais clara, o que acontece no cérebro durante o envelhecimento normal e durante a doença. Graças a uma melhor compreensão pública, a demanda por soluções está crescendo.

Este capítulo é mais técnico do que os anteriores. Sugerimos que você o leia quando estiver relaxado; se quiser, não precisa lê-lo.

Há pesquisas sendo desenvolvidas no mundo todo.

ENTENDENDO O QUE É PESQUISA

O crescente conhecimento do público sobre a doença de Alzheimer vem acompanhado por um número cada vez maior de anúncios de "descobertas" e "curas". Algumas fazem contribuições importantes na busca por uma cura, mas cada descoberta é, em si, apenas um pequeno passo nessa direção.

É um desafio, tanto para os cientistas quanto para os familiares de pessoas afetadas, compreender as implicações terapêuticas das pesquisas. Eis alguns aspectos que você precisa saber sobre a pesquisa para poder entender o que lê:

- Os pesquisadores precisam tornar públicas suas descobertas, e o público quer saber o que os cientistas estão descobrindo. O interesse da imprensa em divulgar as descobertas tem um papel importante na manutenção do apoio do público ao financiamento das pesquisas. No entanto, as pessoas ficam desanimadas quando a imprensa anuncia "descobertas" que, no fim, são decepcionantes.
- A ciência, às vezes, entra em becos sem saída. Uma determinada linha de pesquisa pode parecer promissora durante algum tempo e, quando isso ocorre, os familiares e cientistas ficam entusiasmados. Então, descobre-se que ela não leva a lugar algum. É frustrante, mas cada possibilidade eliminada significa um caminho a menos a ser investigado. Muitas pistas, como as peças de um quebra-cabeça, mais cedo ou mais tarde se encaixam para formar uma resposta, mas o local em que se encaixam nem sempre é o que se imaginava.
- Condições como a da doença de Alzheimer são diferentes das apresentadas nos quadros de doenças infecciosas, como difteria, catapora e pólio. Cada doença infecciosa tem uma causa, um agente infeccioso específico, que leva a um único resultado. A doença de Alzheimer pode ter múltiplas causas. Nesse sentido, constitui uma família de doenças, como o câncer. Isso explica um pouco o motivo de os sintomas, as manifestações e as características da doença variarem de uma pessoa para outra. Pode ocorrer a combinação de vários gatilhos para que uma pessoa desenvolva a doença, e a doença provavelmente tem origens diferentes em variadas pessoas, mas, em geral, as múltiplas causas levam a sintomas semelhantes. Como resultado, os pesquisadores têm de investigar diversas causas e inúmeros tratamentos.
- É essencial que os estudos eliminem a influência de outros fatores. Às vezes, o paciente melhora quando uma nova técnica ou uma droga é testada. Às vezes, as famílias que participam do estudo de um medicamento acreditam que seu familiar pareceu ter melhorado enquanto submetido ao tratamento; mas, em pesquisas bem elaboradas, observa-se que pessoas que receberam um placebo apresentam a mesma melhora. Isso acontece por vários motivos: um otimismo ilusório da parte dos pesquisadores e das famílias; uma animação por parte do paciente, que dá a eles certa esperança; uma melhora temporária do raciocínio do pa-

ciente, por conta da atenção extra recebida durante o estudo ou da prescrição de uma nova terapia. É o chamado efeito placebo, muito comum até mesmo em estudos de cirurgia. Boas pesquisas sobre medicações e outras terapias devem ser elaboradas com cuidado para eliminar a possibilidade de outros fatores causarem uma melhora.

- Testes preliminares de tratamentos geralmente são conduzidos com grupos pequenos de pessoas. O tamanho reduzido da amostra de pacientes aumenta a chance de fatores externos, não relacionados ao tratamento confundirem o resultado. No entanto, por motivo de segurança, exige-se que, um número reduzido de pessoas seja exposto a um tratamento não testado no início de seu desenvolvimento. Ao tomar conhecimento de resultados empolgantes de um estudo com poucos indivíduos, lembre-se de que esses resultados podem (ou não) ser confirmados por testes com mais pessoas ou estudados por outro pesquisador.
- O fato de dois fatores ocorrerem juntos não significa, necessariamente, que um cause o outro. Se A e B podem ser encontrados no cérebro de pessoas com demência, isso não quer dizer que A tenha causado B. Ambos podem ter sido causados por um fator C, ainda desconhecido. Pode demorar anos até que a relação entre esses dois fatores de uma doença seja compreendida.
- É muito provável que as drogas que estão sendo desenvolvidas para interferir nas funções do cérebro de uma pessoa com doença de Alzheimer causem sérios efeitos colaterais no resto do corpo. Às vezes, a pesquisa sobre uma droga precisa ser interrompida porque o dano potencial a outros órgãos supera seu valor terapêutico.
- A pesquisa com animais permite aos cientistas descobrir como o cérebro funciona e testar se as drogas são seguras antes de ministrarem-nas aos seres humanos. O estudo de espécies animais que envelhecem mais rapidamente que o ser humano fornece respostas em menos tempo do que estudos feitos com pessoas. Há legislações rigorosas para garantir que os animais sejam tratados com humanidade. Nesses estudos, os pesquisadores levam em conta tanto as semelhanças quanto as diferenças entre as reações aos tratamentos por parte dos animais e dos humanos. A aplicação de grandes doses de substâncias em um animal cujo tempo normal de vida é curto amplifica as chances de observar eventuais relações entre a substância e a doença. Modelos de computador ajudam, mas não substituem a pesquisa com animais.

- A Alzheimer's Association publica relatórios (em inglês) sobre as principais descobertas e sobre declarações de grande repercussão. Esses relatórios estão disponíveis no *site* da entidade e têm como objetivo fornecer informações precisas às famílias.

Falsas curas

De tempos em tempos, surgem indivíduos inescrupulosos divulgando "curas" que podem ser caras, perigosas, ineficazes, ou que criam esperanças infundadas. A Alzheimer's Association fornece uma lista de alguns produtos e tratamentos fraudulentos e pode lhe orientar em relação aos tratamentos que, de forma geral, os médicos acreditam ter pouco ou nenhum valor (o *site* é em inglês). Se souber de um tratamento que prometa benefícios ou cura que excedam o que organizações respeitáveis de pesquisa e apoio dizem ser possível, recomendamos com insistência que você cheque rigorosamente todos os fatores antes de participar.

PESQUISAS SOBRE DEMÊNCIA VASCULAR E AVC

Acidentes vasculares cerebrais múltiplos (AVCs ou derrames) são a segunda causa mais comum de demência. A frequência dos AVCs diminuiu cerca de 30% a 50% no mundo todo no último meio século; esse declínio pode ter contribuído para a queda da taxa de demência em alguns países. Milhares de pessoas serão beneficiadas caso sejam encontradas formas ainda melhores de evitar os AVCs e as doenças cardiovasculares.

> A terapia de reabilitação em geral maximiza a extensão da recuperação depois de um AVC, e a recuperação pode prosseguir por muitos anos.

Os fatores de risco para o AVC incluem pressão alta, índices elevados de colesterol e de lipoproteína de baixa densidade (LDL) — também conhecido como "colesterol ruim" —, obesidade, diabetes, dieta rica em gorduras animais e sal, fumo e doença cardíaca. Tais fatores também aumentam a vulnerabilidade à demência vascular. Foi demonstrado que o tratamento direto desses fatores diminui o risco de AVC. Exercício físico também reduz o risco.

Os pesquisadores também estão estudando as alterações na química do cérebro que ocorrem durante um AVC e imediatamente depois. A esperança é de que drogas que bloqueiam a liberação de substâncias químicas destrutivas possam reduzir a quantidade de tecido cerebral que é destruída. Os pesquisadores também estão descobrindo como, quando e em que extensão um treinamento específico de reabilitação ajuda o cérebro a reorganizar-se de forma mais eficiente para reverter o dano cerebral. Agora, parece claro que a recuperação de um AVC pode prosseguir por muitos anos, e há cada vez mais evidências de que a fisioterapia maximiza o volume de recuperação que ocorre.

Os cientistas descobriram que a depressão é comum após um AVC, mesmo quando o comprometimento é mínimo. Isso é importante porque esse tipo de depressão tem demonstrado reagir às terapias que são padrão para a depressão, como medicação e psicoterapia.

PESQUISAS SOBRE A DOENÇA DE ALZHEIMER

Alterações estruturais no cérebro

Quando Alois Alzheimer examinou um tecido tirado do cérebro de uma mulher que tinha os sintomas comportamentais da demência, ele observou mudanças microscópicas conhecidas como placas senis (ou neuríticas) e emaranhados neurofibrilares. Estruturas similares são encontradas em número muito menor no cérebro de pessoas idosas que não têm demência. Os cientistas estão analisando a estrutura e a química dessas placas e desses emaranhados em busca de pistas que expliquem sua formação e seu papel na doença.

Células cerebrais

O cérebro é constituído por bilhões de neurônios, ou células nervosas. Elas se conectam com outras células próximas ou distantes, e essas conexões executam as tarefas de pensar, recordar, sentir emoções e dirigir os movimentos do corpo. Outros tipos de células cerebrais suportam e mantêm o funcionamento dos neurônios, combatem infecções e reparam danos.

Um dos aspectos intrigantes das várias doenças degenerativas — como a doença de Alzheimer, a demência frontotemporal, a doença de Parkinson, a doença de Huntington e a paralisia supranuclear progressiva — é que cada doença começa em um grupo diferente de células nervosas, localizado em uma região distinta do cérebro, e então parece se espalhar. Por exemplo, há anos os cientistas sabem que uma pequena área no interior do cérebro, chamada hipocampo, perde muitas de suas células no início da doença de Alzheimer. À medida que a doença avança, células em outras áreas morrem em um padrão previsível, que segue em paralelo com o avanço dos sintomas da doença.

Neuroplasticidade

O termo *plasticidade* é usado para descrever a capacidade que o sistema nervoso tem de mudar. Uma das grandes descobertas do século XX foi que o cérebro pode fazer células novas, mesmo em idosos. Antes dessa descoberta, pensava-se que nenhuma célula era formada no cérebro depois de completado seu desenvolvimento na infância.

> O cérebro pode desenvolver novas células, mesmo em idosos.

Igualmente importante é a descoberta de que as células cerebrais podem criar novas conexões ao longo de toda a vida. Isso dá esperança de que as pessoas possam recuperar-se da demência, mesmo que tenha ocorrido a morte de algumas células do cérebro. Uma das vertentes importantes da pesquisa é compreender como se formam, no cérebro, as novas células e as novas conexões.

Neurotransmissores

Substâncias presentes no cérebro, chamadas *neurotransmissores*, passam mensagens de uma célula nervosa a outra. Os neurotransmissores são produzidos, utilizados e destruídos dentro do cérebro. Há muitos neurotransmissores diferentes para diferentes tipos de células e, provavelmente, para diferentes tipos de tarefas mentais. Em algumas doenças, observa-se uma quantidade menor que o normal de certos neurotransmissores. Por exemplo, uma pessoa que tem a doença de Parkinson produz quantidades anormalmente baixas do neurotransmissor dopamina na área do cérebro denominada substância negra, em consequência da morte das células dessa área. A droga L-dopa (ou levodopa) aumenta a quantidade de dopamina e pode melhorar, de forma expressiva, os sintomas da doença de Parkinson.

Os cientistas descobriram que pessoas com doença de Alzheimer apresentam deficiências em diversos neurotransmissores — em particular, na acetilcolina. Pode haver também deficiência de somatostatina, noradrenalina (também chamada de norepinefrina), serotonina, fator liberador de corticotrofina e substância P. É provável que diversas pessoas tenham déficits de diferentes neurotransmissores: isso poderia explicar a variedade de sintomas entre as pessoas com doença de Alzheimer. Um dos modos pelos quais os cientistas têm tentado reverter essa doença é buscando desenvolver medicamentos que aumentem a quantidade de acetilcolina e de outros neurotransmissores, dos quais haja deficiência no cérebro. Isso, porém, não pode curar a doença, porque apenas repõe o que está faltando e não detém o processo que está matando as células cerebrais. O mesmo se aplica à doença de Parkinson.

As células cerebrais também se comunicam entre si por meio de sinais elétricos, especialmente em longas distâncias no cérebro. Alguns cientistas estão explorando se uma estimulação elétrica mais direta pode melhorar a função cerebral e a recuperação de lesões.

Proteínas anormais

As proteínas são um dos principais componentes das células que constituem o corpo humano. O corpo absorve o alimento, divide-o em aminoácidos e, então, constrói as proteínas de que necessita. As anomalias microscópicas do cérebro — que são características de muitas das doenças demenciais — são constituídas por proteínas alteradas. Estas incluem as placas e os emaranhados da doença de Alzheimer, os corpos de Pick identificados no cérebro de algumas pessoas com demência frontotemporal, os corpos de Lewy da doença de Parkinson e da demência com corpos de Lewy, e os príons da doença de Creutzfeldt-Jakob. Se os depósitos dessas proteínas anormais forem a causa de alguma ou de todas essas doenças, então removê-los ou prevenir que eles se constituam pode tratar ou impedir a doença.

Pesquisadores investigam a possibilidade de que seja a multiplicação anormal de proteínas que desencadeie ou cause cada uma dessas doenças. Por exemplo, depósitos anormais de uma proteína chamada beta-amiloide são encontrados no cérebro de pessoas que têm a doença de Alzheimer. As microscópicas placas senis (ou neuríticas) características dessa doença têm a beta-amiloide em seu núcleo, e algumas pessoas que têm a doença de Alzheimer apresentam depósitos de amiloide ao longo dos vasos sanguíneos do cérebro. Se a multiplicação anormal de proteínas leva a anormalidades estruturais em cada doença, prevenir essa multiplicação ou remover a proteína anormal multiplicada pode ser um tratamento eficaz ou uma forma de prevenção. Sabemos que a produção de beta-amiloide é controlada por um gene no cromossomo 21, mas a função dela ainda não foi definida. A possibilidade de que seja parte da resposta imune do corpo a invasores externos é discutida a seguir.

Uma teoria que tem recebido bastante atenção é esta: algumas pessoas produzem um derivado da decomposição da proteína beta-amiloide do qual o corpo não consegue se livrar normalmente. O processo de degradação e eliminação da proteína amiloide é controlado por várias enzimas que são produzidas naturalmente nas células cerebrais. Uma enzima quebra a amiloide em pedaços que podem ser removidos, e outra quebra em pedaços que *não* podem ser removidos. Essa teoria é de que as pessoas que acumulam pedaços que não podem ser removidos com o tempo desenvolverão a doença de Alzheimer. Muitas das drogas atualmente em testes para tratar ou prevenir a doença de Alzheimer visam fazer uma destas três coisas: remover os pedaços indesejáveis de proteína amiloide, diminuir a produção da proteína indesejável ou aumentar a produção da proteína desejável.

Proteínas anormais no interior das células cerebrais

As células cerebrais contêm proteínas que atuam como rodovias por meio das quais as substâncias químicas viajam. Algumas pessoas que têm a doença de Alzheimer parecem conter formas anormais dessas proteínas. Entre elas, estão a proteína tau e as proteínas associadas aos microtúbulos (MAPs). Muitos pesquisadores acreditam que tais proteínas anormais formam-se depois da ocorrência das anormalidades relativas à proteína amiloide (descritas anteriormente) e que, de algum modo, devem decorrer destas. Tais proteínas são a base dos emaranhados neurofibrilares microscópicos presentes no cérebro de pessoas que morrem da doença de Alzheimer.

Proteínas tau anormais também são encontradas na demência frontotemporal e na paralisia supranuclear progressiva. Algumas pessoas com demência frontotemporal herdam formas anormais de vários genes do cromossomo 17, que estão envolvidos na produção da proteína tau. A descoberta do componente genético da doença gerou pesquisas em busca de drogas que removam as formas anormais da proteína.

Na doença de Parkinson, a proteína anormal é chamada de sinucleína e ela se acumula em estruturas anormais denominadas corpos de Lewy. Em cerca de 60% das pessoas com essa doença foram encontradas alterações em diversos genes. Algumas dessas alterações ocorrem após o nascimento, pois não é comum que a doença de Parkinson seja hereditária. Há a esperança de que o estudo dessas diferentes anormalidades genéticas leve a descobertas que sejam relevantes para todas as pessoas que têm a doença.

Fatores de crescimento dos nervos

Células situadas dentro do cérebro e da medula espinhal (bem como células nervosas localizadas fora do sistema nervoso central) crescem em padrões específicos, que são direcionados por substâncias chamadas de fatores de crescimento dos nervos. Sabe-se, há muito tempo, que as células situadas fora do sistema nervoso central, chamadas de nervos periféricos, podem voltar a crescer ou regenerar-se depois de sofrer algum dano. Desde a descoberta recente de que novas células e novas conexões formam-se no cérebro ao longo de toda a vida, os cientistas vêm tentando descobrir se os fatores de crescimento dos nervos que dirigem tal processo podem tornar-se deficientes e levar à doença de Alzheimer, ou se podem ser utilizados para estimular a reposição de células danificadas por meio de células novas, e se isso leva a novas conexões entre as células no cérebro de pessoas com a doença.

Infecções

Há muitos anos, um pequeno grupo de pesquisadores tem investigado se as bactérias, os vírus ou os fungos podem desencadear a doença de Alzheimer. Até pouco tempo atrás, a comunidade acadêmica dava pouco respaldo à ideia. O ceticismo diminuiu desde a descoberta, por vários pesquisadores, de que a proteína amiloide poderia ser parte da resposta imune inicial a invasores estranhos ao corpo, como bactérias. Isso sugere que depósitos de amiloide no cérebro de pessoas com a doença de Alzheimer começam quando o amiloide circunda os organismos invasores. Outra teoria que está sendo considerada é que, depois de ser contido durante muitos anos pelo amiloide, o agente infeccioso escape do controle de um sistema imunológico em envelhecimento e então desencadeie mais depósitos de amiloide — que, ao longo do tempo, continuam a destruir o tecido cerebral.

Príons

Os príons (do inglês *proteinaceous infectious particles*, ou partículas infecciosas proteináceas) são formas anormais de pequenas proteínas de ocorrência normal que já se provaram ser a causa de diversas demências raras, incluindo a doença de Creutzfeldt-Jakob, o *kuru* e a encefalopatia espongiforme bovina, ou "doença da vaca louca". Supõe-se que essas partículas, ou moléculas semelhantes, possam ser uma das causas da doença de Alzheimer, ou que o mecanismo pelo qual as doenças causadas por príons se espalham pelo cérebro possa ser semelhante ao modo como as anormalidades proteicas se espalham nos casos de outras demências neurodegenerativas. Atualmente, parece bastante improvável que os príons estejam diretamente envolvidos na doença de Alzheimer.

Tem havido muitos esforços para definir se essa doença é infecciosa – isto é, se pode ser transmitida. No momento, não há evidências que corroborem a hipótese de que a doença de Alzheimer seja causada por algum lentivírus, pelo príon ou por qualquer outro organismo infeccioso.

No entanto, foi descoberto que as proteínas amiloide e sinucleína, quando injetadas em animais, podem provocar a formação de outras moléculas tóxicas das mesmas proteínas. Essas proteínas alteradas danificam células saudáveis. Isso é similar ao modo como os príons se espalham pelo cérebro. Cientistas que estudam esse processo esperam desenvolver tratamentos que cessem esse método de espalhamento e, assim, previnam a morte de células cerebrais nessas doenças.

Transplantes de células cerebrais (ou células-tronco)

A possibilidade de reposição de células cerebrais danificadas, por meio do transplante de novas células, gerou grande entusiasmo nos últimos anos. Muitas demências começam em uma área do cérebro bem específica e, inicialmente, afetam um único tipo de célula – por isso, os pesquisadores acreditam ser possível repor e recuperar os sistemas celulares específicos para cada doença. As pesquisas com animais têm demonstrado que certas células cultivadas em laboratório se reproduzem e produzem neurotransmissores quando transplantadas em animais com dano cerebral. Algumas dessas células são derivadas de células-tronco, um tipo de célula que tem o potencial de formar muitos outros diferentes tipos de células. Por exemplo, células-tronco da pele são utilizadas para substituir células da pele danificadas ou mortas.

Diversos estudos experimentais em andamento avaliam se tal procedimento pode funcionar em pessoas que têm a doença de Alzheimer. No entanto, muitos especialistas duvidam de que o transplante de tecido cerebral possa reverter o dano causado pela doença de Alzheimer depois que ele se espalhou. Pode ser possível, e até desejável, extrair células de um indivíduo vivo e "reprogramá-las" para substituir células específicas no cérebro que apresentem anomalias ou que tenham morrido. Ainda não se sabe se essas células podem substituir circuitos cerebrais danificados.

Metais

O alumínio foi encontrado em quantidades maiores que o normal no cérebro de algumas pessoas com a doença de Alzheimer, e, durante anos, houve a preocupação de que pudesse ser a causa desse mal. Outros metais, como o manganês, são conhecidos como causa de outras formas de demência. Atualmente parece mais provável que a presença de alumínio seja resultado do que quer que esteja causando a demência, e não que seja a causa dela. As pessoas às vezes se perguntam se deveriam parar de tomar antiácidos, ou de cozinhar com panelas de alumínio, ou de usar desodorantes (todos são fontes de alumínio). Não há evidências de que o uso desses itens cause demência. Estudos com pessoas que foram expostas a quantidades muito maiores de alumínio indicam que a exposição não leva à doença de Alzheimer. Tratamentos que promovem a eliminação do alumínio do corpo não trazem benefícios às pessoas que têm a doença, e alguns desses tratamentos têm sérios efeitos colaterais.

Deficiências do sistema imunológico

O sistema imunológico é a defesa do corpo contra infecções. Estudos mostram que algumas das proteínas que o corpo utiliza para combater as infecções estão presentes no cérebro, em volta das placas neuríticas que caracterizam a doença de Alzheimer.

Às vezes, o sistema de defesa do corpo — que atua atacando organismos externos, como bactérias e vírus — sai de controle e ataca as próprias células da pessoa. Há uma teoria segundo a qual uma anomalia inicial, como um depósito de proteína beta-amiloide, desencadeia uma reação inflamatória que, por sua vez, provoca mais dano cerebral. Essa "teoria em cascata" sugere que o avanço da doença de Alzheimer pode ser retardado ou detido pela interrupção da resposta inflamatória, que deteria a amplificação do dano inicial, mesmo que este ainda ocorra. Até o momento, não se concluiu que medicamentos anti-inflamatórios detenham ou reduzam o ritmo de progressão da doença de Alzheimer uma vez que esta tenha se instalado, mas considera-se a possibilidade de que aspectos específicos do sistema imunológico precisam ser alvos para evitar ou retardar o surgimento da demência.

Traumatismos cranianos

É sabido, há um século, que alguns boxeadores desenvolvem uma demência semelhante à da doença de Alzheimer e têm emaranhados, mas não placas, no cérebro no momento da autópsia. Essa condição foi chamada de *demência pugilística*. Hoje, essa forma de demência é referida como uma encefalopatia traumática crônica e está relacionada a concussões repetidas (veja as páginas 396–397).

Estudos sobre drogas

Centenas de drogas estão sendo estudadas em termos de seu efeito na doença de Alzheimer e outras demências. Rapidamente, a maioria delas se mostra ineficiente ou apresenta efeitos colaterais tóxicos. Algumas aparecem nos noticiários em virtude das evidências preliminares de que possam reduzir os sintomas.

Foram desenvolvidas diversas drogas que retardam ou impedem a quebra da acetilcolina (um neurotransmissor do qual o cérebro das pessoas com Alzheimer é deficiente). Essas drogas (donepezila, galantamina e rivastigmina) melhoram, temporariamente, as funções cognitivas, mas a doença parece continuar avançando no mesmo ritmo. Essas três drogas estão disponíveis já há vários anos. Elas são igualmente eficientes, mas diferem em seus efeitos colaterais. Outra droga, a memantina, ao que parece, atua bloqueando os efeitos tóxicos de outro neurotransmissor do cérebro — o ácido gama-aminobutírico. No entanto, não há evidências de que essas drogas impeçam a morte de células cerebrais ou retardem o processo que causa a doença.

Uma vez que tais drogas não retardam nem revertem os danos que causam demência, os cientistas voltaram suas atenções para remover ou prevenir a formação de proteínas anormais que caracterizam a doença de Alzheimer — assim como as encontradas na demência frontotemporal e na demência com corpos de Lewy. Nos Estados Unidos, foi aprovada uma droga chamada aducanumab, para tratar comprometimento cognitivo leve e doença de Alzheimer precoce. Essa droga remove uma das proteínas que causam a doença. No entanto, no Brasil, o pedido de aprovação desse medicamento foi indeferido pela Anvisa.

EPIDEMIOLOGIA

Epidemiologia é o estudo da distribuição de doenças em grandes grupos de pessoas. O estudo epidemiológico das doenças demenciais pode identificar ligações entre uma doença e fatores do ambiente. Até o momento, a doença de Alzheimer foi diagnosticada em todos os grupos de pessoas que vivem o suficiente para chegar à velhice. O envelhecimento é o fator de risco mais contundente para desenvolver demência e doença de Alzheimer. Muitos desses estudos sugerem que há maior probabilidade de desenvolvimento da doença de Alzheimer se a pessoa for mulher, se tiver menor escolaridade, tiver a pressão sanguínea mais elevada na meia-idade, tiver diabetes e histórico de demência na família. Ter desenvolvido depressão na infância e ter deficiência auditiva são outros possíveis fatores de risco para o desenvolvimento de demência. Isso *não* significa que pessoas que tenham sofrido esses fatores de risco *terão* a doença — apenas que elas têm mais probabilidade do que outras pessoas com os mesmos fatores. Alguns estudos epidemiológicos mostraram que pessoas com maior escolaridade e nível mais elevado de atividade física têm menor probabilidade de desenvolver demência. Nenhuma dessas descobertas prova que tais fatores constituem causas. Eles são pistas que devem ser seguidas; tais ligações devem ser demonstradas ou refutadas por outras abordagens científicas.

A probabilidade de uma pessoa desenvolver a doença de Alzheimer é maior para mulheres e para aqueles com menor escolaridade, pressão sanguínea mais elevada na meia-idade, diabetes e histórico familiar de demência.

SÍNDROME DE DOWN

Pessoas com a síndrome de Down, a causa genética mais comum de deficiência intelectual, desenvolvem placas e emaranhados idênticos aos da doença de Alzheimer antes de atingir os 40 anos. Muitas pessoas com síndrome de Down desenvolvem demência antes dos 60 anos. A importância do papel da proteína amiloide no desenvolvimento da doença de Alzheimer é reiterada pelo fato de a síndrome de Down ser causada pela presença de um cromossomo 21 extra (ou de uma parte extra desse cromossomo), juntamente com a descoberta de que o gene que fabrica a proteína amiloide está situado na área do cromossomo 21.

ENVELHECIMENTO

Viver até uma idade avançada é o maior fator de risco para o desenvolvimento da doença de Alzheimer. O motivo continua sendo um dos maiores mistérios da doença. O risco de um adulto desenvolvê-la no ano seguinte é de cerca de 0,25% por ano até a idade de 65 anos, e esse risco dobra a cada cinco anos daí em diante. Como resultado, aos 80 anos o risco de desenvolvimento de Alzheimer no ano seguinte é de 4%. Contudo, as estatísticas mostram que 70% a 80% das pessoas com 80 anos têm função intelectual normal ou quase normal.

HEREDITARIEDADE E DEMÊNCIA

Alguns dos avanços mais surpreendentes das pesquisas sobre demência ocorreram na área da genética. Os familiares, muitas vezes, preocupam-se com fatores hereditários e temem que eles ou os filhos venham a desenvolvê-la. Ao conhecer mais a genética da doença de Alzheimer, lembre-se de que os genes, em geral, funcionam de duas maneiras.

Alguns genes *causam diretamente a doença* naqueles que herdam esse gene. Se você herdar esse gene, desenvolverá a doença se viver o suficiente. No que tange à doença de Alzheimer, três desses genes foram identificados: nos cromossomos 1, 14 e 21. Eles são responsáveis por cerca de metade das pessoas diagnosticadas com a doença antes dos 60 anos. Como é incomum as pessoas desenvolverem a doença de Alzheimer ainda jovens, essas anormalidades genéticas são responsáveis por menos de 2% de todos os casos. Ao debruçar-se sobre esses casos raros, os cientistas esperam descobrir processos da doença responsáveis pela maioria dos casos da doença de Alzheimer.

> Herdar um gene "com risco" aumenta as chances de desenvolver uma doença, mas não garante que a pessoa vai desenvolvê-la.

Para a demência frontotemporal, três outros genes causam cerca de um terço dos casos, enquanto vários outros são responsáveis por uma pequena porcentagem de casos. Todas as pessoas com a doença de Huntington herdam uma forma anormal de gene localizado no cromossomo 4. Já para a doença de Parkinson, apenas uma pequena porcentagem de casos é causada por genes anormais herdados.

O segundo modo como os genes da doença operam é *aumentar o risco* de desenvolver a doença. "Com risco" significa que a pessoa tem mais probabilidade de desenvolver a doença do que as demais, mas não significa que uma pessoa em particular irá desenvolvê-la. Afinal, "com risco" não quer dizer "com certeza".

No caso de algumas doenças, as pessoas cientes de que correm risco podem tomar medidas para reduzir a probabilidade de adquiri-las. Por exemplo, colesterol e lipoproteína de baixa densidade (LDL) estão sob forte controle genético. Se você faz um exame de sangue e descobre que tem colesterol ou LDL elevado, você tem o risco aumentado de ter um derrame ou um AVC. Você pode reduzir seu colesterol e LDL mudando a dieta e/ou tomando medicamentos, e assim reduzir o risco de derrame ou AVC.

Os cientistas estão identificando os genes envolvidos na doença de Alzheimer. Um gene no cromossomo 19 influencia a probabilidade de que um indivíduo desenvolva a doença de Alzheimer, mas não é a causa dela. Esse gene, a apolipoproteína E (ApoE), é, de longe, o mais bem analisado. Ele existe em três formas: épsilon 2, épsilon 3 e épsilon 4. Essas formas do gene são normais. Todos os indivíduos herdam uma cópia dos genes de cada um dos pais; isso significa que cada pessoa tem duas cópias do gene e pode ter qualquer combinação entre os três.

Indivíduos que herdam a forma épsilon 4 têm duas a três vezes mais probabilidade de desenvolver a doença de Alzheimer. Pessoas que herdam duas cópias do gene épsilon 4 — menos de 5% da população — têm risco de doze a quinze vezes maior de desenvolver a doença. Indivíduos que herdam a forma épsilon 2 estão protegidos contra a doença.

Uma forma de entender essa complexa hereditariedade genética é considerar o risco de desenvolver a doença de Alzheimer aos 80 anos, quando o risco da população como um todo de ter doença de Alzheimer é de 20% a 30%. Aos 80 anos, as pessoas que têm *uma cópia* do gene épsilon 4 têm de 40% a 45% de chance de ter a doença; enquanto as pessoas *sem* uma cópia do gene épsilon 4 têm uma chance de 15% de desenvolvê-la.

Testes genéticos que mapeiam a ancestralidade das pessoas podem identificar qual forma do gene ApoE uma pessoa herdou. Mas a pessoa precisa ponderar se, de fato, quer saber isso antes de fazer esse tipo de teste.

Foram identificados outros quarenta genes que aumentam o risco de desenvolver a doença de Alzheimer, cada um agravando, em menos de 1%. Os pesquisadores esperam que descobrir como esses genes aumentam o risco de ter a doença os leve a potenciais tratamentos.

Na demência frontotemporal, anomalias genéticas no cromossomo 17 explicam cerca de um terço dos casos. Na doença de Parkinson, 60% dos casos foram ligados a anomalias genéticas, mas não está claro se essas anomalias são herdadas ou se ocorrem após o nascimento. Todos os casos de demência de Huntington são causados por uma anomalia genética no cromossomo 4. Essa é a chamada herança autossômica dominante — se uma pessoa herda o gene anormal, com certeza irá

Se você decidir fazer um teste genético, consulte um geneticista para entender o que os testes podem ou não revelar.

desenvolver a doença, a menos que morra por alguma outra causa antes que a doença tenha início.

Recomendamos que indivíduos com um forte histórico familiar de demência ou doença de Alzheimer contatem um centro de pesquisas caso estejam preocupados com o próprio risco. Antes que as pessoas a submetam a exames genéticos, elas devem passar por um aconselhamento para ter certeza de que compreendem as implicações e as limitações desse procedimento.

No passado, fatores genéticos e fatores ambientais eram considerados totalmente distintos. Atualmente, cientistas reconhecem que eles interagem entre si de maneiras ainda não compreendidas. A prevenção da demência envolverá abordar as contribuições de ambos os tipos de fatores.

GÊNERO

Atualmente, concluiu-se que uma porcentagem maior de mulheres tem a doença de Alzheimer em comparação com homens da mesma idade. A causa para essa maior incidência não é conhecida.

EXAMES NEUROPSICOLÓGICOS

Os neuropsicólogos utilizam questões padronizadas, testes e observações para avaliar os pacientes e determinar em que nível a pessoa é capaz de agir de forma funcional. Assim, eles conseguem identificar quais capacidades mentais a pessoa perdeu e quais manteve. Os médicos podem usar tal conhecimento para elaborar planos individualizados que ajudem a pessoa a utilizar suas habilidades remanescentes e reduzam o nível de exigência sobre as capacidades prejudicadas. As informações fornecidas pelos exames neuropsicológicos ajudam a família a compreender por que uma pessoa não faz determinadas coisas, mas consegue fazer atividades muito parecidas. A neuropsicologia também pode ajudar a confirmar um diagnóstico quando houver dúvida se a pessoa de fato está apresentando problemas relacionados às próprias habilidades.

> Questões padronizadas, testes e observações são usados por neuropsicólogos para identificar quais capacidades mentais estão comprometidas e quais ainda estão intactas ou menos comprometidas.

Sabe-se, há muito tempo, que diferentes partes do cérebro desempenham diferentes tarefas mentais — memória, movimentar um braço, andar, falar, sentir medo etc. — e que outras partes coordenam essas atividades mentais. Ao identificar quais áreas do cérebro foram mais afetadas, as avaliações neuropsicológicas e os exames de escaneamentos cerebrais fornecem aos pesquisadores informações sobre a doença e proporcionam ao médico e aos familiares informações sobre como cuidar melhor da pessoa.

EXAMES DO CÉREBRO POR IMAGEM

As tomografias computadorizadas (TC) utilizam vários raios X para visualizar o tecido do cérebro. A ressonância magnética (RM) visualiza os tecidos do cérebro gerando, durante curto período, um campo magnético muito forte. A ressonância magnética também pode ser usada para avaliar o fluxo sanguíneo no cérebro e examinar como as células cerebrais estão funcionando. O escaneamento por PET (tomografia por emissão de pósitrons) pode fornecer imagens do cérebro em funcionamento de duas formas diferentes. A primeira é mostrando quanto oxigênio ou glicose (o açúcar do sangue) as células cerebrais estão usando, fornecendo uma imagem de como as áreas do cérebro estão funcionando em descanso e quando estimuladas para desempenhar uma atividade mental específica.

A segunda forma é a tomografia operar por meio de marcadores radioativos que identificam proteínas normais e anormais no cérebro. Vários marcadores diferentes foram desenvolvidos para identificar beta-amiloides e tau no cérebro. Eles são usados para diagnosticar a doença de Alzheimer e determinar se tratamentos experimentais diminuem a quantidade de proteínas anormais no cérebro.

MANTENDO-SE FÍSICA E MENTALMENTE ATIVO

Frequentemente, as pessoas perguntam se manter-se mental, social e fisicamente ativo evita a demência (veja o capítulo 16). Há muitos estudos que demonstram que as pessoas sem demência eram física e mentalmente mais ativas do que as pessoas da mesma faixa etária com demência. No entanto, isso não prova que manter-se ativo foi o fator que evitou a demência por algum tempo. É possível que a diminuição dos níveis de atividade física, social ou mental da pessoa com demência tenha provocado os primeiros sintomas da doença, manifestados alguns anos antes de esta ser detectada. Contudo, mesmo sem provas absolutas de que manter-se mental ou fisicamente ativo previne ou altera o curso da doença de Alzheimer, está claro que permanecer ativo ajuda a manter a saúde geral e melhora a qualidade de vida de uma pessoa. Diversos estudos têm mostrado que pessoas com maior grau de instrução têm menor probabilidade de desenvolver demência, mas não sabemos se isso ocorre por ser mais difícil detectá-la em pessoas mais instruídas. De modo semelhante, alguns estudos mostraram aquelas que se aposentam correm mais risco de desenvolver demência do que as que não estão aposentadas. Estudos adicionais demonstraram que algumas pessoas se aposentam por estar nos estágios iniciais da demência.

Continuar a exercitar-se depois do desenvolvimento da doença de Alzheimer pode retardar o avanço da doença e ajudar a pessoa a permanecer ativa por mais tempo (veja a seção "Exercícios", no capítulo 5).

O EFEITO DE DOENÇAS AGUDAS SOBRE A DEMÊNCIA

Às vezes, as pessoas parecem desenvolver a demência após uma doença séria, uma hospitalização, uma anestesia ou cirurgia. Os indicativos de que algum desses fatores induz à doença de Alzheimer ou altera o curso da doença são mínimos. Analisando cuidadosamente, percebe-se que a demência teve início antes que a pessoa passasse pela cirurgia ou desenvolvesse a outra doença, mas não era reconhecível até então. No entanto, AVC e outras doenças que afetam diretamente o cérebro podem desencadear ou piorar ainda mais uma demência preexistente. A razão mais provável para que as pessoas desenvolvam piora cognitiva repentina após uma doença grave, hospitalização, anestesia ou cirurgia é que as pessoas que têm demência correm alto risco de desenvolver um *delirium* (veja as páginas 404—405). Ao piorar temporariamente o pensamento da pessoa, o *delirium* pode fazer uma demência leve tornar-se perceptível pela primeira vez. O comprometimento cerebral preexistente devido à demência leve também torna mais difícil a recuperação após uma doença aguda ou cirurgia.

> Mesmo uma demência leve pode dificultar a recuperação após uma doença aguda ou cirurgia.

Há relatos de pessoas que afirmam que a demência começou a se manifestar ou piorou depois de uma anestesia. Há uma área ativa de pesquisa sobre isso, mas a evidência de que a anestesia seja uma causa de demência parece ser mínima. Muitos estudos têm mostrado que as pessoas que passam por uma cirurgia cardíaca têm um risco aumentado de desenvolver demência num período de cinco a dez anos. Parece que esse aumento na incidência de demência se deve à doença vascular que levou à cirurgia, e não à cirurgia ou à anestesia em si.

PESQUISAS SOBRE A PRESTAÇÃO DOS SERVIÇOS

Estudos mostram como ajudar as pessoas afetadas a viver satisfatória e confortavelmente a despeito de suas doenças, além de estudos que nos ensinam como amparar as famílias que cuidam dessas pessoas até que todos os tipos de demência possam ser prevenidos ou curados. Estas pesquisas já demonstraram como melhorar a vida de pessoas com demência e ajudá-las a permanecer o mais funcionais possível, assim como influenciaram muitas das ideias apresentadas neste livro. Por exemplo: as pesquisas mostraram que pessoas que antes perambulavam, gritavam e atacavam, ficaram relaxadas e tiveram menos comportamentos angustiantes e perturbadores quando participavam de atividades prazerosas.

Sabemos que as famílias precisam de ajuda: os centros-dia, as casas de repouso temporárias, os grupos de apoio e outras formas de assistência podem fazer uma diferença positiva. Há pesquisadores analisando as melhores formas de atender as famílias, verificando que tipo de apoio elas mais precisam, como encorajá-las a usar os serviços de cuidados e as formas de fornecer cuidados que tenham a melhor relação custo-benefício. Pode parecer que as respostas a tais questões sejam óbvias, mas cada família tem necessidades diferentes — e as pessoas nem sempre agem da forma que os pesquisadores previram. Estudos minuciosos podem evitar que as pessoas gastem dinheiro em serviços desnecessários, e que os serviços oferecidos deixem de ser utilizados por desconhecimento de sua existência por parte das famílias.

Podemos alterar a qualidade de vida de algumas pessoas que têm demência promovendo modificações que as ajudem a ser o mais funcionais possível, reduzindo sua ansiedade e seu medo e ajudando-as a desfrutar a vida.

FATORES DE PROTEÇÃO

A prevenção é o objetivo final da medicina. A identificação de fatores ambientais, físicos e genéticos que reduzam o risco de demência pode levar a estratégias de âmbito individual e populacional, evitando que ela sequer chegue a se desenvolver. Entre as áreas a serem exploradas estão dieta, atividade física, social e mental, evitar o estresse, reversão da perda auditiva, tratamento mais incisivo da pressão arterial, diabetes, excesso de peso e lipídios sanguíneos indesejáveis, além de tratamentos que melhoram os fatores genéticos de proteção. Alguns estudos sugerem que colesterol baixo, a redução no consumo de bebidas alcoólicas e o uso de equipamento de proteção na cabeça durante atividades que impliquem risco de lesão podem prevenir a doença de Alzheimer ou retardar seu surgimento. As abordagens medicamentosas para prevenção incluem o estudo de medicamentos que removem ou previnem a formação de proteínas amiloides e tau anormais que caracterizam o cérebro de pessoas com a doença de Alzheimer. Pode ser que pessoas geneticamente predispostas à doença de Alzheimer possam diminuir o risco de terem a doença se adotarem estratégias preventivas para modificar os fatores ambientais de risco. Pesquisas sérias e seguras são a única forma de descobrir se essas abordagens podem prevenir ou retardar o curso das doenças discutidas nesta obra.

UMA DOENÇA OU MUITAS?

Embora frequentemente tratemos a doença de Alzheimer como se fosse uma simples doença, ela claramente tem múltiplas causas. Como discutimos neste capítulo, três diferentes anormalidades genéticas causam a doença de Alzheimer em todas as pessoas que herdam um desses genes — e pelo menos quarenta outras variantes genéticas aumentam o risco de desenvolver a doença de Alzheimer. Juntas, essas causas genéticas explicam de 40% a 70% do risco de desenvolver essa doença. Isso significa que entre 30% e 60% do risco é causado por fatores ambientais ou por interações entre o ambiente e a genética. Embora a doença de Alzheimer tenha múltiplas causas, uma ou várias abordagens podem prevenir ou tratar a doença, não importa qual seja o gatilho original. Também é possível que cada causa exija uma terapia específica. Enquanto esperamos que a ciência responda a essas questões importantes, as abordagens descritas neste livro podem melhorar o bem-estar tanto das pessoas com demência quanto de seus cuidadores, não importa qual seja a causa.

Índice remissivo

Este livro foi impresso pelo Lar Anália Franco (Grafilar)
em fonte Minion Pro sobre papel Ivory Bulk 65 g/m²
para a Edipro no outono de 2025.